JN411761

EVIDENCE-BASED PRACTICE

EBP 기본간호실무

FUNDAMENTALS OF NURSING

편집위원

송영신 · 강영미 · 강희영 · 권명진 · 권연숙 · 김묘경 · 김서인 · 김선애
김세영 · 김영숙 · 김지영 · 김혜영 · 박선아 · 박세연 · 백설향 · 서가원
신용순 · 신현경 · 오은영 · 유혜순 · 임영숙 · 장애경 · 전미경 외 공저

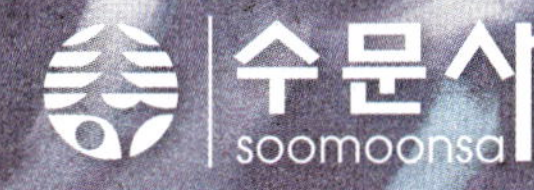

저자소개

대표편집위원

송영신 충남대학교

편집위원

강영미 경희대학교
강희영 조선대학교
권명진 대전대학교
권연숙 구미대학교
김묘경 서울여자간호대학교
김서인 군산간호대학교
김선애 한국교통대학교
김세영 기독간호대학교
김영숙 고신대학교
김지영 우석대학교
김혜영 전북대학교
박선아 강릉원주대학교
박세연 충남대학교
백설향 동국대학교
서가원 중부대학교
신용순 한양대학교
신현경 충남대학교
오은영 가톨릭꽃동네대학교
유혜순 군산간호대학교
임영숙 삼육보건대학교
장애경 경희대학교
전미경 창원대학교

명예저자

홍근표 기독간호대학교
강현숙 경희대학교
임난영 한양대학교
오세영 서울여자간호대학교
김원옥 경희대학교
김종임 충남대학교
김선애 삼육보건대학교

집필진 (가나다 순)

강민아 계명문화대학교
강영미 경희대학교
강정희 유원대학교
강희영 조선대학교
고정옥 기독간호대학교
구희선 위덕대학교
권명진 대전대학교
권연숙 구미대학교
김묘경 서울여자간호대학교
김미연 가톨릭상지대학교
김서인 군산간호대학교
김서현 군산간호대학교
김선애 한국교통대학교
김세영 기독간호대학교
김영숙 고신대학교
김영일 영진전문대학교
김유림 고신대학교
김은만 선문대학교
김지영 우석대학교
김진아 동국대학교
김향동 계명문화대학교
김현영 삼육대학교
김혜영 전북대학교
민신홍 백석대학교
박금옥 우송대학교
박선아 강릉원주대학교
박세연 충남대학교
박소영 용인예술과학대학교
박현주 위덕대학교
백설향 동국대학교
백지현 전북대학교
서가원 중부대학교
송수정 영진전문대학교
송영신 충남대학교
신용순 한양대학교
신현경 충남대학교
안정원 강릉원주대학교
안지원 극동대학교
오은영 가톨릭꽃동네대학교
유혜순 군산간호대학교
유혜연 순천향대학교
이미경 배재대학교
이미영 우송정보대학교
이소정 한국성서대학교
이수진 군산간호대학교
이지현 영진전문대학교
이희정 가톨릭상지대학교
임세영 세경대학교
임영숙 삼육보건대학교
장애경 경희대학교
전미경 창원대학교
정유진 가톨릭상지대학교
최지연 김천대학교
최현아 선린대학교
최희수 가톨릭꽃동네대학교
함미영 경민대학교
허명륜 전주대학교
황인주 선문대학교

머리말

간호학 분야는 의료환경의 변화와 기술발전에 따라 디지털 헬스케어의 확대, 인구고령화와 만성질환의 증가로 인한 간호사들의 전문적 역할 강화 및 글로벌 보건위기 대응을 위한 약량강화 등 학문적, 실무적 도전을 받고 있습니다. 아울러 실질적인 의료환경에서 얻은 경험을 토대로 근거를 확보하기 위해 다양한 연구가 시도되고 그 결과가 실무에 반영되는 등 발전을 거듭하고 있습니다. 간호교육부분에서도 실제 환경과 유사한 복잡한 의료절차를 학생들이 경험할 수 있도록 다양한 혁신적 교육방법이 전공영역에서 시도되고 연구되고 있습니다.

본서는 근거기반을 강조하면서 간호의 기본개념과 간호과정의 틀 안에서 인간의 기본 요구를 충족시키기 위해 필요한 기본 이론과 간호기술 교육에 중점을 두고 있습니다. 교과 내용은 제1단원 간호의 기본 개념, 제2단원 간호과정, 제3단원 입원환자간호, 제4단원 전문적 간호 중재, 제5단원 신체적 요구 간호, 제6단원 사회심리 · 영적 요구 간호로 구성되어 있습니다.

본서의 특징은 다음과 같습니다. 첫째, 교재 내용을 최신 간호와 의료 가이드라인을 바탕으로 집필하였고, 둘째, 간호의 이론적 근거가 될 수 있는 최신 연구논문을 요약하여 실무와 연구를 연결함으로써 근거기반 간호수행에 도움이 되도록 하였습니다. 셋째, 교재 내용을 학회 차원에서 수립한 학습목표 중심으로 구성하여 국가고시의 출제 범위와 일치하도록 하였으며, 넷째, 실습서와 맥락을 함께 함으로써 이론과 실무역량을 동시에 강화할 수 있도록 구성하였습니다. 아울러 학생들의 이해를 돕고, 시각적 효과를 제공하기 위하여 가능한 한 많은 사진과 그림을 삽입하였고 일부 내용은 QR를 통해 시각적으로 확인할 수 있도록 했습니다.

본서가 간호학을 전공하는 학습자의 근거기반 간호실무에 도움이 될 것으로 기대하며 정확하고 흥미롭게 기본간호학을 학습할 수 있는 유익한 교재가 되기를 소망합니다.

이 책의 출판을 맡아주신 수문사 박세원 대표님과 임직원 여러분께 깊은 감사를 드립니다.

2025년 2월

저자 일동

차례

CHAPTER 1 입원환자간호

CHAPTER 2 활력징후

CHAPTER 3 감염관리

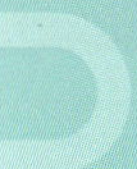

CHAPTER 4 상처 · 욕창 간호

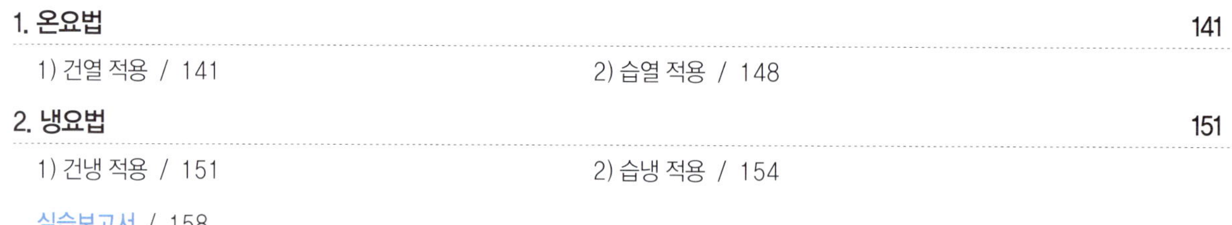

CHAPTER 5 온냉요법

CHAPTER 6 투약간호

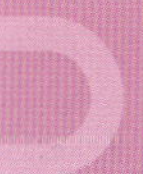

CHAPTER 7 안 위

CHAPTER 8 개인위생

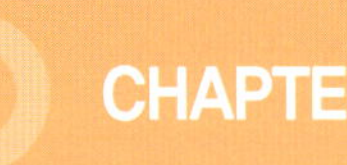

CHAPTER 9 안 전

CHAPTER 10 활동과 운동

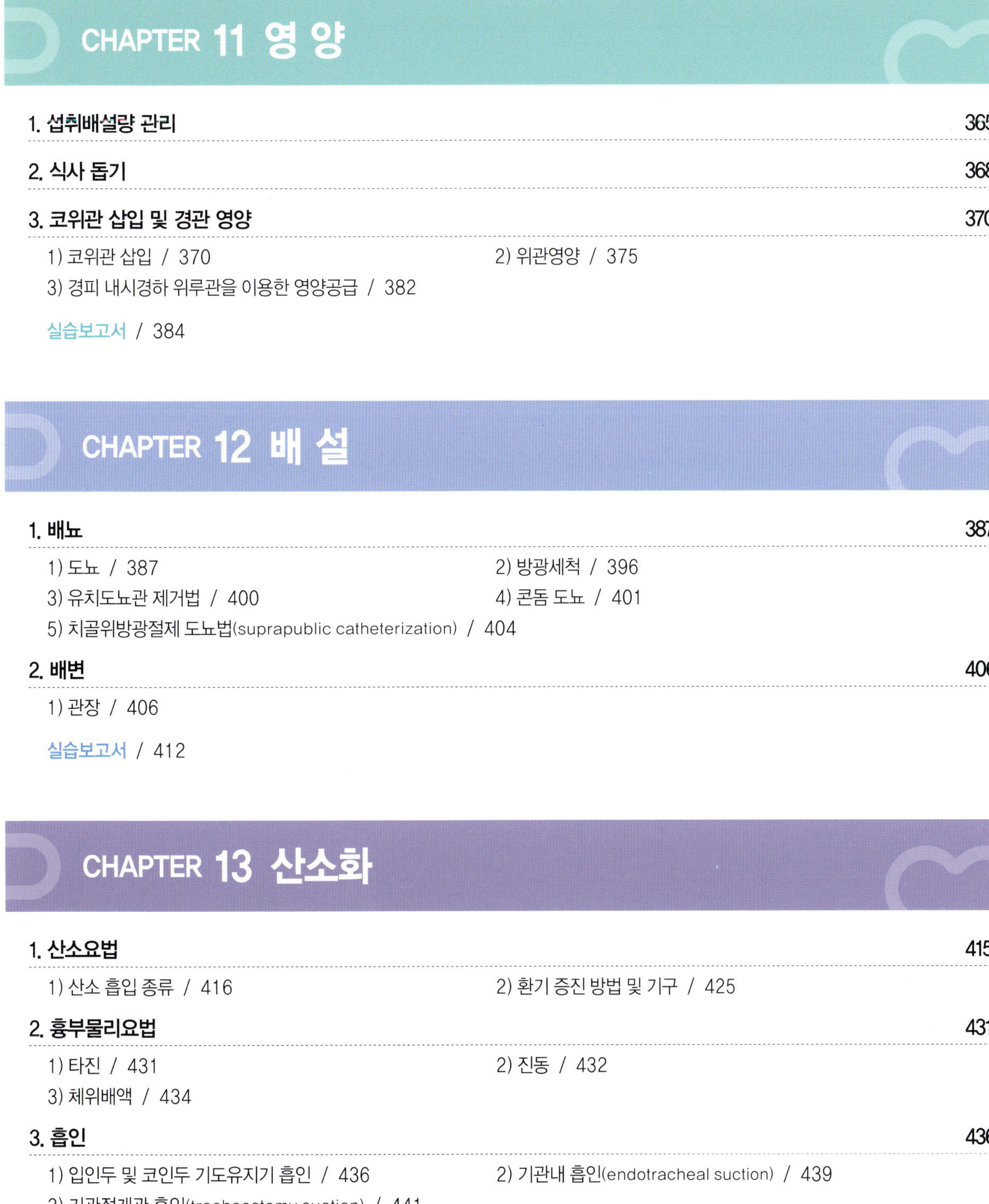

CHAPTER 11 영 양

CHAPTER 12 배 설

CHAPTER 13 산소화

부록 핵심간호술 평가항목

CHAPTER

1

입원환자간호

1 입 · 퇴원관리

입 · 퇴원관리는 환자에게 병원생활에 필요한 정보를 주고 병원환경에 빠른 적응을 높이며, 환자의 불안을 감소시키고 편안하게 한다.

입 · 퇴원관리는 입원환자 관리, 전과전동환자 관리, 퇴원환자 관리로 나누어진다.

1) 입원환자 관리하기

입원 준비는 병실 준비와 환자이름표 준비, 환자 입원교육자료 준비가 포함된다.

번호	수 행 항 목	잘함 3	보통 2	부족 1
1	물과 비누로 40~60초 동안 손위생을 실시한다(또는 알코올이 첨가된 손소독제를 사용하여 20초 이상 손소독을 실시).			
2	입원환자를 위해 필요한 물품을 준비한다.			
3	준비한 물품을 가지고 대상자에게 간호사 자신을 소개한다.			
4	손소독제로 손위생을 실시한다.			
5	대상자의 이름, 등록번호, 생년월일 중 두 가지를 개방형으로 묻고 대답을 들은 후 대상자의 입원팔찌와 대조하여 대상자(이름, 등록번호)가 정확한지 확인하며 환자리스트(또는 처방지)와도 대조하여 대상자를 재확인한다.			
6	필요시 환자의 옷 입는 것을 돕는다.			
7	대상자에게 입원 시 필요한 오리엔테이션을 실시한다.			
8	환의를 입고 간호사실에서 키와 체중을 측정하고 측정치를 대상자에게 알린다.			
9	담당의사에게 환자 입원을 알린다.			

번호	수 행 항 목	잘함 3	보통 2	부족 1
10	환자이름표를 병실 앞, 침대에 부착한다.			
11	손소독제로 손위생을 실시한다.			
12	입원팔찌를 환자 팔목에 부착하고, 활력징후를 측정한다.			
13	대상자에게 입원 간호정보조사지의 각 항목에 대해 질문하여 자료를 수집하고 기록한다.			
14	현재 통증이 있는지 질문하고 통증점수를 측정한다.			
15	욕창 위험도를 사정한다.			
16	낙상 위험도를 사정한다.			
17	낙상 위험도에 따라 낙상 예방 간호를 실시한다. 1) 낙상 고위험군에게 낙상 예방 간호 실시 ⇒ 침상난간(side rail) 올림, 침대바퀴 고정 등 환자교육(대상자와 보호자에게 낙상 예방활동 교육 자료를 제공/교육, 24시간 보호자 옆에 있도록 교육, 인수인계 시 낙상 위험군의 정보를 공유, 낙상 예방 스티커를 부착, 시설 환경을 점검, 바닥에 액체가 떨어지면 즉시 닦음, 잠자기 전에 화장실에 다녀오도록 함)			
[참고] · 욕창 위험도에 따라 욕창 예방 간호를 실시: 욕창 예방교육, 욕창 고위험군 표시부착 · 낙상 위험도에 따라 낙상 예방 간호를 실시 ① 저위험군: 침상난간 올리기, 환자교육 ② 중위험군: 침상난간 올리기, 환자교육, 낙상위험표지 부착 ③ 고위험군: 침상난간 올리기, 환자교육, 낙상위험표지 부착				
18	입원생활안내문(입원준비물, 식사시간, 탕비실 위치, 면회시간, 회진시간, 병실 내 전화사용, 간호사실 위치 및 전화번호, 간호사 호출 벨 사용법, 전기 스위치 위치 및 작동법, 샤워실 이용, 금연, 화재 시 대피 요령, 진단서 및 진료 기록사본 발급, 감염예방, 공용 화장실 위치, 오물실 위치, 퇴원안내, 환자권리와 책임, 주차안내, 학대와 폭력 피해자를 위한 신고기관, 국제 의료센터, 장애인 서비스 기관, 외래진료 예약 안내, 고충상담안내, 예배 안내, 편의시설 이용 안내, 귀중품 관리, 도난주의, 각종 상담 등)을 가지고 설명한 후 환자에게 안내문을 준다.			
19	준비해야 할 물품을 설명한다(물컵, 세면도구 등).			
20	입원 및 앞으로의 치료(수술)에 대해 불안해하는지 확인하고 필요시 불안 완화 간호를 실시한다.			
21	재사용물품을 제자리에 정리하고, 뒷정리를 한다.			
22	물과 비누로 40~60초 동안 손위생을 실시한다(또는 알코올이 첨가된 손소독제를 사용하여 20초 이상 손소독을 실시).			
23	수행 결과를 대상자의 간호기록지에 기록한다. 1) 사정내용(간호정보조사지 내용, 통증, 욕창, 낙상 위험도) 2) 수행내용 3) 교육내용			
소계				
총점		________ / ________ 환산점수(100점):		

이 름: (성명)

확인자: (성명)

2) 전과전동환자 관리

환자를 다른 병동으로 보내는 경우와 다른 병동에 있는 환자를 받은 경우, 다른 병원으로 보내는 경우가 해당된다. 각 병원의 규칙에 따라 환자를 교육하고 전과전동 관리를 한다.

3) 퇴원환자 관리

퇴원준비는 입원 시부터 계획을 해야 한다. 간호사는 퇴원처방을 확인하고 퇴원절차를 설명하고 퇴원수속을 돕는다.

번호	수행항목	잘함 3	보통 2	부족 1
1	물과 비누로 40~60초 동안 손위생을 실시한다(또는 알코올이 첨가된 손소독제를 사용하여 20초 이상 손소독을 실시).			
2	퇴원 처방을 확인한다.			
3	퇴원일 및 퇴실예정시간을 환자 및 보호자에게 알린다.			
4	입원 시 세웠던 간호계획을 확인한다.			
5	퇴원안내서를 작성한다.			
6	퇴원교육을 시행한다(퇴원약 복용법, 식이, 활동범위, 자가간호, 추후검진).			
7	병원물품 반납을 확인한다.			
8	퇴원안내서를 주고 퇴원수속절차를 설명한다.			
9	퇴원수속 완료 여부를 확인한다.			
10	외래진료 및 검사 예약, 필요시 재입원 예약을 확인한다.			
11	필요시 환자의 옷 입는 것을 도와준다.			
12	물과 비누로 40~60초 동안 손위생을 실시한다(또는 알코올이 첨가된 손소독제를 사용하여 20초 이상 손소독을 실시).			
13	퇴원기록을 확인한다.			
총점				

2 간호력

간호력은 면담 시 대화와 관찰을 통하여 작성되며 체계적인 도구를 이용하는 것이 좋다.

간호력 작성에 이용되는 모델에는 NANDA의 인간반응양상에 의한 분류체계, Gordon(1993)의 기능적 건강 양상에 의한 분류체계, Doenges와 Moorhouse(1993)의 진단상의 분류체계 등이 있다. [표 1-1]은 NANDA의 인간반응양상에 따른 간호력 사정도구의 예이며, [표 1-2]는 간호과정을 적용한 간호계획 및 중재 기록지이다.

표 1-1 간호력 사정도구(NANDA의 인간반응양상에 따른 분류체계 이용)

등록번호: ______________ 병 실: ______________

입원일시: ______________ 연락처: ______________

I. 일반적 사항

1. 인적사항

이름 ______________ 성별 ____________ 출생년도(연령) ______ 종교 ______ 결혼상태 ______

교육수준 ___________ 직업 ____________ 경제수준(월평균수입) _______

입원경로 외래 ______ 응급실 ______

입원방법 보행 ______ 바퀴의자(휠체어) _________ 이동침대 ______ 기타 ______

진단명 ____

주요증상 ____

발병 일시 _________________

활력징후 체온 _____℃ 맥박 _____회/분 호흡 _____회/분 혈압 ____ /____mmHg

신체계측 키 ______cm 체중 _____kg 평상시 체중 _____kg

음주 유 _______ 양 _______ 시작시기 _______세 기간 _______

무 _______

흡연 유 _______ 양 _______ 시작시기 _______세 기간 _______

무 _______

투약 유 _______ 종류 _____ 기간________

무 _______

2. 가족력

가족수 _____________

가족병력(해당되는 질환에 환자와의 관계를 기록하세요)

당뇨병 _____ 고혈압 _____ 심혈관질환 _____ 간질환 _____ 신질환 _____ 호흡기질환 _____

소화기질환 _____ 혈액질환 _____ 관절염 _____ 악성종양 _____ 정신질환 _____ 기타 _____

3. 과거력

질환(해당되는 질환에 기간을 기록하세요)

당뇨병 _____ 고혈압 _____ 심혈관질환 _____ 간질환 _____ 신질환 _____ 호흡기질환 _____

소화기질환 _____ 혈액질환 _____ 관절염 _____ 악성종양 _____ 정신질환 _____ 기타 _____

알레르기 유 _____ 종류 _____ 무 ________

입원경력 유 _____회 이유 _____ 무 ________

수술경력 유 _____회 이유 _____ 무 ________

수혈여부 유 _____회 무 ________

한방치료 유 _____ 종류 _____ 무 ________

민간요법 유 ______ 종류 _____ 무 ________

II. 교환영역

1. 영양, 대사

1) 식이상태

일반식 _____ 연식 _____ 전유동식 _____ 맑은 유동식 _____ 기타 ____________________

(계속)

표 1-1 간호력 사정도구(NANDA의 인간반응양상에 따른 분류체계 이용)

위관영양 유 ____ 무 ____ 완전비경구영양 유 ____ 무 ____
식욕부진 유 ____ 무 ____ 연하곤란 유 ____ 무 ____
오심 유 ____ 무 ____ 구토 유 ____ 무 ____

2) 구강상태

치아 양호 ____ 충치 ____ 부분의치 ____ 완전의치 ____
점막 정상 ____ 건조 ____ 창백 ____ 백태 ____ 기타 ____

3) 복부

정상 ____ 복부팽만 ____ 복수 ____ 간비대 ____ 기타 ____
복부 둘레 ____cm
간호진단: ____________________

2. 배설

1) 배변

배변양상 ____회/일 규칙적 ____ 불규칙적 ____
배변상태 정상 ____ 설사 ____ 변비 ____ 변실금 ____ 혈변 ____ 기타 ____
장루(stoma/ostomy) 착용 유 ____ 종류____
무 ____
투약상태 완하제 ____ 설사제 ____ 지사제 ____
관장 ____ 좌약 ____ 경구 ____
간호진단: ____________________

2) 배뇨

배뇨양상 ____회/일 양 ____cc/회 색깔 ____
배뇨유형 정상배뇨 ____ 간헐적 도뇨 ____ 유치도뇨 ____ 기저귀 ____ 기타 ____
배뇨문제 빈뇨 ____ 핍뇨 ____ 무뇨 ____ 다뇨 ____ 야뇨 ____
긴박뇨 ____ 요실금 ____ 작열감 ____ 배뇨 시 통증 ____ 기타 ____
간호진단: ____________________

3. 호흡, 순환

1) 호흡

호흡양상 정상호흡 ____ 깊은호흡 ____ 얕은호흡 ____
폐음 좌측 정상 ____ 비정상 ____, 우측 정상 ____ 비정상 ____
호흡문제 호흡곤란 ____ 기좌호흡 ____ 활동 시 호흡곤란 ____
기침 유 ____ 양상 ____ 무 ____
객담 유 ____ 양상 ____ 무 ____
산소공급상태 계속적 ____ 간헐적 ____ 주입량 ____ ℓ/분
산소공급기구 종류 ____
호흡보조기구 유 ____ 기관절개 ____ 호흡기 사용 ____ 무 ____

2) 심장 · 말초 순환

부정맥 유 ____ 무 ____
심첨맥박 정상 ____ 비정상 ____ 횟수 ____회/분
맥박결손 유 ____ 무 ____ 심첨맥박/요골맥박 ____/____회/분
심계항진 유 ____ 무____
흉통 유 ____ 통증의 특성(양상) ____ 통증의 강도 ____ 지속시간 ____ 방사여부____
무 ____ 청색증 ____ 유 ____ 무 ____

(계속)

표 1-1 간호력 사정도구(NANDA의 인간반응양상에 따른 분류체계 이용)

부종 유 ______ 무 ______________
인공심박동기 유 ______ 무 ______________

3) 말초맥박
목동맥 좌 ______회/분, 우 ______회/분
요골동맥 좌 ______회/분, 우 ______회/분
Homan씨 징후 유______ 무______

4) 피부
색깔 정상 _______ 창백 _____ 청색증 _____
홍조 _______ 황달 _____ 기타 ______
상태 정상 _______ 발한 _____ 건조 ______ 소양감____
두드러기 ____ 욕창 _____ 발진 ______ 기타 ____
모세혈관충전 정상 _______ 지연 _____
임파절팽창 유 ________ 부위 _____ 무 _____
간호진단: ____

III. 의사소통영역

1. 의사소통
원만함 ______ 곤란함 _______ 불가능함 _______ 이유 _______

2. 언어장애
유 _______ 이유 ________ 무 ________________
간호진단: ____

IV. 관계영역

1. 역할
1) 가족 내 역할 변화(해당란에 환자와의 관계를 기록하세요)
결혼( ) 임신( ) 출산( ) 양육( ) 환자 발생( ) 입원( ) 사망( ) 기타( )
2) 가족 내 의사결정체제의 변화
3) 직장 혹은 사회활동의 변화(해당란에 환자와의 관계를 기록하세요)
전직( ) 퇴직( ) 실직( ) 기타( )
간호진단: ____

2. 성 양상
최근 성기능 변화
유 ______ 변화사항 ____
무 ______
성생활 만족 정도 ____
성병 혹은 성과 관련된 문제 유 ______ 문제사항 ______________________
무 ______
간호진단: ____

(계속)

표 1-1 간호력 사정도구(NANDA의 인간반응양상에 따른 분류체계 이용)

V. 가치영역

삶의 가장 중요한 가치(발병 전/발병 후)

______________________ / ______________________

발병 후 종교에 대한 의존도 ______________________

간호진단: ______________________

VI. 선택영역

1. 대응 양상

스트레스요인 ______________________

개인의 스트레스 관리방법(발병 전/발병 후)

______________________ / ______________________

가족의 스트레스 관리방법

____

스트레스 관리 장애요인 ______________________

의사결정능력 적절함 도움이 필요함 전혀 못함

간호진단: ______________________

2. 건강행위

평상시 건강관리활동 간호진단: ______________________

건강문제발생 시 대응방법 ______________________

건강관리 및 치료에 대한 처방이행여부 수행 ______ 부분적 수행 ______ 불이행 ______

이유 ______________________

간호진단: ______________________

VII. 기동영역

1. 일상생활 수행능력

	독립적	독립적(보조기구사용)	감독	도움 필요	의존적
식사					
세수, 머리빗기, 양치, 면도					
목욕/샤워					
옷 입기					
의자, 바닥에 앉기					
보행(50m)					
계단오르기					

(계속)

표 1-1 간호력 사정도구(NANDA의 인간반응양상에 따른 분류체계 이용)

근육상태 정상 ______
마비 유 ______ 부위 ______
무 ______
관절운동(ROM) 잘 됨 ______
잘 안 됨 ______ 부위 ______
관절상태 정상 ______ 관절염 ______ 탈구 ______ 골절 ______ 부동 ______ 기타 ______
간호진단: ______

2. 수면/휴식

평상시 수면양상 규칙적 ______ 불규칙적 ______ 수면시간 ______ 시간/일 ______
수면 · 휴식 도움요인 ______
수면 · 휴식 방해요인 ______
간호진단: ______

3. 여가활동

유 ______ 종류 ______
무 ______
간호진단: ______

VIII. 인지영역

1. 시력(시각)

시각상태 정상 ______ 장애 있음(좌/우) ______ 장애종류 ______
안경/렌즈 ______ 의안 좌 ______ 우 ______ 기타 ______
간호진단: ______

2. 청력(청각)

정상 ______ 약함 ______ 보청기 좌 ______ 우 ______
이명 ______ 이통 ______ 기타 ______
간호진단: ______

3. 후각, 미각, 촉각

후각변화 유 ______ 무 ______
미각변화 유 ______ 무 ______
촉각변화 유 ______ 무 ______
간호진단: ______

4. 의식

의식상태 명료 ______ 기면 ______ 혼미 ______ 혼수 ______
지남력 유 ______
무 ______ 시간 ______ 장소 ______ 사람 ______
간호진단: ______

5. 기억력

정상 ______ 장애 있음 ______
간호진단: ______

(계속)

표 1-1 간호력 사정도구(NANDA의 인간반응양상에 따른 분류체계 이용)

6. 자아개념(자신에 대한 인지)

긍정적 ____________ 보통 ____________ 부정적 ____________

간호진단: ____

X. 지식영역

1. 지식 정보

	적절	부적절
질병에 관한 지식 정도	____________	____________
검사에 관한 지식 정도	____________	____________
수술에 관한 지식 정도	____________	____________
치료방향에 관한 지식 정도	____________	____________
투약에 관한 지식 정도	____________	____________
가능한 신체활동에 관한 지식 정도	____________	____________
예후에 관한 지식정도	____________	____________

2. 대상자의 학습 능력

3. 대상자가 알고자 하는 정보

간호진단: ____

IX. 감정 영역

1. 통증

부위 ____________ 강도(1~10) ________ 시작시기 ________ 기간 ________

특성 ____________ 방사부위 ____________________

악화요소 ____________ 완화요소 ____________________

통증관리행위 및 정서변화여부 ________________________________

간호진단: ____

2. 정서 상태

안정 _____ 불안 _____ 우울 _____ 슬픔 _____ 두려움 _____ 갈등 _____

절망감 _____ 분노 _____ 수치심 _____ 무기력 _____ 기타 _____

간호진단: ____

작성년월일: ____________________

작 성 자: ____________________

정보제공자: ____________________

표 1-1 간호과정을 적용한 간호계획 및 중재 기록지

날짜	사정	간호진단(PE 형식)	목표/기대되는 결과	중재	이론적 근거	평가
	• 주관적 자료 • 객관적 자료	1.				
	• 주관적 자료 • 객관적 자료	2.				
	• 주관적 자료 • 객관적 자료	3.				

3 신체검진

신체검진은 머리부터 발끝까지 신체 각 계통에 대해 재검토하는 것으로서 대상자의 객관적인 정보를 제공한다.

목 적

- 체계적인 신체검진을 한다.
- 검진결과를 통합한다.
- 통합된 검진결과 자료로 정확한 간호진단을 내리고 최선의 간호를 제공한다.

준비물

- 손전등, 검안경, 이경, 질경, 항문경, 타진 해머, 청진기 등

유의사항

- 밝고 따뜻한 방에서 검진을 실시하고 프라이버시를 지켜준다.
- 대상자에게 설명하여 협조를 구하고 이완된 상태에서 검진을 한다.
- 시각, 촉각, 청각을 이용하여 보통 시진, 촉진, 타진, 청진 순서로 검진한다(단, 배(복부)는 시진, 청진, 타진, 촉진 순서로 검진한다).
- 일반적으로 머리에서 발끝으로, 앞에서 뒤로, 몸의 중앙에서 가장자리로 검진한다.
- 먼저 앉은 자세에서 머리, 목, 가슴 등을 검진하고 배횡와위에서 유방, 겨드랑(액와), 심장, 폐, 배(복부), 사지, 골반, 곧창자(직장)의 순서로 검진한다.
- 신체검진의 중요 소견을 다른 부위와 연결시켜 해석할 수 있어야 한다.

1) 신체검진 방법

(1) 시진법

시진(inspection)은 시각을 이용한 검진법이다.

방 법

절차	이론적 근거
1. 물과 비누로 40~60초 동안 손위생을 실시한다(또는 알코올이 첨가된 손소독제를 사용하여 20초 이상 손소독을 실시).	• 미생물의 전파를 방지한다.
2. 준비한 물품을 가지고 대상자에게 간호사 자신을 소개한다.	
3. 손소독제로 손위생을 실시한다.	• 대상자와의 신체접촉 전 미생물의 전파를 방지한다.

절차	이론적 근거
4. 대상자의 이름, 등록번호, 생년월일 중 두 가지를 개방형으로 묻고 대답을 들은 후 대상자의 입원팔찌와 대조하여 대상자(이름, 등록번호)가 정확한지 확인하며 환자리스트(또는 처방지)와도 대조하여 대상자를 재확인한다.	• 안전한 간호를 위해 대상자를 정확히 확인하기 위함이다.
5. 대상자에게 목적과 절차를 설명한다.	
6. 일정한 양식에 따라 정해진 순서대로 시작하되 자연스러운 자세에서 크기, 모양, 표면의 윤곽, 위치, 대칭성, 자세, 진전(tremor) 등 외모를 시진한다.	
7. 팔, 손가락 등을 움직이게 하여 관절의 움직임, 변형, 범위 등을 시진한다.	• 줄자, 각도기 등을 사용하기도 한다.
8. 피부상태를 관찰한다(색, 결, 긴장도, 탄력성, 반흔조직, 상처, 반점, 결절, 종양, 구진, 냄새 등).	• 자연조명으로 충분히 밝게 하고 필요에 따라 후각으로 비정상 상태를 확인한다.
9. 기구를 사용하여 내부구조를 시진한다.	• 손전등, 검안경, 내시경, 이경, 질경 등을 사용한다.
10. 수행결과를 간호기록지에 기록한다.	

(2) 촉진법

촉진(palpation)은 촉각을 이용한 검진법이며 가벼운 촉진과 심부촉진 두 가지 종류가 있다. 가벼운 촉진을 먼저 시행하여 손가락 끝이 무거운 압력으로 인해 촉감이 둔해지는 것을 막는다.

가벼운 촉진법은 자주 사용하는 손의 손가락을 피부 위에 나란히 놓고 손을 둥글게 움직이며 가볍게 아래를 향해 누른다(그림 1-1).

심부촉진법 중 한 손으로 하는 심부촉진은 자주 사용하는 손으로 촉지하려는 부위를 누르고 다른 손은 밑에서 지지한다. 양손 심부촉진법은 자주 사용하는 손을 촉지하려는 부위에 놓고, 중간의 2, 3, 4번째 손가락의 말단지절골간관절(distal interphalangeal joint) 부위 위에 다른 손을 올려놓은 후 위에 올린 손으로 압력을 가하여 밑에 있는 손으로 촉지하여 검진한다(그림 1-2).

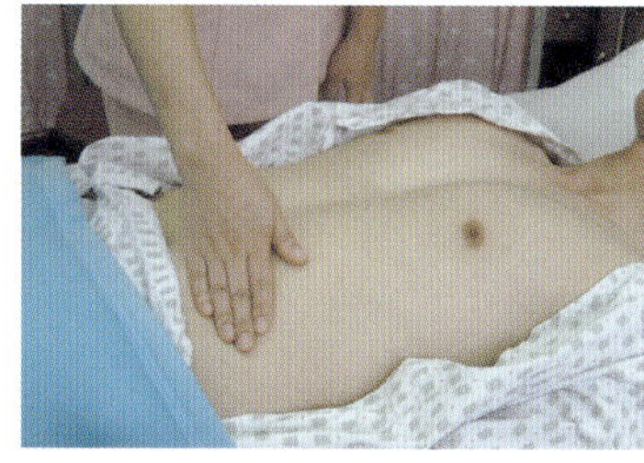

그림 1-1. 가벼운 촉진법

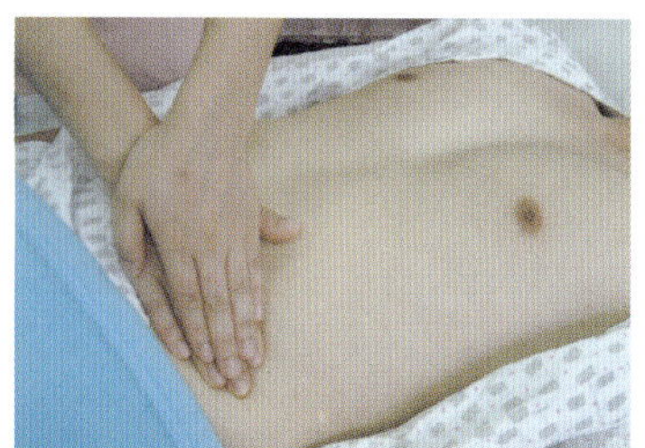

그림 1-2. 양손 심부촉진법

방 법

절차	이론적 근거
1. 물과 비누로 40~60초 동안 손위생을 실시한다(또는 알코올이 첨가된 손소독제를 사용하여 20초 이상 손소독을 실시).	• 손이 차면 피부혈관이 수축된다.

절차	이론적 근거
2. 손끝으로 구조 및 내용물을 촉지한다(크기, 모양, 윤곽, 밀도, 경도, 결절, 움직임 등).	• 손끝은 말초신경이 밀집되어 있어 촉지에 매우 민감하다.
3. 손바닥을 모로 세워서 측면으로 흉부의 진동(thrill)을 탐지한다.	• 손바닥을 측면으로 세워서 촉지하는 것이 가장 잘 탐지된다. 진동이 없는 것이 정상이다.
4. 손등으로 온도차이를 감지한다.	• 손등으로 일관되게 온도차이를 감지한다.
5. 심부 장기를 촉진할 때는 심부촉진법을 사용하여 검진한다.	• 간, 비장, 대동맥 등을 촉진할 때 이용된다. 검진 손가락에 너무 힘을 가하면 피부의 저항압으로 검진손의 감각이 둔해져서 촉진이 어렵다.
6. 체액 촉진은 뜬느낌(부구감)검사(ballottement)와 액체파동검사로 한다.	
a. 뜬느낌(부구감)검사: 종창의 액체를 눌러서 체액이 이동하는 양상과 속도를 감지한다.	• 삼출물로 체액이 차 있을 때 눌러보면 붕붕 뜨는 느낌이 있다.
b. 액체파동검사: 복수와 같은 체강액일 때는 손바닥을 반대편에 대고 한쪽에서 가볍게 튕겨서 파장을 형성시켜 감지한다.	• 촉진 시 2인이 필요하다.
7. 압통이나 팽만감이 있는지 촉진한다.	• 이때 중앙을 다른 사람이 누르면 복벽의 진동을 방지한다.
8. 물과 비누로 40~60초 동안 손위생을 실시한다(또는 알코올이 첨가된 손소독제를 사용하여 20초 이상 손소독을 실시).	• 미생물의 전파를 방지한다.
9. 수행결과를 간호기록지에 기록한다.	

(3) 타진법

타진(percussion)은 손가락이나 손으로 몸의 표면을 두드릴 때 나는 소리나 진동으로 검진하는 방법이다. 타진 시 들을 수 있는 소리는 5가지이며, 이 소리로 조직이 액체로 차 있는지 공기로 차 있는지 고형체인지 알 수 있다.

① 탁음(편평음, flatness)

아주 단단하고 치밀한 조직(뼈, 근육)에서 나는 평탄한 소리이다. 즉 탁음(편평음)은 가장 치밀한 조직에서 나는 소리이며 공기량이 가장 적음을 나타낸다.

② 둔탁음(dullness)

비교적 단단한 기관(간, 심장, 비장)에서 나는 '턱턱'하는 소리이다.

③ 공명(공명음, resonance)

공기가 차 있는 기관(폐)에서 나는 속이 빈 소리이다.

④ 과다공명음(hyperresonance)

정상인에서는 없으나 폐기종 대상자에서 들을 수 있는 북이 울리는 것 같은 '쾅쾅' 울리는 소리이다.

⑤ 기체팽만음(tympany)

공기가 차 있는 기관(위)에서 나오는 북소리와 유사한 소리이다. 즉 고음은 가장 느슨한 조직에서 나는 소리이며 공기량이 최대로 많음을 나타낸다.

직접 타진은 압통을 사정하고, 간접 타진은 내부 장기의 경계를 찾아내어 크기와 모양을 결정하는데 사용되며, 소리의 강도, 높이, 크기, 특성을 기록한다.

방 법

절차	이론적 근거
1. 물과 비누로 40~60초 동안 손위생을 실시한다(또는 알코올이 첨가된 손소독제를 사용하여 20초 이상 손소독을 실시).	• 미생물의 전파를 방지한다.
2. 필요한 물품을 준비한다.	
3. 준비한 물품을 가지고 대상자에게 간호사 자신을 소개한다.	
4. 손소독제로 손위생을 실시한다.	• 대상자와의 신체접촉 전 미생물의 전파를 방지한다.
5. 대상자의 이름, 등록번호, 생년월일 중 두 가지를 개방형으로 묻고 대답을 들은 후 대상자의 입원팔찌와 대조하여 대상자(이름, 등록번호)가 정확한지 확인하며 환자리스트(또는 처방지)와도 대조하여 대상자를 재확인한다.	• 안전한 간호를 위해 대상자를 정확히 확인하기 위함이다.
6. 대상자에게 목적과 절차를 설명한다.	
7. 방을 조용하게 하고 타진할 부위를 수평으로 유지한다.	
8. 타진추로 가볍게 쳐서 조직의 특성을 파악한다.	• 타진추는 손이나 해머를 사용한다.
a. 반사음을 만들어 내부 구조의 밀도를 파악한다.	
b. 반사진동을 만들어 밀도나 반응을 파악한다.	• 통증반응이나 반사 검진에 이용된다.
9. 양손을 사용하여 타진한다.	
a. 왼손 중지를 과도신전시켜 피부에 가볍게 밀착시킨다. 이때 다른 손가락이 중지에 접촉되지 않도록 한다(그림 1-3 A).	
b. 오른손 손목과 손가락의 힘을 뺀 후 중지의 손가락 끝을 사용하여 왼손 중지의 골마디뼈(distal phalanx)의 관절과 손톱 사이 부위를 90°로 가볍게 친 후 재빨리 뗀다.	• 오른손(타진추)을 재빨리 떼는 것은 음파진동을 방해하지 않기 위함이다.

절차	이론적 근거
c. 왼손(타진판)에 전달되는 반사음을 해석한다.	• 반사음 해석은 공명(공명음)에서 둔탁음 순으로 지각하는 것이 용이하다(그림 1–3 B).

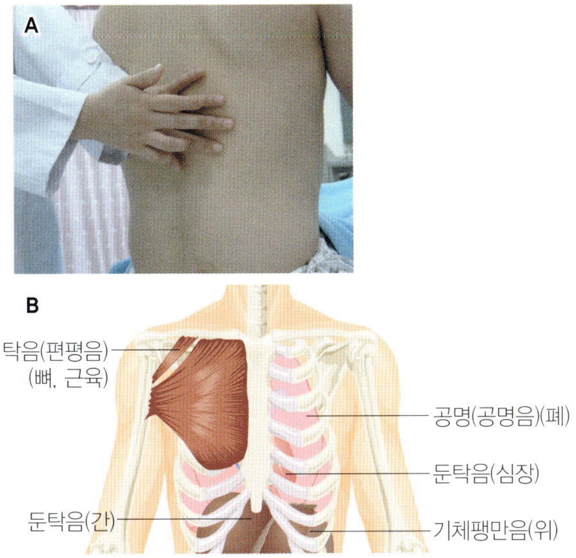

그림 1–3. **타진법.** A: 간접타진법, B: 흉부 및 상복부 위치별 타진음

절차	이론적 근거
10. 물과 비누로 40~60초 동안 손위생을 실시한다(또는 알코올이 첨가된 손소독제를 사용하여 20초 이상 손소독을 실시). 11. 수행결과를 간호기록지에 기록한다. 12. 한 부위에 1~2회 친 다음 좌우 대칭되는 곳을 타진하며 서로 비교한다.	• 미생물의 전파를 방지한다.

(4) 청진법

청진(auscultation)은 몸의 내부에서 발생되는 소리로 검진하는 방법이고, 기구의 도움 없이 듣는 직접청진법과 청진기를 이용하는 간접청진법이 있다.

 **방 법**

절차	이론적 근거
1. 물과 비누로 40~60초 동안 손위생을 실시한다(또는 알코올이 첨가된 손소독제를 사용하여 20초 이상 손소독을 실시).	• 미생물의 전파를 방지한다.
2. 필요한 물품을 준비한다.	
3. 준비한 물품을 가지고 대상자에게 간호사 자신을 소개한다.	
4. 손소독제로 손위생을 실시한다.	• 대상자와의 신체접촉 전 미생물의 전파를 방지한다.

절차	이론적 근거
5. 대상자의 이름, 등록번호, 생년월일 중 두 가지를 개방형으로 묻고 대답을 들은 후 대상자의 입원팔찌와 대조하여 대상자(이름, 등록번호)가 정확한지 확인하며 환자리스트(또는 처방지)와도 대조하여 대상자를 재확인한다.	• 안전한 간호를 위해 대상자를 정확히 확인하기 위함이다.
6. 대상자에게 목적과 절차를 설명한다.	
7. 방을 조용하게 하고 청진기를 따뜻하게 준비한다.	• 청진기를 따뜻하게 하여 대상자가 편안함을 느끼도록 한다.
8. 귀꽂이를 귀에 맞게 잘 꽂아 외부 잡음을 없앤다.	• 청진기 튜브의 길이는 30cm가 적당하다.
9. 청진할 부위에 청진기를 댄다.	
10. 판막(diaphragm)은 체표면에 완전히 닿도록 하고, 종(bell)은 피부에 가볍게 놓고 밀리지 않게 한다.	• 판막은 높은 음(폐음, 장음, 제2심음)을 듣고, 종은 낮은 음[제1심음, 혈관잡음, 전율(thrill) 등]을 듣는다.
11. 튜브를 건드리지 않고 일정한 순서에 따라 청진음을 집중해서 듣도록 한다.	
12. 물과 비누로 40~60초 동안 손위생을 실시한다(또는 알코올이 첨가된 손소독제를 사용하여 20초 이상 손소독을 실시).	• 미생물의 전파를 방지한다.
13. 수행결과를 간호기록지에 기록한다.	

2) 신체검진부위 및 내용

신체검진 부위에 따른 검진방법과 검진내용은 다음과 같다.

부위	검진방법/ 사용기구/체위	관찰 및 검진내용	비고
① 전체적 상태 • 외모	• 시진/좌위, 보행	• 의식상태, 몸부림, 기분, 태도, 대인관계, 표정, 연령 및 건강정도, 체격, 호흡상태, 언어능력, 냄새, 보행, 자세, 습관, 기형 및 장애, 피부색	• 첫 대면으로 사정한다.
• 피부와 손톱	• 시진, 촉진/ 악수하면서	• 피부: 색깔, 결, 혈관상태, 체모분포, 상처, 종양, 습도, 온도, 부종, 압통, 두께, 긴장도, 움직임 • 손톱: 상태, 모양, 색깔	
② 두경부 • 두피	• 시진 • 촉진	• 머리 위치, 크기(몸에 비례), 모양, 윤곽, 귀의 위치 • 머리카락 양과 결, 두개골과 두피상태, 압통	
• 안면	• 시진 • 촉진	• 크기, 대칭성, 표정, 경련, 근육 움직임, 모양, 부종 • 압통, 측두동맥 맥박	

부위	검진방법/ 사용기구/체위	관찰 및 검진내용	비고
• 눈	• 시진/손전등, 검안경 • 촉진	• 외모: 위치, 모양, 골격형태 • 눈꺼풀(안검): 모양, 하수, 부종, 상처, 색깔, 열구(fissure), 압통 • 눈물샘: 눈물분비, 분비물, 염증, • 결막, 공막: 색, 출혈, 충혈, 종양, 이물질 • 각막: 부종, 상처, 탁색, 구진, 이물질	
	• 측정/Snellen chart, 안압기(tonometer)	• 시력검사: 보통 6m 거리에서 시행 • 안구: 모양, 안압측정, 조절 검사 • 동공: 크기, 모양, 양 쪽 동일, 빛반사, 렌즈의 투명도, 전방의 출혈, 농, cover-uncover 검사 • 안저검사(검안경검사): 망막, 유두(optic disc), 혈관, 색, 모양, 크기, 삼출물, 출혈	• 지시 손가락을 따라 안구만 움직이게 한다. • 녹내장의 과거력이 있으면 1~2년마다 안압을 재어본다.
• 귀	• 시진/이경 • 촉진 • 청각측정/시계, 음차(tuning fork)	• 귓바퀴: 크기, 모양, 기형, 종양, 대칭성 • 압통 • 청력검사: 소리구별, 공기전도, 골전도 • 이도: 분비물, 색, 이물질 • 고막: 색과 광택, 추골병 위치, 천공, 분비물	• 음차검사는 Rinne test와 Weber test가 있다.
• 코	• 시진 • 촉진, 타진	• 외모: 크기, 모양, 기형, 대칭성, 윤곽 • 비점막: 분비물, 출혈, 색깔 • 중격: 구조, 천공, 두께, 편향 • 코안(비강): 개방, 폐쇄, 폴립, 비루 • 부비동: 압통, 비후증, 분비물	
	• 후각측정/검사용 물질: 커피, 과일, 알코올, 담배	• 후각능력: 한쪽씩 검사	• 후각검사는 눈을 감고 양쪽 코를 각각 검사한다.
• 구강	• 시진/손전등, 설압자	• 입술: 색, 모양, 대칭성, 탈수, 상처, 열구, 반흔조직 • 치아: 치열, 치아수, 치료한 치아, 충치, 의치 • 치근: 색깔, 모양, 피부상태 • 점막: 색, 피부상태, 종양, 상처, 반점, 구진 • 구개: 색, 모양, 상처, 점막상태, 파열 • 혀: 모양, 크기, 색, 상처, 움직임, 편향, 위축, 비대, 돌출(유두), 열구 • 침샘, 편도, 인두, 후두: 외모, 색, 비대, 삼출물, 충혈, 목젖 상승의 대칭	• 구역반사(gag-reflex)를 확인한다.
• 목	• 미각측정/음식물 • 시진/좌위 • 촉진 • 청진/청진기	• 미각검사: 혀의 부위별 미각측정, 호흡냄새 • 근골격 구조: 강직, ROM, 모양, 대칭성, 통증, 부종 • 임파절과 귀밑샘: 크기, 촉지부위, 압통, 움직임, 경도 • 기도: 편향 • 혈관: 대칭성, 박동, 잡음 • 갑상샘: 비대, 잡음, 결절, 경도	• 갑상샘은 대상자의 뒤에서 목을 촉진한다.
③ 흉부 • 유방과 겨드랑(액와)	• 시진/앉은자세(좌위) • 촉진/바로누운자세(앙와위)에서 유방을 시계 방향으로 촉진함	• 유방: 크기, 대칭성, 표면윤곽, 색깔, 상처, 움직임, 근퇴축, 궤양, 결절, 압통, 종양(크기, 모양, 경도, 움직임) • 유두: 편향, 함몰, 열상, 분비물 • 겨드랑(액와): 임파절, 피부상태, 상처, 종양	• 월경이 끝난 후 1주일 이내가 팽만이 적고 임파절 형성이 없다.

부위	검진방법/ 사용기구/체위	관찰 및 검진내용	비고
• 흉곽과 폐	• 시진/바로누운자세(앙와위) • 촉진 • 타진 • 청진/청진기 • 측정/줄자	• 흉곽: 크기, 모양, 윤곽, 대칭성, 기형, 전후좌우 지름, 늑골각(costal angle), 피부상태, 압통, 결절, 전율, 진탕음 • 호흡상태: 호흡양상과 수, 흉위 팽창, 늑간근 퇴축(retraction) • 폐: 모양, 고형화, 심장의 윤곽, 간, 위의 위치, 폐병변, 호흡음, 이상음, 기침, 성대공명음	• 해부학적 지표: 흉골각(sternal-angle), 흉골선, 척추선, 견갑골선, 겨드랑(액와)선, 쇄골중심선 등 이상음: 수포음(rales), 천식음(wheezing), 협착음(stridor), 마찰음(friction rib)
• 심장	• 시진/바로누운자세(앙와위) • 촉진 • 타진 • 청진/청진기	• 시진: 경동맥 박동, 경정맥 박동 및 팽창, 최대박동점(PMI) 박동 • 촉진: PMI 박동, A.P.T.M의 부위에서 전율 • 타진: 심장윤곽, 심낭 삼출액, 기종(폐기종) 확인 • 청진: 심음(S1, S2, S3, S4 등), 심잡음, 심낭마찰음	A: aortic 부위 P: pulmonic 부위 T: tricuspid 부위 M: mitral 부위
④ 복부	• 시진/바로누운자세(앙와위) • 청진/청진기/바로누운자세(앙와위) • 타진/바로누운자세(앙와위) • 촉진/배횡와위	• 외모: 크기, 윤곽, 모양, 피부상태, 피하지방층 • 청진: 장음(bowel sound), 복부동맥 잡음(복부동맥류 있을 때 '쉬'하는 소리) • 타진: 가스팽만, 복수, 부종, 장기의 윤곽 • 촉진: 장기(신장, 간, 위, 비장 등)의 크기, 움직임, 압통, 탈장, 종양	• 청진을 먼저하고 촉진을 마지막에 한다. • 4분원: RUQ, RLQ, LUQ, LLQ • 9분원: 심와부, 제와부, 치골부, 우늑골부, 우측면부, 우장골부, 좌늑골부, 좌측면부, 좌장골부
⑤ 골반 • 남성생식기	• 시진/바로누운자세(앙와위) • 촉진	• 외모: 치모분포, 음경, 포피, 음낭(대칭성)의 크기, 모양, 부종, 위축, 비대, 비후 등 • 종양, 반흔조직, 상처, 구진, 분비물, 압통, 정액, 부고환염, 정맥류, 음낭수종, 거고근 반사	• 전립샘은 직장으로 촉진한다.
• 여성생식기	• 시진/질경/돌제거술자세(절석위, 결석제거술자세) • 촉진/장갑(양손촉진법) Papanicolaou 도말검사기구	• 회음부: 치모분포, 음순, 음핵, Skene's 선, Batholin's 선, 요도구, 질구, 염증, 궤양, 비대, 부종, 결절, 분비물 • 질경 검사: 질과 자궁경부의 점막, 색깔, 분비물, 모양, 염증, 종양, 출혈, 압통, 경도 • 양손검진: 자궁의 윤곽, 크기, 위치, 경도, 종양, 압통, 움직임, 나팔관, 난소의 비대	• 검진 전에 방광을 비우고 본인의 승낙을 받고 이해하도록 설명해야 한다.
• 직장	• 시진/무릎가슴자세(슬흉위)(남) 돌제거술자세(절석위, 결석제거술자세)(여) • 촉진/장갑	• 외모: 발진, 염증, 종양, 낭종, 루, 조임근(괄약근) 긴장도, 탈홍, 폴립, 치질, 출혈, 분비물 • 종양, 결절, 궤양, 압통, 치루, 열상, 전립샘과 자궁경부촉진	
⑥ 사지	• 시진/앉은자세(좌위)(상지) 바로누운자세(앙와위)(하지) • 촉진 • 타진/해머 • 근골격 말초순환 • 신경의 종합검진	• 외모: 대칭성, 크기(몸과 비례), 모양, 기형 • 피부상태: 색, 상처, 결절, 궤양, 반흔조직, 착색 • 운동상태: ROM, 불수의적 움직임, 강직, 마찰음, 근력 • 촉진: 온도, 압통, 오목부종(함몰부종), 감각 • 타진: 심부건 반사(신경검진참조)	

부위	검진방법/ 사용기구/체위	관찰 및 검진내용	비고
⑦ 등	• 시진/앉은자세(좌위) • 촉진 • 타진 • 청진/청진기	• 외모: 대칭성, 근의 강도, 자세, 척추모양, 피부상태, 종양, 근긴장도, ROM • 촉진: 압통 • 타진: 늑막 삼출액 있을 때 정도를 측정, 타진통(신장의 이상) • 폐기능: 가로막(횡격막) 운동, 호흡음	• 전만증, 후만증, 측만증을 확인한다.
⑧ 신경	• 시진/손전등, 설압자 • 촉진/핀,시험관, 음차, 동전 • 타진/해머	• 대뇌: 의식상태, 기분, 기억, 복합적 기능(이해, 판단, 표현) • 뇌신경: 12뇌신경 • 소뇌: 균형(Romberg test), 협동 및 조정력, 의도적 진전 • 운동신경: 근기능 평가(움직임, 근력), 구조, 근긴장도, 불수의적 움직임 • 반사: 표재성 반사(각막, 구개인두, 배(복부), 항문, 족저, 거고근), 심부건 반사(두갈래근(이두근), 세갈래근(삼두근), 노뼈(요골), 슬개, Achilles건) • 감각인지: 표재성 인지(온도, 촉지, 통증) 심부인지(위치, 진동) • 뇌막증상: Kernig's sign Brudzinski's sign	• 표정, 언어, 격언해석, 계산능력 등을 시험해 본다. • 위치감각검사는 눈을 감게 하고 발가락을 당겨보거나 올려보면서 검사한다.

4 기록과 보고

기록과 보고를 통한 의료인들 간의 효과적인 의사소통은 대상자 간호의 질 향상에 매우 중요하다. 병원에서는 여러 종류의 회합을 통해 대상자와 관련된 전략을 세우거나 문제를 해결하며, 이러한 내용은 기록과 보고로 공식화된다.

간호보고는 구두나 서면 혹은 컴퓨터를 통해 의료인들과 대상자에 대한 정보를 교환하는 것이며, 간호기록이란 간호사가 행한 대상자 사정, 간호계획, 간호수행 및 간호평가에 이르는 일련의 간호과정을 조직적 · 체계적으로 기록한 문서 혹은 컴퓨터에 입력된 내용을 말한다.

간호사의 정확한 기록과 보고는 수시로 변화하는 대상자의 상태에 신속하게 대처할 수 있는 근거를 마련해 준다.

목 적

- 대상자의 건강에 대한 다양한 정보를 정확하게 교환할 수 있는 의료팀 간 의사소통의 수단이 된다.
- 대상자에 대한 기록은 법적 증거로서 병원, 의사, 간호사, 대상자를 보호한다.
- 기록에 포함된 정보는 연구자료, 교육자료, 통계자료로 활용된다.
- 대상자에게 제공한 간호내용을 모니터하고, 평가하는 기본자료로 사용된다.
- 적절한 간호계획을 세워 대상자에게 일관되고 지속적인 간호를 제공할 수 있게 한다.

1) 간호 기록과 보고의 작성지침

(1) 작성지침

간호기록은 효율적이고 개별적인 대상자 간호를 수행하는 데 중요한 문서이다. 간호기록은 다음과 같은 작성지침을 고려할 때 보다 효율적으로 될 수 있다.

① 사실적 기록

대상자 간호를 기록한 정보는 사실이어야 한다. 간호사는 주관적인 자료와 객관적인 자료를 구분할 수 있어야 한다. 주관적 자료란 자신의 건강문제에 대한 대상자의 인식이다. '무릎이 욱씬거린다'처럼 따옴표로 기록한다. '양쪽 호흡음이 모두 깨끗함'과 같은 객관적인 자료는 직접적인 관찰과 측정에서 나온다. '~인 것 같다', '정상범위 내에 있다'와 같은 애매한 표현은 객관적인 정보가 아니므로 사용하지 않는다. 만일 간호사가 사실적인 정보 없이 결론을 내리게 되면 잘못된 간호를 수행할 수 있다.

② 정확한 기록

대상자의 기록은 정확하게 기록해야 한다. '대상자는 충분히 수분을 섭취하였다'보다는 '500cc의 물을 섭취'라고 기록하는 것이 좋다. 간호사는 근무기관에서 사용하는 약어나 척도(g, kg, cc, cm, m 등) 등을 잘 알고 정확하게 사용하도록 한다. 모든 간호기록에는 기록한 간호사의 서명과 기록한 시간이 정확하게 기록되어야 한다.

③ 완전한 기록

대상자에 대한 기록과 보고는 완전하고 간결하며 중요한 정보를 포함해야 한다. 가장 좋은 기록은 대상자에 대한 충분한 정보가 의료인들 간에 신속히 교류될 수 있도록 완전하게 기술된 것이다.

④ 시간별 기록

대상자에 대한 간호가 이루어지는 즉시 기록되어야 한다. 기록과 보고가 지연되면 필요한 대상자 간호가 생략되거나 중복 또는 지연될 수 있다.

(2) 서면기록에 필요한 일반적인 규칙

모든 기록은 서명(signature)을 제외하고는 활자체로 쓰되 단정하고 정확하게 쓴다.

- 서명은 성명(full name)을 다 써야 한다.
- 투약이나 치료에 대한 기록은 처치 전에 쓰지 않고 반드시 처치를 한 후에 기록한다.
- 모든 기록은 검정 볼펜을 사용하며, 기관에 따라서 야간업무를 적색 볼펜으로 기재하는 경우도 있다.
- 대상자 상태의 변화나 이상한 증상은 기록하고 보고한다.
- 기록할 때는 시간을 명시해야 한다.
- 기록 자체가 대상자와 관련된 것이므로 기록할 때 대상자라는 말은 생략한다.
- 대상자가 퇴원하는 경우 차트(chart)는 정리하여 의무기록실로 보낸다.

(3) 서면기록에 잘못이 생겼을 때

- 적색 볼펜으로 두 줄로 사선을 긋고 적색 볼펜으로 '오류(error)'라고 쓴다.
- 한 면 전부를 새로 교체할 경우에는 수간호사 또는 간호관리자에게 문의한 후 한다.
- 절대로 지우개나 칼 수정액을 사용하여 지우지 않는다.

2) 간호서식 모음

간호사가 기록하는 서식은 아래와 같이 여러 종류가 있다. 여기에서는 자주 사용하는 몇 가지 양식을 제시하고자 한다. 각 의료기관마다 서식은 조금씩 다를 수 있다.

- 간호정보조사지(성인)
- 임상관찰기록지
- 간호경과일지
- 퇴원 후 건강관리 간호계획지(성인)

3) 전자기록

(1) 전자의무기록

전자의무기록(Electronic Medical Record: EMR)은 병원 내에서의 모든 의료 관련 기록을 전산화하는 것으로 처방전달시스템(OCS)과 의료영상 전달시스템(PACS) 등과 연결되어 병원의 제반 정보의 입력, 관리, 검색을 수행하는 복합의료정보관리체제를 말한다.

이러한 전자의무기록의 효과는 다음과 같다.

① 전자의무기록을 통해 개인의 추후건강관리가 체계화되며, 의료기관 간의 이송과 연계, 응급의료정보공유 등 효율적 건강정보 소통이 이루어진다.

② 전산상 구조화된 양식에 의해 쉽게 기록이 이루어지며, 보다 읽기 쉬우므로 의료진 간의 정확한 의사소통에 있어 효과적이다.

③ 시간과 장소에 관계없이 해당 의료진의 의무기록에 대한 접근이 가능하며, 대상자의 정보공유와 의사소통이 실시간 이루어질 수 있다.

④ 약물처방의 오류나 진단적 검사의 수행, 결과에 있어서 발생할 수 있는 의료사고를 미연에 방지할 수 있으므로 대상자에게 제공하는 의료의 질이 향상된다.

(2) 전자간호기록

전자간호기록을 하였을 때 간호업무에 기여하는 효과는 다음과 같다.

① 간호계획, 관리 및 평가 용이: 대상자와 관련된 모든 정보가 분류 · 관리되므로 구체적인 간호계획과 평가가 계속성을 가지고 수행될 수 있다.

② 효율적인 자료활용: 정보처리과정을 통해 하나의 정보가 다양하게 쓰일 수 있어 반복적인 자료수집이나 대상자 면담, 검사결과 확인 등의 업무를 단축할 수 있다.
③ 서류업무의 간소화: 의사처방의 진행상황, 타과의뢰 및 진행상황 조회, 처방의 추가나 변경, 응급처방 등의 업무가 간소화됨으로써 발생될 수 있는 간호사고를 막고, 보다 정확한 업무가 수행될 수 있다.
④ 교대근무 시 간호인계의 단축: 효율적인 정보처리과정을 통해 간호인계내용이나 방법이 단축되며, 이로 인한 간호사의 업무과다를 피할 수 있다.
⑤ 간호서비스의 증가: 기록업무의 간편화와 간접간호시간의 단축, 정확한 업무인계 등을 통해 직접간호시간이 증가하며, 간호사고가 미연에 방지될 수 있어 대상자 만족도가 증가할 수 있다.
⑥ 간호연구의 기초자료활용: 임상간호연구에 있어 데이터의 축적, 분류가 가능하여 간호연구에 다양한 정보를 제공할 수 있다.

(3) 전자간호기록방법(기관에 따라 다를 수 있음)

① 간호기록화면을 클릭한다.
② 사용자 등록번호(ID)와 비밀번호(password)를 입력한다.
③ 로그인을 시행한다.
④ 간호/병동/병동간호 메인–간호기록으로 들어간다.
⑤ 병동을 선택하여 환자를 조회하고, 해당 환자를 선택한다.
⑥ 화면은 당일 기록을 조회하도록 되어 있으며, 이전 기록을 조회하고자 할 때는 날짜를 직접 입력하면 조회할 수 있다.
⑦ 간호기록은 수행기록 · 간호진단 · 전체로 구분하여 조회할 수 있고, 교대 근무별로 조회기간을 설정 · 조회한다.
⑧ 필요한 정보를 입력하고 저장한다.
⑨ 작성일자는 수정이 불가하며 작성시간은 필요시 시간항목에 탭을 옮겨 수정할 수 있다.
⑩ 작성된 기록 중 삭제하고자 하는 경우 행을 선택 후 삭제 버튼을 클릭한다.
⑪ 간호계획 버튼을 클릭하면 간호계획지 화면으로 연결되며, 이미 등록되어 있는 간호진단이 보여진다.
⑫ 간호계획을 세우고 실행하고자 하면 등록화면에서 이를 작성한 다음 간호계획등록 화면으로 연결한다.
⑬ 대상자에게 내려진 간호진단 내용이 해결된 경우는 진단종결 등록을 한다.
⑭ 로그오프를 시행한 후 간호기록을 종결한다.

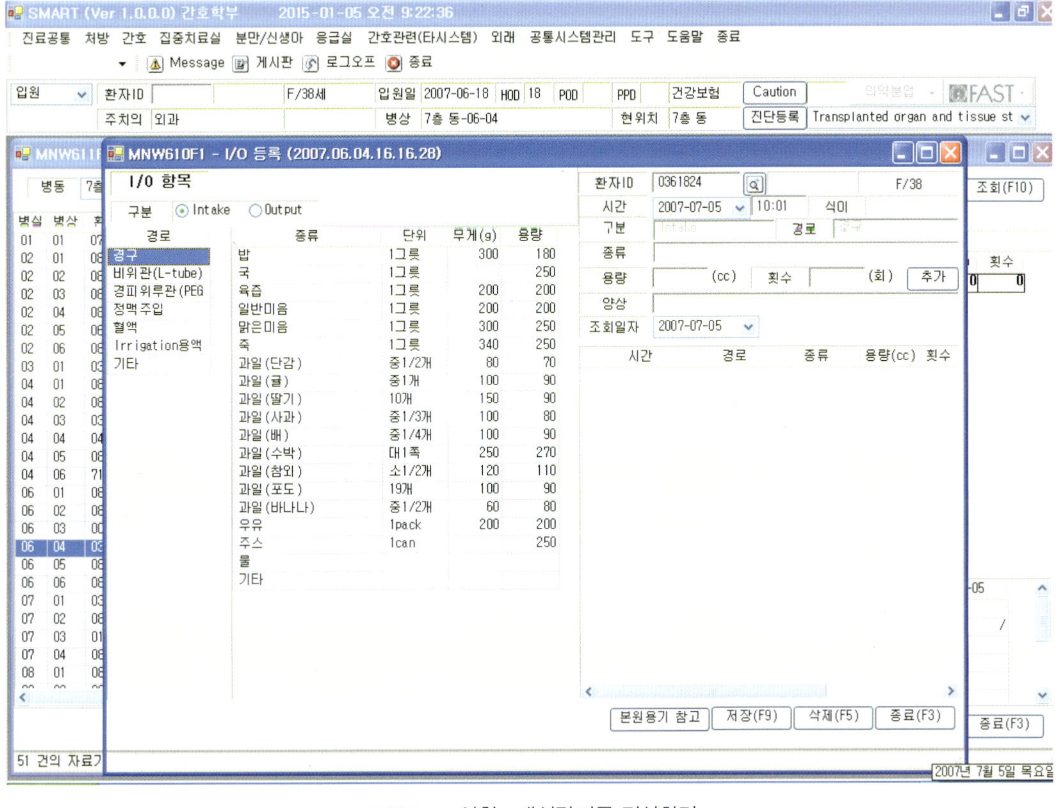

그림 1-4. 섭취 · 배설량기록 전산화면

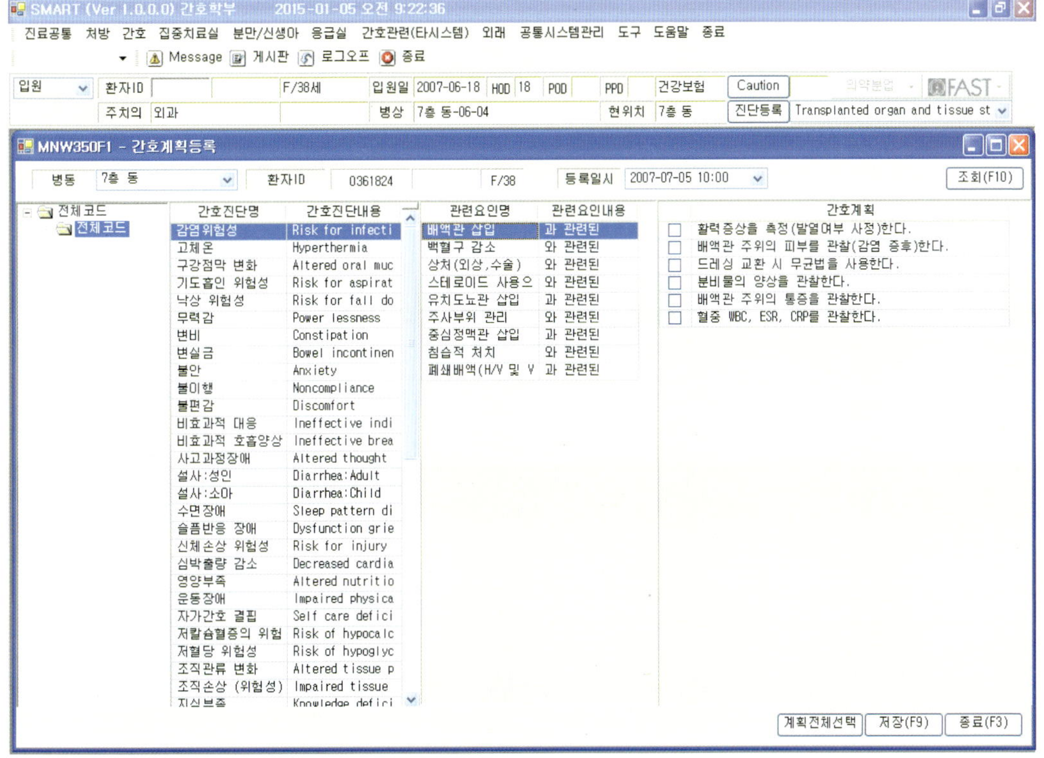

그림 1-5. 간호진단 전산화면

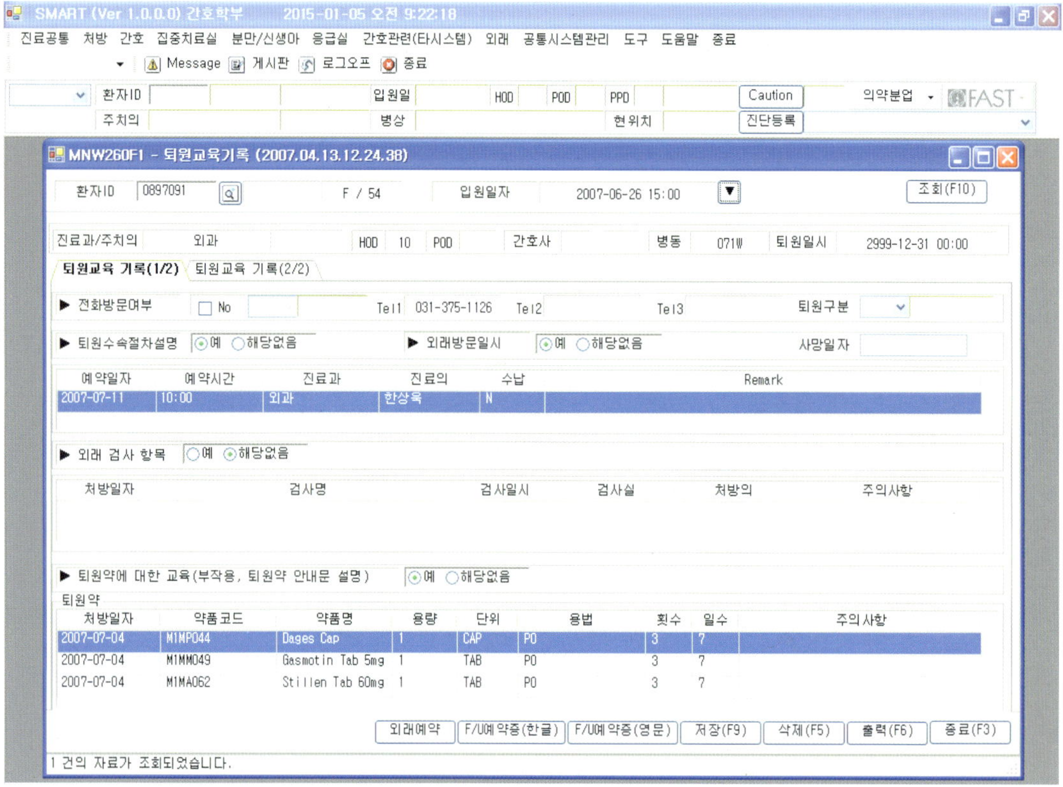

그림 1-6. 퇴원기록 전산화면

4) 기록과 보고에 있어 윤리적 의무

기록과 보고에 있어 간호사는 법적, 윤리적 의무를 반드시 지켜야 한다. 다음은 간호사가 준수해야 할 윤리적 의무사항이다.

1) 모든 대상자의 정보는 비밀이 유지되어야 한다. 치료가 시작되는 순간부터 간호사는 대상자의 비밀을 유지해야 할 의무가 있으며, 대상자의 모든 기록은 비밀 문서로 관리한다.
2) 대상자의 기록들은 공식적으로 인정받은 장소를 떠나지 않아야 하며, 승인받지 않은 사람이 읽을 수 없도록 관리한다.
3) 대상자와 면담을 하거나 의논을 할 때에도 비밀이 유지되는 방법으로 수행한다. 가족이나 친구들이 우연히 듣게 될 가능성이 있는 공공장소에서 면담을 해서는 안 되며, 전화로 보고하거나 구두로 의사소통을 할 때에는 비공개된 장소에서 공인된 사람에게만 한다.
4) E-mail, Fax와 같은 전자 의사소통을 하는 경우에는 기관의 법적, 전문적 가이드 라인에 의해 정보를 받을 대상에게 정보를 보내고 있음을 알려야 하고, 표지에 비밀이 유지되어야 하는 문서임을 명시한다.
5) 컴퓨터를 이용하여 기록과 관리를 할 경우 보안을 유지하기 위해 접근 암호(access code)를 설정한다. 암호는 법적 서명과 동등한 것으로 간주되므로 사용자가 주의해서 관리한다. 기록에 사용되는 컴퓨

터 프로그램은 로그인을 통해서만 대상자의 기록에 접근할 수 있도록 관리하며, 기관은 정보가 도용되지 않도록 철저한 보안성을 확보한다.

실습보고서

입 · 퇴원

년 월 일

학년 : 번호 : 이름 :

I. 입퇴원관리

1. 입원환자의 낙상위험사정방법을 설명하시오.

2. 퇴원환자 관리에 필요한 간호수행을 설명하시오.

II. 신체검진

1. 78세의 노인이 수술 후 현기증을 호소하였다. 이 환자의 활력징후는 혈압 100/70mmHg, 심첨맥박 98회/분, 결손맥 6회, 호흡 20회/분, 고막체온 37.6℃였다. 그리고 CVP가 4cm H_2O였다. 이 환자에 대한 간호진단을 우선순위별로 열거하고, 이 환자에게 어떠한 간호중재를 수행할 것인지 설명하시오.

2. 독거노인 김씨(68세, 여)는 관절염 때문에 집에서 가정간호를 받아오고 있다. 간호사가 그 집을 방문하였을 때 싱크대에는 씻지 않은 그릇들이 많이 쌓여 있고 탁자에는 우편물더미가 쌓여 있었으며, 식탁 위에는 6개의 약병이 있었다. 이러한 관찰내용에서 무엇을 유추할 수 있는가? 또 이 환자의 건강상태에 대해 더 객관적인 정보를 얻으려면 어떠한 방법으로 사정할 것인가?

3. 최씨(48세, 남)는 다음의 병력을 가지고 병원을 방문하였다.「지난 3일 동안 귀울림과 현기증을 경험함. 지난 24시간 동안 오심과 두통이 있었음.」이 환자의 상태를 논의하기 위해 최씨에게 질문할 수 있는 개방형 질문 세 가지는 무엇인가?

4. 이씨 부인은 바로누운자세(앙와위)로 똑바로 눕는 것이 어렵다고 한다. 이 환자에게 신체검진을 시행할 때 가장 어려운 검진은 무엇인가?

5. 박씨(75세, 남)는 다음과 같은 병력을 호소하였다.「22년간의 흡연 경력, 가래 있는 기침, 운동이나 계단 오르내릴 때 숨이 참.」이 대상자에게 필요한 우선순위별 신체검진은 무엇인가?

CHAPTER

2

활력징후

활력징후(vital signs)는 체온, 맥박, 호흡 및 혈압을 말하며 신체기능에 변화가 있을 때 가장 먼저 변화를 나타내기 때문에 주요 증상(cardinal symptoms)이라고도 한다. 활력징후는 대상자의 상태를 사정하는 중요한 측정방법 중의 하나이다.

1 체온

준비물

- 전자체온계(그림 2-1), IVAC 전자체온계(그림 2-2) 및 적외선체온계[고막체온계(그림 2-3), 이마체온계(그림 2-4, 그림 2-5)], 휴지 또는 솜, 기록용지, 펜, 시계, 수용성 윤활제(직장체온 측정 시), 일회용 장갑(필요시)

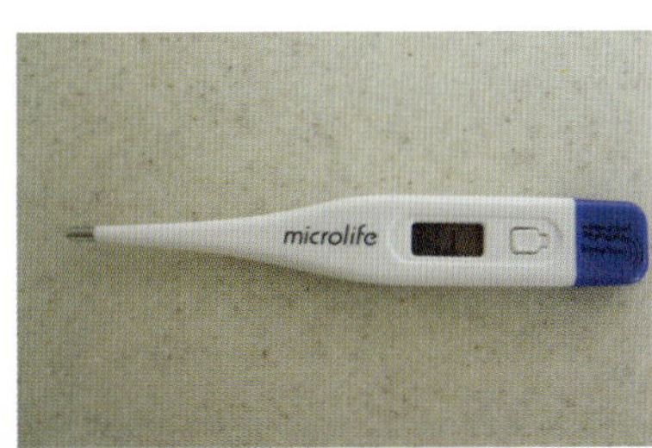

그림 2-1. 전자체온계

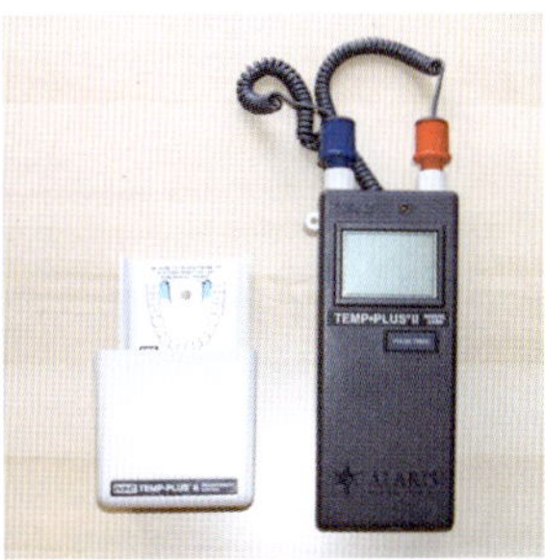
그림 2-2. IVAC 전자체온계

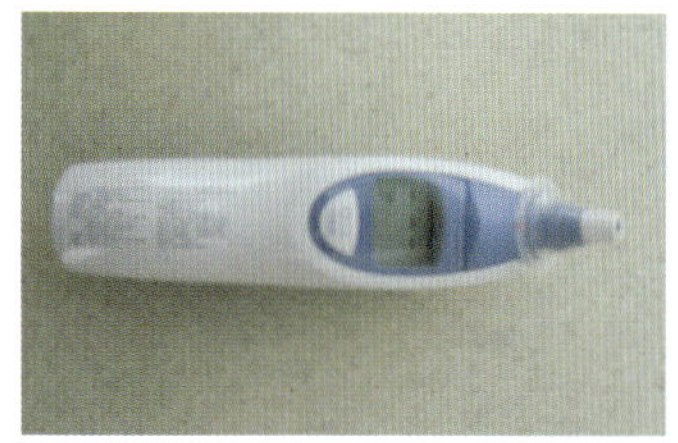
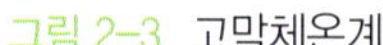
그림 2-3. 고막체온계

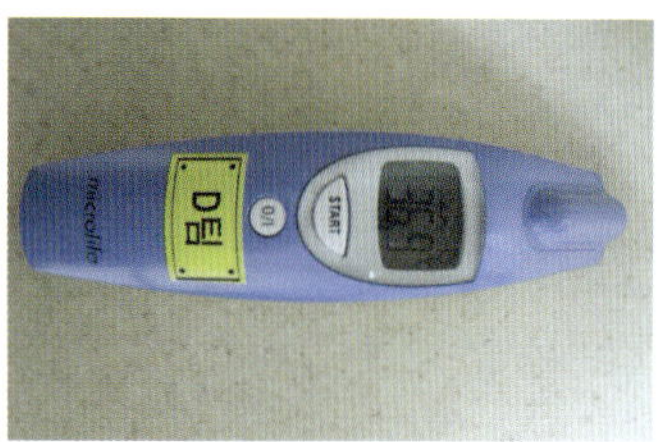
그림 2-4. 이마체온계(비접촉성)

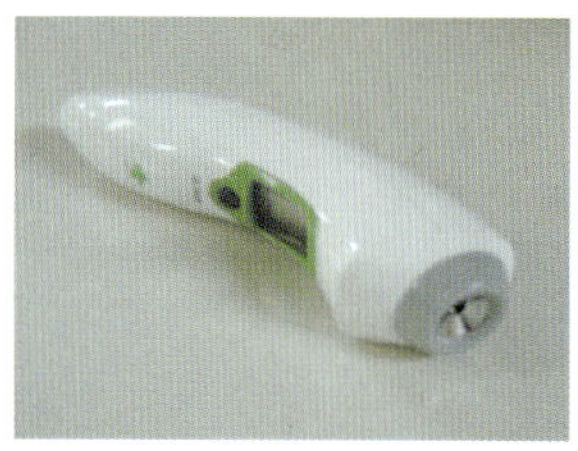
그림 2-5. 이마체온계(접촉성)

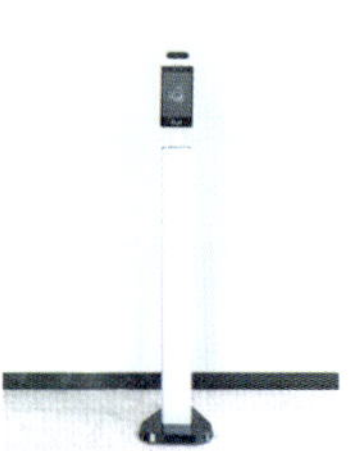
그림 2-6. 비접촉성 체온계

1) 구강체온(oral temperature)

방 법

절차	이론적 근거
1. 물과 비누로 40~60초 동안 손위생을 실시한다(또는 알코올이 첨가된 손소독제를 사용하여 20초 이상 손소독을 실시).	• 미생물의 전파를 방지한다.
2. 필요한 물품을 준비한다.	
3. 준비한 물품을 가지고 대상자에게 간호사 자신을 소개한다.	
4. 손소독제로 손위생을 실시한다.	• 대상자와의 신체접촉 전 미생물의 전파를 방지한다.
5. 대상자의 이름, 등록번호, 생년월일 중 두 가지를 개방형으로 묻고 대답을 들은 후 대상자의 입원팔찌와 대조하여 대상자(이름, 등록번호)가 정확한지 확인하며 환자리스트(또는 처방지)와도 대조하여 대상자를 재확인한다.	• 안전한 간호를 위해 대상자를 정확히 확인하기 위함이다.
6. 구강으로 체온을 측정할 것임을 알리고 절차를 설명한다.	• 불안을 감소시키고 대상자의 협조를 얻기 위함이다.
7. 필요시 일회용 장갑을 착용한다.	• 체액(예: 침)에 노출되었을 때 표준주의를 준수한다.
8. 전자체온계의 탐침을 소독솜으로 닦는다.	
9. 전자체온계는 디지털 화면에 'L' 혹은 '_ _ _' 표시가 나타날 때까지 기다린다(그림 2-7). 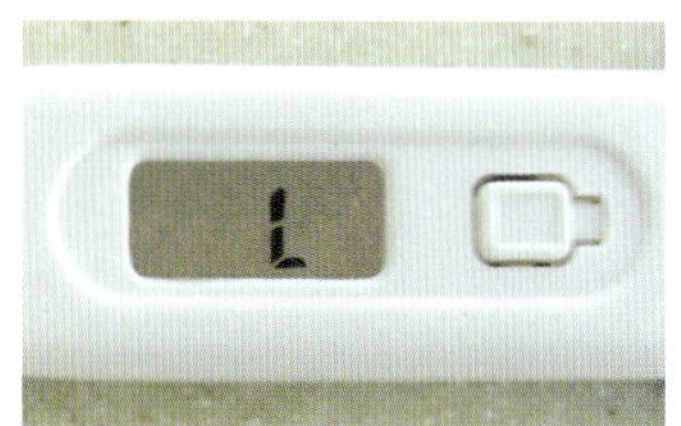 그림 2-7. 전자체온계 화면 확인	

절차	이론적 근거
10. 혀밑 주름띠(frenulum)의 좌측 혹은 우측 heat pocket에 탐침이 놓이게 한다(그림 2-8). 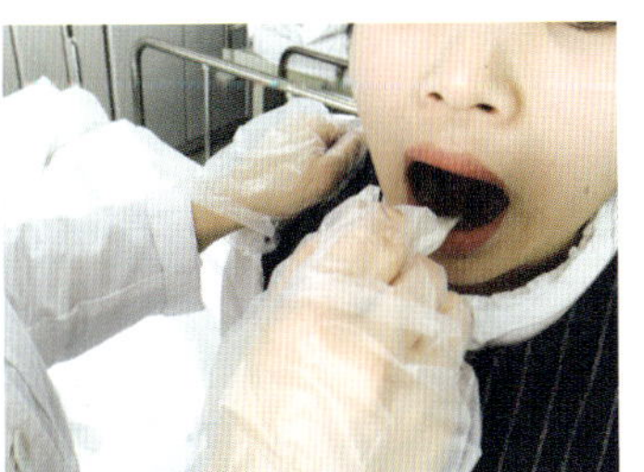 그림 2-8. 전자체온계 구강 삽입 위치	• 대상자의 중심온도를 측정하려면 큰 혈관이 있는 혀 후저부(posterior base)의 heat pocket이 가장 정확하다.
11. 입을 다물도록 하고 체온계를 깨물지 않도록 주의를 준다.	• 체온계는 입이나 입술에 손상을 줄 수 있다.
12. 전자체온계는 체온계에서 종료를 알리는 벨소리가 울리면 체온계를 꺼낸다. 보통 1분 미만이다(그동안 다른 활력징후를 측정한다).	
13. 입속에 삽입되었던 부분을 소독솜으로 닦는다.	• 세균이 적은 부분에서 많은 부분으로 닦아 미생물의 전파를 방지한다.
14. 일회용 장갑을 착용하였다면, 벗어서 용기에 버린 후 물과 비누로 40~60초 동안 손위생을 실시한다(또는 알코올이 첨가된 손소독제를 사용하여 20초 이상 손소독을 실시).	• 미생물의 전파를 방지한다.
15. 체온계를 끄고 용기에 보관한다.	• 미생물의 전파를 방지한다.
16. 물과 비누로 40~60초 동안 손위생을 실시한다(또는 알코올이 첨가된 손소독제를 사용하여 20초 이상 손소독을 실시).	• 미생물의 전파를 방지한다.
17. 기록지에 측정한 체온을 기록한 다음 "O"라고 표시하고, 이상이 있으면 보고한다.	• "O"는 oral을 의미한다. 정상범위는 35.7-37.4℃ 이다.

유의사항

구강체온을 측정할 때 다음의 경우는 30분 후에 측정하도록 한다.

- 뜨겁거나 차가운 음식을 먹은 경우
- 껌을 씹은 경우
- 운동을 한 경우
- 담배를 피운 경우
- 뜨겁거나 차가운 물에 목욕한 경우

다음의 경우는 구강체온 측정 금기이다.

- 입으로 숨을 쉬거나 산소요법을 받고 있는 대상자
- 뇌전증 병력이 있는 대상자
- 의식이 혼미하거나 무의식 상태인 대상자
- 비협조적인 대상자
- 구강수술을 받고 회복 중인 대상자
- 오한이 있는 대상자
- 신생아, 영아, 소아, 비협조적인 어린이
- 체온계를 깨물 우려가 있는 대상자

2) 직장체온(rectal temperature)

방 법

절차	이론적 근거
1~5.까지는 1)의 1~5와 동일하다.	
6. 항문으로 체온을 측정할 것임을 알리고 절차를 설명한다.	
7. 커튼을 치거나 병실 문을 닫는다.	• 프라이버시 유지는 노출로 인한 부끄러움을 최소화시켜주고 편안함을 제공한다.
8. 대상자로 하여금 간호사를 등진 자세로 돌아눕게 하고 윗다리를 구부려 반엎드린자세(심즈자세, sims position, lateral recumbent position)를 취하게 한다. 시트나 담요로 대상자의 상체와 하지를 덮어준다.	• 이 체위는 항문이 잘 노출되어 체온계를 정확한 각도로 삽입할 수 있다.
9. 일회용 장갑을 착용한다.	• 체액(예: 분변)이 묻은 부위에 접촉될 때 표준주의를 지킨다.
10. 전자체온계 탐침 위에 일회용 커버를 씌우고 티슈에 수용성 윤활제를 적당량 짠 후 체온계의 탐침에 바른다(성인 2.5~3.5cm: 1½인치; 소아 2.5cm: 1인치; 유아 1.5cm: ⅝인치).	• 윤활제는 체온계를 삽입할 때 골창자(직장) 점막이 손상되는 것을 예방해 준다. 티슈를 사용하면 튜브 안의 나머지 윤활제가 오염되는 것을 막아준다.
11. 대상자의 위쪽 엉덩이를 밀어올려 항문을 노출시킨 후, 천천히 심호흡을 하게 하여 이완시킨다.	• 항문을 완전히 노출시킨 후 외항문조임근을 이완시키면 체온계 삽입이 보다 쉽다.
12. 성인의 경우 대상자의 배꼽 방향을 향하여 항문에 3.5cm(1½인치) 깊이로 부드럽게 삽입한다. 이때 힘을 주어서는 안 된다(그림 2-9). 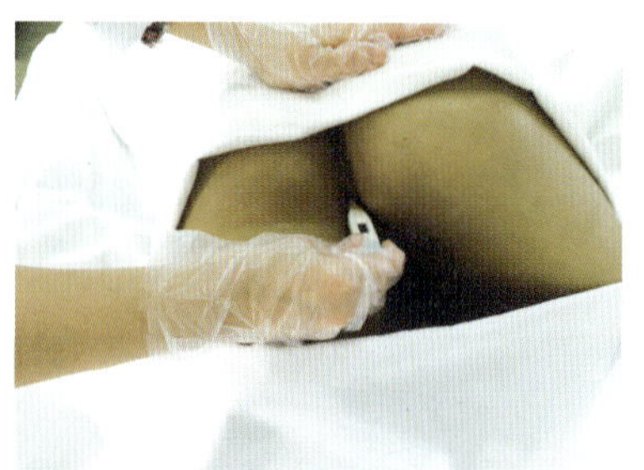 그림 2-9. 전자체온계 삽입	• 삽입방향은 골창자(직장)의 구부러진 방향과 일치해야 한다.
13. 삽입하는 동안 저항이 느껴지면 즉시 체온계를 제거한다. 체온계를 억지로 삽입하지 않도록 한다. 만약 체온계가 직장 안에 충분히 삽입되지 않으면 체온계를 뺀 후 다른 방법으로 체온을 측정하도록 한다.	• 골창자(직장) 점막의 손상을 예방한다.
14. 체온계에서 종료를 알리는 벨소리가 들릴 때까지 유지시킨다.	

절차	이론적 근거
15. 체온계를 조심스럽게 뺀 다음 깨끗한 티슈로 분비물을 닦는다. 티슈와 커버는 적절한 용기에 버린다.	• 교차감염을 예방한다. 오염이 덜 된 부위에서 오염이 심한 부위 방향으로 닦는다.
16. 체온계를 읽는다.	• 정상범위는 36.3~37.7℃이다.
17. 대상자의 항문 주위를 닦아주고 편안하게 해 준다.	• 안위와 위생을 제공한다.
18. 장갑은 뒤집어 벗은 후 적절한 장소에 버리고 체온계는 미온수와 비눗물로 씻은 후 헹구어 건조시켜 보관한다.	• 미생물의 전파를 방지한다.
19. 물과 비누로 40~60초 동안 손위생을 실시한다(또는 알코올이 첨가된 손소독제를 사용하여 20초 이상 손소독을 실시).	• 미생물의 전파를 방지한다.
20. 측정치를 기록지에 기록한 후 "R"로 표시한다.	• "R"은 rectal을 의미한다.
21. 이상이 있으면 보고한다.	

유의사항

- 직장체온계는 직장용으로만 사용해야 한다.

3) 액와체온(axillary temperature)

방 법

절차	이론적 근거
1~5.까지는 1)의 1~5와 동일하다.	
6. 겨드랑(액와)으로 체온을 측정할 것임을 알리고 절차를 설명한다.	
7. 대상자를 눕거나 앉게 한다.	
8. 겨드랑(액와)을 노출시킨 다음 종이타월로 가볍게 두드려 건조시킨다.	• 습기는 피부를 차게 한다. 마찰은 열을 발생시키므로 문지르지 않도록 한다.
9. 전자체온계의 탐침이 대상자의 액와 중앙에 오도록 꽂는다(그림 2-10 A).	• 겨드랑(액와)의 중앙 부위가 가장 정확하게 체온을 측정할 수 있는 부위이다.
10. 체온계가 빠지지 않도록 체온계를 꽂은 쪽 어깨를 붙이고, 손을 가슴 위에 올려놓는다. 팔을 몸통에 붙여 전박이 가슴쪽으로 오는 자세를 취하게 한다(그림 2-10 B).	

절차	이론적 근거

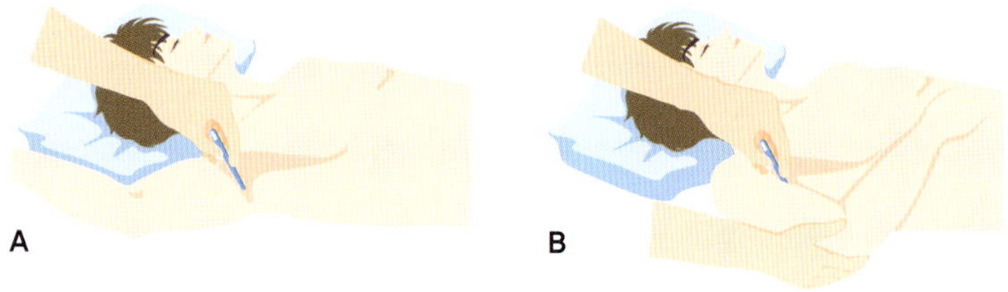

A B

그림 2-10. 체온계를 꽂는 모습(A~B)

절차	이론적 근거
11. 벨 소리 후 체온계를 잡고 팔을 들게 한 후 체온계를 뺀다.	• 피부와 체온계의 마찰로 인해 생기는 조직 손상을 예방하기 위함이다.
12. 체온계를 읽는다.	
13. 체온계를 소독솜으로 닦고 건조시켜 보관한다.	
14. 물과 비누로 40~60초 동안 손위생을 실시한다(또는 알코올이 첨가된 손소독제를 사용하여 20초 이상 손소독을 실시).	
15. 측정치를 기록한 다음 "A"라고 표시한다.	• "A"는 Axilla를 의미한다.
16. 이상이 있으면 보고한다.	• 정상 범위는 35.0~36.9℃이다.

유의사항

• 측정하는 동안 체온계를 꽂은 자세를 계속 유지해야 한다.

4) 고막체온(tympanic temperature)

방 법

절차	이론적 근거
1~5.까지는 1)의 1~5와 동일하다.	
6. 고막으로 체온을 측정할 것임을 알리고 절차를 설명한다.	
7. 대상자를 앉거나 눕게 한 후 대상자의 머리를 한쪽으로 돌린다.	
8. 고막체온계에 일회용 커버를 씌운다(그림 2-11).	• 일회용 커버는 세균전파를 막아준다.

절차	이론적 근거
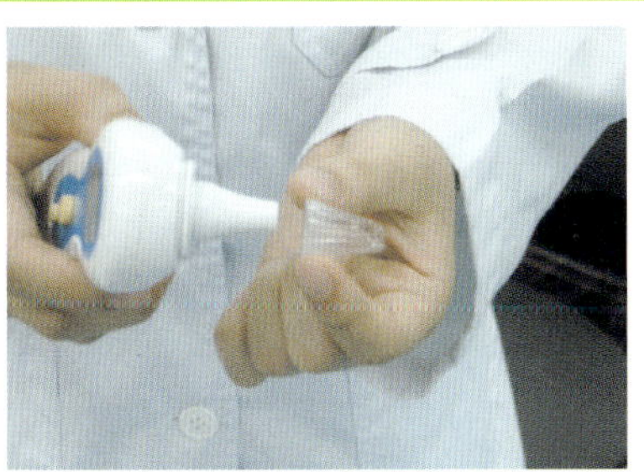 그림 2-11. 고막체온계 커버 씌우는 모습	
9. 체온계를 "on" 한다(제조회사에 따라 'on'이 자동으로 설정되어 있음).	
10. 대상자의 외이를 후상방으로(어린이는 후하방으로) 당긴 상태에서 고막체온계의 적외선 센서가 고막을 향하도록 삽입한 후 1~2초(소리가 날 때까지) 동안 버튼을 누른다(그림 2-12, 그림 2-13).	• 외이도가 일자형이 되어 적외선 센서가 고막에 잘 닿게 된다.
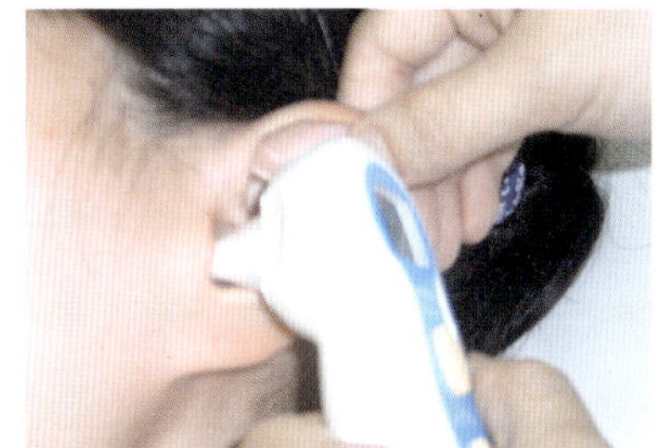 그림 2-12. 고막체온 측정(성인)	
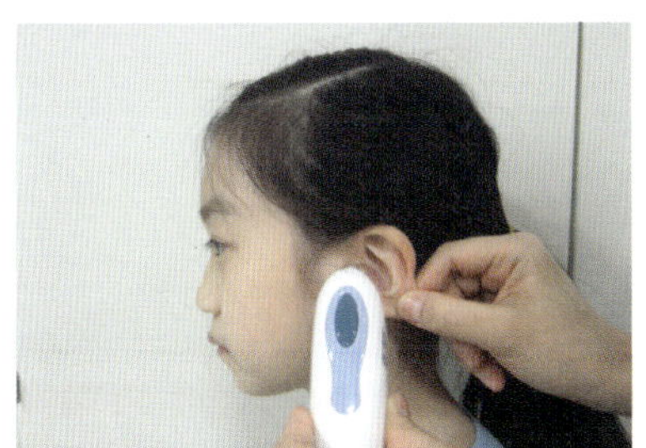 그림 2-13. 고막체온 측정(어린이)	
11. 체온계를 제거한 후 화면에 나타난 숫자를 읽는다.	
12. 일회용 커버를 버리고, 체온계를 정리한다.	
13. 물과 비누로 40~60초 동안 손위생을 실시한다(또는 알코올이 첨가된 손소독제를 사용하여 20초 이상 손소독을 실시).	
14. 측정치를 기록한 다음 "T"라고 표시한다.	• "T"는 Tympanic을 의미한다.
15. 이상이 있으면 보고한다.	• 정상범위는 35.7~37.5℃이다.

절차	이론적 근거
고막체온측정 금기 • 귀 수술 후 회복 중인 대상자 • 귀에 감염이 있는 대상자	

5) 이마체온(forehead temperature)

방 법

절차	이론적 근거
1~5.까지는 1)의 1~5와 동일하다.	
6. 이마로 체온을 측정할 것임을 알리고 절차를 설명한다.	
7. 대상자를 앉거나 눕게 하고 이마를 노출한다.	
8. 이마형 체온계 끝을 소독솜으로 닦는다.	• 적외선 센서에 닿지 않게 유의한다.
9. 체온계를 'on' 한다(제조회사에 따라 'on'이 자동으로 설정되어 있음).	
10. 적외선 센서가 대상자의 이마를 향하도록 댄 후 1초 동안 버튼을 누른다(그림 2-14). 그림 2-14. 이마체온 측정(접촉성)	
11. 체온계를 제거한 후 화면에 나타난 숫자를 읽는다.	
12. 체온계 끝을 소독솜으로 닦는다.	
13. 물과 비누로 40~60초 동안 손위생을 실시한다(또는 알코올이 첨가된 손소독제를 사용하여 20초 이상 손소독을 실시).	• 미생물의 전파를 방지한다.
14. 측정치를 기록한다.	
15. 이상이 있으면 보고한다.	

체온 측정 시 유의사항

- 어린이의 골창자(직장)체온을 측정할 때에는 엎드린자세(복와위)를 취해도 된다.
- 신생아는 겨드랑(액와)체온과 고막체온 측정이 가장 안전하다.
- 영아와 소아에게서 겨드랑(액와)체온을 측정할 때는 팔을 지지해준다.
- 어린이 겨드랑(액와)체온 측정시간은 5분을 추천하였다(Eoff와 Joyee, 1981).
- 울거나 불안정한 어린이는 체온을 마지막에 측정하도록 한다.
- 영아는 주위환경의 미세한 온도변화에 매우 민감하다.
- 노인의 정상체온 범위는 35.6–37.2℃이다.
- 모든 사람의 정상치는 똑같지 않다.
- 노인에게서 측정한 체온이 정상범위 이내에 있더라도 열이 있음을 반영할 수 있다.
- 노인은 체온의 미세한 변화에 매우 민감하다.
- 노인은 추운 환경에서 열손실을 최소화하기 위해 도움이 필요할 수 있다.
- 치아가 없는 노인이나 근육조절력이 약한 노인은 입을 꼭 다물수 없어 정확한 구강체온 측정이 어렵다.
- 노인은 한선 활동이 저하되어 발한 역치가 높아서 고체온을 유발할 수 있다.
- 노인은 냉에 대한 감각저하, 비정상적인 혈관수축반응, 오한 불능으로 인해 저체온에 대한 위험이 높다.

2 맥박

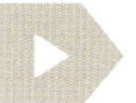

준비물

- 초침시계, 청진기(심첨맥박 측정 시), 소독솜, 기록용지, 펜

  * Pulse oxymetry나 Patient monitor를 가지고 있는 경우 모니터에 나타난 맥박을 기록하기도 함

1) 노뼈(요골)맥박(radial pulse)

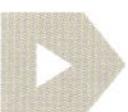

방 법

절차	이론적 근거
1. 물과 비누로 40~60초 동안 손위생을 실시한다(또는 알코올이 첨가된 손소독제를 사용하여 20초 이상 손소독을 실시).	• 미생물의 전파를 방지한다.
2. 필요한 물품을 준비한다.	
3. 준비한 물품을 가지고 대상자에게 간호사 자신을 소개한다.	
4. 손소독제로 손위생을 실시한다.	• 대상자와의 신체접촉 전 미생물의 전파를 방지한다.

입원환자간호 활력징후 감염관리 상처·욕창 간호 온냉요법 투약간호 안위

절차	이론적 근거
5. 대상자의 이름, 등록번호, 생년월일 중 두 가지를 개방형으로 묻고 대답을 들은 후 대상자의 입원팔찌와 대조하여 대상자(이름, 등록번호)가 정확한지 확인하며 환자리스트(또는 처방지)와도 대조하여 대상자를 재확인한다.	• 안전한 간호를 위해 대상자를 정확히 확인하기 위함이다.
6. 손목에서 맥박을 측정할 것과 절차를 알린다.	
7. 대상자로 하여금 편안하게 앉거나 누운 자세에서 손바닥을 위로 향하게 한다.	• 불편한 체위는 심장박동에 영향을 준다.
8. 노(요골)동맥 위에 간호사의 2, 3, 4번째 손가락 끝을 놓은 후 노뼈(요골)를 향해 살짝 힘을 주어 누른다(그림 2-15). 이때 엄지는 사용하지 않도록 한다. 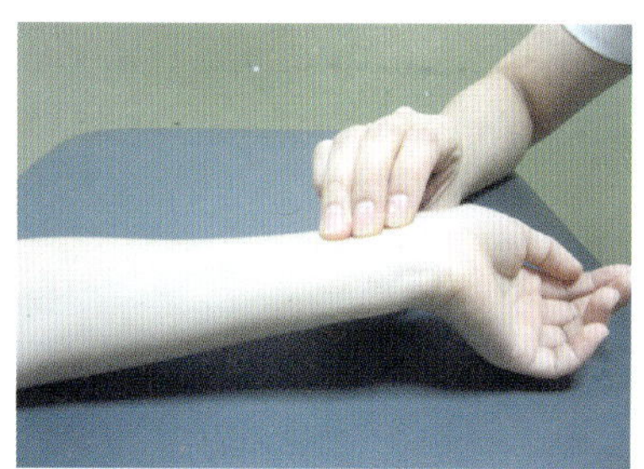 그림 2-15. 노뼈(요골)맥박 측정	• 맥박은 좌심실(왼심실)의 수축에 의한 것인데 말초맥박 측정부위는 동맥이 뼈 위나 뼈 바로 아래를 지나는 곳이다. 너무 강하게 누르면 맥박이 차단되고, 너무 약하게 누르면 맥박을 느끼지 못한다. 엄지를 사용하면 측정자의 박동이 있어 정확한 측정을 방해한다.
9. 초침시계를 보면서 맥박수를 잰다.	• 성인의 정상 맥박수는 60~100회/분이다.
10. 맥박이 규칙적이면 30초 동안의 맥박수를 재서 2로 곱한다. 처음 입원 시 또는 맥박이 불규칙적이면 1분 동안 측정한다.	• 빠른맥박, 느린맥박, 규칙적인 맥박수 측정은 30초 측정이면 정확한 결과가 된다. 불규칙적인 경우, 정확한 맥박수를 측정하는 데 필요한 최소 시간은 1분이다.
11. 재는 동안 맥박의 강도, 리듬, 동맥의 탄력성을 평가한다.	• 맥박의 강도는 손끝에서 느껴지는 혈관의 강도에 따라 5단계로 구분한다(0~+4).
12. 맥박이 불규칙하면 심첨맥박을 측정한다. 결손맥을 알기 위해 심첨-노뼈(요골)맥박을 동시에 측정한다.	• 맥박이 불규칙일 때에는 양쪽의 요골맥박을 비교한다. • 노뼈(요골)맥박과 심첨맥박수가 차이가 있다면 맥박결손이 있는 것이다.
13. 물과 비누로 40~60초 동안 손위생을 실시한다(또는 알코올이 첨가된 손소독제를 사용하여 20초 이상 손소독을 실시).	
14. 측정치를 기록한다.	
15. 이상이 있으면 보고한다.	
16. 맥박사정에 이용되는 부위는 [그림 2-16]과 같다.	

절차	이론적 근거

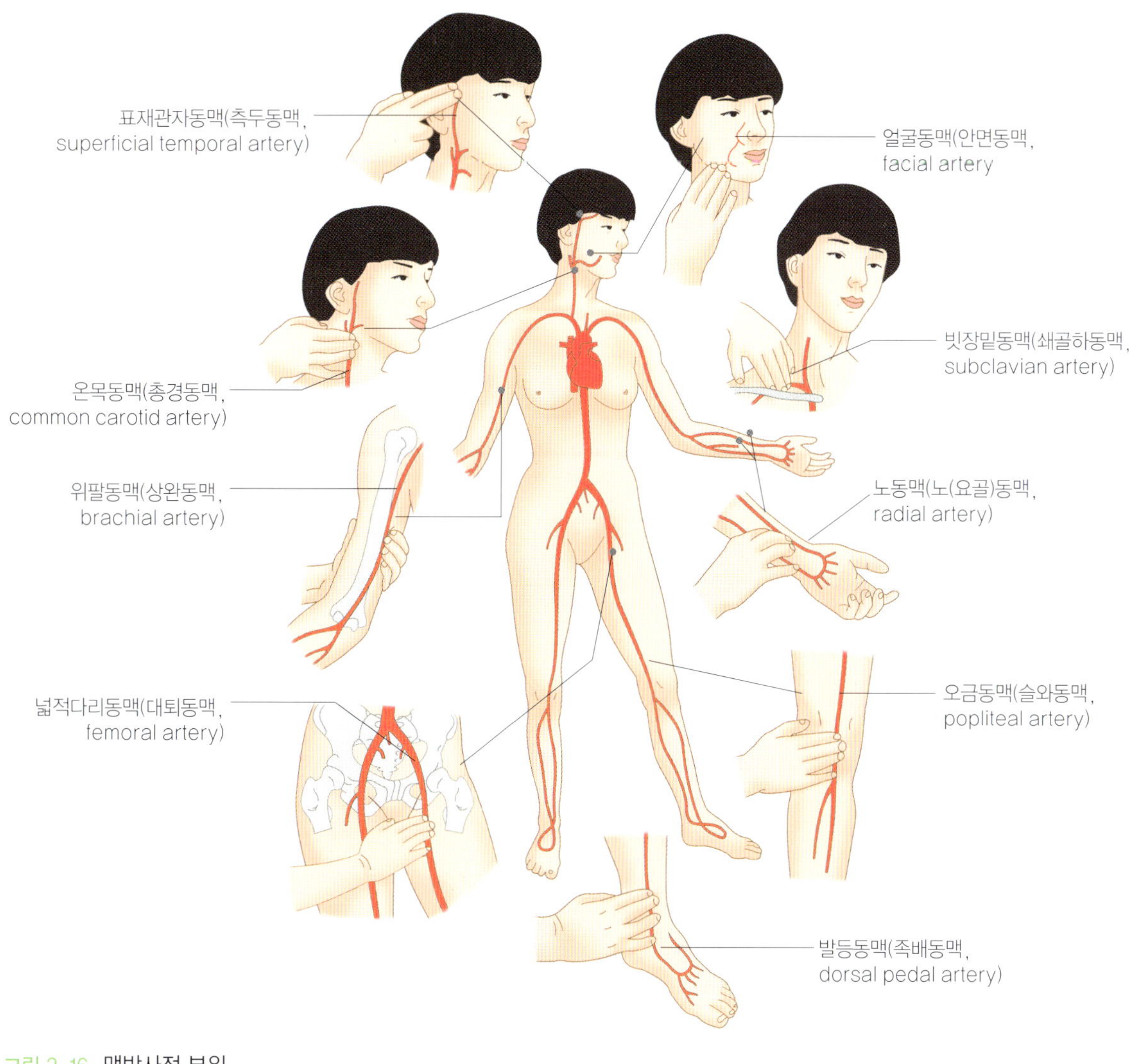

그림 2-16. 맥박사정 부위

유의사항

- 드레싱, 석고붕대, 수액요법 때문에 노뼈(요골)맥박 측정이 어려우면 심첨맥박을 잰다.
- 노뼈(요골)맥박이 불규칙하면 심첨맥박을 잰다.
- 심장질환 병력이 있는 대상자는 측정이 어려우며 도플러나 초음파청진기를 사용한다.
- 영아나 소아의 심박동수와 리듬사정에 가장 좋은 부위는 심첨이다.
- 노인이나 비만한 사람은 맥박 측정이 어려우며 도플러 측정이 더 정확하다.
- 노인은 동맥의 탄력성이 저하되어 딱딱하게 느껴질 수 있다.
- 노인은 맥박이 한 번 상승하면 정상으로 복귀하는 데 시간이 더 많이 걸린다.

2) 심첨맥박(apical pulse)

방 법

절차	이론적 근거
1~5.까지는 노뼈(요골)맥박 측정과 같다.	
6. 가슴에서 맥박을 측정할 것임을 알리고 절차를 설명한다.	
7. 커튼이나 스크린을 친다.	• 대상자의 프라이버시를 유지하기 위함이다.
8. 대상자를 눕거나 앉게 한다.	• 눕는 자세가 측정하기에 편리하다.
9. 왼쪽 가슴을 노출시킨다.	• 프라이버시와 보온을 유지하기 위해 어깨는 덮어준다.
10. 소독솜으로 청진기의 귀꽂이 부분과 판막 부분을 닦는다.	• 교차감염을 예방하기 위함이다.
11. 귀꽂이의 구부러진 곳이 앞쪽으로 오게 하여 귀에 꽂는다.	• 소리가 분명하게 고막에 전달된다.
12. 판막을 손바닥으로 문질러 따뜻하게 한다.	• 차가운 판막이 대상자 가슴에 닿으면 불편하고 순간적으로 심박동수가 증가한다.
13. 왼쪽 쇄골중심선(midclavicular line)과 5번째 갈비사이근(늑간근, intercostal space)이 만나는 지점을 찾는다(그림 2-17). 성인은 이곳이 심첨 부위이므로 이곳에 청진기의 판막을 댄다(그림 2-18). 그림 2-17. 심첨맥박 측정 부위(성인, 소아, 영아)	• 심장이 흉곽벽과 밀접하여 있으므로 심첨맥박은 이 부위에서 가장 잘 들린다.
14. 심음을 1분 동안 듣는다(그림 2-17). 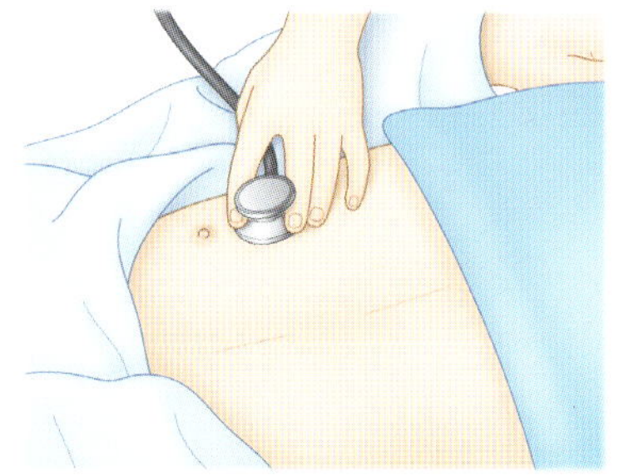 그림 2-18. 심첨맥박 측정	• 심음은 판막이 닫힐 때 나는 소리이다.

절차	이론적 근거
15. 측정하는 동안 맥박의 강도, 리듬의 규칙성 등을 평가한다.	
16. 환의를 입히고 대상자를 편안하게 해 준다.	
17. 소독솜으로 청진기의 판막과 귀꽂이를 닦은 후 정리한다.	
18. 물과 비누로 40~60초 동안 손위생을 실시한다(또는 알코올이 첨가된 손소독제를 사용하여 20초 이상 손소독을 실시).	
19. 측정치를 기록한 후 "A"라고 표시한다.	
20. 이상이 있으면 보고한다.	

유의사항

- 대상자의 심첨맥박수가 비정상이면 같은 연령군의 정상맥박범위를 비교한다.
- 대부분의 사람에서 조기심실수축(PVC)이 간혹 나타나지만 심장질환이 있는 사람은 빈도가 증가한다.
- 심첨은 영아 혹은 소아의 심박동수와 리듬 사정에 가장 좋은 부위이다.
- 유방이 늘어진 노인을 사정할 때는 유방을 살짝 들어올린 후, 5번째 늑간이나 유방의 하단 끝에 청진기를 놓는다.
- 노인은 폐의 air space가 증가되므로 심음을 듣기 힘든 경우가 있다.

3) 심첨-노뼈(요골)맥박

방 법

절차	이론적 근거
1~6.까지는 노뼈(요골)맥박 측정과 같다.	
7. 두 명의 간호사가 필요하다.	• 한 명은 노뼈(요골)맥박을 측정하고 다른 한 명은 심첨맥박을 측정한다.
8. 손목과 가슴에서 맥박을 측정할 것임을 알리고 프라이버시를 제공한다.	
9. 청진기와 초침시계를 준비한다.	
10. 대상자를 바로누운자세(앙와위)로 눕히거나 앉게 한 후 프라이버시를 유지해 주면서 왼쪽 가슴을 노출시킨다.	
11. 한 간호사는 소독솜으로 청진기의 귀꽂이 부분과 판막 부분을 닦은 후 귀꽂이의 구부러진 곳이 앞쪽으로 오게 하여 귀에 꽂는다.	• 심첨맥박을 측정하는 절차와 동일하다.
12. 판막을 손바닥으로 문질러 따뜻하게 한 다음, 왼쪽 빗장뼈(쇄골) 중심선과 5번째 늑간이 만나는 심첨 부위에 판막을 댄다.	• 차가운 판막이 대상자 가슴에 닿으면 불편하고 순간적으로 대상자의 심박동수를 증가시킨다.
13. 다른 간호사는 노뼈(요골)맥박을 촉진한다.	

절차	이론적 근거
14. 초침시계를 앞에 두고 1분 동안 동시에 한 명은 심첨맥박을 청진하고 다른 한 명은 노뼈(요골)맥박을 촉진하여 맥박수를 잰다.	• 1분간 측정함으로써 결손맥을 정확히 측정할 수 있다.
15. 두 맥박의 수가 일치하는지 확인한다. 일치하지 않는 경우, 두 맥박수의 차이를 맥박결손이라고 한다.	• 맥박결손은 심장질환이 있는 경우에 나타난다.
16. 환의를 입히고 대상자를 편안하게 해 준다.	
17. 물과 비누로 40~60초 동안 손위생을 실시한다(또는 알코올이 첨가된 손소독제를 사용하여 20초 이상 손소독을 실시).	
18. 측정치를 기록한다.	
19. 이상이 있으면 보고한다.	

4) 말초맥박

방 법

절차	이론적 근거
말초맥박 측정부위는 아래와 같으며, 모든 말초맥박 측정 시 요골맥박의 1~5.까지의 절차, 측정 후 손을 씻고 기록하는 것은 동일하게 적용한다.	
① 목동맥(common carotid artery)	
1. 대상자를 30°로 눕히고, 박동이 있는지 목을 살핀다.	• 이 자세가 목동맥에 접근하기 쉽다.
2. 중지와 약지(underlying firm surface)를 사용하여 목빗근(흉쇄유돌근)을 따라 목동맥을 촉진한다(그림 2-19). 그림 2-19. 목동맥 맥박 측정	
3. 맥박이 느껴질 때까지 점차적으로 압박을 완화한다.	• 압박이 서서히 이완될 때 맥박이 느껴진다.

절차	이론적 근거
② 발등동맥(족배동맥, dorsalis pedis artery) 1. 대상자를 바로누운자세(앙와위)로 눕히고 발을 이완한다. 2. 중지와 검지로 엄지와 검지 발가락 사이의 발등의 가장 솟은 부위를 촉진한다(그림 2-20). 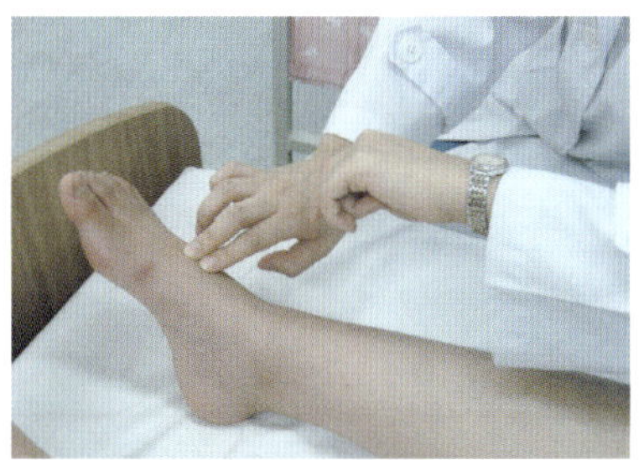 그림 2-20. 발등동맥(족배동맥) 맥박 측정	
③ 뒤정강동맥(후경골동맥, posterior pedis artery) 1. 대상자를 바로누운자세(앙와위)로 눕히고 발목을 바깥돌림(외회전)시키거나, 무릎을 굽히게 한다. 2. 중지와 검지로 발목 뒷부분의 복사뼈 밑을 촉진한다(그림 2-21). 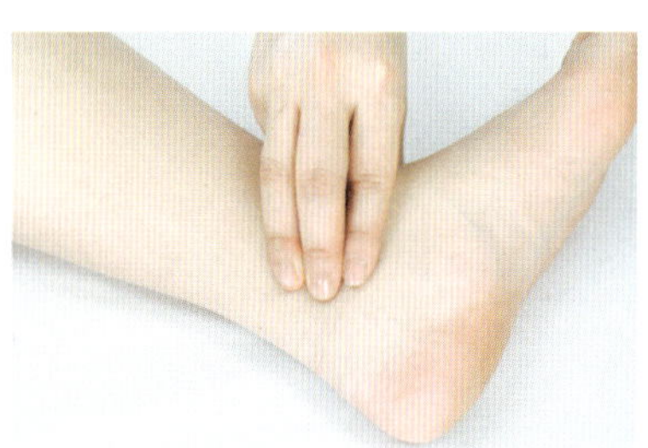 그림 2-21. 뒤정강동맥(후경골동맥) 맥박 측정	• 두 가지 자세는 뒤정강동맥(후경골동맥) 접근을 용이하게 한다.
④ 위팔동맥(상완동맥, brachial artery) 1. 대상자를 바로누운자세(앙와위)로 눕히고 팔을 드러낸다. 2. 중지와 검지로 전주와 부위 약간 뒤쪽에서 위팔동맥(상완동맥)의 맥박을 촉진한다(그림 2-22). 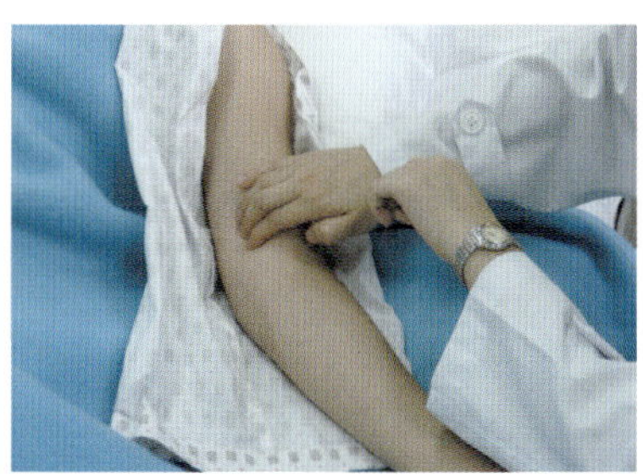 그림 2-22. 위팔동맥(상완동맥) 맥박 측정	

절차	이론적 근거
⑤ 넓적다리동맥(대퇴동맥, femoral artery)	
1. 대상자를 바로누운자세(앙와위)로 눕히고 넓적다리(넙다리, 대퇴)를 바깥돌림(외회전)하여 다리를 약간 구부린다.	• 이 자세는 서혜부(inguinal area)가 잘 드러난다.
2. 치골부위(Pubic symphysis)와 서혜부(inguinal) 부위의 anterosuperior iliac spine 사이에서 넓적다리(넙다리, 대퇴)동맥을 두 손가락으로 촉진한다. 그림 2-23. 넓적다리 구조물 순서	• 넓적다리는 바깥쪽부터 신경-동맥-정맥순서로 지나간다(NAVY로 외우면 쉽다)(그림 2-23).

3 호흡

준비물

• 초침시계, 기록용지, 펜

방 법

절차	이론적 근거
1. 호흡은 맥박을 측정한 후 간호사의 손가락을 측정한 동맥 위에 그대로 둔 채로 대상자 흉곽의 움직임을 관찰하여 측정한다.	• 호흡은 수의적으로 조절할 수 있기 때문에 대상자로 하여금 계속 맥박을 측정하고 있다고 생각하도록 하기 위함이다. 성인의 정상 호흡수는 12~20회/분이다.
2. 30초 동안 호흡수를 측정한 후 2로 곱한다. 이때 흡기와 호기 1회 주기를 1회 호흡으로 한다.	• 호흡이 비정상이면 최소한 1분간 측정한다. 영아는 호흡수와 호흡 양상이 다양하다.
3. 흉곽의 대칭성, 호흡음, 피부색, 얼굴 표정, 의식 정도 등을 관찰하면서 흡기와 호기를 관찰한다.	

절차	이론적 근거
4. 호흡의 깊이와 리듬 양상을 관찰한다.	• 정확한 측정을 위해서는 호흡의 특성을 관찰해야 한다.
5. 물과 비누로 40~60초 동안 손위생을 실시한다(또는 알코올이 첨가된 손소독제를 사용하여 20초 이상 손소독을 실시).	
6. 기록지에 기록한다.	
7. 이상이 있으면 보고한다.	

유의사항

- 신생아의 정상 평균 호흡수는 30~60회/분, 영아는 30~60회/분, 유아는 25~32회/분, 소아는 20~30회/분이다.
- 영아의 호흡은 일차적으로 가로막(횡격막)에 의한 것이다. 따라서 배(복부) 움직임으로 관찰한다.
- 영아는 호흡이 규칙적이지 못한 경향이 있다.
- 소아는 수 초 동안 천천히 숨을 쉬다가 갑자기 빨리 숨을 쉬기도 한다.
- 무호흡 측정모니터는 호흡정지 위험이 있는 신생아나 영아에게 사용한다.
- 노화는 늑골연골을 석회화시켜 흉벽확장력을 감소시키고, 척추후만증과 측만증도 흉곽 확장을 제한시킨다.
- 노화는 호흡의 깊이를 저하시킬 수 있다.
- 노인의 호흡은 약해진 흉근보다 부속 복근에 더 의존한다.

3 신체검진

준비물

- 혈압계 아네로이드형(그림 2-24), 전자형(그림 2-25), 또는 NIBP기(그림 2-26), 청진기, 알코올솜, 기록용지, 펜

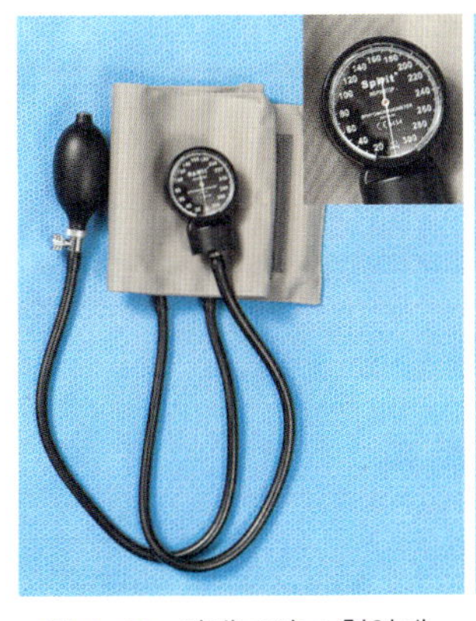
그림 2-24. 아네로이드 혈압계

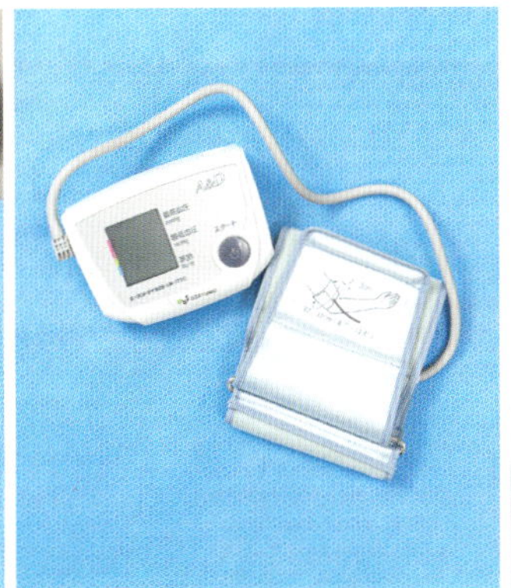
그림 2-25. 전자자동 혈압계

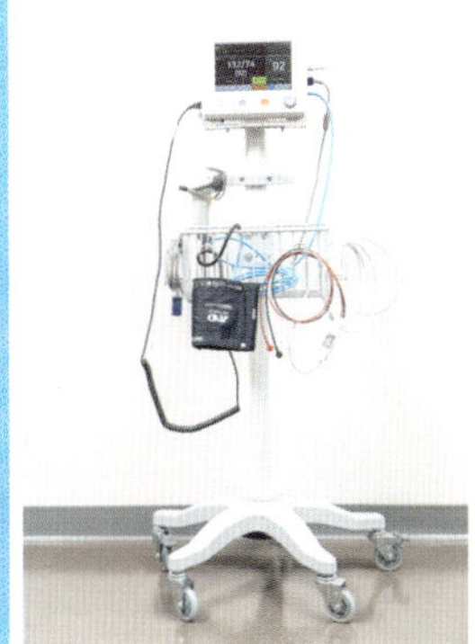
그림 2-26. 스탠드형 혈압계

1) 상완혈압

방 법

절차	이론적 근거
1. 물과 비누로 40~60초 동안 손위생을 실시한다(또는 알코올이 첨가된 손소독제를 사용하여 20초 이상 손소독을 실시).	• 미생물의 전파를 방지한다.
2. 필요한 물품을 준비한다.	
3. 준비한 물품을 가지고 대상자에게 간호사 자신을 소개한다.	
4. 손소독제로 손위생을 실시한다.	• 대상자와의 신체접촉 전 미생물의 전파를 방지한다.
5. 대상자의 이름, 등록번호, 생년월일 중 두 가지를 개방형으로 묻고 대답을 들은 후 대상자의 입원팔찌와 대조하여 대상자(이름, 등록번호)가 정확한지 확인하며 환자리스트(또는 처방지)와도 대조하여 대상자를 재확인한다.	• 안전한 간호를 위해 대상자를 정확히 확인하기 위함이다.
6. 대상자에게 혈압을 측정할 것임을 알리고 절차를 설명한다.	• 설명은 대상자를 안정시켜 정확한 혈압을 측정하는 데 도움이 된다.
7. 대상자를 편안하게 눕거나 앉게 하고, 대상자의 상박을 심장 높이로 지지하되 손바닥이 위로 오게 한다.	• 팔을 지지하지 않은 상태에선 힘을 주게 되어 이완기압이 상승하게 되고, 심장보다 높게 위치하면 혈압이 낮아진다.
8. 필요하다면 청진기의 귀꽂이와 판막 부위를 알코올 솜으로 닦는다.	• 미생물의 전파를 방지한다.
9. 커프(cuff) 내 공기주머니의 넓이는 팔의 중간지점 둘레의 40%, 길이는 80% 이상이 되어야 한다.	• 너무 좁은 커프(cuff)는 혈압 측정치를 높게 하고, 너무 넓은 커프(cuff)는 혈압 측정치를 낮게 한다.
10. 혈압을 측정할 팔을 선정한다.	• 혈압 측정 시의 높은 압력은 혈액을 일시적으로 차단시킬 수 있으므로 수액요법을 받지 않는 쪽, 손상이나 질환이 없는 쪽을 선택한다.
11. 간호사는 혈압계로부터 90cm(3 feet) 이내에 위치한다.	• 90cm(3 feet) 이상 떨어지면 눈금을 정확하게 읽기 어렵다.
12. 소매를 걷어 위팔동맥(상완동맥)을 노출시킨다.	• 위팔동맥(상완동맥) 위에 옷이 있으면 소리를 듣는 데 방해가 된다.
13. 2, 3번째 손가락으로 위팔동맥(상완동맥)을 찾는다.	
14. 커프(cuff)의 공기를 뺀 후 커프(cuff)의 아랫단이 위팔동맥(상완동맥)의 박동이 가장 잘 들리는 곳에서 2~3cm 위에 위치하도록 하고, 커프(cuff)의 bulb에 연결된 줄이 위팔동맥(상완동맥)과 평행이 되게 놓이도록 하고 손가락 하나가 들어갈 정도의 여유를 주고 균일하게 감는다(그림 2-27 A, B).	• 위팔동맥(상완동맥)을 차단하는 데 높은 압력이 필요하기 때문에 균일하고 단단히 감아야 공기압이 균등하게 배분되며, 커프(cuff)가 느슨하면 혈압이 높게 측정된다.

절차	이론적 근거
15. 혈압계의 눈금이 "0"에 있는지 확인한다.	
16. 위팔동맥(상완동맥) 또는 노(요골)동맥을 촉지하여 맥박이 소실되는 지점을 확인한 후 두 번째 측정 시 혈압계의 눈금을 30mmHg 정도 더 올린다.	• 수축기 혈압을 확인하여 청진상 괴리로 혈압이 낮게 측정되는 것을 예방하기 위함이다.
17. 커프(cuff)의 공기를 완전히 뺀 후 최소한 15초 동안 기다린다.	• 순환이 회복 된 후에 측정해야 오차 발생을 줄일 수 있다.
18. 청진기를 귀에 맞게 꽂은 후, 위팔동맥(상완동맥) 위에 청진기를 대고 움직이지 않게 손으로 고정한다. (처음 측정하는 대상자가 아닌 경우에는 16~17번은 생략한다.)	
19. 혈압계의 조절밸브를 잠그고 압력 bulb를 눌러 혈압계의 눈금이 160~200mmHg까지 올라가게 공기를 넣는다.	• 처음 측정인 경우 노뼈(요골)맥박이나 위팔동맥(상완동맥)에서 맥박이 다시 촉진되었던 지점의 눈금을 기억하여 두 번째 측정 시 눈금보다 30mmHg 더 올라가게 혈압계의 눈금을 올린다.

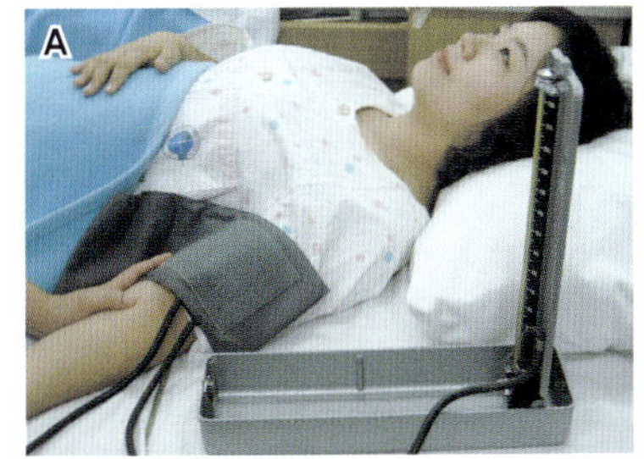

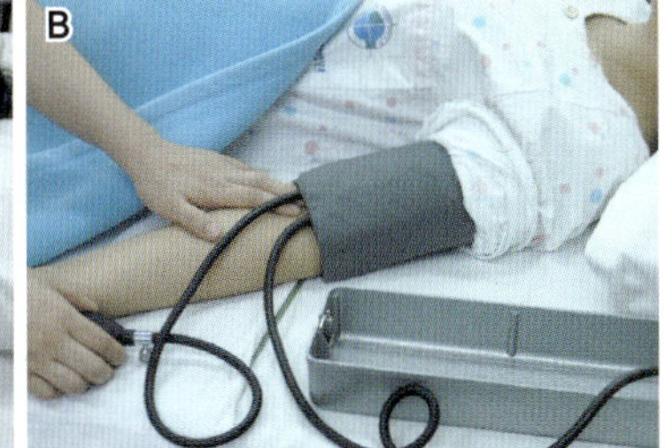

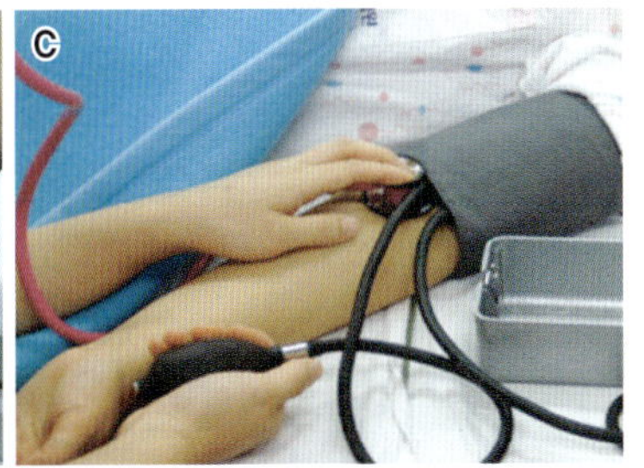

그림 2-27. 상완혈압 측정(A~C)

절차	이론적 근거
20. 압력계의 밸브를 천천히 열어 1초에 2mmHg씩 눈금을 내리면서 박동음을 듣는다.	• 너무 서서히 커프(cuff)의 공기를 빼면 정맥울혈을 일으켜 이완기압을 상승시킨다. 성인의 정상혈압은 120 mmHg 미만/80 mmHg 미만이다.
21. 눈금을 눈높이에서 읽으면서 처음으로 들리는 음의 눈금을 기억한다. 이것이 수축기압이다.	• 첫 음은 혈액이 위팔동맥(상완동맥)을 통해 다시 흐를 때 생기는 것이다. 이 소리는 Korotkoff 음의 제1 단계음이다.
22. 같은 속도로 계속 커프(cuff)의 공기를 빼면서 음이 처음 약해지는 지점(Korotkoff 제4 단계음)과 음이 마지막으로 사라지는 지점(Korotkoff 제5 단계음)의 눈금을 기억한다.	• 음이 약해지는 제4 단계음은 제1 이완기압, 음이 마지막으로 사라지는 제5 단계음은 제2 이완기압이다. 미국심장협회는 음이 처음 약해지는 지점을 소아의 이완기압으로, 소리가 마지막으로 사라지는 지점을 성인의 이완기압으로 추천하고 있다.

절차	이론적 근거
23. 커프(cuff)의 공기를 완전히 빼도록 한다. 반복 측정할 경우 최소한 30초 후에 측정한다.	• 혈압을 재는 동안 혈액의 흐름이 차단되면 전박의 정맥이 울혈되는 원인이 된다. 반복 측정할 때 팔에 울혈이 있으면 혈압을 상승시킨다. 그러므로 혈압을 측정할 때는 짧은 시간에 측정해야만 정맥울혈을 예방할 수 있다.
24. 커프(cuff)를 풀고 대상자를 편안하게 해준다.	
25. 물과 비누로 40~60초 동안 손위생을 실시한다(또는 알코올이 첨가된 손소독제를 사용하여 20초 이상 손소독을 실시).	
26. 청진기의 귀꽂이 부위를 소독솜으로 닦고 물품을 정리한다.	
27. 간호기록지에 측정치를 기록한다.	
28. 이상이 있으면 보고한다.	

유의사항

- 식후 즉시, 흡연 직후 또는 방광이 팽만되었을 때는 혈압 측정치가 높아진다.

2) 대퇴혈압

팔에서 혈압을 잴 수 없는 상황이거나 넓적다리동맥(대퇴동맥)을 통한 시술 이후 혹은 팔의 측정치와 비교하기 위해서 하지에서 측정하며, 오금 및 발등동맥(족배동맥)을 사용한다.

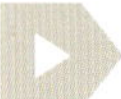 **방 법**

절차	이론적 근거
① 대퇴혈압	
상완혈압과 1~6까지의 절차는 동일하다.	
7. 대상자로 하여금 엎드린자세(복와위), 옆누움자세(측와위) 또는 바로누운자세(앙와위)를 취하게 하고 무릎을 약간 구부리게 한다.	
8. 커프(cuff)의 폭은 팔의 커프(cuff)보다 약 6cm 넓은 18~20cm, 길이는 넓적다리(넙다리, 대퇴) 둘레의 1.2배 길이인 40cm 정도가 적당하다.	• 심장 수준에서 혈압을 측정하기 위함이다. 엎드린자세(복와위)를 취하는 것이 청진기를 대기에 편리하다.
9. 커프(cuff)를 무릎 뒤에 있는 오금동맥(슬와동맥) 윗부분의 넓적다리(넙다리, 대퇴)에 감는다.	
10. 측정절차는 위팔동맥(상완동맥)에서와 같으며 오금동맥(슬와동맥)에 청진기로 듣는다(그림 2-28).	

절차	이론적 근거
그림 2-28. 넓적다리(넙다리, 대퇴)혈압 측정	
11. 수축기압은 상완혈압보다 10~40mmHg 높게 측정되고 이완기압은 상완혈압과 동일하다.	
12. 물과 비누로 40~60초 동안 손위생을 실시한다(또는 알코올이 첨가된 손소독제를 사용하여 20초 이상 손소독을 실시).	
13. 측정치를 기록한다.	
14. 이상이 있으면 보고한다.	
② 족배혈압	
상완혈압과 1~6.까지의 절차는 동일하다.	
7. 대상자로 하여금 바로누운자세(앙와위)를 취하게 한다.	
8. 커프(cuff)를 복사뼈가 덮도록 발목에 감아 발등동맥(족배동맥)에서 혈압을 측정한다(그림 2-30 A~B).	※ Ankle-bracheal index(ABI) 족배혈압(수축기압)을 상완혈압(수축기압)으로 나눈 값(정상: 1~1.1) • ABI 말초동맥질환의 심각성 정도를 나타내는 지수
9. 측정절차는 위팔동맥(상완동맥)과 같으며 발등동맥(족배동맥)에서 청진기로 듣는다.	
2~14.까지의 절차는 대퇴혈압과 동일하다.	

혈압 측정 시 유의사항

- 3세 이하 소아는 규칙적으로 혈압을 측정하지 않아도 된다.
- 혈압측정은 소아를 놀라게 할 수 있다.
- 어린이의 혈압은 불안을 유발할 수 있는 검사를 시행하기 전에 측정한다.
- 영아의 혈압계 커프(cuff) 폭은 평균 6~8cm(2.4~3.2인치), 커프(cuff) 길이는 12~13.3cm(4.8~5.4인치)이다.
- 노인의 정상혈압은 140/90mmHg 미만이다.
- 노인은 혈관 탄력성이 저하되어 수축기압이 증가한다.
- 노인은 종종 식사 후 혈압이 떨어진다.
- 노인은 혈압 변화를 초래하므로 체위를 천천히 변경하도록 한다.

실습보고서

활력징후

년 월 일

학년 : 번호 : 이름 :

1. 간호학생이 김씨(20세, 남)의 활력징후를 측정한 후, 혈압 95/70mmHg, 오른팔 노뼈(요골)맥박 114회/분이라며 보고하면서 맥박이 불규칙하다고 보고하였다. 이때 간호사가 취해야 할 행위는 무엇인가?

2. 독감증상을 호소하는 환자 임씨(60세, 남)가 병원에 왔다. 간호력 조사 결과 1일 2갑씩 흡연하여 왔고 신체검진결과 이상음과 손톱부위 청색증이 있음을 발견하였다. 비정상적인 수치가 나타날 수 있는 활력징후는 무엇인가?

3. 뇌전증 병력이 있는 21세 환자가 외과병동에 입원하여 치질 수술을 받았으며 왼쪽 전주와(antecubital fossa)에 정맥주사바늘이 삽입되어 있었다. 이 환자의 활력징후를 사정할 수 있는 방법은 무엇인가?

4. 간호학생이 신부전이 있는 남자환자의 혈압을 150/100mmHg으로 측정하였다. 간호사가 재측정한 결과 140/85mmHg였다. 이 차이는 무엇 때문이며, 이때 간호사는 어떤 조치를 취해야 하는가?

5. 3세 어린이가 중이염으로 병원에 왔다. 아빠는 이 아이가 4시간 동안 계속 보채며 울었다고 진술하였다. 현재 아기는 아빠 품에서 조용하게 쉬고 있는 상태이다. 이 아기에게 활력징후를 측정하고자 할 때 어떤 순서로, 어떤 방법으로 시행할 것인가?

6. 77세의 남자노인이 양측성 폐렴으로 진단받고 내과병동에 입원하였다. 이 환자는 당뇨병과 말초혈관질환 병력을 갖고 있다. 간호학생이 활력징후를 측정한 결과 구강체온 37℃, 호흡 28회/분, 맥박 124회/분이며 특히 맥박사정을 정확하게 수행하기 어려웠다고 보고하였다. 이 환자에게 예상되는 추후 간호활동은 무엇인가?

CHAPTER

3

감염관리

1 내과적 무균법

건강관리기관에 입원하는 대상자는 감염될 수 있는 위험에 노출된다. 그러므로 간호사는 질병으로부터 위협을 받고 있는 대상자를 외부환경으로부터 보호해야 할 책임이 있다. 대상자를 감염으로부터 보호하기 위해 무균적 관리를 철저히 하여 미생물의 전파를 최소화하고, 대상자나 병원직원을 오염이나 감염으로부터 보호해야 한다.

무균법에는 내과적 무균법(medical aseptic technique)과 외과적 무균법(surgical aseptic technique)이 있다.

1) 손씻기

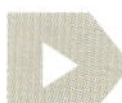 목적

- 손씻기(hand washing)는 손의 미생물 수를 감소시킨다.
- 미생물 및 감염성 미생물의 전파와 위험을 감소시킨다.
- 대상자들 사이의 교차감염(cross infection)의 위험을 감소시킨다.

준비물

- 비누(세정제), 손소독제(sanitizer), 종이수건, 휴지통, 로션

방법

절차	이론적 근거
1. 사용할 물품을 확인한다.	

절차	이론적 근거
2. 시계와 반지를 빼고 옷소매를 팔꿈치까지 걷어 올린다.	• 세균이 시계와 반지의 틈 사이에 상주할 수 있다.
3. 손톱은 짧고 깨끗한지 확인한다.	• 손톱 밑에 많은 세균들이 서식한다. • 짧은 손톱이 대상자를 보호하고 장갑을 찢어지게 할 염려가 없다.
4. 손에 상처가 있는지 확인한다.	• 정상적인 피부는 세균 침입의 첫 방어선이 된다.
5. 손을 씻는 동안 안전한 위치에 서서 유니폼이 세면대나 주변 모서리에 닿지 않도록 주의하며 몸이나 주위에 물이 튀지 않도록 한다.	• 세면대는 오염된 것으로 간주되며 유니폼을 통하여 병원체를 이동시킬 수 있다. 또한 병원체는 물을 통하여 증식하며 전파될 수 있다.
6. 수도꼭지를 틀어 물의 흐름과 온도를 조절하며, 손과 손목 부위를 따뜻한 물로 적신다.	• 찬물은 비누거품을 내거나 제거하는 데 용이하지 않고, 따뜻한 물은 뜨거운 물보다 피부 보호막인 유분을 적게 제거한다.
7. 손에 적당한 양(3~5mL)의 비누를 묻혀서 씻는다.	• 비누를 헹구어 낼 때 피부의 기름기와 함께 미생물도 같이 제거되며, 과도한 양의 비누는 피부를 건조하게 하거나 자극한다. • 비누는 고체비누가 아닌 디스펜서에서 나오는 액체비누를 권장한다.
8. 손씻는 동안 손을 팔꿈치보다 아래에 두어 물이 팔에서 손가락 쪽으로 흐르게 한다.	• 손이 가장 오염되어 있으므로, 물은 덜 오염된 손목에서 오염된 부위인 손가락 쪽으로 흐르게 한다. 또한 미생물을 포함한 비눗물이 세면대 안쪽으로 흘러 들어가게 한다.
9. 강하게 비비면서 원을 그리듯이 손가락 사이, 손톱, 손톱 밑, 손바닥, 손등, 손목을 최소한 10~15초 동안 적어도 5회씩 충분한 마찰과 비누거품을 내어 철저히 닦는다(그림 3-1). 그림 3-1. 내과적 무균법에 의한 손씻기	• 강하게 마찰시키면 손가락 사이, 손목, 아래팔, 손바닥, 손등에 서식하고 있는 유기체와 먼지를 제거하는 데 도움이 된다. 피부의 주름진 곳에는 많은 단기균이 있으며 빨리 제거하지 않으면 쉽게 상주균이 된다.
10. 흐르는 따뜻한 물에서 깨끗이 헹군다.	• 흐르는 물은 먼지, 때, 단기균을 씻겨 내리게 한다.

절차	이론적 근거
11. 심하게 오염된 경우에는 비누로 닦고 헹구는 것을 반복한다.	• 손씻는 시간은 오염의 정도에 의해서 결정된다.
12. 종이수건이나 공기 건조기로 손가락에서 손목, 아래팔 쪽으로 완전히 건조시킨다.	• 완전히 말리지 않으면 피부가 틀 수 있으며, 손을 먼저 말리는 것은 손이 손목보다 깨끗하기 때문이다.
13. 종이수건을 사용한 경우 사용한 종이수건은 휴지통에 버린다.	• 수도의 손잡이는 오염된 것으로 간주되므로 발이나 무릎으로 잠그는 장치를 사용하는 것이 좋다. 사용한 종이수건은 휴지통에 버림으로써 병원균 전파를 차단한다.
14. 깨끗하고 건조한 종이수건으로 수도꼭지를 잠근다.	• 젖은 종이수건은 모세관 활동에 의해 수도꼭지의 병원균이 전파되도록 한다.
15. 로션을 바른다.	• 로션은 피부에 윤활제 역할을 하며 습기를 제공한다.

손씻기가 필요한 경우

- 침습적인 의료행위를 시행하기 전
- 신생아나 면역기능이 현저히 저하된 대상자를 다루기 전
- 대상자의 수술 창상, 외상, 침습적 기구가 삽입된 상처를 만지기 전과 후
- 손이 미생물에 오염되는 상황에 있을 때, 특히 대상자의 점막, 혈액, 체액, 분비물, 배설물과 접촉한 후
- 미생물에 오염되었거나 오염이 우려되는 물품(소변량 측정기나 분비물 수집 용기 등)을 만지고 난 후
- 임상적으로나 역학적으로 중요한 미생물(예를 들면 MRSA (Methicillin Resistant Staphylococcus Aureus)과 같이 항생제에 내성이 있는 균)에 의한 감염이 있거나 이러한 미생물이 존재하는 대상자를 다루고 난 후
- 고위험군의 대상자가 있는 간호단위(중환자실, 신생아실, 암 병동 등)에서는 매 대상자 접촉 시마다
- 환자 접촉 전 · 후
- 청결 · 무균 처치 전
- 체액 노출 위험 후
- 환자 주위 접촉 후

2) 격리상황에서 대상자 간호

목적

• 대상자와 보건의료종사자 사이에 균의 전파 및 전파위험을 방지한다.

준비물

• 일회용 가운, 마스크(거즈, 종이), 멸균 장갑 또는 일회용 장갑, 눈 보호구(보호용 안경, 고글), 종이수건, 방수세탁물(오염세탁물)주머니, 비누, 손소독제

방법

절차	이론적 근거
① 시계, 반지의 제거와 손씻기 1. 시계, 반지 등을 뺀 후 물과 비누로 손을 씻는다.	• 미생물의 전파를 감소시킨다.
② 일회용 가운 착용 1. 일회용 가운의 안쪽 면을 잡고 가운의 소매 속으로 양손을 넣는다. 2. 소매 속에서 완전히 손을 빼지 않은 한 쪽 손으로 반대편 팔의 소매를 밖에서 잡아당겨 손을 빼고, 이 손을 반대편 어깨 안쪽에 넣어 팔소매를 잡아당겨 반대쪽 손을 뺀다. 3. 목뒤의 끈을 안전하게 맨다(그림 3-2). 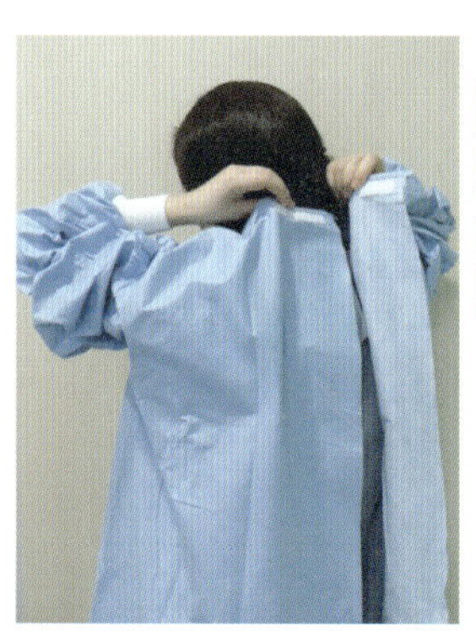 수술용 가운 입기  그림 3-2. 가운 착용 시 목 끈 묶기	

절차	이론적 근거
4. 뒷자락이 가능한 많이 겹쳐지게 여민다.	• 뒷자락을 많이 겹치면 오염이 더 잘 방지된다. 가운을 입는 것은 감염성 병원체의 접촉으로부터 간호사를 보호하고 간호사로부터 대상자에게 미생물이 전파되는 것을 방지하며 저항력이 약한 대상자(중환자실, 신생아실)가 일반 환경에 의해 오염되는 것을 방지한다.
5. 가운의 앞면에 손이 닿지 않게 하기 위해 허리를 앞으로 약간 굽혀 허리띠 끝을 잡아 가운 뒤쪽에서 맨다.	
③ 마스크 착용	
1. 코와 입이 완전히 가려지게 하여 위의 끈을 맨 후 아래 끈을 목 뒤로 매고 마스크를 착용한다(그림 3-3).	• 비말이나 공기를 통해 호흡기로 이동되는 균의 전파를 방지한다.

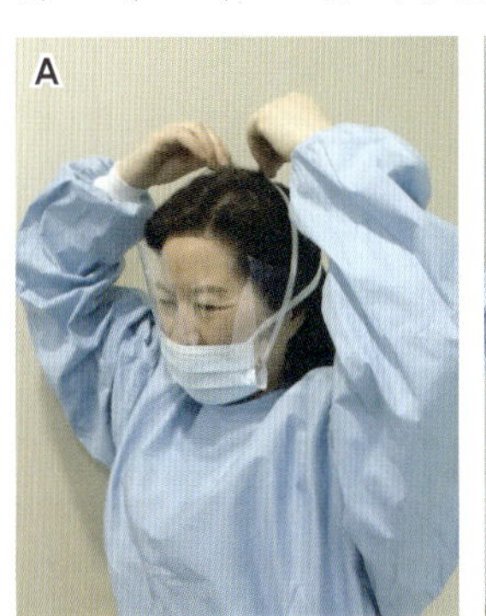

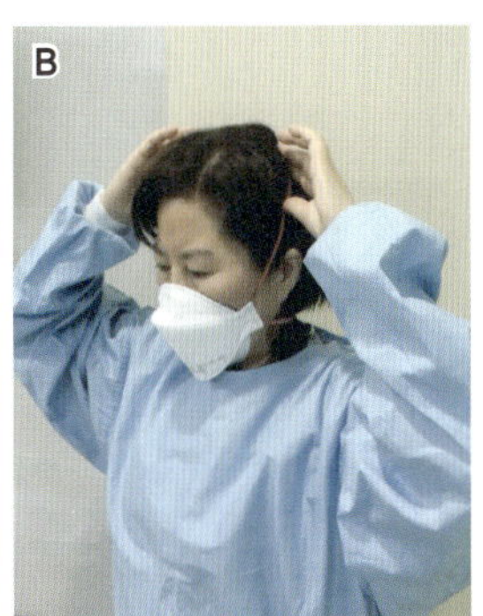

그림 3-3. 마스크 착용법(A~B)

마스크 착용이 꼭 필요한 경우

- 대상자의 처치 중에 혈액, 체액, 분비물, 배설물 등이 얼굴에 튈 가능성이 있을 때
- 호흡기계 감염대상자와 접촉할 때
- 기침을 하거나 입을 가리지 않은 결핵환자들과 가깝게 접촉할 때
- 철저한 격리를 요하는 대상자 방에 들어갈 때
- 외과적 무균술이 요구될 때

절차	이론적 근거
④ 눈보호용 장구 착용	
1. 눈보호용 안경이나 고글을 눈과 얼굴 주위에 꼭 맞게 쓴다(그림 3-4). 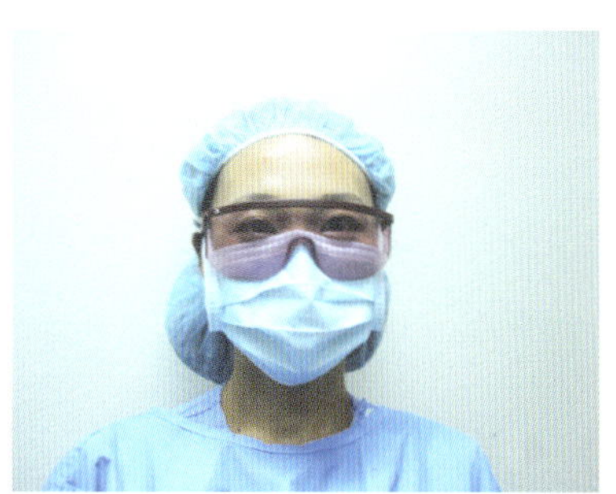 그림 3-4. 눈보호용 장구 착용법(고글)	• 체액이 튀는 경우에 노출될 때 체액에 의해서 이동되는 균의 전파를 방지한다.
⑤ 장갑착용	
1. 일회용 장갑이나 멸균장갑을 착용한다(그림 3-5 A). 가운의 소매 가장자리 위를 덮도록 장갑을 착용한다(그림 3-5 B). 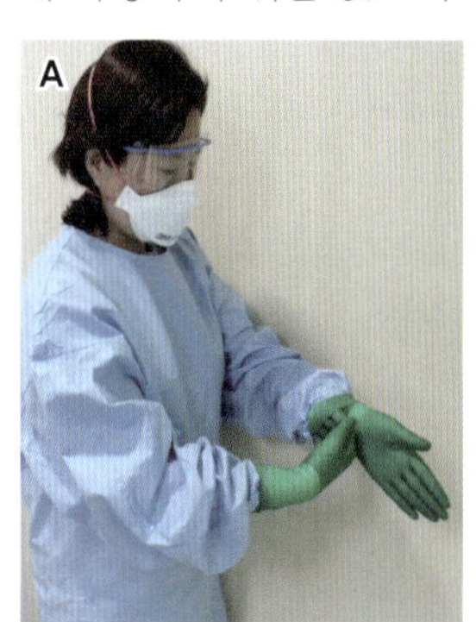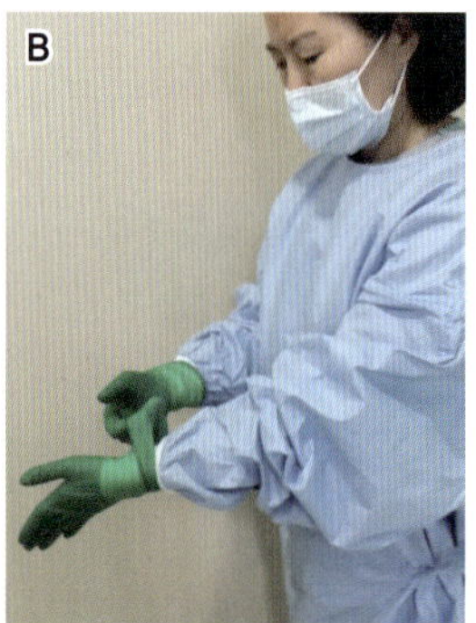 그림 3-5. 보호적 격리에 의한 멸균장갑 착용(A~B)	
2. 대상자의 방으로 들어간다. 물품과 기구를 사용하기 편리한 순서대로 배열한다.	• 방의 불필요한 출입을 예방한다.
3. 대상자와 가족에게 격리와 예방의 필요성과 목적에 대해 설명한다. 질문할 수 있는 기회를 제공한다. 격리와 관련된 감정상태(고립감, 권태로움)와 우울 증상 및 징후(식욕저하, 수면장애)를 사정한다.	• 치료에 참여시킴으로써 대상자와 가족의 협력을 증진시키고 불안을 최소화 한다.

절차	이론적 근거
장갑 착용의 필요성 • 간호사(병원직원)의 손이 대상자의 혈액, 체액, 분비물, 배설물, 점막이나 손상이 있는 피부에 존재하는 미생물로부터 오염되는 것을 막아주는 보호구의 역할을 한다. 특히 혈액매개 질환으로 인한 감염의 예방에 필수적이다. • 대상자의 점막이나 손상이 있는 피부 등과 접촉하는 침습적 치료나 처치 시 직원의 손에 존재하는 미생물이 대상자에게 전파되는 것을 예방해 준다. • 대상자나 매개물 접촉 후 병원직원의 손이 미생물에 오염되었을 경우, 이를 다른 대상자에게 전파되는 것을 예방해 준다. 이러한 경우에는 대상자가 바뀔 때마다 장갑을 교환해야 하며, 장갑을 벗고 나서는 반드시 손을 씻어야 한다.	
⑥ 활력징후 사정	
1. 청진기와 혈압계를 감염성 대상물과 접촉하게 해서는 안 된다.	
2. 청진기를 다시 사용하고자 한다면 판막(diaphragm)과 벨(bell) 부위를 알코올로 닦는다. 격리된 환자에게 기구를 사용했다면 그 대상자에게만 사용해야 한다.	
3. 체온계는 개인용을 사용해야 한다.	
⑦ 약물투여	
1. 경구약은 약포지나 컵으로 투여한다.	
2. 눈금이 있는 컵이나 약포지는 약물투여 후 버려야 한다.	• 병원성 미생물의 전파를 최소화하기 위해 물품을 다루고 버린다.
3. 주사투여 시 장갑을 착용해야 한다.	
4. 사용한 바늘과 주사기를 제거하여 주사기는 일반의료폐기물통에 버리고 주사바늘은 손상성 폐기물통에 버린다.	
⑧ 위생관리	
위생관리를 하면서 격리와 관련된 관심사나 질문들을 이야기하도록 북돋운다.	
1. 물 대야, 씽크대 등 사용 시 격리가운이 젖는 것을 피해야 한다. 젖은 탁자 위에서 미끄러짐을 피해야 한다.	• 습기는 가운을 통해 유기체를 유니폼으로 이동시킨다.
2. 가운을 벗는 대상자를 도와주고, 가운은 방수세탁물(오염세탁물)주머니에 버려야 한다.	
3. 침대에서 린넨(linen)을 벗겨 대상자의 방 바닥에 닿지 않도록 하고 넣는다. 이때 격리가운에 접촉되지 않도록 한다.	• 대상자의 체액에 의해서 더러워진 린넨은 깨끗한 물품들과 접촉하는 것을 예방하기 위해서 잘 다루어야 한다.

절차	이론적 근거
4. 깨끗한 침대 린넨과 수건을 제공한다.	
5. 장갑이 지나치게 더럽거나 추후 간호를 제공해야 할 경우 장갑을 갈아낀다.	
⑨ 검사물 수집	
1. 대상자의 욕실에서 깨끗한 수건 위에 검사물 용기를 놓는다.	
2. 체액의 검사물 수집은 절차에 따른다. 혈액과 체액의 검사물은 옮겨가는 동안 새는 것을 예방하기 위해서 안전한 뚜껑으로 막고 용기에 담는다.	
3. 용기 바깥면이 더러워지지 않게 검사물을 용기에 넣고 옮겨야 한다. 플라스틱 백(bag)에 용기를 넣는다.	
4. 검사물 라벨을 정확하게 확인한 후 검사실에 보낸다. 병원규칙에 따르며 필요에 따라 경고성 라벨을 이용한다.	
⑩ 린넨과 폐기물 처리	
1. 더러워진 물품들을 방수세탁물(오염세탁물)주머니에 안전하게 넣는다. 린넨이나 폐기물은 사람들이 감염성 물질에 노출되지 않도록 완전하게 포장한다.	
2. 주머니 입구를 안전하게 묶는다.	• 미생물의 전파를 차단한다.
3. 기관의 수거규정에 따라 기구의 재사용이 가능한 물품을 정리한다. 재사용할 물품은 적절하게 소독한다.	
⑪ 격리병실을 나올 때	
1. 가운의 허리끈을 앞(복부)에 묶는 경우에는 끈을 풀고 장갑을 제거하며, 가운의 허리끈을 뒤(등)에 묶는 경우에는 장갑을 벗고 목뒤끈을 푼후 등뒤의 끈을 푸는 순서로 푼다.	• 허리끈은 오염된 것으로 간주하여 장갑을 벗기 전에 푼다.
2. 장갑 벗는 순서 : 한 쪽 장갑의 손목쪽 소매 끝을 잡고 손가락 끝 위로 장갑을 뒤집으며 벗지는 않는다. 다른 쪽 장갑의 소매 끝을 잡아 아래쪽으로 뒤집으며 벗는다. 남은 장갑의 안쪽을 잡아당겨 뒤집어 벗으며 양쪽 장갑을 모아 격리의료 폐기물 전용용기에 버린다.	
3. 벗은 쪽 손가락을 장갑 낀 손목 안쪽으로 넣어 잡아당기면서 뒤집혀 지도록 벗는다.	
4. 눈보호용 장구를 벗는다. 장갑 낀 손으로 체액이 튄 눈보호용 장구를 벗도록 한다.	
5. 가운의 목 뒤 끈을 푼 후 허리끈을 푼다.	

절차	이론적 근거
6. 어깨부터 가운을 떨어뜨린다. 가운의 바깥면에 접촉되지 않도록 하면서 소매로부터 손을 뺀다. 어깨솔기를 안쪽으로 잡고 가운의 안쪽이 바깥쪽으로 나오도록 접는다. 방수세탁물(오염세탁물)주머니에 속으로 떨어뜨린다.	
7. 마스크를 벗는다. 끈으로 만든 마스크를 풀 때에는 끈에만 손을 대고 아래 끈을 먼저 푼 다음 위의 끈을 푼다. 마스크의 바깥면에 접촉되지 않도록 한다. 방수세탁물(오염세탁물)주머니에 속으로 마스크를 떨어뜨린다.	• 마스크의 바깥쪽은 호흡이나 비말에 의해 균에 오염된 것으로 간주하기 때문에 만지지 않아야 한다.
8. 손소독제로 손위생을 실시한다.	• 깨끗한 손은 다른 대상자와 간호사의 교차감염을 막는다.
9. 손목시계와 청진기는 병실 안에 두고 나오지 않는 한, 다시 사용할 수 있다.	
10. 병실로 다시 올 경우 대상자에게 설명한다. 대상자는 자기에게 관련된 치료내용에 대해서 질문할 수 있다. 심리적인 고립감으로부터 대상자를 지지하기 위해 잡지나 책 등을 제공할 수 있다. 간호계획에 대상자를 참여시킨다.	
11. 오염된 모든 물건을 버리고 손소독제로 손위생을 수행한다.	

유의사항

- 마스크와 눈보호용 장구는 잘 착용하여 다시 만지지 않도록 한다.
- 마스크가 젖으면 습기에 의해 균이 증식할 수 있으므로 즉시 새것으로 교환해야 한다.

유의사항

- 격리 대상자에게 반포마이신내성장알균(Vancomycin Resistant Enterococcus: VRE)과 메티실린내성황색포도알균(Methicillin Resistant Staphylococcus Aureus: MRSA)이 존재한다면 기구들은 병실 안에 두며, 사용한 기구처리 시 특별 관리를 해야 한다.

3) 격리실에서 사용하는 물품의 이중 포장법

목적

- 무균법을 수행하는 곳에서 오염된 물품을 안전하게 처리한다.

준비물

- 비누, 손소독제, 가운, 마스크, 장갑, 주머니(경우에 따라서는 방수주머니), 보호안경

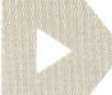

방 법

절차	이론적 근거
1. 대상자의 격리에 따른 필요한 보호구를 착용한다.	• 보호구는 미생물의 전파를 차단하여 미생물로부터 간호사를 보호하는 역할을 한다.
2. 사용한 기구나 쓰레기 등을 담은 주머니를 철저하게 묶는다.	
3. 병실 밖에 있는 동료 간호사가 들고 있는 커프를 만들고 넓게 편 깨끗한 주머니 속에 집어넣는다(그림 3-6 A).	• 커프 밑으로 손을 넣어 직접 오염되는 것을 막는다.
4. 기관의 방침에 따라 병실 밖의 간호사는 오염된 주머니의 입구가 안으로 들어가도록 주머니를 철저하게 묶는다(그림 3-6 B).	
5. 격리용 라벨을 붙이고 필요하면 내용물을 표기한다.	
6. 주머니는 정해진 폐기장소로 보낸다. 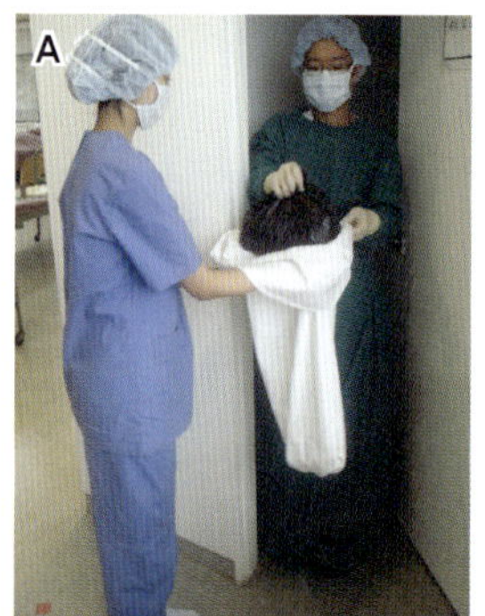 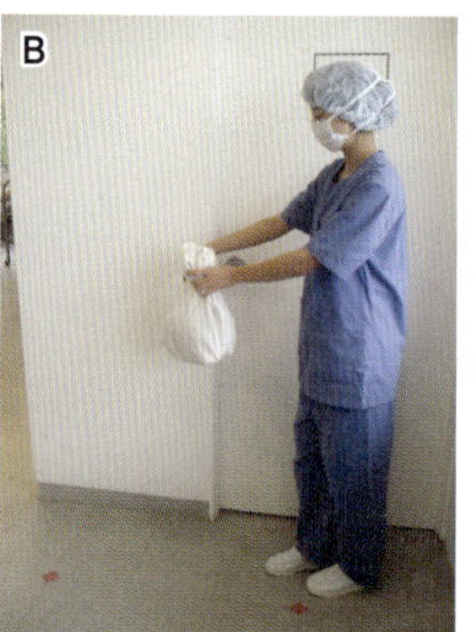 그림 3-6. 격리실에서 사용한 물품의 이중포장법(A~B)	

2 외과적 무균법

1) 손씻기

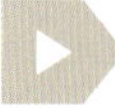

목적

• 손씻기(hand scrub)는 손톱, 손, 아래팔에 있는 먼지나 단기균(transient bacteria), 상주균을 화학적 · 물리적 · 기계적인 방법을 이용하여 감소시키거나 제거하는 방법이다.

준비물

• 소독비누(세정제, 살균용액), 솔, 멸균된 종이수건이나 수건, 마스크, 모자, 보호용 안경, surgical sink(발이나 무릎을 이용하여 물 조절하는 싱크대)

방 법

절차	이론적 근거
1. 손톱은 짧고, 깨끗한지 그리고 손에 상처가 없는지 사정한다. 손톱에는 매니큐어를 바르지 않고 인공손톱을 착용하지 않는다.	• 긴 손톱은 장갑을 손상시킬 수 있으며, 손톱 밑에는 세균이 많이 상주한다.
2. 수술용 신발, 모자, 마스크, 보호용 안경을 착용한다. **마스크 착용 원칙** • 천이나 거즈로 된 마스크는 사용한지 30분 안에 세균이 공기 중에 한꺼번에 나오게 되므로 수술에 사용이 추천되지 않는다. • 마스크 착용 시 코와 입을 전부 가리며 공기구멍이 없도록 끈을 매야 한다. • 마스크 끈은 위 아래가 엇갈리게 매지 않는다. 마스크 옆으로 틈새가 뜨기 때문이다. • 한 번 사용한 마스크는 주머니에 넣거나 목에 걸고 다니지 않고 쓰레기통에 바로 버린다. • 마스크를 벗길 때는 끈만 잡아야 하고 얼굴에 닿았던 부분이 손에 닿지 않도록 한다.	• 머리카락이 나오지 않도록 모자를 바로 착용하고, 마스크는 코와 입이 가려지도록 풀리지 않게 안전하게 맨다.
3. 무릎과 발을 이용하여 물을 틀고 적절한 온도로 조절한다.	
4. 손과 팔에 물을 적시고 헹군 후, 팔을 구부려 손을 위로 향하게 하고 물을 팔꿈치 쪽으로 흘러내리게 한다(그림 3-7 A).	• 중력에 의해서 손가락 끝에서 팔꿈치 쪽으로 물이 흐른다. 손을 상지에서 가장 깨끗한 부분으로 유지하게 한다.
5. 필요시 흐르는 물 아래에서 손톱 소제기구로 양손의 손톱 밑을 깨끗이 한 다음 버린다(그림 3-7 B).	• 많은 미생물이 잠복하기 쉬운 먼지와 유기물질을 제거한다.
6. 적어도 2분에서 6분간 손씻기를 수행한다. 이때 손과 아래팔을 포함하여 팔꿈치까지 씻는다. 솔에 소독비누액을 묻힌 다음 한 손의 손톱을 30회 정도 세게 문지른다(그림 3-7 C). 손바닥을 문지르고, 엄지와 손가락들의 측면과 손등까지 각각 20회씩 세게 문지른다(그림 3-7 D). 팔을 세 부분으로 나누어 팔목에서 팔꿈치 순으로 20회씩 문지른다. 기관에 따라서는 20회 이상 문지르기도 한다(그림 3-7 E, F).	
7. 솔을 버리고 다른 솔을 이용하여 다른 한 손도 같은 방법으로 문지른다. 계속적인 동작으로 손끝에서 팔꿈치 쪽으로 물을 흐르게 하면서 헹군다.	
8. 물이 튀어서 옷이 젖지 않도록 한다. 옷에 습기가 있으면 소독가운이 오염될 수 있다.	
9. 발이나 무릎을 이용하여 물을 잠그고, 팔꿈치를 굽혀 손끝을 올린 상태로 몸으로부터 멀리하여 수술실로 되돌아온다.	

절차	이론적 근거
10. 멸균영역에 가서 물방울이 멸균영역 위로 떨어지지 않도록 주의하여 멸균수건을 집고(그림 3-8 A), 멸균수건의 한 쪽 면을 이용하여 한 손을 철저히 손끝에서 팔꿈치를 향해 닦는다(그림 3-8 B, C). 손끝부터 깨끗하게 물기를 닦고 마지막으로 팔꿈치를 닦는다.	• 물방울이 떨어지는 것을 예방하기 위해 멸균타월을 순환간호사가 건네주기도 한다.
11. 멸균수건의 반대 면을 이용하여 반대편 손을 똑같이 닦는다(그림 3-8 D).	• 먼저 닦은 반대편 손의 미생물 전파를 피한다.
12. 사용한 수건은 린넨 담는 용기나 순회간호사 손에 떨어뜨린다.	

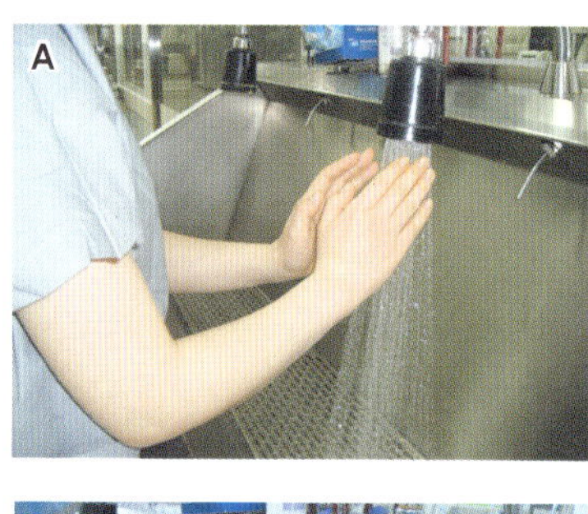
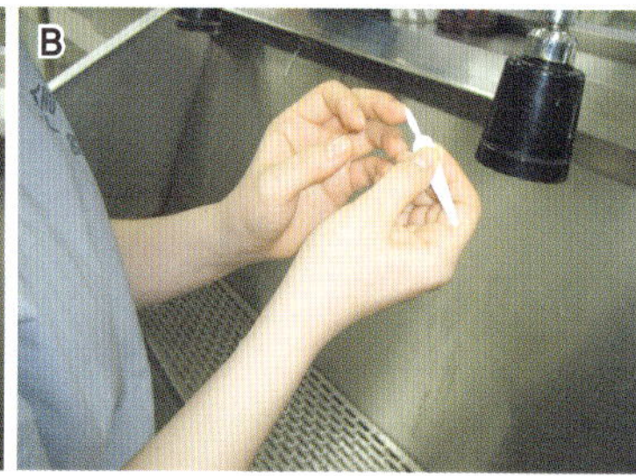
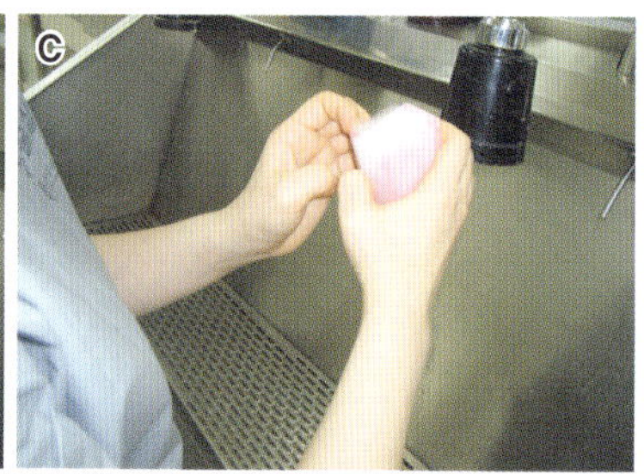
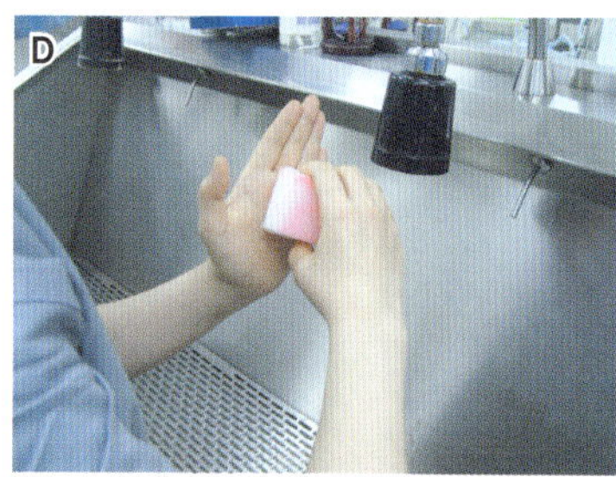
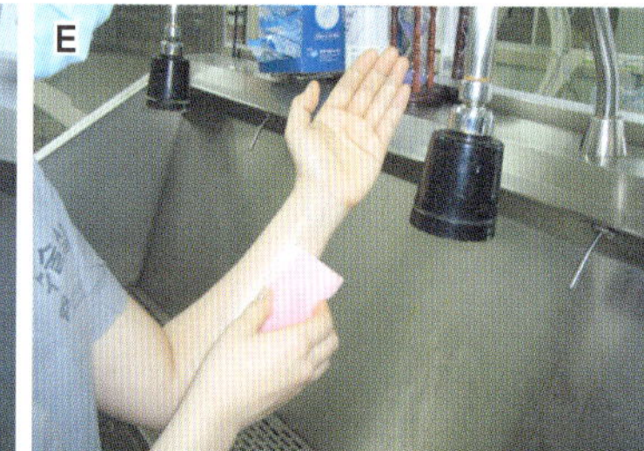
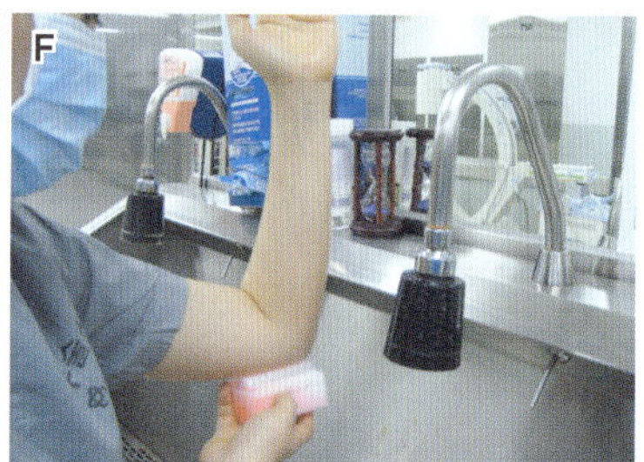

그림 3-7. 외과적 무균법에 의한 손세척법(A~F)

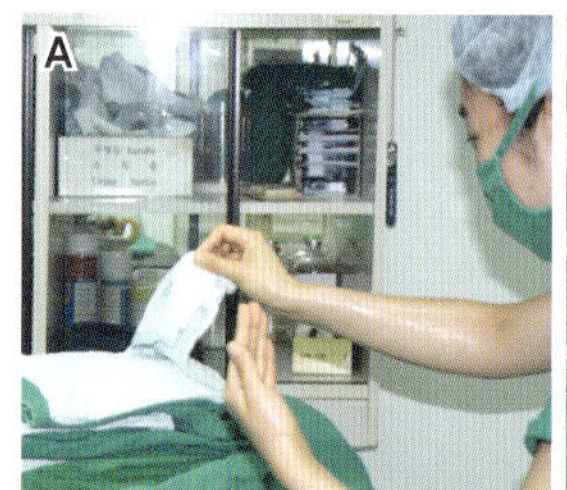
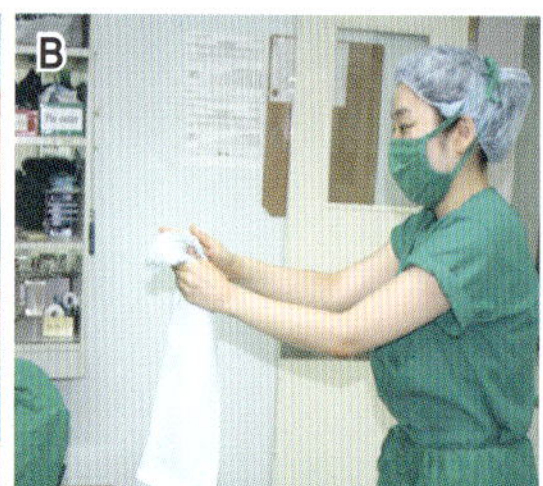
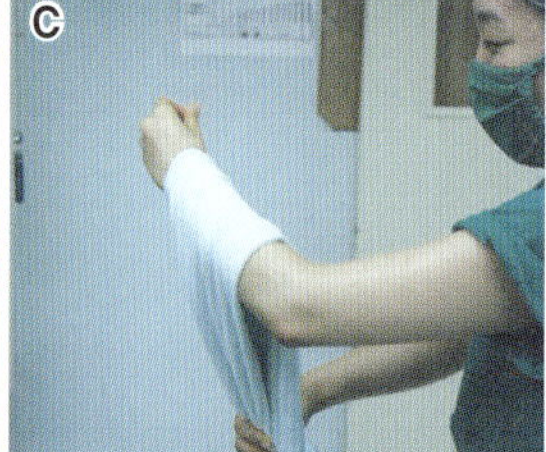
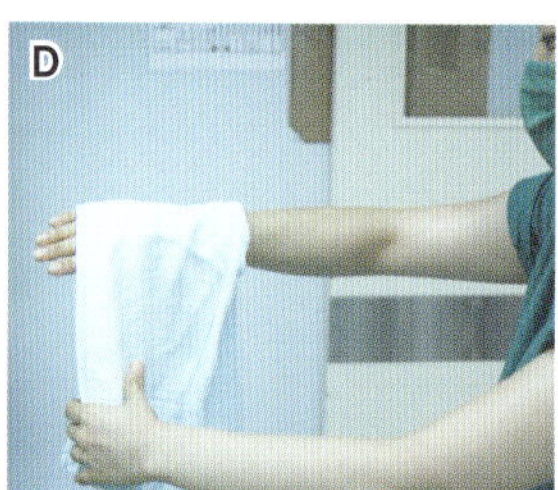

그림 3-8. 외과적 무균법에 의한 손세척법(A~D)

2) 멸균가운 착용법

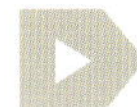

목적

• 무균상태를 준수하지 않아서 발생할 수 있는 감염을 예방하고 차단하고자 한다.

준비물

• 소독비누(세정제, 살균용액), 솔, 멸균가운, 모자, 마스크, 신발, 보호용 안경, 가운을 올려놓을 깨끗하고 건조한 표면의 탁자

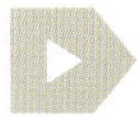

방법

절차	이론적 근거
1. 수술실간호사(scrub nurse)는 신발, 모자, 마스크, 보호용 안경을 순서대로 착용한다.	
2. 외과적 손씻기 원칙에 따라 손위생을 실시한다.	• 미생물의 전파를 방지한다.
3. 순회간호사(circulating nurse)가 멸균가운이 든 소독포를 깨끗하고 건조한 표면 위에 올려놓고 열어준다.	
4. 팔꿈치를 구부리고 손을 허리보다 위로 올린 상태로 유지한다. 소독포에서 접혀진 가운의 안쪽 면을 집어 올려 가운의 목 부분 안쪽을 잡는다(그림 3-9 A).	• 오염된 대상물의 접촉으로부터 손을 보호하여 멸균을 유지한다.
5. 접혀진 가운을 위로 올리고 탁자로부터 멀리 옮긴다.	
6. 양손으로 가운 목 부분의 안쪽을 잡고 가운을 펴서 몸에 가까이 한다. 이때 가운의 바깥면이 오염된 부위에 닿거나 바닥에 닿아서는 안 된다. 가운의 바깥면이 오염되지 않게 가운의 안쪽을 깨끗한 손으로 만져야 한다(그림 3-9 B).	• 가운의 바깥면은 멸균상태이다.
7. 두 팔을 소매 속으로 동시에 밀어 넣고, 어깨선상에서 손을 유지시킨다(그림 3-9 B).	
8. 순회간호사가 안쪽의 팔 솔기를 잡고 가운을 잡아당겨 손을 소매 속으로 집어넣는다.	
9. 순회간호사가 가운의 목과 허리끈을 묶어준다(그림 3-9 C). 멸균장갑을 착용할 때까지 가운 주위의 포나 멸균상에 접촉해서는 안 된다.	
10. 가운의 제일 위의 목끈이 가운 앞면으로 나오지 않도록 가운의 제일 위의 끈을 먼저 정돈시킨 후 목 아래 끈부터 허리끈쪽으로 차례로 묶는다. 허리끈을 묶을 때는 소독한 사람이 허리끈을 순회간호사가 잡기 쉽게 들어주거나, 허리를 숙이고, 순회간호사는 허리끈이 오염되지 않게 양 끝을 잡아서 묶는다.	

절차	이론적 근거
소독 가운에서 불결한 곳으로 간주하는 부위 • 허리 아래 부분 • 목 둘레와 그 이하 5~8cm • 가운의 등 부분	

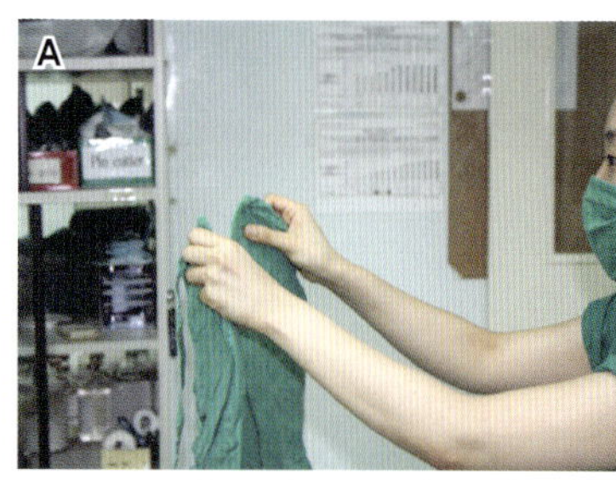

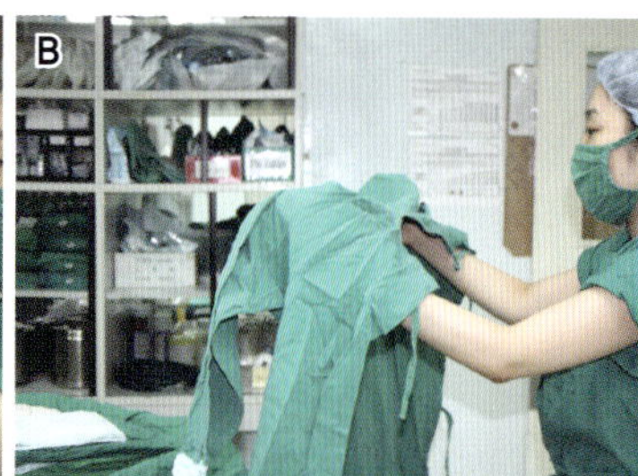

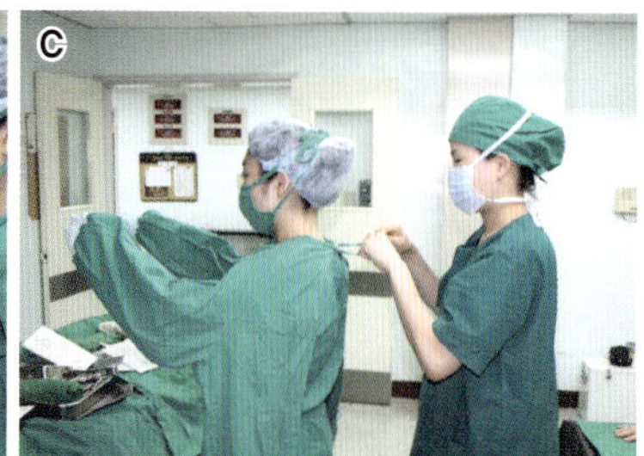

그림 3-9. 멸균가운 착용법(A~C)

3) 폐쇄적 장갑 착용법(closed gloving technique)

목적

• 장갑을 착용할 때 무균적인 상태를 유지하여 감염을 예방하고자 한다.

준비물

• 소독비누(세정제, 살균용액), 솔, 적절한 크기의 멸균장갑, 장갑을 올려놓을 깨끗하고 건조한 표면의 탁자

방법

절차	이론적 근거
1. 손을 덮고 있는 가운의 손목과 소매를 이용하여 멸균장갑의 안쪽포를 연다(그림 3-10 A).	• 손은 깨끗하며 멸균가운의 손목은 멸균장갑의 표면과 접촉할 수 있다. 왜냐하면 멸균상태에서 멸균상태로의 접촉은 계속 멸균상태가 유지되기 때문이다.
2. 손 끝이 커프 밖으로 나오지 않도록 주의하며, 비우세한 손을 이용하여 우세한 손의 장갑의 접혀진 손목 부분을 잡아올린다.	
3. 우세한 손의 반대쪽 손의 손바닥 위에 장갑의 손바닥면을 마주보게 하여 장갑 손가락이 팔꿈치 쪽을 향하게 놓는다(그림 3-10 B). 장갑의 가장자리 열려진 면이 손을 덮고 있는 커프 위에 위치하게 된다.	

절차	이론적 근거
4. 가운 속의 엄지 손가락으로 장갑의 손바닥쪽 접힌 부분을 잡은 후 다른 손으로 장갑의 손등 쪽 접힌 부분을 펴서 가운의 커프 부분을 뒤집어 씌운다(그림 3-10 C).	
5. 장갑 속으로 손가락이 들어가면 장갑의 커프를 잡아당긴다(그림 3-10 D).	
6. 장갑과 가운을 잡아당겨 손가락이 완전히 끼워지게 한다.	
7. 장갑의 비우세한 손도 똑같은 방법으로 착용한다(그림 3-10 E, F, G). 소매 속에 손을 유지한다. 손가락을 양쪽 장갑 속으로 충분히 집어넣는다(그림 3-10 H).	

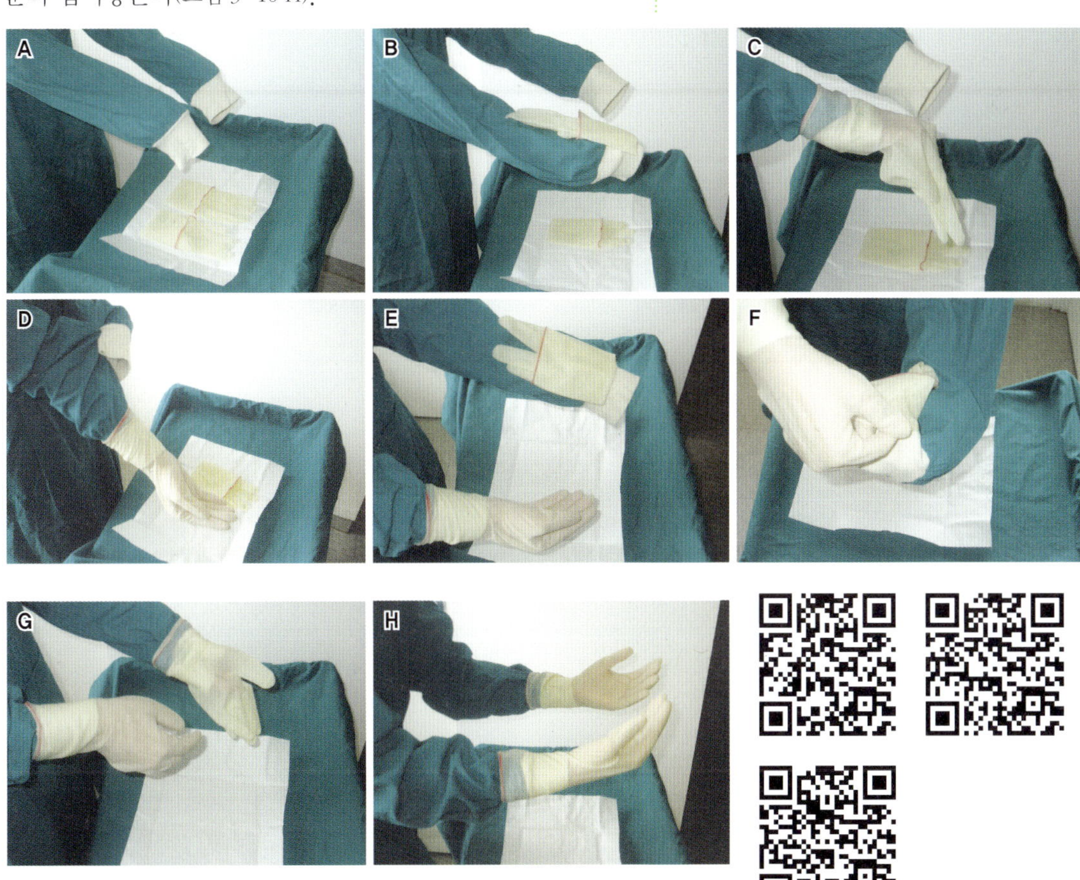

그림 3-10. 폐쇄적 장갑 착용법(A~H)

4) 개방적 장갑 착용법(open gloving technique)

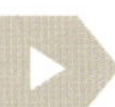 목적

• 장갑을 착용할 때 무균적인 상태를 유지하여 감염을 예방하고자 한다.

준비물

- 비누, 손소독제, 적절한 크기의 멸균장갑, 장갑을 올려놓을 깨끗하고 건조한 표면의 탁자

방 법

절차	이론적 근거
① 착용법	
1. 물과 비누로 40~60초 동안 손위생을 실시한다(또는 알코올이 첨가된 손소독제를 사용하여 20초 이상 손소독을 실시).	• 미생물의 전파를 방지한다.
2. 포장의 가장자리를 잡고 멸균장갑 포장을 연다.	
3. 포장의 안쪽포장을 꺼내어서 안쪽 포장의 내면에 접촉되지 않게 주의하면서 연다.	
4. 우세한 손의 장갑을 선택하고 비우세한 손으로 커프의 접혀진 부분을 잡는다. 장갑의 안쪽 면만 접촉한다.	
5. 우세한 손의 엄지와 손가락들을 정확한 공간 속으로 넣은 다음 손 위로 장갑을 조심스럽게 손목까지 잡아당긴다.	
6. 두 번째 장갑의 손목 아래로 장갑 낀 손의 손가락을 밀어 넣는다. 그리고 비우세한 손의 손가락 위로 잡아당긴다. 장갑 낀 손의 노출된 면에 접촉해서는 안 된다. 우세한 손의 엄지를 외전시킨다.	• 엄지손가락을 외전시키면 오염된 표면과의 접촉을 피할 수 있다.
7. 장갑 낀 손을 가슴 앞으로 모으고 절차를 시작할 때까지 몸으로부터 멀리해야 한다.	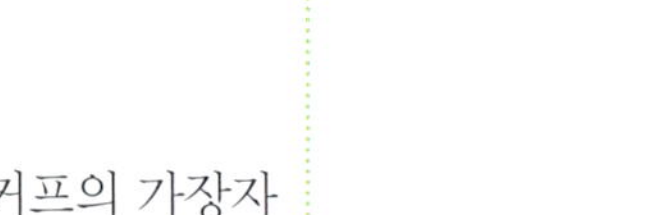
② 벗는법	
1. 우세한 쪽의 장갑 낀 손으로 다른 장갑 낀 손의 커프의 가장자리를 잡고 안쪽을 뒤집어서 잡아당겨 벗긴다. 노출된 손의 오염부분을 최소화한다.	
2. 장갑 벗은 손가락을 벗지 않은 장갑의 커프 안으로 넣어 안쪽을 뒤집어서 벗긴다. 적절한 용기에 버린다.	

유의사항

- 라텍스 알레르기나 과민반응은 국소적 또는 전신적으로 나타나는데 일차적인 증상은 접촉피부염이다.

5) 멸균물품 다루기

목적

• 멸균물품을 오염시키지 않고 멸균된 영역에 준비하기 위함이다.

준비물

• 비누, 손소독제, 이동겸자(이동감자, transferring forceps), 겸자통(forceps holder), 포장된 멸균물품, 멸균방포, 일회용 모자, 일회용 마스크, 뚜껑이 있는 소독용기, 보호안경, 멸균물품을 올려놓을 깨끗하고 건조한 표면의 탁자

방법

절차	이론적 근거
① 이동겸자 사용법	
1. 멸균영역을 준비하기 전에 주위환경이 깨끗하고 건조한 상태인지 확인한다.	
2. 물과 비누로 40~60초 동안 손위생을 실시한다(또는 알코올이 첨가된 손소독제를 사용하여 20초 이상 손소독을 실시).	• 미생물의 전파를 방지한다.
3. 이동겸자는 항상 멸균된 물품을 드레싱 카트에 있는 용기에서 꺼낼 때와 옮길 때에만 사용한다.	
4. 겸자통에는 이동겸자를 하나씩만 꽂아서 사용 중에 오염되지 않도록 한다.	
5. 겸자통에서 이동겸자를 꺼낼 때 통의 가장자리는 오염된 것으로 간주하므로 이곳에 닿지 않도록 겸자 끝을 서로 잘 붙이고 수직적 위치를 유지한다.	
6. 이동겸자 사용 시에는 허리 높이에서 보일 수 있는 위치에서 움직이며, 멸균용액을 사용하는 경우 액체는 중력에 의해 위에서 아래로 흐르므로 이동겸자 끝이 항상 아래로 향하게 든다(그림 3-11).	• 보이지 않는 영역은 멸균상태를 확인할 수 없으므로 오염된 것으로 간주하며 겸자 끝을 위로 향하게 하면, 다시 물품을 집을 때 소독액이 오염영역에서 멸균영역으로 흐르게 되어 오염된다.

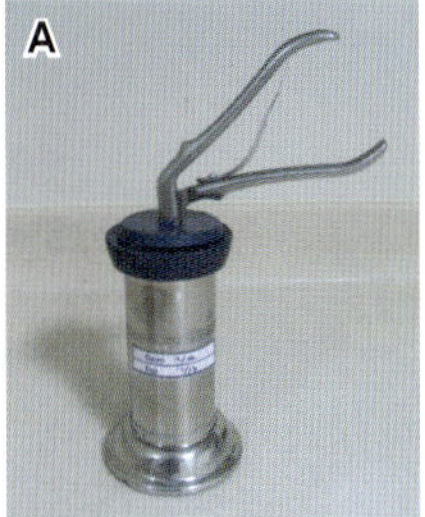

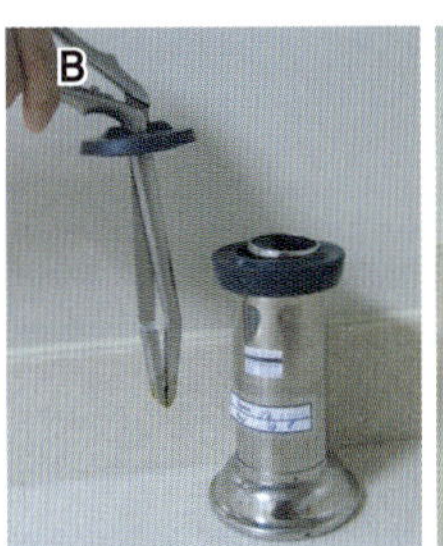

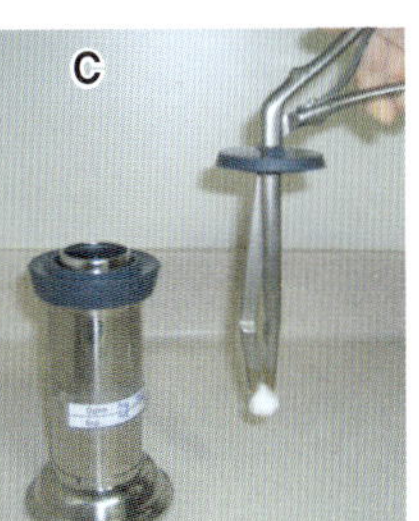

그림 3-11. 이동겸자 용기와 겸자

입원환자간호 활력징후 감염관리 상처·욕창 간호 온냉요법 투약간호 안위

절차	이론적 근거
7. 멸균된 물품을 집어 소독 부위나 부소독 부위에 놓을 때에도 이동겸자 끝이 그 면에 닿지 않도록 살짝 떨어뜨린다.	• 멸균영역이라 하더라도 가장자리는 오염된 것으로 간주하며, 가장자리에서 2.5cm 안쪽까지를 멸균영역으로 간주한다.
② 멸균꾸러미를 열고 멸균용액 넣기	
1. 멸균영역을 준비하기 전에 주위환경이 깨끗하고 건조한 상태인지 확인한다.	
2. 물과 비누로 40~60초 동안 손위생을 실시한다(또는 알코올이 첨가된 손소독제를 사용하여 20초 이상 손소독을 실시).	• 미생물의 전파를 방지한다.
3. 멸균용액의 유효날짜, 개봉시간, 용액명, 부유물을 확인하고 필요에 따라서는 용액병에 눈에 띄게 표시해 둔다.	• 용액은 개방 후 24시간이 지나면 오염된 것으로 간주한다.
4. 필요할 때에만 뚜껑을 열고 가능한 한 빨리 닫아 공기오염을 막는다.	
5. 멸균용기의 뚜껑은 멸균된 내면이 아래로 향하게 들거나 안쪽을 위로 하여 탁자 위에 놓는다(그림 3-12 A).	• 병이나 용기의 가장자리는 소독되지 않은 영역과 인접해 있기 때문에 오염된 것으로 간주한다.
6. 이미 개방된 멸균용액 병의 용액을 따를 때에는 멸균용기에 따르기 전 조금 따라 버려 병의 입구를 깨끗하게 한 후 멸균용기에 따른다.	
7. 멸균용액 병에서 용액을 따를 때에는 멸균영역에서 10~15cm 높이에서 따른다(그림 3-12 B).	• 이 높이에서 용액을 따를 때 최소로 튀는데 멸균영역이 젖게 되면 습기에 의해 오염될 수 있다.

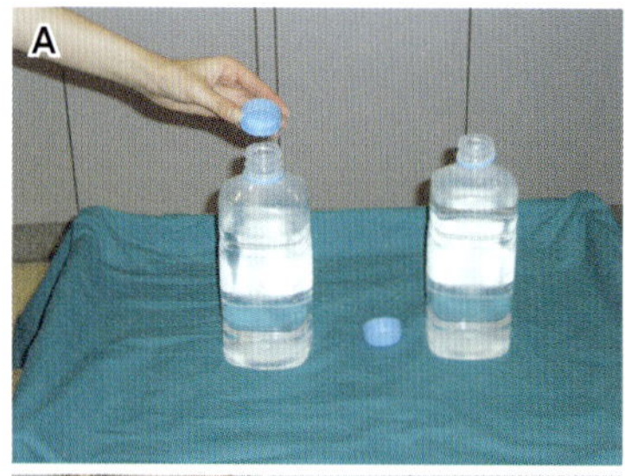

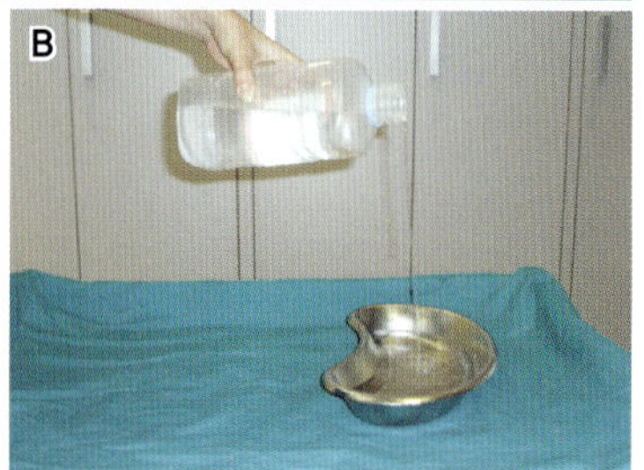

그림 3-12. 멸균용액 따르기(A~B)

절차	이론적 근거
8. 멸균물품 및 용액을 용기에서 일단 꺼냈다가 다시 넣는 것은 오염의 위험성이 있으므로 피해야 한다.	• 일단 용기에서 나온 것은 오염된 것으로 간주한다.
③ 멸균된 용기 사용법	
1. 멸균영역을 준비하기 전에 주위환경이 깨끗하고 건조한 상태인지 확인한다.	
2. 물과 비누로 40~60초 동안 손위생을 실시한다(또는 알코올이 첨가된 손소독제를 사용하여 20초 이상 손소독을 실시).	• 미생물의 전파를 방지한다.
3. 뚜껑을 바닥에 놓지 않는다. 이때 멸균된 내면은 아래로 향하게 든다.	
4. 뚜껑을 놓아야 할 경우는 멸균된 내면이 위로 향하게 한다.	
5. 내용물을 꺼낼 때는 내용물이 용기 주위에 닿지 않도록 한다.	
④ 멸균 꾸러미를 열고 물품을 멸균영역에 넣기	
1. 멸균영역을 준비하기 전에 주위환경이 깨끗하고 건조한 상태인지 확인한다.	
2. 물과 비누로 40~60초 동안 손위생을 실시한다(또는 알코올이 첨가된 손소독제를 사용하여 20초 이상 손소독을 실시).	• 미생물의 전파를 방지한다.
3. 멸균 꾸러미를 꺼내어 유효기간, 포장상태, 구멍이 생기지 않았는지, 건조한지, 테이프에 소독한 표시(indicator)가 되어 있는지 등을 자세히 관찰하여 오염되지 않은 물품인지를 확인한다.	• 미생물은 습기를 따라 전파된다.
4. 멸균된 물품들이 간호사의 복장이나 몸에 접촉되어 오염되는 것을 방지하기 위해 충분한 거리를 두고 시행한다.	
5. 꾸러미의 윗부분을 간호사 반대편으로 풀 수 있도록 놓고 테이프를 뗀다. 소독포의 가장자리 2.5cm는 오염된 것으로 간주하므로 맨 위에 덮인 부분의 바깥쪽 끝을 잡고 천천히 펼친다.	
6. 좌우의 양쪽 부분도 접혀진 부분을 잡고 오른쪽을 펴고, 왼쪽을 편다. 마지막으로 간호사 가까운 쪽 부분을 내용물에 닿지 않도록 조심하면서 끝만 잡아서 펼친다.	
7. 멸균포의 가장자리가 쟁반 또는 테이블 아래로 내려왔으면 오염된 것이다.	• 멸균포의 가장자리 2.5cm 정도는 오염된 것으로 간주한다.
8. 사용할 멸균된 물품은 준비된 멸균영역에 오염되지 않도록 옮겨놓는다. 멸균영역 위로 넘나들지 않도록 한다(그림 3-14 A, B).	
9. 사용할 약품이나 용액은 준비된 멸균용기에 준비하는데 오염되지 않도록 방법대로 한다.	

절차	이론적 근거
10. 멸균된 물품은 곧 사용하지 않거나 그곳을 떠나야 할 때에는 멸균포로 멸균 부위를 덮어 공기오염이나 접촉오염이 되지 않도록 한다.	
11. 대상자의 감염위험성과 감염의 증상과 징후, 감염 관리를 위한 치료 및 간호에 대한 대상자 가족의 반응, 대상자의 상태를 기록한다.	

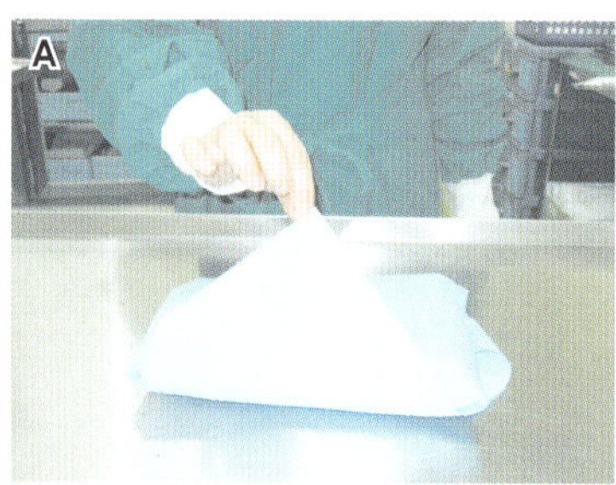

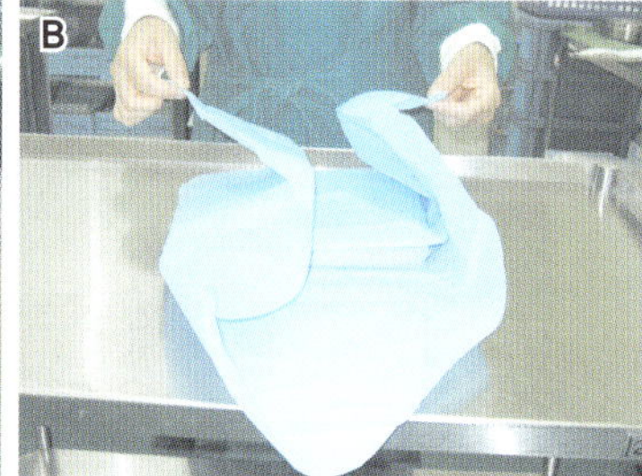

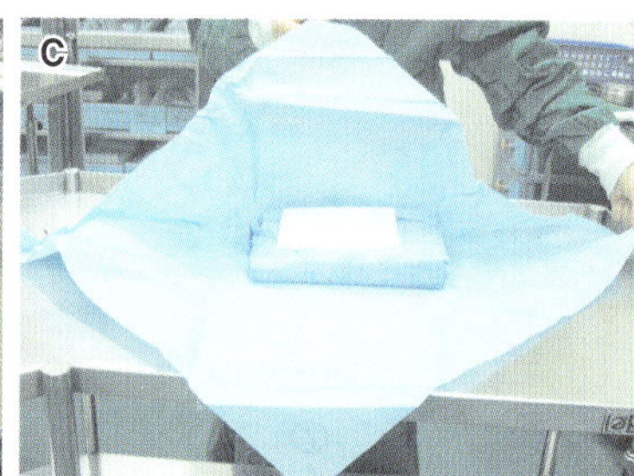

그림 3-13. 멸균포 열기(A~C)

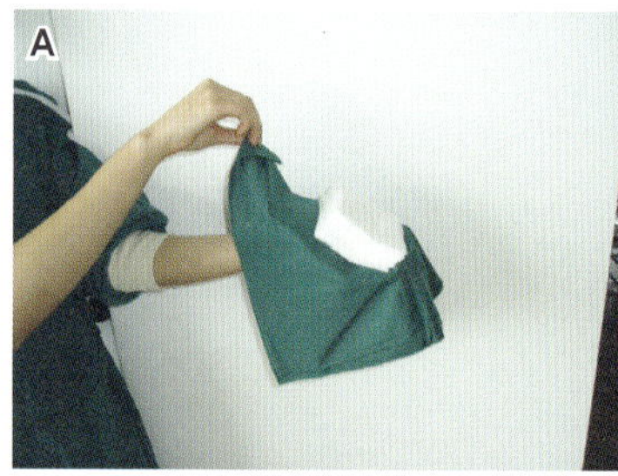

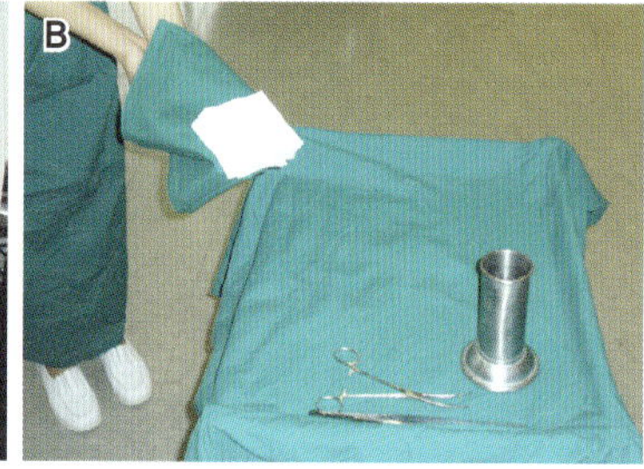

그림 3-14. 멸균포 물품 다루기(A~B)

실습보고서

감염관리

년 월 일

학년 : 번호 : 이름 :

1. 포장된 멸균포를 열려고 한다. 절차를 기술하시오.

2. 격리실의 쓰레기는 어떻게 처리하는지 설명하시오.

3. 보호적 격리 시 반코마이신내성장알균(VRE)과메티실린내성황색포도알균(MRSA)이 존재한다면 사용한 기구들을 어떻게 관리해야 하는지 설명하시오.

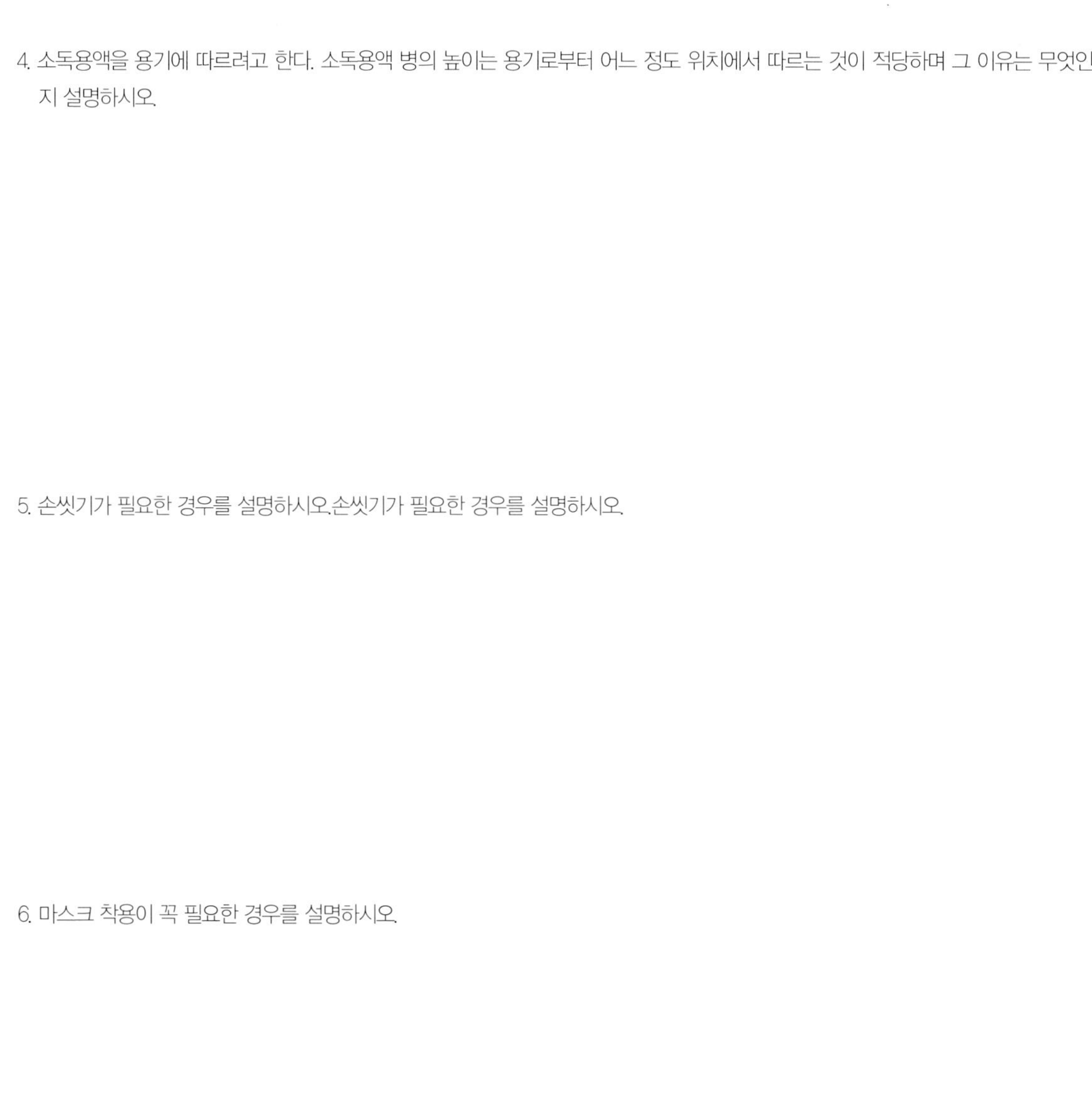

4. 소독용액을 용기에 따르려고 한다. 소독용액 병의 높이는 용기로부터 어느 정도 위치에서 따르는 것이 적당하며 그 이유는 무엇인지 설명하시오.

5. 손씻기가 필요한 경우를 설명하시오.손씻기가 필요한 경우를 설명하시오.

6. 마스크 착용이 꼭 필요한 경우를 설명하시오.

CHAPTER

4

상처·욕창 간호

1 상처 드레싱 교환

상처(wound)란 외상(trauma)에 의해 신체의 피부와 조직의 통합성이 파괴된 것을 의미한다. 상처는 수술과 같은 인위적인 힘으로 발생되거나 화상과 같은 예상하지 않은 사건으로 일어날 수 있다. 드레싱(dressing)은 민감하고 손상받기 쉬운 상처를 보호하고 조직 회복과 재생 증진을 목적으로 사용하는 치료 방법이다.

1) 거즈 드레싱

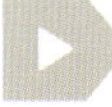

목 적

- 상처를 깨끗하게 하고 병원균의 침입을 막아준다.
- 상처의 혈액, 분비물, 배액을 흡수시킨다.
- 압박을 가하여 부종과 출혈을 막아준다.
- 소독제(antiseptics)의 적용을 도와준다.
- 상처조직에 습기와 보온을 제공하여 죽은조직을 제거한다.
- 물리적 · 화학적 손상으로부터 상처 부위를 보호한다.
- 심리적으로 편안함을 도모한다.

준비물

- 드레싱 세트, 소독솜, 멸균 거즈(2×2, 4×4, 4×8인치), 외과용 패드(surgical pad), 소독액(생리식염수, 70% 알코올, 3% 과산화수소수, 10% 베타딘, 아세트산, 0.5% 클로르헥시딘, sodium hypochlorite, Dakin's solution 등), 일회용 장갑(poly glove), 멸균장갑, 마스크(필요시), 반창고, 멸균가위, 면봉, 설압자, 멸균포, 방수포, 보안경(필요시), 방수가운(필요시), 목욕담

요(필요시), 곡반 또는 오염물 분리수거 용기

방 법

절차	이론적 근거
1. 물과 비누로 40~60초 동안 손위생을 실시한다(또는 알코올이 첨가된 손소독제를 사용하여 20초 이상 손소독을 실시).	• 미생물의 전파를 방지한다.
2. 드레싱 교환에 필요한 물품을 준비한다(그림 4-1). 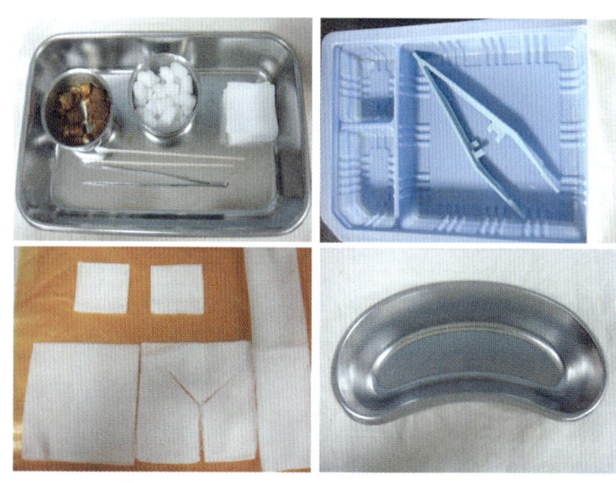 그림 4-1. 거즈드레싱 준비물품	
3. 대상자에게 간호사 자신을 소개한다.	
4. 손소독제로 손위생을 실시한다.	• 대상자와의 신체접촉 전 미생물의 전파를 방지한다.
5. 대상자의 이름, 등록번호, 생년월일 중 두 가지를 개방형으로 묻고 대답을 들은 후 대상자의 입원팔찌와 대조하여 대상자(이름, 등록번호)가 정확한지 확인하며 환자리스트(또는 처방지)와도 대조하여 대상자를 재확인한다.	• 안전한 간호를 위해 대상자를 정확히 확인하기 위함이다.
6. 대상자에게 시행절차를 설명하고 상처나 멸균물품을 만지지 않도록 교육한다.	
7. 문을 닫거나 침상커튼을 쳐주고, 상처부위가 노출되도록 편안한 자세를 취해주며 불필요한 노출이 없도록 가려준다.	• 프라이버시를 제공하며 드레싱을 잘 적용할 수 있게 하고 미생물 전파를 감소시킨다.
8. 드레싱을 버릴 곡반을 준비하거나 오염물 분리수거 용기를 이용한다(그림 4-2).	

절차	이론적 근거
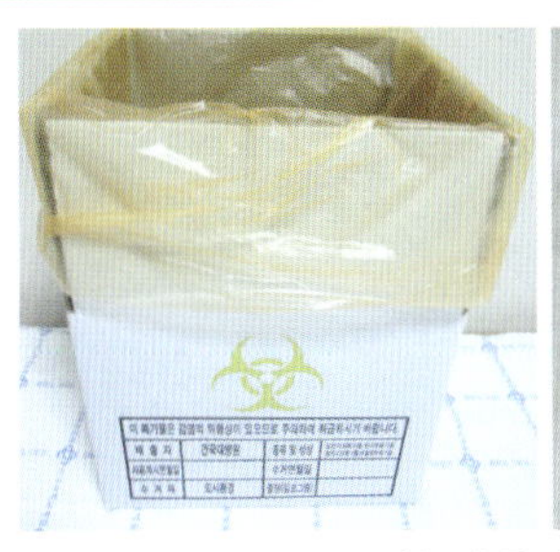 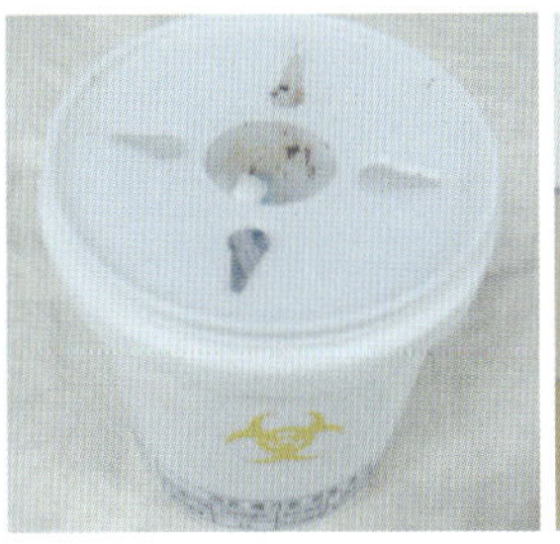 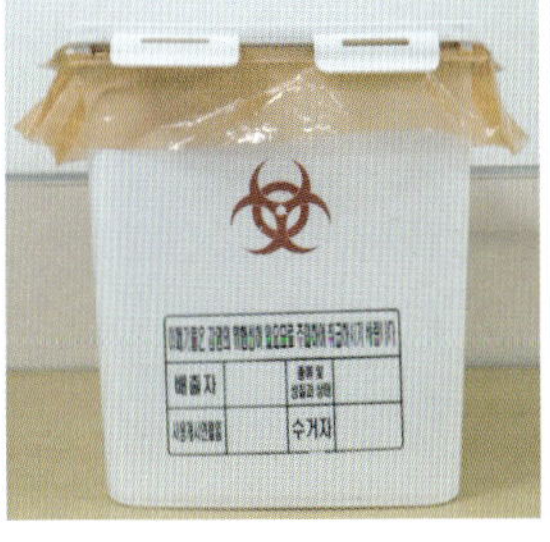 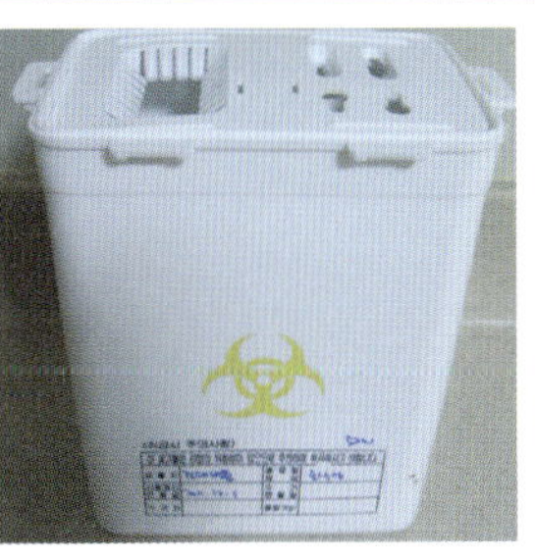 그림 4-2. 오염물 분리수거 용기 감염박스 마크: 적색-격리, 노란색-일반 / 감염박스 재질(일반폐기물-골판지, 액상-플라스틱)	
9. 손소독제로 손위생을 실시한다.	• 대상자와의 신체접촉 전 미생물의 전파를 방지한다.
10. 미생물 전파 위험이 있으면 방수용 가운, 마스크, 보안경을 착용한다.	
11. 기존의 드레싱을 제거한다.	
a. 드레싱을 고정하였던 붕대나 바인더를 제거한다.	
b. 반창고 제거 시, 피부를 누르면서 드레싱 상처를 향해 피부와 평행이 되게 털이 자란 방향으로 잡아당긴다.	• 치유과정에 있는 상처 가장자리의 당김과 불편감을 덜어주기 위함이다.
c. 일회용 장갑을 착용한 후, 드레싱의 바깥 부분만 잡고 떼어내어 곡반이나 오염물 분리수거 용기에 넣는다.	
d. 만일 드레싱이 상처에 말라 붙어 있으면 금기사항이 없는 한 생리식염수나 멸균증류수로 적신 다음 제거한다.	• 말라 붙은 드레싱을 그대로 떼어 내면 육아조직이 손상받을 수 있다.
e. 배액의 양, 유형, 특성, 냄새, 상처크기, 상처치유과정, 상처 가장자리, 육아조직 및 모세혈관 형성 정도, 부종, 통증 등을 사정한다.	
f. 장갑을 뒤집어 벗은 후, 오염물 분리수거 용기에 버리고 손소독제로 손위생을 실시한다.	
12. 편리한 곳에 멸균영역을 마련한다.	• 드레싱 교환 시 오염을 예방하여 무균술이 깨지는 것을 방지한다.
13. 멸균영역에 드레싱 교환에 필요한 기구와 세척물품을 준비한다.	
14. 상처 부위를 닦는다.	
a. 멸균장갑을 끼고 상처 부위를 소독솜으로 닦는다.	
b. 소독솜으로 오염이 가장 적은 곳에서 심한 부위 쪽으로, 위에서 아래로, 중심에서 가장자리로 닦는다(그림 4-3).	• 피부에 존재하는 상주균 및 병원균이 상처로 옮겨가는 것을 방지한다.

절차	이론적 근거
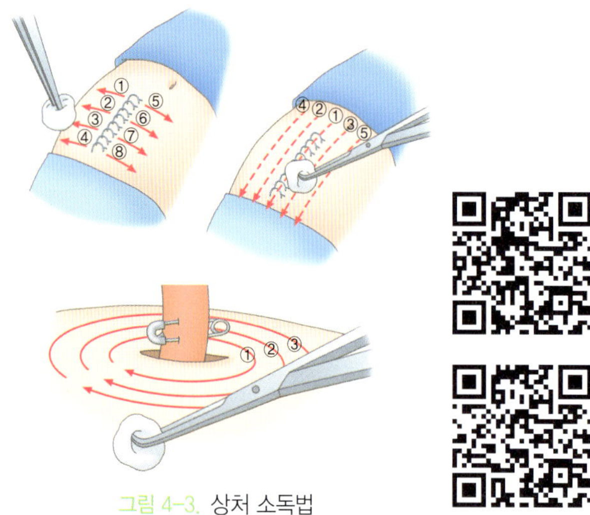 그림 4-3. 상처 소독법	
c. 상처를 한 번 닦은 소독솜은 곡반이나 오염물 분리수거 용기에 버린다. 즉, 소독솜은 한 번만 사용한다.	
d. 필요에 따라 마른 거즈나 솜으로 상처를 말리되 [그림 4-3]의 방법으로 닦는다.	
15. 상처에 따라 알맞은 종류의 멸균 거즈드레싱을 적용한다(그림 4-4).	
16. 장갑을 뒤집어 벗어 오염물 분리수거 용기에 버린다.	
17. 반창고가 떨어지지 않도록 피부에 3~4cm 정도 닿게 붙여 드레싱을 고정한다.	
18. 오염된 물품은 병원의 방침에 따라 처리하고 기타 물품을 정리한 후, 물과 비누로 40~60초 동안 손위생을 실시한다(또는 알코올이 첨가된 손소독제를 사용하여 20초 이상 손소독을 실시).	
19. 대상자를 편안하게 해준다.	
20. 이상이 발견되면 즉시 보고한 후 내용을 차트에 기록한다.	• 누가, 언제 드레싱을 교환하였는지 알 수 있게 한다.
21. 반창고에 날짜, 시간, 간호사 서명을 기록하여 드레싱 가장자리에 붙인다.	
22. 간호기록지에 상처 모양, 상처 부위의 색깔, 냄새, 점도, 분비물 양과 특성, 드레싱 적용, 대상자 반응에 대해 기록한다.	

절차	이론적 근거

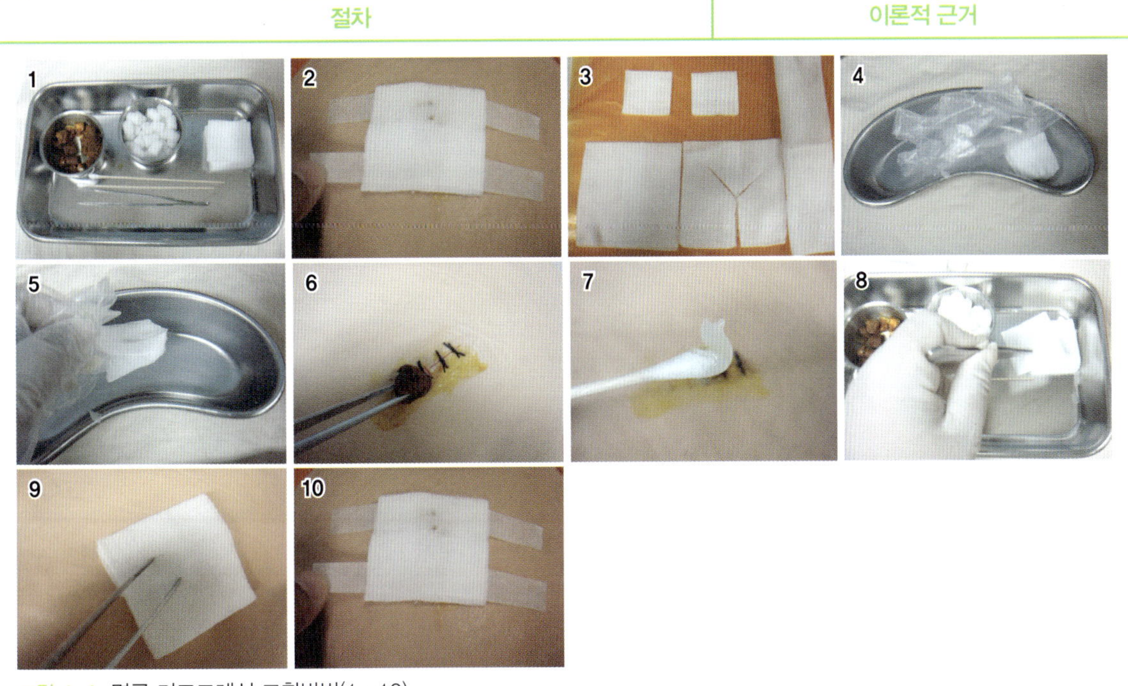

그림 4-4. 멸균 거즈드레싱 교환방법(1~10)

반창고 고정 방법의 유의사항

- 반창고는 드레싱이 노출되지 않도록 붙여야 하는데 반창고의 양끝이 드레싱 가장자리에서 3~4cm 정도가 되도록 균등하게 붙여야 한다(그림 4-5 A).
- 사용한 반창고가 너무 길어서 드레싱 위로 나오거나 너무 좁거나 넓게 붙이면 안 된다(그림 4-5 B).
- 반창고는 신체운동의 수직 방향으로 붙이는 것이 좋다(그림 4-5 C).

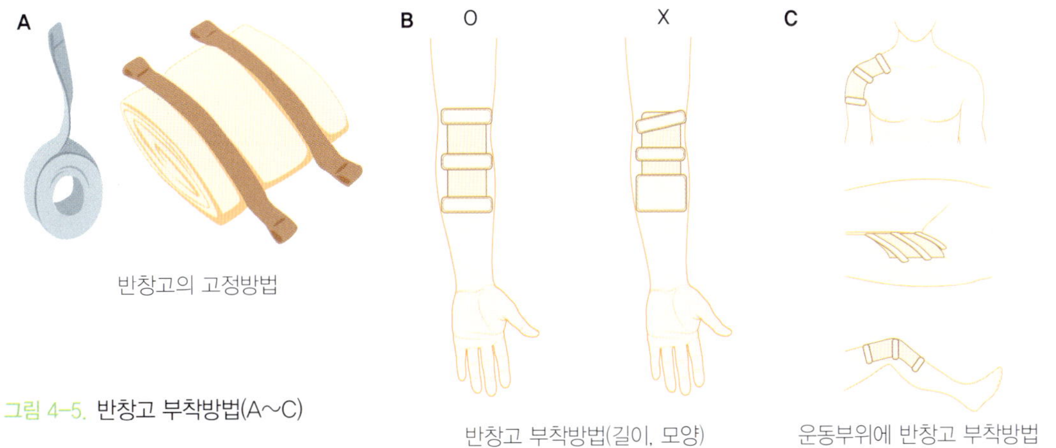

그림 4-5. 반창고 부착방법(A~C)

(1) 거즈드레싱의 적용형태

표 4-1 거즈드레싱의 형태

드레싱 형태	목적	적용
dry-to-dry dressing (건포드레싱)	• 상처를 보호한다. • 드레싱 제거 시 거즈에 흡착된 죽은조직, 삼출물이 제거된다.	• 상처 표면에 마른 거즈를 놓고 두 번째에도 마른 거즈로 덮어준다.
wet-to-dry dressing (습포드레싱)	• 용액으로 죽은조직을 부드럽게 한 후, 거즈가 마르면서 죽은조직이 거즈에 흡착되어 드레싱 제거 시 상처의 죽은조직이 제거된다.	• 멸균증류수나 방부용액에 적신 거즈를 상처표면에 놓고 두 번째는 마른 거즈를 덮어주어 미생물이 침투되는 것을 막는다.
wet-to-damp wet-to-wet dressing (습포드레싱)	• 죽은조직이나 배액량이 많지 않고 육아조직으로 치유되어 가는 상처에 적절하다. 상처표면이 계속 젖어 있으므로 육아조직의 손상을 줄이며 드레싱 제거 시 상처의 죽은조직이 떨어져 나간다.	• 방부용액에 적신 거즈를 상처 표면에 놓고 두 번째 거즈도 같은 용액에 적셔서 덮어준다. 드레싱 전체에 습기가 유지된다.

① 건포드레싱(dry dressing)

건포드레싱은 분비물이 적으며 1차 유합으로 치유되는 상처를 관리하기 위해 사용되며, 찰과상이나 배액관이 없는 수술절개 상처에 흔히 사용된다.

② 습포드레싱(moist dressing)

습포드레싱은 깊이 패인 상처를 치유하는 데 사용한다. 즉, 화상, 궤양, 욕창 등과 같이 2차 유합에 의해 치유되는 광범위한 조직손실과 상처 부스러기를 제거하기 위해 사용된다. 2차 유합에서는 육아조직과 새로운 모세혈관 조직이 손실된 부위를 채우게 된다.

③ 상처의 패킹(packing)

방 법

절차	이론적 근거
1. 물과 비누로 40~60초 동안 손위생을 실시한다(또는 알코올이 첨가된 손소독제를 사용하여 20초 이상 손소독을 실시).	• 미생물의 전파를 방지한다.
2. 준비한 물품을 가지고 대상자에게 간호사 자신을 소개한다.	
3. 대상자에게 간호사 자신을 소개한다.	
4. 손소독제로 손위생을 실시한다.	• 대상자와의 신체접촉 전 미생물의 전파를 방지한다.
5. 대상자의 이름, 등록번호, 생년월일 중 두 가지를 개방형으로 묻고 대답을 들은 후 대상자의 입원팔찌와 대조하여 대상자(이름, 등록번호)가 정확한지 확인하며 환자리스트(또는 처방지)와도 대조하여 대상자를 재확인한다.	• 안전한 간호를 위해 대상자를 정확히 확인하기 위함이다.

6. 상처의 특성을 살펴보고 패킹의 종류를 결정한다.
7. 패킹할 재료가 상처에 안전한지 확인한다.

- 패킹을 너무 단단히 하면 혈액순환과 상처치유를 감소시킨다.

8. 손소독제로 손위생을 실시한다.
9. 패킹 재료를 생리식염수와 같은 무자극성 용액으로 적신다. 상처에 자극을 주는 용액은 절대 사용하지 않는다.
10. 상처에 패킹하기 전에 거즈를 부풀린다.
11. 상처에 부풀어진 거즈를 느슨하게 채워 넣는다.
12. 상처에 패킹 재료를 적시기 전에 주변 조직에 닿게 해서는 안 된다.
13. 패킹 재료로 상처의 사강을 완전히 채운다(그림 4-6).
14. 상처표면에 닿을 때까지 패킹 재료를 채우되, 절대로 상처표면보다 높게 채워서는 안 된다.
15. 상처의 패킹 부위를 모두 덮을 수 있도록 알맞은 크기의 멸균 거즈드레싱을 적용한다.
16. 장갑을 뒤집어 벗어 오염물 분리수거 용기에 버린다.
17. 반창고가 떨어지지 않도록 피부에 3~4cm 정도 닿도록 붙여 거즈 드레싱을 고정한다.
18. 물과 비누로 40~60초 동안 손위생을 실시한다(또는 알코올이 첨가된 손소독제를 사용하여 20초 이상 손소독을 실시).

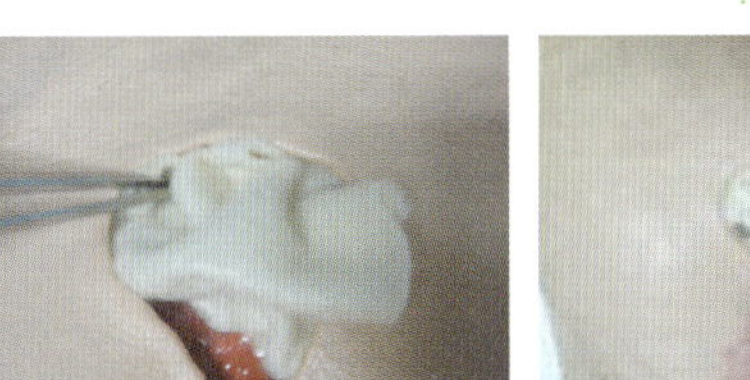

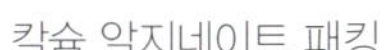
칼슘 알지네이트 패킹

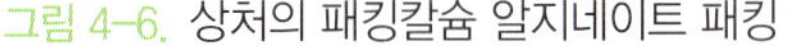
그림 4-6. 상처의 패킹칼슘 알지네이트 패킹

④ 봉합사 제거 부위 드레싱

봉합사는 상처 치유기간 동안 상처의 가장자리를 결합시킬 힘이 있을 때까지 두었다가 제거한다. 이는 대상자의 연령, 영양상태, 상처 부위에 따라 다양하지만 실크 봉합사는 보통 봉합자국이 남는 것을 막기 위해 6~8일 이내에 제거하며 금속 봉합기(스태플러, stapler)은 7~10일 후에 stapler remover로 제거한다. 봉합사가 제거된 부위를 소독솜으로 소독한다.

봉합사 제거 후 드레싱 할 때 상처의 열개를 막고 상처치료를 위해 항염증과 항박테리아 물질이 함유된 얇은 소독 테이프(steri-strips)를 부착할 수 있다(그림 4-7).

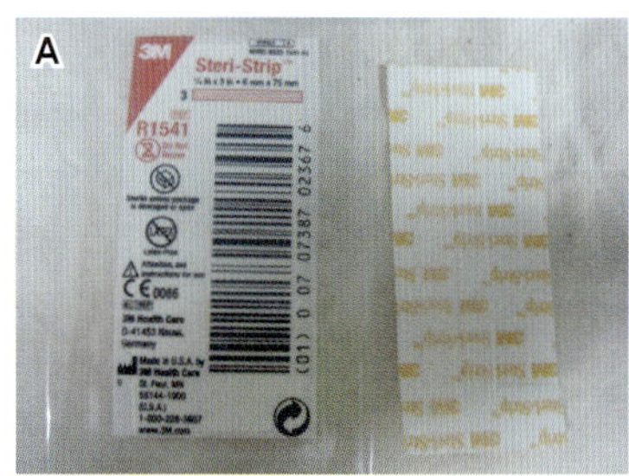
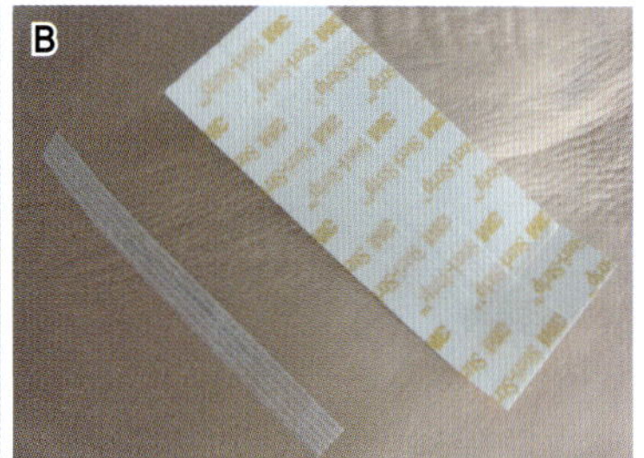

그림 4-7. steri-strips 드레싱

2) 투명 드레싱

투명 드레싱은 필름 드레싱이라고도 하며, 투명하고 접착성이며, 비흡수성 드레싱으로 산소와 수증기는 투과하지만 물은 투과하지 못한다. 이 드레싱은 표재성 상처를 관리하기 위해 개발되었으며, 작은 상처의 자가분해성 조직제거를 위해 사용하기도 한다.

목 적

- 상처에 습기 있는 환경을 유지시켜 장액성 삼출물을 유지함으로써 상피조직 생성 및 상처치유를 촉진시킨다.
- 외상과 감염인자로부터 상처를 보호한다.
- 투명필름으로 덮인 상처 표면이 호흡할 수 있는 일시적 피부로 작용한다.

준비물

- 일회용 장갑, 멸균장갑, 체모제거용 가위나 면도기, 알코올 또는 아세톤, 멸균생리식염수나 처방된 상처 세척제, 투명 드레싱용 필름(Tegardem 등), 드레싱 세트, 소독솜, 상처에 적합한 크기의 거즈, 멸균가위, 방수용 가운(필요시), 보안경(필요시), 마스크(필요시), 방수포, 곡반이나 오염물 분리수거 용기

방 법

절차	이론적 근거
1. 물과 비누로 40~60초 동안 손위생을 실시한다(또는 알코올이 첨가된 손소독제를 사용하여 20초 이상 손소독을 실시).	• 미생물의 전파를 방지한다.
2. 필요한 물품을 준비한다.	
3. 대상자에게 간호사 자신을 소개한다.	• 안전한 간호를 위해 대상자를 정확히 확인하기 위함이다.
4. 손소독제로 손위생을 실시한다.	• 대상자와의 신체접촉 전 미생물의 전파를 방지한다.
5. 대상자의 이름, 등록번호, 생년월일 중 두 가지를 개방형으로 묻고 대답을 들은 후 대상자의 입원팔찌와 대조하여 대상자(이름, 등록번호)가 정확한지 확인하며 환자리스트(또는 처방지)와도 대조하여 대상자를 재확인한다.	• 안전한 간호를 위해 대상자를 정확히 확인하기 위함이다.

절차	이론적 근거
6. 상처의 위치와 크기를 사정한다.	
7. 드레싱 교환 횟수와 형태에 대한 처방 병원규정을 확인한다.	
8. 대상자의 안위 수준을 사정한다.	
9. 대상자가 드레싱 목적을 알고 있는지 사정한다.	
10. 상처치유에 대한 위험요인을 사정한다(거즈드레싱 핵심사정 참조).	
11. 대상자의 불안을 완화하기 위해 절차에 대해 설명한다.	
12. 드레싱 할 부위가 잘 노출될 수 있도록 적절한 체위를 취해준다.	
13. 문을 닫거나 침상커튼을 쳐주고, 불필요한 노출이 없도록 가려준다.	
14. 드레싱을 버릴 오염물 분리수거 용기를 닿기 쉬운 곳에 둔다.	
15. 손소독제로 손위생을 실시한다.	• 대상자와의 신체접촉 전 미생물의 전파를 방지한다.
16. 미생물 전파 위험이 있으면 방수용 가운, 마스크, 보안경, 일회용 장갑을 착용한다.	• 오염된 드레싱으로부터 병원성 미생물이 간호사에게 전파되는 것을 감소시킨다.
17. 기존의 드레싱을 제거할 때 털이 자란 방향으로 드레싱을 천천히 잡아당긴다.	
18. 상처 주변의 피부를 깨끗하게 한다. a. 생리식염수나 세척액으로 피부를 잘 닦는다. b. 드레싱 부위에 체모가 있다면 상처주위 약 5cm 가량을 면도한다. c. 상처 주변의 피부를 알코올 등으로 닦은 후 말린다.	• 드레싱을 적용하기 위해 먼저 상처 주변의 피부를 준비한다.
19. 더러워진 드레싱을 오염물 분리수거 용기에 버린 후, 일회용 장갑을 뒤집어 벗어 오염물 분리수거 용기에 버린다.	
20. 손소독제로 손위생을 실시한다.	• 대상자와의 신체접촉 전 미생물의 전파를 방지한다.
21. 멸균 투명 드레싱 재료를 준비한다(그림 4-8).	

절차	이론적 근거
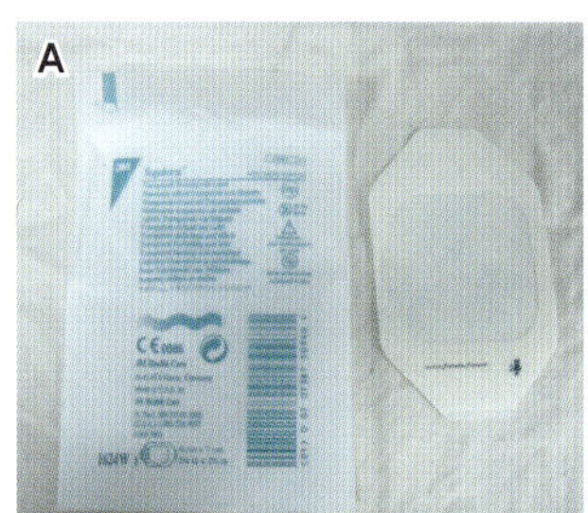 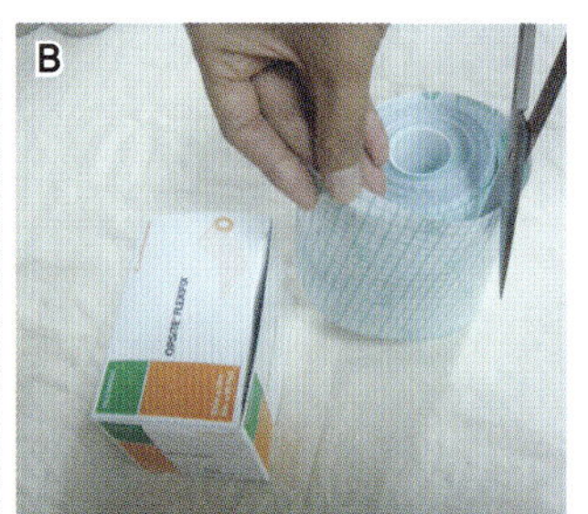 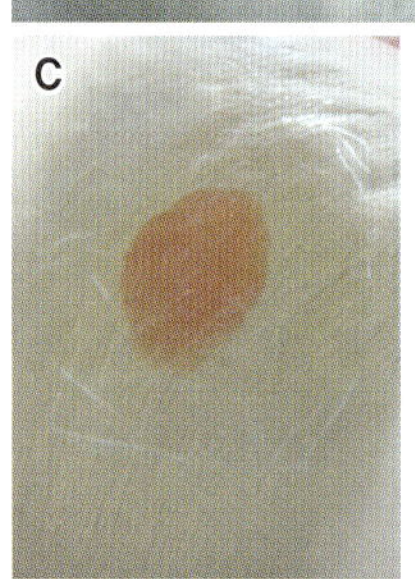 그림 4-8. 멸균 투명 드레싱 재료	
22. 2×2 거즈에 식염수나 처방된 소독액을 붓거나, 소독액에 적셔진 소독솜을 준비한다.	
23. 상처 부위를 소독한다.	
a. 멸균장갑을 착용한다.	• 미생물이 상처 부위로 유입되는 것을 감소시킨다.
b. 젖은 2×2 거즈나 소독솜으로, 상처의 삼출물 부위를 부드럽게 닦거나 상처 세척액을 뿌려준다.	
c. 상처조직의 형태, 색깔, 냄새, 분비물을 관찰하고 필요시 상처 크기를 측정한다.	• 상처의 모양은 치유 상태를 나타낸다.
d. 상처 주위 피부를 마른 거즈로 가볍게 두드려 완전히 말린다.	• 투명 필름의 접착면은 젖은 표면에는 붙지 않으므로 상처를 건조시킨다. 단, 건조시킬 때 피부를 문지르지 않고 두드려 말린다.
e. 투명 필름의 비접착 부위를 습한 상처 표면에 대고, 상처 주위 피부에 드레싱의 접착면이 닿도록 한다(그림 4-9).	
24. 상처 표면에 처방된 연고를 바른 후 투명 드레싱을 부착한다. 필름은 잡아당기지 말고 필름 안에 주름이 지지 않도록 붙인다.	• 주름은 삼출된 분비물의 터널을 형성한다.
25. 장갑을 뒤집어 벗은 후, 가운과 보안경을 벗어 준비해 두었던 오염물 분리수거 용기에 버린다.	
26. 대상자가 편한 자세를 취하도록 도와준다.	

절차	이론적 근거
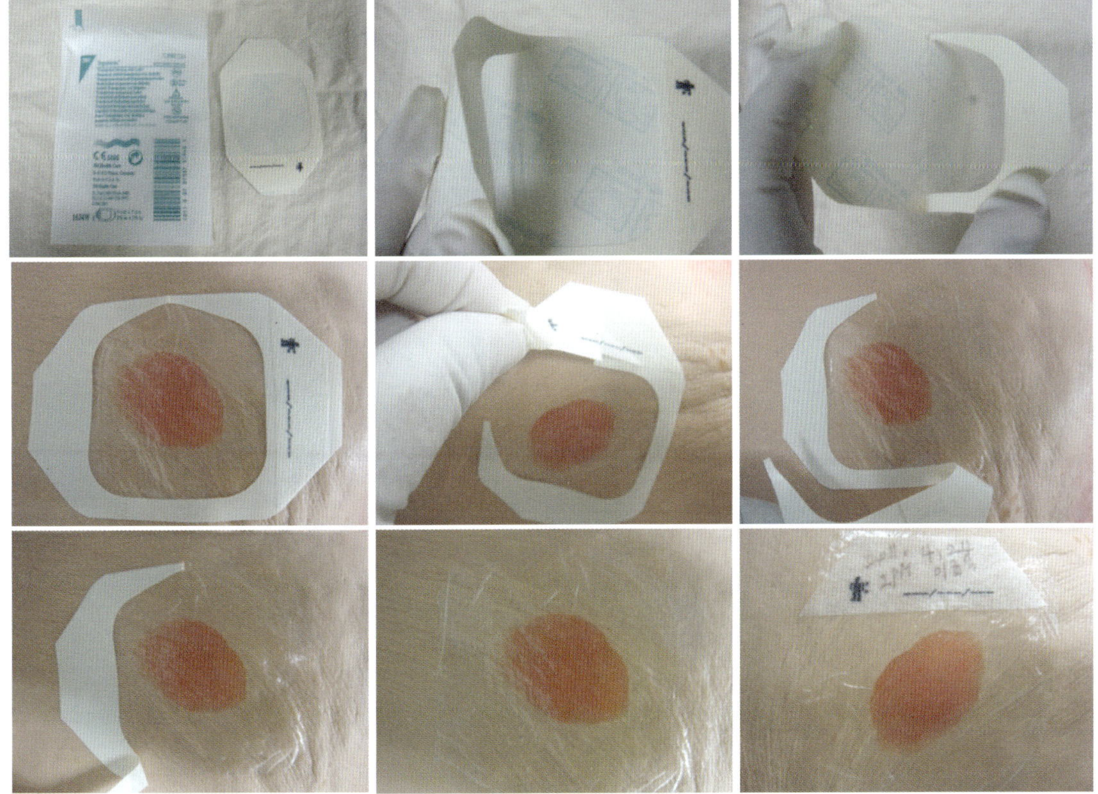 그림 4-9. 테가덤(Tegardem) 투명 접착성 필름 드레싱	
27. 오염된 드레싱 교환 재료들을 오염물 분리수거 통에 폐기한 후, 물과 비누로 40~60초 동안 손위생을 실시한다(또는 알코올이 첨가된 손소독제를 사용하여 20초 이상 손소독을 실시).	
28. 스티커에 날짜, 시간, 간호사 서명을 기록하여 드레싱 가장자리에 붙인다.	• 정확한 기록은 대상자의 상태에 대한 올바른 정보를 제공하여 치료의 연속성을 제공한다.
29. 간호기록지에 상처 모양, 상처 부위의 색깔, 냄새, 점도, 분비물 양의 특성, 드레싱 적용, 대상자 반응을 기록한다.	

유의사항

- 투명 드레싱은 상처치유 과정을 사정하기 쉽다.
- 드레싱이 완전히 밀폐가 되면 7일 이상 지속될 수 있다.
- 탄력성이 있어 관절운동으로 드레싱이 떨어지지 않는다.
- 대상자가 상처를 보지 못하도록 마른 거즈로 가려줄 수 있다.
- 삼출물이 많이 생겨서 불룩해지면 가는 주사바늘로 분비물을 뽑아낸 후, 필름을 작게 잘라 주사바늘 구멍에 붙인다.
- 투명 드레싱은 소량 또는 중간 정도의 분비물을 흡수할 수 있는 드레싱 형태이므로, 상처 분비물이 많으면 이를 흡수할 수 있는 다른 드레싱 형태를 선택해야 한다.
- 드레싱 하부에 액체가 고이는 것은 "농"이 아니라 체액과 드레싱의 정상적인 상호작용으로 생기는 것이라고 대상자와 가족에게 설명한다.
- 미네랄 오일을 적신 면봉을 사용하면 드레싱이 좀 더 쉽게 떨어진다.

3) 하이드로콜로이드와 하이드로젤(수화젤) 드레싱

하이드로콜로이드(hydrocolloid)는 중등도의 삼출물 흡수와 습윤환경 조성 및 죽은조직제거를 촉진하여 육아조직 생성을 도모한다. 하이드로젤(수화젤, hydrogel)은 건조한 상처에 습윤환경을 조성하며 죽은조직제거를 촉진하고 filler로 사용한다. 상처 삼출물의 흡수제와 함께 3단계 욕창에 전반적으로 이용될 수 있다.

목 적

- 중정도 깊이의 상처를 치유하기 위해 상처에 습한 환경을 유지한다.
- 죽은 상처의 자가분해성 조직을 제거한다.
- "쿠션" 효과를 제공하여 뼈 돌출 부위 아래의 피부와 상처를 보호한다.
- 방사선으로부터 피부를 보호하는 데 사용한다.
- 국소투약에 대한 매개체로서 이용된다.

하이드로콜로이드 드레싱의 특징	하이드로젤 드레싱의 특징
1. 하이드로콜로이드 드레싱은 과립(granules), 연고(paste), 웨이퍼(wafer) 드레싱의 형태가 제품으로 나온다.	1. 하이드로젤 드레싱은 수분에 기초한 비접착식이며, 흡수하는 성질을 가진 드레싱이다.
2. 하이드로콜로이드 드레싱을 사용하면 상처 삼출물이 드레싱으로 흡수되어 상처 표면에 젤리와 같은 물질이 형성된다. 이 드레싱은 습기를 유지하여 치유를 빠르고 효과적으로 증진시키는 격리된 환경을 제공한다.	2. 이 드레싱은 상처에 놓을 수 있는 시트(sheet), 무정형의 젤, 젤이 함유된 거즈 등의 몇 가지 형태가 있다.
3. 하이드로콜로이드 드레싱을 사용하면 통증과 불편감이 감소된다.	3. 하이드로젤 드레싱은 습기를 제공(재수화, rehydrate)하여 상처 조직 제거를 촉진, 삼출물을 흡수하고, 습윤한 상처환경을 유지함으로써 치유를 돕는다. 젤 드레싱은 비접착성이며, 놓여진 부분을 고정하기 위해 2차 드레싱을 해야 한다.
4. 하이드로콜로이드 드레싱은 접착면을 가진 드레싱으로 윤곽이 다른 신체에도 적합하다.	4. 하이드로젤은 전반적인 다리의 궤양, 욕창, 화상에 사용될 수 있다. 상처를 차갑게 하며, 부드럽게 하는 특성이 있어서 화상 같은 통증이 있는 상처에 특별히 이용할 수 있다.
5. 알레르기를 유발할 수 있으므로 민감한 피부에는 주의하여 사용해야 한다.	5. 하이드로젤은 상처에 붙이는 것이 아니기 때문에 쉽게 제거할 수 있다.

준비물

- 멸균장갑, 드레싱 세트, 방수가운(필요시), 보안경(필요시), 마스크(필요시), 멸균생리식염수 또는 처방된 소독액, 일회용 장갑, 오염물 분리수거 용기, 필요한 크기의 하이드로콜로이드 드레싱 또는 하이드로젤 드레싱, 멸균거즈패드(4×4)

방 법

절차	이론적 근거
1. 물과 비누로 40~60초 동안 손위생을 실시한다(또는 알코올이 첨가된 손소독제를 사용하여 20초 이상 손소독을 실시).	• 미생물의 전파를 방지한다.
2. 필요한 물품을 준비한다.	
3. 대상자에게 간호사 자신을 소개한다.	• 안전한 간호를 위해 대상자를 정확히 확인하기 위함이다.
4. 손소독제로 손위생을 실시한다.	• 대상자와의 신체접촉 전 미생물의 전파를 방지한다.
5. 대상자의 이름, 등록번호, 생년월일 중 두 가지를 개방형으로 묻고 대답을 들은 후 대상자의 입원팔찌와 대조하여 대상자(이름, 등록번호)가 정확한지 확인하며 환자리스트(또는 처방지)와도 대조하여 대상자를 재확인한다.	• 안전한 간호를 위해 대상자를 정확히 확인하기 위함이다.
6. 대상자에게 목적과 절차를 설명한다.	
7. 하이드로콜로이드 드레싱의 적합한 형태를 결정한다.	
8. 기존 드레싱을 좀 더 쉽게 제거하기 위해서 접착 제거제를 사용하여 떼어내고 털이 자라난 방향으로 드레싱을 천천히 잡아당긴다.	
9. 손소독제로 손위생을 실시한다.	• 대상자와의 신체접촉 전 미생물의 전파를 방지한다.
10. 하이드로콜로이드 드레싱은 정상적으로 상처 삼출물과 상호작용하여 흰 색이나 누런 색의 부드러운 젤을 형성하며 약간의 냄새가 난다. 이 젤을 농이나 장액성 삼출물, 냄새나는 감염상처와 혼동하지 않아야 한다.	
11. 피부를 소독한 후, 상처 주위 피부를 마른 거즈로 가볍게 두드려 완전히 말린다.	
12. 상처에 따라 적절한 형태의 드레싱을 적용하며, 깊은 상처에는 하이드로콜로이드 과립제(granules) 또는 연고제(pastes)를 적용한다(그림 4-10, 4-11).	• 하이드로콜로이드 과립제는 많은 분비물이 흡수되도록 돕는다.
13. 무정형 젤은 상처 표면 위에 약 0.5~1cm 두께로 적용하거나 상처 위에 하이드로젤 시트(sheet)를 놓고 거즈, 하이드로콜로이드, 폼 등과 같은 2차 드레싱으로 덮는다.	• 하이드로젤 드레싱은 비접착성이므로 고정시키기 위해서는 2차 드레싱을 사용해야 한다.

절차	이론적 근거
14. 물과 비누로 40~60초 동안 손위생을 실시한다(또는 알코올이 첨가된 손소독제를 사용하여 20초 이상 손소독을 실시).	• 미생물의 전파를 방지한다.
15. 드레싱 가장자리에 볼펜으로 날짜, 시간을 적고 서명을 한다.	
16. 간호기록지에 상처 모양, 상처 부위의 색깔, 냄새, 점도, 분비물 양과 특성, 드레싱 적용, 대상자 반응을 기록한다.	• 정확한 기록은 대상자의 상태에 대한 올바른 정보를 제공하여 치료의 연속성을 제공한다.

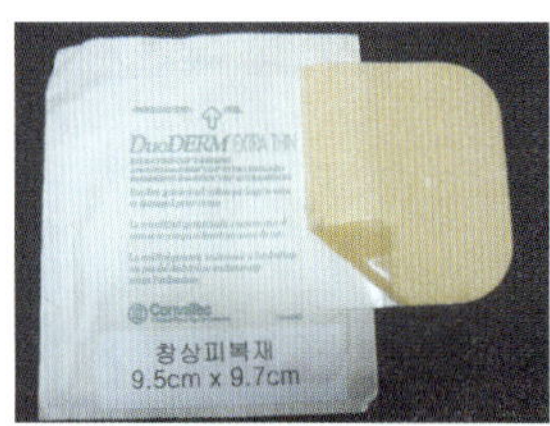

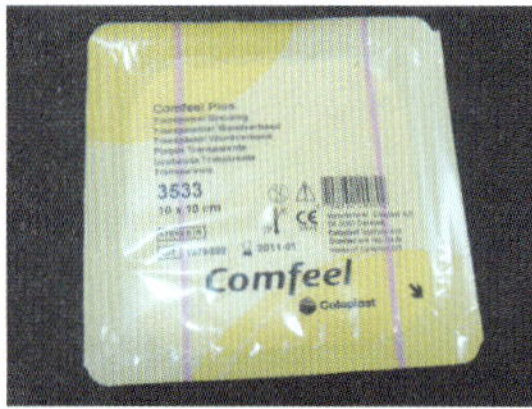

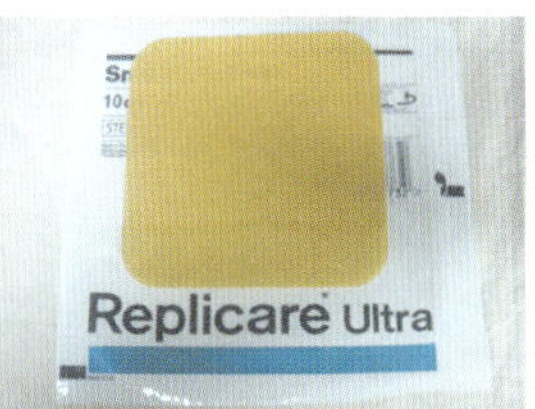

그림 4-10. 하이드로콜로이드 드레싱 재료

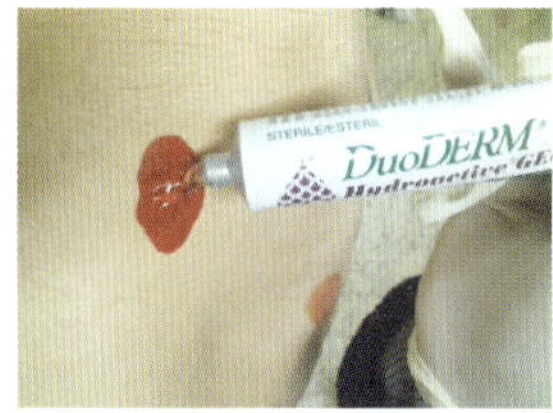

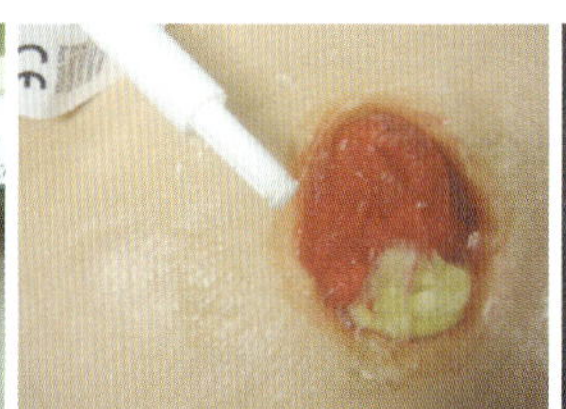
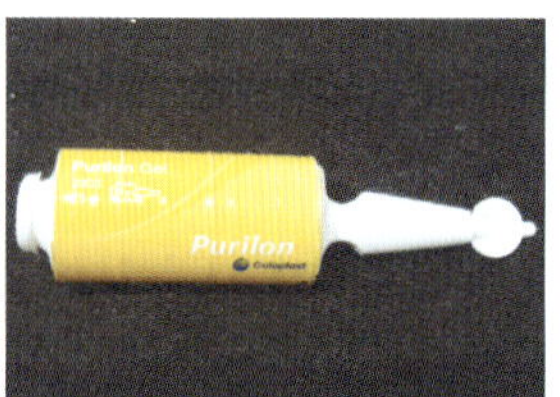

그림 4-11. 하이드로젤 드레싱 재료

4) 폼 드레싱

폼 드레싱(foam dressing)은 스펀지와 같은 형태로 흡수하는 성질이 있으며, 재료에 흡수물질이 스며 있거나 보호필름이 코팅된 형태로서 부착성은 아니므로, 드레싱을 고정하기 위해 2차 드레싱이 필요하다(그림 4-12).

친수성 드레싱으로서 소량 이상 중간 정도의 분비물이 있는 아주 두꺼운 상처에 사용된다.

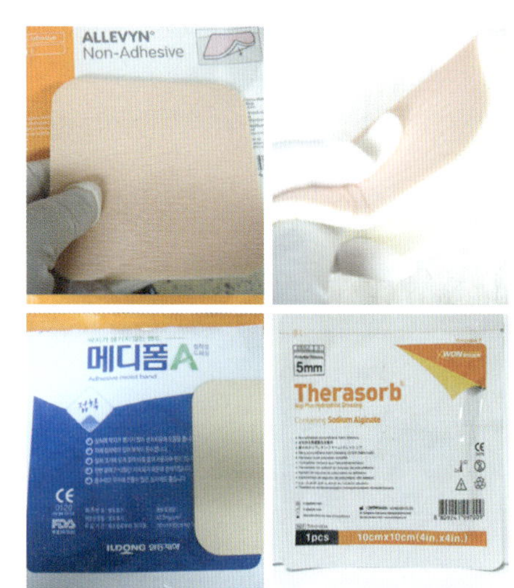

그림 4-12. 폼 드레싱 재료

목 적

- 분비물이 많은 상처에 삼출물 흡수제로서 사용한다.
- 상처에 습기를 제공하고 상처면과 부착 방지 기능이 있어 상처표면을 보호한다.
- 상처를 잘 수화시켜 빠르게 상처를 치유하고, 대상자의 불편감을 최소화한다.

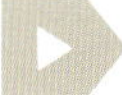

방 법

절차	이론적 근거
하이드로콜로이드와 하이드로젤 드레싱 과정 참조	

유의사항

- 제조회사에 따라서 7일 이상 지속될 수 있으며 저절로 떨어질 수도 있다.
- 폼 드레싱은 거즈붕대, 반창고, 투명 드레싱 또는 드레싱 시트(Mefix, Hydrafix 등)로 고정시킬 수 있다.
- 폼 드레싱은 연조직염(cellulitis)이 있을 때 이용 가능하다.
- 상처 관찰 시 감염의 증상 및 징후에 대해 교육한다.
- 대상자에게 간호사로부터 교육받지 않은 드레싱 제품을 구입하지 않도록 한다.

5) 칼슘 알지네이트 드레싱

칼슘 알지네이트(calcium alginate) 드레싱은 흡수 드레싱으로서 연고(paste), 과립(granules), 판(sheet), 로프(rope)의 형태가 있다. 자연해초로 만들어졌고, 삼출물을 흡수함으로써 상처 표면에 젤을 형성한다 (그림 4-13). 삼출물 흡수제는 비접착성, 비밀폐성 드레싱으로 다른 드레싱과 함께 사용된다.

칼슘 알지네이트 드레싱은 중간 이상 많은 양의 분비물을 가진 아주 두터운 상처에 적절하다.

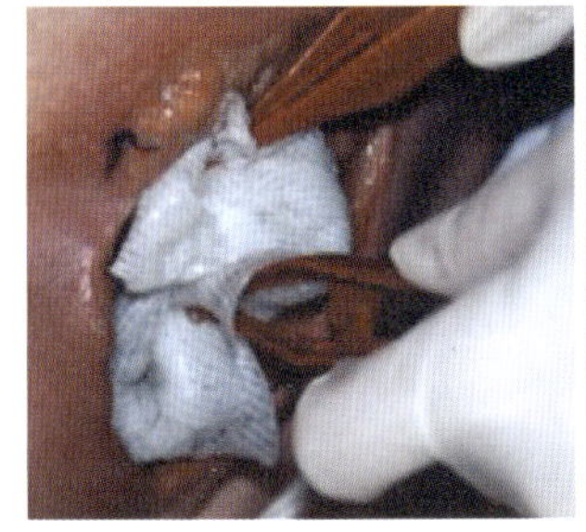
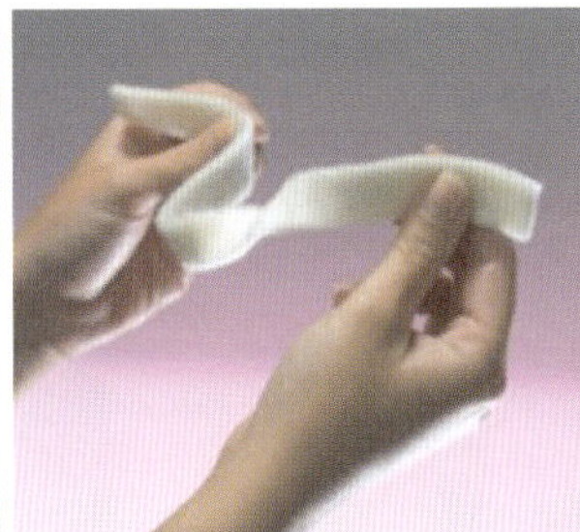
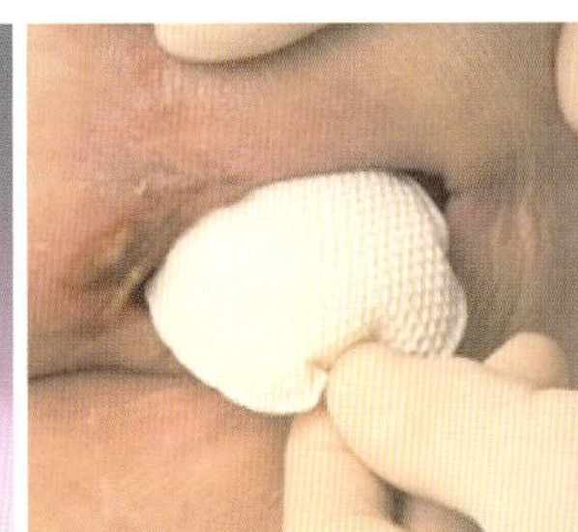
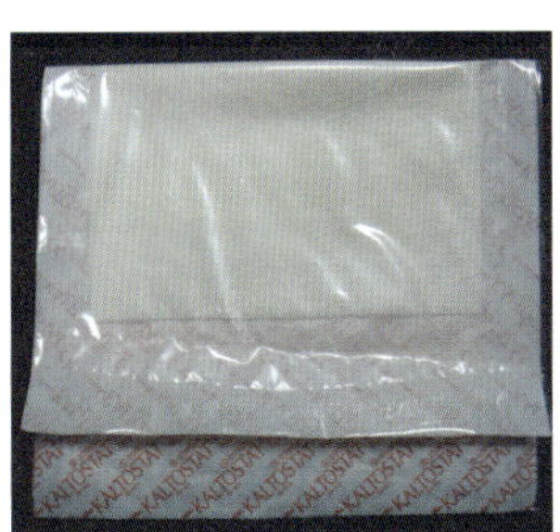

그림 4-13 알지네이트 드레싱

목 적

- 많은 양의 상처 삼출물을 흡수한다.
- 상처의 냄새를 조절하며 지혈하고 통증을 완화한다.
- 상처의 패킹(packing)에 이용된다.

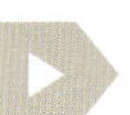

방 법

절차	이론적 근거
하이드로콜로이드와 하이드로젤 드레싱 과정 참조	

유의사항

- 드레싱 교환 시 상처 부위의 젤 형성물질을 화농물질과 혼동해서는 안 된다. 상처 부위의 젤은 감염이나 상처의 상태가 나빠진 징후가 아니다.
- 대부분의 칼슘 알지네이트 드레싱 교환 시 기존의 드레싱 젤을 부드럽고 효과적으로 씻어내어 모두 제거한다. 이는 상처치유 과정에서 새롭게 형성된 연약한 육아조직을 손상되지 않도록 하기 위함이다.
- 여러 종류의 형태가 있으며, 일부 알지네이트 드레싱은 습기를 제공해야 하며 다른 종류는 건조하게 해야 한다. 일반적으로 흡수 및 칼슘 알지네이트 드레싱은 2차 드레싱이 필요하고, 드레싱은 필요시 교환할 수 있다. 드레싱 교환 횟수는 일반적으로 매일 또는 일주일에 1~2회 정도이다. 2차 드레싱은 상처 가장자리보다 적어도 3~4cm 넓게 적용한다.
- 깊이 패인 상처는 칼슘 알지네이트 로프(rope)로 안전하게 패킹((packing)할 수 있으며, 상처가 깊은 곳에 드레싱이 남아 있을 위험이 없이 쉽게 제거할 수 있다.

6) 하이드로파이버 드레싱

하이드로파이버 드레싱(hydrofiber dressing)은 카르복시메틸셀룰로스로 구성되어 있고 상처 표면에 잘 밀착되어 피브린층 형성을 도와 상피화과정을 촉진한다. 흡수 능력이 뛰어나고, 상처 주위 조직의 짓무름(maceration)의 위험을 낮추며, 상처 표면이 불균일한 표면에 젤화되어 부드럽게 밀착한다. 삼출물이 많은 욕창에 적용할 수 있으며, 고정을 위해 2차 드레싱이 필요하다. 제품으로는 아쿠아셀(Aquacel)이 있다(그림 4-14).

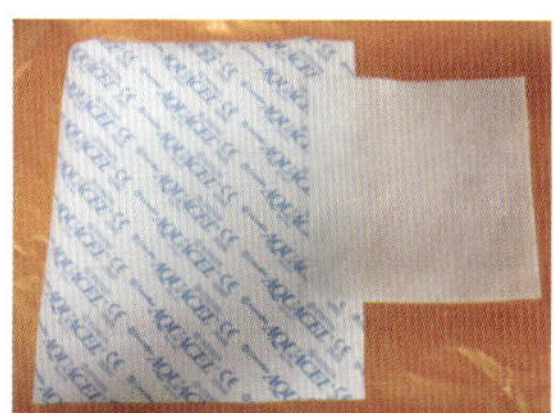
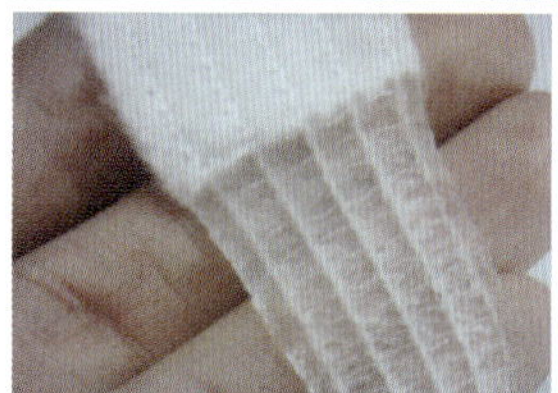
그림 4-14. 아쿠아셀

7) 복합 드레싱

복합 드레싱(composite dressing)은 단일 드레싱에 다른 성분을 물리적으로 결합하여 여러 층으로 만들어 다양한 기능을 하도록 구성되어 있다(그림 4-15).

보통 상처에 접촉하는 부분은 하이드로콜로이드, 하이드로젤, 필름, 폼, 알지네이트와 같은 종류이고 위에 반접착성이나 비접착성의 테이프로 구성되어 있다.

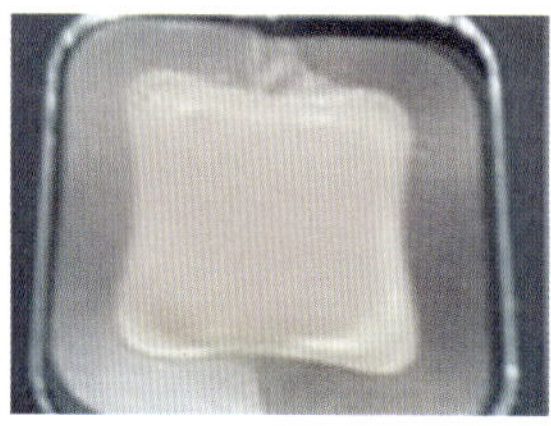
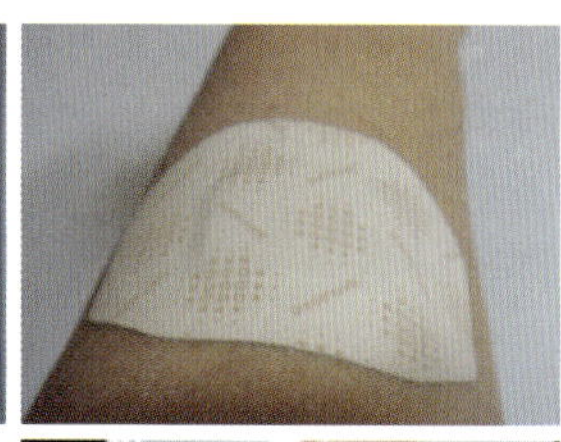
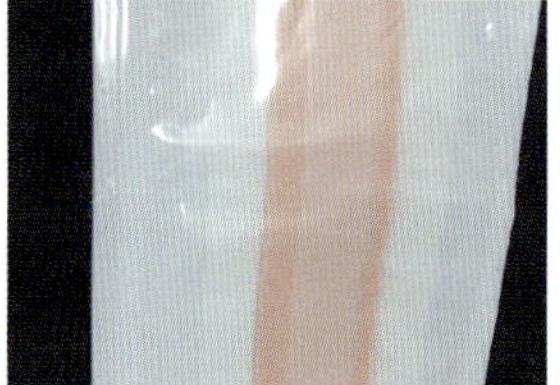
그림 4-15. 복합드레싱제

8) 항균드레싱제제(antimicrobial dressing)

(1) 은이나 숯 함유 드레싱제

은이나 숯이 함유된 항균드레싱제제로 상피화 과정을 촉진하고 삼출물 흡수 능력도 탁월하고, 항균효과가 있고 세포에 독성이 없으며, 세균이 내성을 일으키지 않는다. 은이 단백질 분해효소인 metalloproteinase의 활동을 감소시키므로 감염된 상처치료에 사용한다. 상처의 악취도 감소시키는 반폐쇄성 항균드레싱제제이다. 수분이 닿으면 젤 상태로 되고, 알지네이트 제제보다 수분 흡수능력이 3배 정도 높고, 주위 피부를 짓무르게 하지 않으며, 습윤 치료환경을 조성하고, 광범위한 항균작용을 하므로 많이 사용하고 있다. 항생제에 내성이 있는 MRSA나 VRE에도 탁월한 효과를 나타낸다. 필러나 커버 드레싱으로 모두 적용할 수 있으나 접착력이 없으므로 고정을 위해 2차 드레싱이 필요하다. 제품으로는 Acticoat, Aquacel-Ag 등이 있다(그림 4-16). 감염된 상처, 당뇨성 발 궤양, 궤양성 만성상처, 화상치료에 적용하는 것이 효과적이다. 멸균증류수에 적셔 사용해야 은 침전물이 발생하지 않으며, 2차 드레싱이 필요하다.

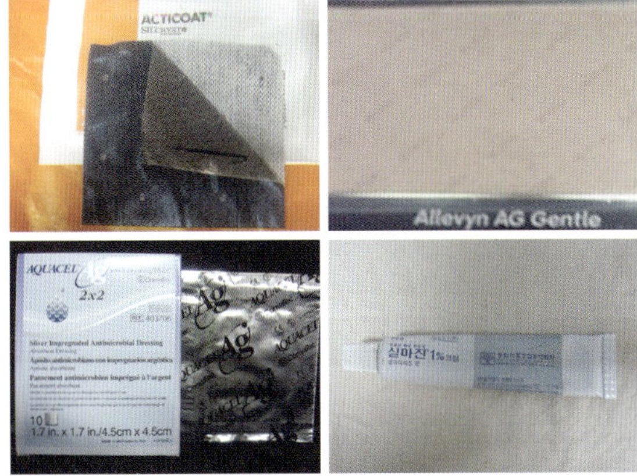

그림 4-16. 항균하이드로파이버 은

(2) 요오드 함유 드레싱제

요오드를 다중 카덱소머(cadexomer)에 섞어 젤이나 연고로 만든 제품이다(그림 4-17). 감염되었거나 감염이 우려되는 상처에 효과가 있으며 삼출물이 많은 창상치료제이다. 연한 죽은조직을 제거하는 데 효과적이다. 카덱소모 요오드는 상처의 삼출물을 흡수하고 살균작용을 하므로 상처의 세균수를 감소시키는 데 효과가 있으며 2차 드레싱이 필요하다. 요오드 과민반응 환자, 갑상선 항진증 환자에게는 사용하지 않는다.

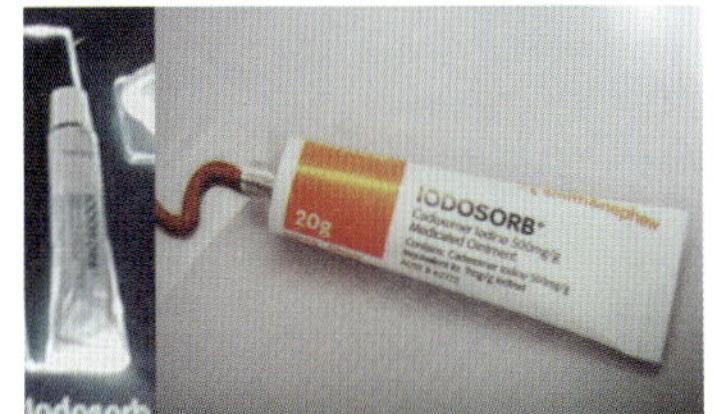

그림 4-17. 항균요오드 함유

9) 기타

실금으로 인해 피부가 습하지 않도록 유지해야 한다. 변실금으로부터 피부를 보호하기 위한 물을 흡수하는 필름제인 Peristeen Anal Plug도 필요시 환자에게 사용한다. 탐폰처럼 Anal Plug를 항문에 삽입하고 30초 정도 지나면 크기가 3배~4배 정도로 확장된다. 실금으로 인한 피부의 문제점과 냄새를 감소시킨다. 직장 안에서 12시간 정도 유지된다.

요실금 · 변실금으로 인한 피부염을 완화하고 짓무름의 완화 및 개선을 위해 Zinc Oxide가 함유된 피부

보호제나 하이드로콜로이드 파우더, 하이드로콜로이드 페이스트, 피부보호필름 등도 사용한다. 더마사이언스(Derma Science) 스킨 소프트는 카바마이드 성분을 함유하고 있어 피부에 보호막을 형성하여 갈라진 피부에 수분을 보충하고 수분의 증발을 억제하여 피부의 균열 방지와 완화 및 피부 연화를 위한 피부보습제이다(그림 4-18).

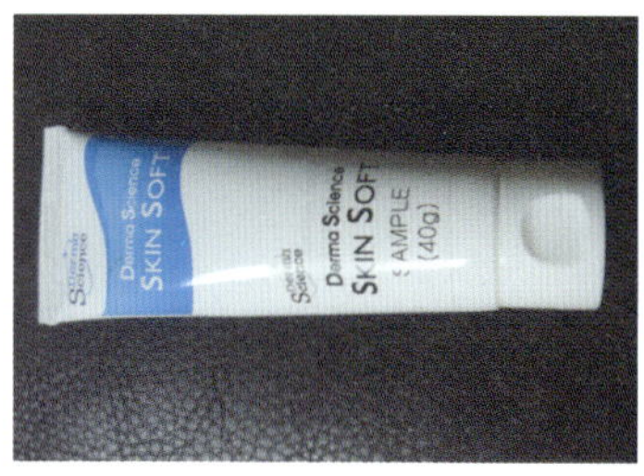

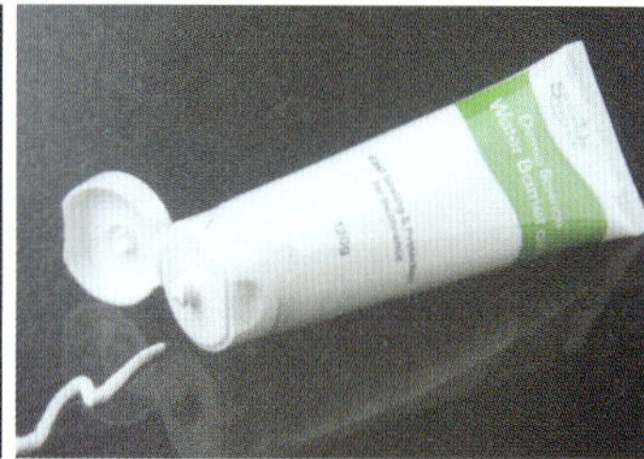
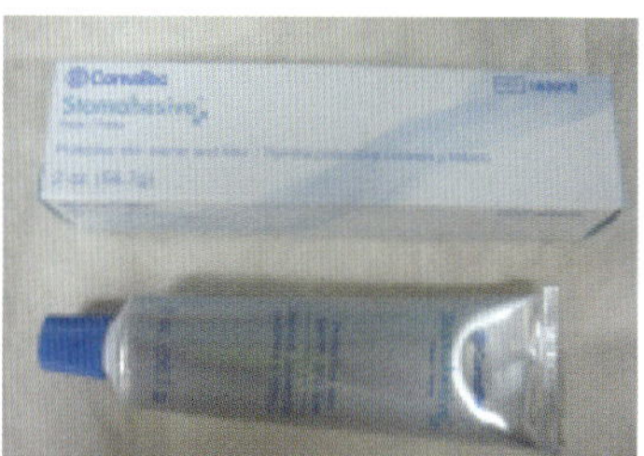

그림 4-18. 피부보호제와 보습제

또 카빌론(Cavilon)(그림 4-19)와 컨바케어(Conva Care) 필름(그림 4-20)은 상처치료 제품은 아니지만 피부를 코팅하여 보호하고 습기로부터 피부를 보호하는 제제로 많이 사용하고 있다.

상처치료기구로 국소음압치료기구를 사용하기도 한다(그림 4-21). '음압치료(Negative Pressure Wound Therapy)'는 상처가 깊거나 장기적으로 치유가 되지 않을 때 상처를 덮은 드레싱 제재 부위에 일정한 음압(흡인력, 125mmHg)을 가하여 상처의 육아조직형성을 촉진시키는 치료방법이다.

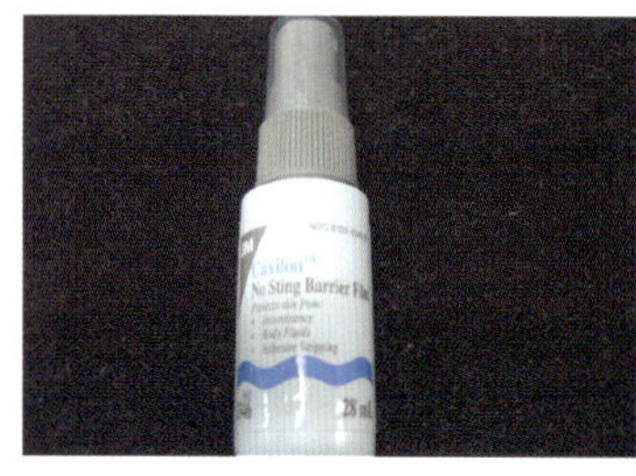

그림 4-19. 피부보호제 Cavilon

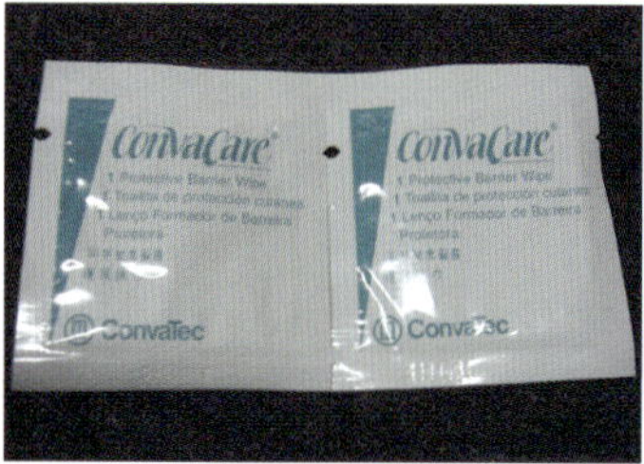

그림 4-20. 피부보호제 Conva care

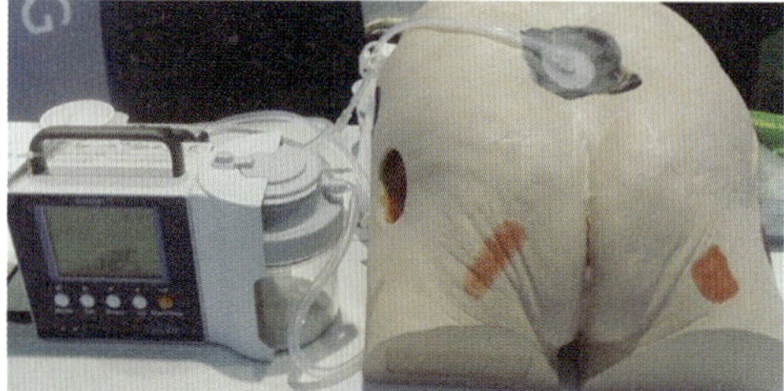

그림 4-21. 국소음압치료기구

표 4-2 드레싱 제품의 특성과 적용

생리적 반응	특성	적용	삼출액	부적합
투명필름 드레싱	· 산소, 수증기 통과 · 물, 세균침입 차단	· 욕창 예방, 1단계 욕창 · 1도 화상, 피부박리 · 정맥주사 부위	소량	삼출물이 있는 상처
하이드로콜로이드 드레싱(형태: 웨이퍼 분말, 연고)	· 웨이퍼(폐쇄드레싱): 물, 세균, 산소 차단, 삼출물 흡수기능 우수	· 2~4단계 욕창 · 피부박리, 피부이식 공여부위, 정맥성 궤양 · 수술봉합 부위, 2도 화상	보통 다량	감염된 상처
하이드로젤 드레싱	· 무정형 · 죽은조직의 자가 분해 촉진	· 죽은조직이 있는 상처 · 감염된 상처, 3도 화상	보통 다량	
칼슘 알지네이트 드레싱	· 삼출물과 접촉 시 젤 형성 · 상처의 패킹 · 지혈, 흡수작용 우수	· 삼출물이 있는 상처 · 피부이식 공여부위 · 3, 4단계 욕창, 감염상처 · 출혈이 있는 상처	다량	

표 4-3 드레싱 종류별 특성

분류	특성	상처관리			특성
		죽은조직 제거	감염	수분균형	
실리콘					· 드레싱 교환 시 외상을 피하기 위해 사용 · 상처 또는 상처 주위 피부가 연약할 때 조직손상을 막기 위해 사용
콜라젠(아교질)					· 치유되지 않는 3, 4단계 욕창에 사용
비접착성	조직 접착성이 낮음	−	−	−	· 구멍으로 배액, 국소항생제 투여 가능
친수성	염분 함유, 수분이 닿으면 고체형 젤로 변환	+	−	+++	· 중등도 삼출물 상처에 적절 · 건조한 상처에 사용 불가
합성	흡수성, 자가분해성을 증가시킨 여러겹 드레싱제	+	−	+++	· 장기간 드레싱 할 때 사용
복합					· 상처 접촉층에 사용하는 드레싱과 이를 고정하기 위한 반접착성/비접착성 테이프로 구성 · 상처 접촉층 성분에 따라 필름, 하이드로콜로이드, 하이드로젤, 알지네이트, 폼, 항균 드레싱제 등으로 분류 · 일차 및 이차 드레싱제로 사용 · 소량이나 중정도 삼출물이 있는 욕창에 사용

분류	특성	상처관리			특성
		죽은조직 제거	감염	수분균형	
거즈					· 공동이 있는 상처에 습윤드레싱이 가능하지 않을 때, 촘촘하게 짜인 거즈드레싱보다는 식염수를 묻힌 촉촉한 거즈로 상처 기저부에 압력이 가해지지 않도록 느슨하게 채움 · 삼출물이 많은 욕창에는 느슨하게 짜인 거즈를 사용하고 삼출물이 적은 욕창에는 촘촘하게 짜인 거즈를 사용 · 삼출물의 흡수를 촉진하기 위해 패킹된 거즈를 자주 교체 · 상처 내에 남아있는 거즈는 감염의 원인이 되므로, 깊은 부분이나 터널을 채우기 위해서는 끊어지지 않는 끈이나 롤 형태의 거즈 사용 · 수분의 증발을 막기 위해서는 바셀린을 묻힌 거즈 사용 · 드레싱 시간이 많이 소요되고 거즈제거 시 통증을 유발하고 정상 조직을 건조하게 하므로, 깨끗하고 개방된 욕창에 사용 안 함 · 상처를 건조하게 하여 치유를 지연시키고 통증, 감염률을 높여 일차 드레싱으로 사용하지 않음
항균	은, 요오드 함유	+	+++	+	〈은 드레싱〉 · 감염되거나 세균의 증식이 심각한 상처에 사용 · 세균수가 줄고 감염이 없어지면 사용을 중단 〈꿀 드레싱〉 · 2, 3단계 욕창에 사용 · 카덱소머요오드 드레싱은 삼출물이 많은 상처에 사용 · 요오드 민감성이 있거나 갑상선 질환자, 큰 공동이 있는 상처에는 사용하지 않음
폼	비접착성 또는 접착성 폴리우레탄 폼, 시트 또는 패킹	−	−	+++	· 삼출물이 있는 2단계 욕창이나 얕은 3단계 욕창에 사용 · 통증이 있는 상처에 사용 · 층밀리기힘(전단력)으로 손상받을 위험이 있는 부위와 상처에 사용 · 공동(cavity)이 있는 상처에 작은 조각으로 만들어서 드레싱 사용 불가
하이드로 파이버 (Hydrofiber)					· 지나친 삼출물을 수직방향으로 흡수하기 때문에 상처 주위 피부의 짓무름을 최소화함 · 동로 등 깊은 상처에 사용된 드레싱 제거 시 제거하기 편함 · 상처표면에 잘 밀착되어 상피화 촉진 · 깨끗한 상처에 습윤드레싱이 필요한 경우에 사용

분류	특성	상처관리			특성
		죽은조직 제거	감염	수분균형	
알지네이트 (Alginate)	지혈효과	++	+	+++	· 보통 또는 다량의 삼출물이 있는 상처에 사용 · 적절한 감염 치료가 동반될 때 감염된 상처에 사용 · 드레싱을 쉽게 제거하기 위해, 필요하다면 세척을 한 후 부드럽게 제거 · 드레싱 교환 시 건조하면 드레싱 교환기간을 연장하거나 다른 드레싱으로 교체
하이드로젤 (수화젤) (hydrogel)	습윤한 환경제공	++	−	+	· 얕고, 소량의 삼출물이 있는 상처에 사용 · 얕은 상처는 시트(sheet)형 젤, 깊은 상처는 형태가 없는 젤 사용 · 건조한 상처, 통증 있는 상처에 사용 · 감염되지 않고 육아조직이 자라는 상처에 사용
하이드로콜로이드 (Hydrocolloid)	젤라틴, 당분 등 함유, 폴리우레탄 필름으로 폐쇄형	+++	−/+	++	· 감염되지 않고 깨끗한 2단계 욕창이나 얕은 3단계 욕창에 사용 · 공동이 있는 깊은 상처는 채우는 드레싱으로 공간을 채운 후 사용 · 마찰이나 테이프로 인한 손상 위험이 있는 경우, 피부 보호용으로 사용 · 연약한 피부의 손상을 줄이기 위해 조심스럽게 제거
필름	반투과성 접착성, 물과 세균은 투과되지 않음	+	−	−	· 마찰에 의한 욕창 예방, 드레싱 고정, 이차 드레싱 · 마찰 또는 테이프로부터 손상의 위험이 있을 때 피부 보호용으로 사용 · 면역이 억제된 환자가 아닐 때, 자가분해 죽은조직 제거에 사용 · 연약한 피부의 손상을 줄이기 위해 조심스럽게 제거 · 채우는 드레싱의 이차 드레싱으로 사용 · 젤 또는 연고 위에 덮는 드레싱으로 사용 불가 · 삼출물이 많은 상처에 사용 불가

+: 적절, −: 부적절 / 출처: RNAO, 2007, NPUAP & EPUAP, 2009.

2 상처배액 간호

배액(drainage)은 상처의 분비물을 관을 통하여 제거하는 것이다.

1) 상처배액 종류

(1) 헤모백

헤모백(Hemovac)은 폐쇄배액법(close drainage system)으로 200, 400, 800mL의 배액통을 연결하여 진공흡인으로 분비물을 상처 밖으로 당겨 제거하게 된다. 헤모백(그림 4-22)는 통에서 분비물을 비운 후, 손으로 눌러 음압으로 흡인시키는 기구로서 척추, 볼기(둔부), 유방절제술, 두경부, 회음부 등 다량의 분비물이 배액되는 수술상처에 사용된다. 배액관은 수술 시 상처에 삽입되며, 수술 후 보통 3~7일 정도 사용한다. 간호사는 상처흡인 유지에 책임이 있으며, 육아조직 형성으로 배액이 잘 안 되는 삼출물 배액을 도와 상처치유를 촉진시키도록 한다. 양방향 체계(two-way system)이므로 배액주머니를 비울 때에는 배액관을 잠근 후 배액주머니를 열어야 한다.

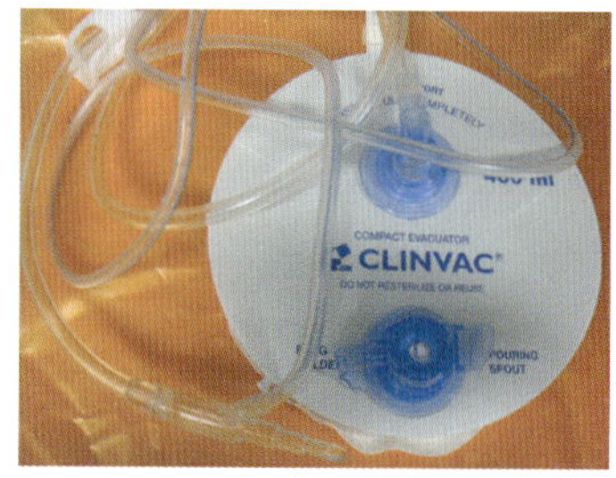

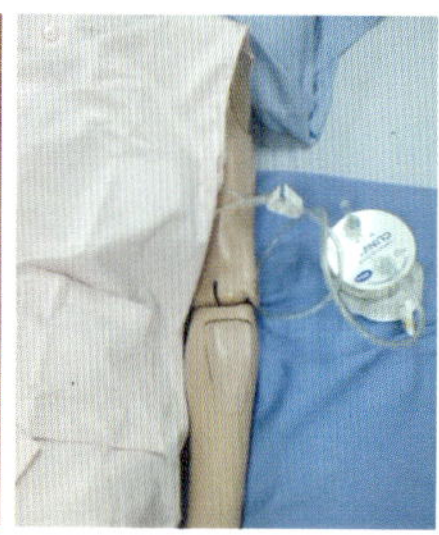
그림 4-22. 헤모백

(2) J-P 흡인백(drain)

J-P(Jackson-Pratt) 흡인백은 수술부위의 과도한 배액을 흡인하기 위해 실리콘으로 만든 원형의 폐쇄배액 기구이다(그림 4-23). 보통 100~200mL 용기로 되어 있다. 보통 일방향 체계(one-way system)이므로 배액관을 잠그지 않고 배액주머니를 비워도 배액이 역류되지 않는다. 헤모백보다 음압이 더 크다.

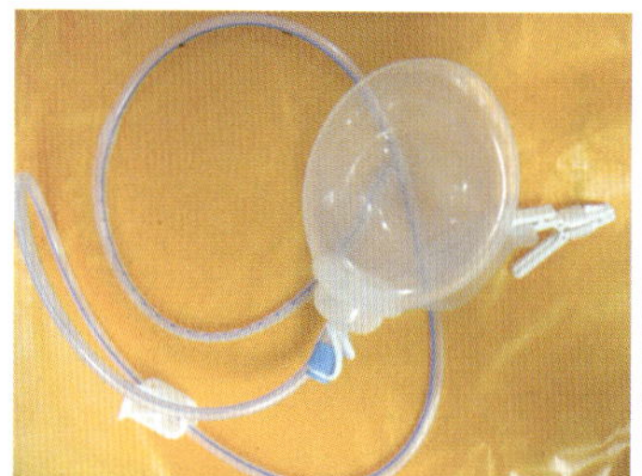
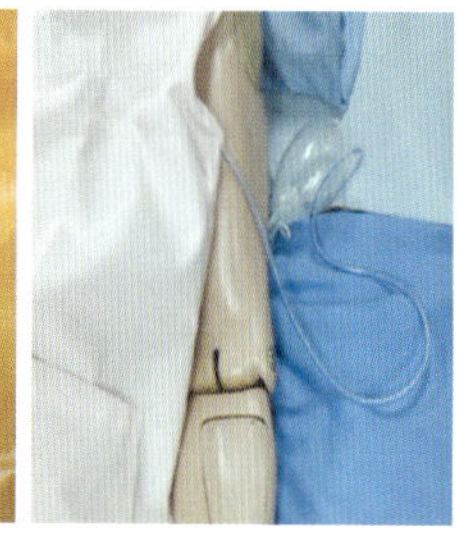
그림 4-23. J-P 흡인백

(3) 펜로즈 배액관

펜로즈(Penrose) 배액관은 개방배액법(open drainage system)으로 상처 부위의 옆쪽을 절개하여 배액관을 삽입한 후, 배액관 끝 부위에 안전핀을 꽂아 상처 내부로 미끄러져 들어가는 것을 방지한다. 튜브는 최소 2인치 정도 나오도록 남겨둔다. 펜로즈 배액관(그림 4-24)는 납작하고 유연한 고무, 실리콘 또는 플라

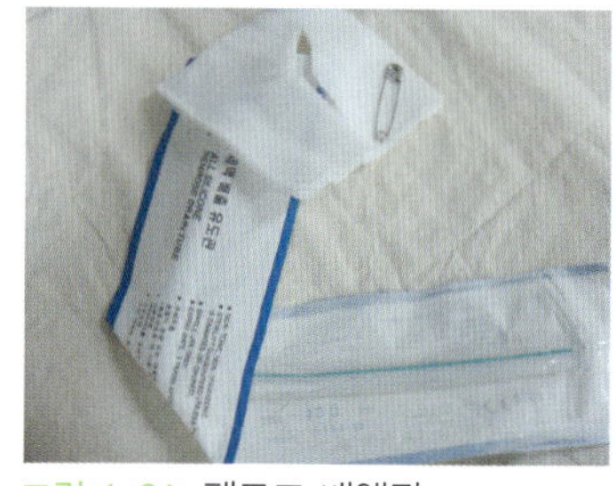
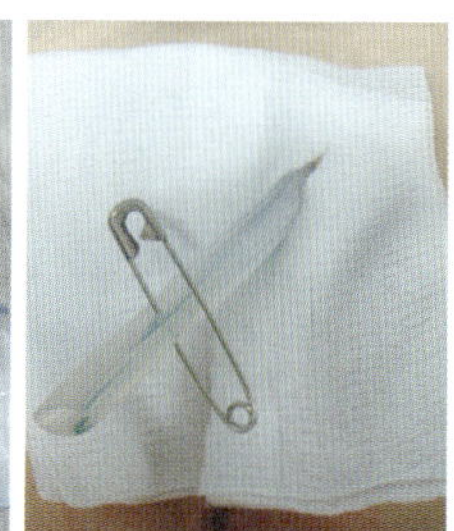
그림 4-24. 펜로즈 배액관

스틱 제품이며, 배액관이 하나 또는 여러 개로 열려 있는 배액관 등이 있다.

2) 상처배액간호(펜로즈배액관 간호)

목 적

- 수술 상처로부터 많은 양의 배액을 흡인하여 상처 치유를 증진한다.
- 배액을 통하여 감염의 위험과 피부의 손상을 감소시킨다.

준비물

- 상처 드레싱 교환 재료, 소독솜, 멸균안전핀, 복대, 멸균가위, 멸균장갑, 일회용 장갑(poly glove)

방 법

절차	이론적 근거
1. 물과 비누로 40~60초 동안 손위생을 실시한다(또는 알코올이 첨가된 손소독제를 사용하여 20초 이상 손소독을 실시).	• 미생물의 전파를 방지한다.
2. 필요한 물품을 준비한다.	
3. 준비한 물품을 가지고 대상자에게 간호사 자신을 소개한다.	
4. 손소독제로 손위생을 실시한다.	• 대상자와의 신체접촉 전 미생물의 전파를 방지한다.
5. 대상자의 이름, 등록번호, 생년월일 중 두 가지를 개방형으로 묻고 대답을 들은 후 대상자의 입원팔찌와 대조하여 대상자(이름, 등록번호)가 정확한지 확인하며 환자리스트(또는 처방지)와도 대조하여 대상자를 재확인한다.	• 안전한 간호를 위해 대상자를 정확히 확인하기 위함이다.
6. 침상을 높이고 간호하는 쪽 침상난간을 내린다.	
7. 오염된 드레싱을 버릴 오염물 분리수거 용기를 손이 닿는 위치에 놓는다.	
8. 멸균 드레싱 세트를 펼친다.	
9. 손소독제로 손위생을 실시한다.	• 대상자와의 신체접촉 전 미생물의 전파를 방지한다.
10. 일회용 장갑을 착용한다.	
11. 대상자 피부에서 테이프를 제거할 때 절개된 상처 쪽으로 당긴다.	
12. 오염된 드레싱을 제거하여 오염물 분리수거 용기에 넣고 일회용 장갑도 버린다.	
13. 감염이나 치유의 징후에 대해 상처를 면밀히 관찰한다.	

절차	이론적 근거
14. 손소독제로 손위생을 실시하고 멸균장갑을 착용한다.	• 대상자와의 신체접촉 전 미생물의 전파를 방지한다.
15. 배액관이나 흡인 튜브가 움직이지 않도록 주의한다.	
16. 배액관 주위를 세척액으로 닦아준 후 생리식염수로 깨끗이 닦는다.	
17. 배액관 주위를 닦을 때 중심부에서 바깥쪽으로 움직이며 닦는다.	
18. 한 번 닦은 소독솜은 비닐주머니에 버린다.	
19. 필요한 만큼 배액관을 당긴다.	
a. 멸균겸자로, 처방된 길이만큼 배액관을 당긴다.	
b. 안전핀을 피부수준으로 옮긴다. 펜로즈 배액관의 안전핀이 더러워져 있다면 멸균안전핀으로 교환한다.	• 안전핀은 배액관이 상처 속으로 미끄러져 들어가는 것을 막는다.
c. 당겨낸 부분의 배액관을 멸균가위로 잘라낸다. 바깥에 나와 있는 배액관의 길이는 5cm 정도는 남겨둔다.	• 배액관이 상처를 개방하는 것을 방지한다.
20. 배액관 주위를 마른 멸균 4×4 거즈와 외과용 패드로 드레싱한다.	
21. 장갑을 벗어 오염물 분리수거 통에 버린다.	
22. 드레싱을 테이프로 고정하고, 붕대나 바인더를 다시 묶는다.	• 배액이 역행되는 것을 방지한다.
23. 드레싱 폐기용 비닐주머니와 물품들을 치운 후, 물과 비누로 40~60초 동안 손위생을 실시한다(또는 알코올이 첨가된 손소독제를 사용하여 20초 이상 손소독을 실시).	• 미생물의 전파를 방지한다.
24. 대상자의 체위를 편안하게 해준다.	
25. 침상을 낮추고 침상난간을 올린다.	
26. 상처의 상태, 간호 및 치료 내용, 대상자의 반응 등을 기록한다.	• 정확한 기록은 대상자의 상태에 대한 올바른 정보를 제공하여 치료의 연속성을 제공한다.

3) 상처배액체계의 유지

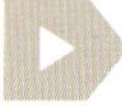

목 적

• 수술 상처로부터 많은 양의 배액을 흡인하여 상처 치유를 증진한다.
• 배액을 통하여 감염의 위험과 피부의 손상을 감소시키고, 드레싱 교환 횟수를 줄인다.

준비물

- 소독솜, 눈금 있는 용기, 섭취 및 배설량(I/O) 침상 옆 기록지, 상처드레싱 교환재료, 처방된 멸균세척용액(필요시), 일회용 장갑(poly glove), 멸균장갑, 방수포, 헤모백 또는 Jackson-Pratt(J-P) 흡인백

방 법

절차	이론적 근거
1. 물과 비누로 40~60초 동안 손위생을 실시한다(또는 알코올이 첨가된 손소독제를 사용하여 20초 이상 손소독을 실시).	• 미생물의 전파를 방지한다.
2. 필요한 물품을 준비한다.	
3. 손소독제로 손위생을 실시한다.	• 대상자와의 신체접촉 전 미생물의 전파를 방지한다.
4. 대상자의 이름, 등록번호, 생년월일 중 두 가지를 개방형으로 묻고 대답을 들은 후 대상자의 입원팔찌와 대조하여 대상자(이름, 등록번호)가 정확한지 확인하며 환자리스트(또는 처방지)와도 대조하여 대상자를 재확인한다.	• 안전한 간호를 위해 대상자를 정확히 확인하기 위함이다.
5. 일회용 장갑을 착용한다.	
6. 배액 기능을 점검하며, 흡인백을 비운다. a. 배액이 잘 되고 있는지, 배액관이 꼬이거나 접혀 있지 않은지, 덩어리지거나 막힌 부분이 없는지를 확인한다. b. 배액관 삽입부위 dressing 상태(clean, oozing, bleeding)를 확인한다. c. 흡인백을 안전하게 잡고 소독솜으로 배출구 부위를 닦은 후 클램프(clamp)로 흡인관을 잠그고 뚜껑을 연다. d. 흡인백을 거꾸로 들어 눈금 있는 용기에 분비물을 붓는다. e. 소독솜으로 배출구와 뚜껑을 닦는다.	
7. 흡인백을 완전히 눌러 음압이 유지된 상태에서 닫는다.	• 상처 흡인백 속에 음압을 주어 흡인력이 생기도록 한다.
8. 흡인관의 클램프를 열어서 배액여부를 확인한다.	
9. 배액용 측정컵에 배액물의 양상(양, 색깔 등)을 확인한다.	• 상처 치유 과정과 감염 상태에 관한 정보를 얻는다.
10. 배액관이 꼬이거나 당겨지지 않고 흡인용기가 상처 부위보다 아래에 위치하도록 고정한다.	
11. 감염성 폐기물 용기에 배액물을 버린 후 측정컵을 물로 헹군다.	
12. 장갑을 벗어 의료폐기물 용기에 버린다.	
13. 대상자의 체위를 편안하게 해주고 물품을 정리한다.	

절차	이론적 근거
14. 물과 비누로 40~60초 동안 손위생을 실시한다(또는 알코올이 첨가된 손소독제를 사용하여 20초 이상 손소독을 실시).	• 미생물의 전파를 방지한다.
15. 배액 기능, 배액의 양과 특성, 대상자의 반응 등을 기록한다.	• 정확한 기록은 대상자의 상태에 대한 올바른 정보를 제공하여 치료의 연속성을 제공한다.

3 상처 세척

목 적

- 상처의 죽은조직과 이물질이나 분비물을 씻어낸다.
- 온 · 냉요법을 적용하여 상처 치유를 촉진시킨다.
- 상처 부위에 항생제 등의 약물을 주입한다.
- 상처와 주위 피부의 청결을 유지한다.
- 수술 준비를 하기 위함이다.

준비물

- 멸균 세척세트(멸균용기, 세척기, 곡반), 세척액(멸균생리식염수 또는 처방된 용액/약물), 멸균장갑, 일회용 장갑, 멸균 드레싱 세트, 멸균거즈, 오염물 분리수거 용기, 방수포, 주사기, 멸균카테터, 외과용 패드, 가운, 보안경

방 법

절차	이론적 근거
1. 물과 비누로 40~60초 동안 손위생을 실시한다(또는 알코올이 첨가된 손소독제를 사용하여 20초 이상 손소독을 실시).	• 미생물의 전파를 방지한다.
2. 필요한 물품을 준비한다.	
3. 준비한 물품을 가지고 대상자에게 간호사 자신을 소개한다.	
4. 손소독제로 손위생을 실시한다.	• 대상자와의 신체접촉 전 미생물의 전파를 방지한다.
5. 대상자의 이름, 등록번호, 생년월일 중 두 가지를 개방형으로 묻고 대답을 들은 후 대상자의 입원팔찌와 대조하여 대상자(이름, 등록번호)가 정확한지 확인하며 환자리스트(또는 처방지)와도 대조하여 대상자를 재확인한다.	• 안전한 간호를 위해 대상자를 정확히 확인하기 위함이다.

절차	이론적 근거
6. 대상자에게 목적과 절차에 대해 설명한다.	
7. 방문을 닫고 침상커튼을 쳐준다.	
8. 세척액의 온도를 확인한다. 32.2~35℃의 멸균생리식염수 또는 처방된 용액을 사용한다.	• 세척액의 온도가 너무 높으면 조직 손상의 우려가 있으며 너무 차가우면 오한과 불편감을 느끼게 한다.
9. 오염물 분리수거 용기를 손 닿는 곳에 놓는다.	
10. 손소독제로 손위생을 실시한다.	• 대상자와의 신체접촉 전 미생물의 전파를 방지한다.
11. 일회용 장갑을 착용한다.	
12. 대상자의 상처 부위에 세척액을 흘려보낼 수 있는 체위를 취해준 후 세척 부위를 노출하고 방수포를 깔아둔다.	• 오염이 적게 된 부위에서 많이 된 부위로 중력을 이용하여 세척액을 흘려보낸다.
13. 세척할 부위의 드레싱을 제거하여 오염물 분리수거 통에 버린 후, 상처 부위를 사정하고 필요에 따라 무균술을 사용하여 부위를 닦아내고 분비물을 제거한다.	
14. 분비물의 상태, 양, 냄새, 색깔 등을 사정하고 상처를 관찰한다.	• 상처 치유 과정과 감염 상태에 관한 정보를 얻는다.
15. 오염된 일회용 장갑을 뒤집어 벗어 오염물 분리수거 용기에 버린다.	
16. 외과적 무균술을 사용하여 드레싱 세트와 세척 세트를 연다.	
17. 상처 부위에 따라 200~500mL 정도의 따뜻한 세척액을 세척용기에 따른다.	
18. 손소독제로 손위생을 실시한다.	• 대상자와의 신체접촉 전 미생물의 전파를 방지한다.
19. 멸균장갑을 착용한다.	
20. 상처 안으로 세척액을 소량 흘려보내며 대상자에게 용액의 온도가 적절한지 물어본다.	• 상처 세척 부위는 주위 조직보다 더 예민하고 대상자마다 온도에 대한 내성이 다르다.
21. 세척용 tip이 부착된 주사기를 사용할 경우 [그림 4-25]와 같이 주사기 tip을 상처 주변 정상조직에 가볍게 밀착시킨다.	• 너무 강하고 빠르게 주입하여 세척하면 조직 손상이 일어날 수 있다.
22. 상처가 깨끗해질 때까지 계속한다.	
23. 상처 세척을 다 마친 후, 잠시 동안 대상자를 그대로 있게 한다.	• 상처 조직에 남아있는 잔여 배액을 위함이다.
24. 마른 멸균거즈로 상처 부위의 용액을 건조시킨다.	
25. 필요에 따라 적합한 드레싱, 흡수패드를 대주고 환의, 침구 등을 교환해주고 편안한 자세로 쉴 수 있도록 도와준다.	

절차	이론적 근거
26. 오염된 물품은 병원의 방침에 따라 처리한다.	
27. 물과 비누로 40~60초 동안 손위생을 실시한다(또는 알코올이 첨가된 손소독제를 사용하여 20초 이상 손소독을 실시).	• 미생물의 전파를 방지한다.
28. 간호기록지에 세척한 상처 조직의 양상, 배액의 양상, 세척결과, 드레싱교환, 대상자의 반응 등을 기록한다.	• 정확한 기록은 대상자의 상태에 대한 올바른 정보를 제공하여 치료의 연속성을 제공한다.

A

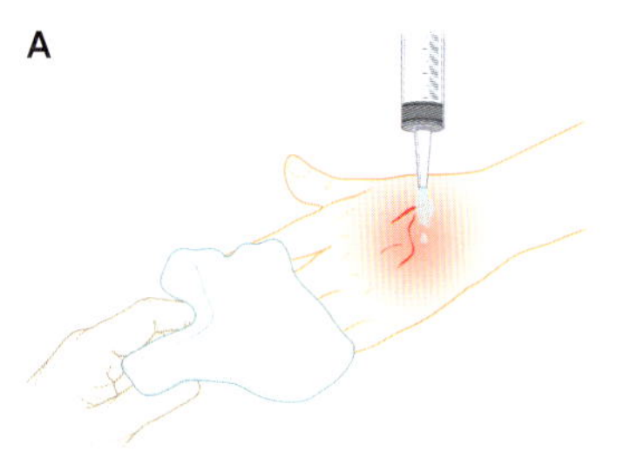

B

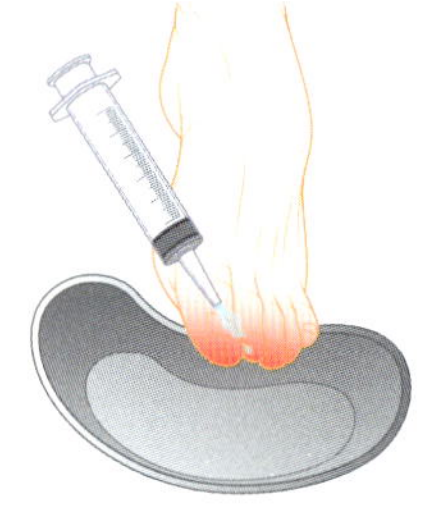

그림 4-25. 주사기를 이용한 상처세척

4 욕창 간호

1) 정의

욕창(pressure injury pressure ulcer, decubitus)은 뼈 돌출 부위나 의료기구와 관련된 부위의 피부 또는 연조직의 국소적 손상이다. 이러한 손상은 완전해 보이는 피부나 개방된 욕창으로 보일 수 있고 통증을 동반하기도 한다. 이 손상은 집중되거나 장기간 지속된 압력, 층밀리기힘(전단력, shearing force)과 동반된 압력의 결과로 발생한다. 압력과 층밀리기힘(전단력)에 대한 내구성은 미세환경과 영양, 조직관류, 동반 질환, 연조직의 상태에 의해 영향을 받을 수 있다(NPUAP, 2016).

피부에 압력(32mmHg, 모세혈관이 폐쇄되는 압력)이 주어질 때 허혈(ischemia)이 발생된다. 이 압력은 작은 말초 혈관이 조직에 혈액을 공급하는 압력보다 클 때 일어난다. 이런 압력이 완화되지 않고, 약 90분가량 지속되면 비가역적인 조직 손상을 초래할 수 있다.

2) 욕창의 단계

욕창의 단계에는 1–4단계, 단계 미상의 욕창과 심부조직의 욕창이 있다.

표 4-4 주요 욕창위험 사정도구

욕창의 단계	단계에 대한 정의와 설명	그림
욕창의 1단계 (Non–blanchable erythema of intact skin)	정상적인 피부에 홍반이 있으나 이 홍반은 손가락으로 불렀을 때 창백해지지 않는 것이 특징이다. 손가락으로 눌렀을 때 창백해지는 홍반이나 감각, 온도 등의 변화가 먼저 나타날 수 있다. 하지만 보라색의 피부색 변화는 이에 해당하지 않으며, 심부조직 손상을 나타내는 것일 수도 있다.	Stage 1 Pressure Injury – Darkly Pigmented Blanchable vs Non-Blanchable Blanchable Non-Blanchable
욕창의 2단계 (Partial–thickness skin loss with exposed dermis)	진피가 노출되는 정도로 피부 두께의 일부가 소실된 상태이다. 상처의 기저부는 약하고 핑크색 또는 붉은색이며 습하고 터지거나 터지지 않은 물집이 동반될 수 있다. 지방과 심부조직은 관찰되지 않는다. 육아조직과 딱지, 흉은 나타나지 않는다. 이 손상은 주로 미세환경의 부작용과 볼기(둔부)와 발꿈치 피부의 층밀리기힘(전단력)에 의해 발생한다. 이 단계의 욕창은 실금으로 인한 피부염(incontinence associated dermatitis, IAD)을 포함하는 습기관련 피부손상(moisture associated skin damage, MASD)이나 의료용 접착제품 관련 피부손상, 외상성 상처 등과는 다르다.	Stage 2 Pressure Injury
욕창의 3단계(Full–thickness skin loss)	피부의 전 층이 소실된 상태로, 지방이 보이거나 육아조직과 상처가장자리의 말림(rolled wound edge)이 종종 보인다. 딱지나 흉이 보일 수 있지만 근막이나 근육, 인대, 연골, 뼈 등은 노출되지 않는다. 만일 딱지나 흉으로 인해 조직 소실의 범위가 불분명한 경우는 단계 미상의 욕창(Unstageable Pressure sore)로 본다.	Stage 3 Pressure Injury

욕창의 4단계 (Full-thickness skin and tissue loss)	전 층의 피부와 조직 손실로 근막과 근육, 인대, 연골, 뼈가 노출되거나 직접적으로 만져지는 단계이다. 딱지와 흉이 관찰될 수 있고, 상처 가장자리의 말림 현상, 파임 등이 나타난다. 깊이는 해부학적 위치에 따라 다양하며,만일 딱지로 인해 조직 손실의 범위가 불분명한 경우는 단계 미상의 욕창(Unstageable Presure sore)로 본다.	Stage 4 Pressure Injury 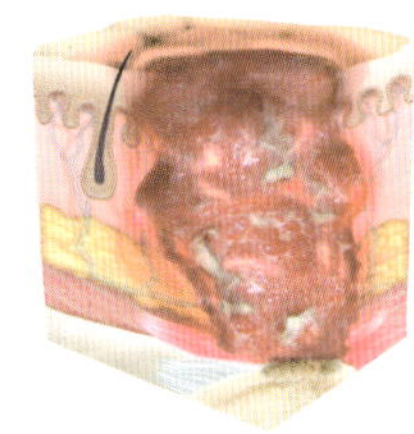
단계 미상의 욕창 (Obscured full-thickness skin and tissue loss)	피부 전 층과 조직손실의 범위가 딱지 등으로 인해 불분명하다. 만일 딱지가 제거된다면 3단계 4단계 욕창으로 밝혀질 것이다. 발뒤꿈치나 허혈성 상 · 하지에 있는 안정된 상태의 딱지는 제거하지 말고 그대로 두어야 한다.	Unstageable Pressure Injury - Dark Eschar 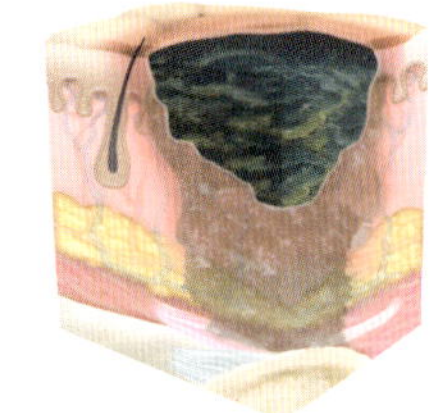 Unstageable Pressure Injury - Slough and Eschar 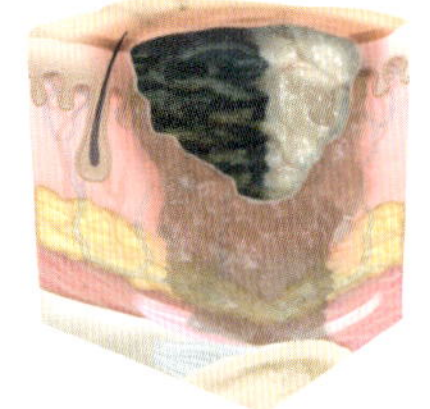
심부조직 욕창 (Persistent non-blanchable deep red, maroon or purple discoloration)	피부가 온전하거나 온전하지 않지만 손가락으로 눌렀을 때 창백해지지 않는 홍반이나 갈색, 보라색의 깊은 피부색 변화이다. 피부색의 변화에 앞서 통증과 온도변화가 나타나기도 한다. 색의 변화는 깊은 피부를 가진 경우 다르게 나타날 수 있다. 이 손상은 뼈와 근육의 접촉면에서 장기화되고 집중력인 압력이 가해지거나 층밀리기힘(전단력)이 작용할 때 발생한다.이 상처는 급격하게 실질적 조직손상으로 이어지거나 혹은 조직손실 없이 해결될 수도 있다.만일 죽은조직이나 피하조직, 육아조직, 근막, 근육 또는 기타 다른 구조가 보이게 되면, 이는 3, 4단계와 같이 피부의 전층 손상을 의미한다.	Deep Tissue Pressure Injury 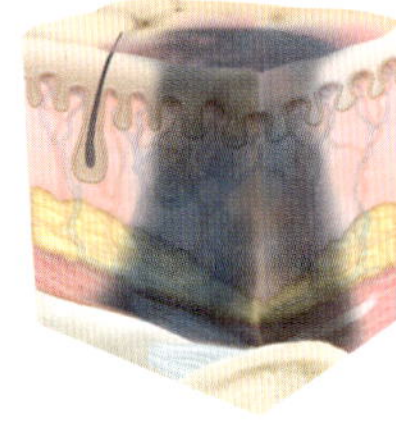
기타: 의료기구로 인한 욕창	이는 욕창의 원인에 관한 정의로, 진단적 혹은 치료적 목적의 의료기구 사용에 기인한 욕창이다. 이러한 손상은 욕창 단계에 따라 분류해야 한다.	
기타: 점막의 욕창	손상 부위에서 의료기구를 사용함에 따라 점막에서 발견되는 욕창으로, 조직의 해부학적 구조로 인해 욕창단계를 정의할 수 없다.	

출처: Edsberg, Laura E.; Black, Joyce M.; Goldberg, Margaret; McNichol, Laurie; Moore, Lynn; Sieggreen, Mary Revised National Pressure Ulcer Advisory Panel Pressure Injury Staging System, Journal of Wound, Ostomy and Continence Nursing: November/December 2016 - Volume 43 - Issue 6 - p 585-597 doi: 10.1097/WON.0000000000000281

3) 사정

(1) 욕창위험 사정

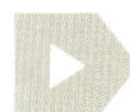 욕창위험 사정

번호	수 행 항 목	잘함 3	보통 2	부족 1
1	물과 비누로 40~60초 동안 손위생을 실시한다(또는 알코올이 첨가된 손소독제를 사용하여 20초 이상 손소독을 실시).			
2	필요한 물품을 준비한다.			
3	준비한 물품을 가지고 대상자에게 간호사 자신을 소개한다.			
4	손소독제로 손위생을 실시한다.			
5	대상자의 이름, 등록번호, 생년월일 중 두 가지를 개방형으로 묻고 대답을 들은 후 대상자의 입원 팔찌와 대조하여 대상자(이름, 등록번호)가 정확한지 확인하여 환자리스트(또는 처방지)와도 대조하여 대상자를 재확인한다.			
6. 욕창위험도 평가(Braden scale)				
6-1	감각을 확인한다(압력과 관련된 불편함에 대하여 반응하는 능력).			
6-2	피부가 습기에 노출된 정도를 확인한다.			
6-3	신체활동, 보행 등 활동 정도를 확인한다.			
6-4	체위를 변경하고 조절하는 능력을 확인한다.			
6-5	음식 섭취 등 영양을 확인한다.			
6-6	침상 위 이불에 의한 마찰과 엇밀림을 확인한다.			
6. 욕창위험도 평가(Norton scale)				
6-1	전반적인 신체상태를 확인한다.			
6-2	정신(의식)상태를 확인한다.			
6-3	보행 시 활동정도를 확인한다.			
6-4	기동성 제한 정도를 확인한다.			
6-5	실금 유무와 정도를 확인한다.			
7	대상자에게 불편감이 있는지 확인한다.			
8	사용한 물품을 정리한다.			
9	물과 비누로 손위생을 실시한다(또는 알코올이 첨가된 손소독제를 사용하여 20초 이상 손소독을 실시).			

번호	수 행 항 목	잘함 3	보통 2	부족 1
10	수행 결과를 간호기록지에 기록한다. 1) 사정내용(욕창위험도 평가점수) 2) 수행내용			
	합계			

(2) 주요 욕창위험 사정도구의 특성

표 4-5 주요 욕창위험 사정도구

사정도구	구성요소	점수
Braden	감각지각, 습기, 활동성, 이동, 영양, 마찰/층밀리기힘(전단력)	6~23점 낮을수록 욕창위험 증가 • 저위험: 15~18점 • 중위험: 13~14점 • 고위험: 10~12점, 초고위험: 9점 이하
Norton	신체상태, 정신상태, 활동, 움직임, 실금	5~20점 낮을수록 욕창위험 증가 • 저위험: 18점 이상, 중위험: 14~18점, • 고위험: 10~14점, 초고위험: 10점 이하
Waterlow	키에 따른 체중, 피부상태, 성별, 연령, 실금, 움직임, 식욕, 약물복용, 기타(조직 영양결핍, 신경학적 장애, 대수술 또는 손상)	1~64점 높을수록 욕창위험 증가 • 중위험: 10점 이상 • 고위험: 15점 이상 • 초고위험: 20점 이상

* 출처: Chou 등, 2013.

(3) 피부/ 욕창상처 사정

방 법

절차	이론적 근거
1. 욕창의 위험이 있는 환자에게 발적이 있는지 정기적으로 피부를 관찰한다.	• 피부의 상태를 사정하는 것은 압박으로 인한 손상이 있는지 확인하는데 중요하다.
2. 피부색이 짙은 대상자는 피부 발적 외에 추가로 국소 부위의 열감, 부종, 경결을 포함하여 사정한다.	• 피부가 검은 대상자에서 1단계 욕창과 깊은 조직손상, 의심 욕창은 육안으로 판단하기 어렵다. 따라서, 피부의 온도, 색깔, 조직의 경도, 피부가 온전할 때 손상받은 부위와 정상조직과의 통증 등의 차이를 평가한다.
3. 적어도 매주 욕창상처의 상태를 사정한다.	• 초기 합병증이나 치료 계획 변경의 필요성 여부 등을 사정하기 위해 매주 욕창상처를 사정하고, 욕창의 상태는 빠르게 변할 수 있으므로 적어도 2주마다 욕창상처의 치유상태를 파악한다.
4. 욕창상처 사정에는 다음 내용을 포함한다. • 해부학적 위치 • 상처 크기(길이, 너비, 깊이 등) • 잠식과 공동로(터널)의 유무 • 욕창단계 분류 • 욕창상처 기저부 • 삼출물 특성(양상, 양 등) • 상처 가장자리 • 상처 주위 피부 • 상처 보유 기간 • 통증 유무와 특성 • 감염 유무와 특성	• 상처의 크기는 • ① 가장 긴 길이×가장 긴 너비 또는 • ② 머리–발 길이와 양 옆 너비로 측정한다. 삼출물의 특성은 삼출물 양상과 양을 평가하는데, 양상은 혈액성, 장액성, 화농성, 부패성 등으로 구분하고, 삼출물의 양은 없음, 축축한, 적은, 중등도 또는 많은 양의 삼출물 등으로 구분한다. • 감염이 있는 경우 감염의 특성으로 홍반, 부종, 냄새, 화농성 또는 부패성 냄새의 삼출물, 증가한 궤양 통증과 삼출물, 열, 약하거나 불규칙적인 육아 조직 등을 확인한다(Bates–Jensen, 1997; Gardners, Frantz, & Doebbeling, 2001 in WOCN, 2010).
5. 욕창상처의 치유 정도는 욕창치유 사정도구를 이용하여 평가한다. 욕창치유를 사정하기 위한 도구(Bates–Jensen Wound Assessment Tool; BWAT, Pressure Ulcer Scale for Healing; PUSH)	

절차	이론적 근거
6. 욕창상처의 상태에 대해 기록한다.	• 기록은 제공되는 간호, 간호의 연속성과 효과, 대상자의 건강 상태에 대한 자신의 인식을 반영하는 필수적인 의사소통 방식이며 간호사와 다른 건강관리팀원들이 향후 대상자의 관리 방법을 결정하게 도와준다(College of Nurses of Ontario, 2004; RCN, 2000 in RNAO, 2011). 항상 모든 피부변화는 즉시 기록되어야 하며 상태를 포함하여 어떠한 중재를 하였는지를 반드시 기록한다(RNAO,2007; RNAO, 2011).

* 출처: 병원간호사회, 근거기반 임상간호실무지침 욕창간호

(4) 욕창사정 내용(MEASURE)

표 4-6 욕창사정 내용

사정도구	구성요소	점수
Measure(측정)	길이, 너비, 깊이, 면적	• 상처 표면적, 깊이의 증감
Exudate(삼출물)	양, 질	• 양의 증감 • 농(purulence)의 증감
Appearance(외양)	상처 기저부 모습, 조직 유형, 양	• 육아조직의 증감 • 죽은조직의 증감 • 육아조직의 부서짐
Suffering(통증)	대상자가 호소하는 통증 점수	• 상처 관련 통증의 개선 또는 악화
Undermining(잠식)	유무	• 잠식정도의 증감
Re-evlauate(재평가)	1~4주마다 정기적으로 평가	• 평가 결과를 대상자 의무기록지에 시간적 순서에 따라 기록
Edge(가장자리)	상처 가장자리와 주변 피부의 상황	• 발적 또는 경결 유무 • 짓무름(maceration) 유무

4) 예방과 관리를 위한 간호중재

(1) 피부관리

방 법

절차	이론적 근거
1. 욕창 예방을 위해 욕창위험이 있는 피부는 마사지를 하지 않는다.	• 혈류를 증가시키고 조직을 유연하게 하며, 부교감신경을 활성화시키고 근육통을 저하시키는 효과가 있기 때문에 욕창 예방법으로 사용되어왔지만 급성 염증이 있는 경우, 혈관이 손상된 경우 피부를 약화시킬 수 있다(Holey & Cook, 2003 in NPUAP & EPUAP, 2009).
2. 욕창위험이 있는 피부를 강하게 문지르지 않는다.	• 피부를 강하게 문지르는 경우 마찰이 발생하며 이는 통증을 유발할 뿐 아니라 약한 조직을 손상시키고 염증을 초래할 수 있다(NPUAP & EPUAP, 2009).
3. 피부 손상의 위험을 줄이기 위해 건조해진 피부에 보습제를 사용한다.	• 피부 건조는 중요한 위험요인이다.

(2) 실금/실변관리

방 법

절차	이론적 근거
1. 대상자에게 맞는 배뇨와 배변관리를 계획하고 적용한다.	• 요실금이 있는 경우 피부수분은 욕창발생 요인이 된다(Calmak, Gul, Ozer, Yigit, & Goun, 2009; Stechmiller 등, 2008).
2. 실금으로 오염된 피부는 적정 산도(pH 4.5~6.5)를 유지하는 세척제, 부드러운 티슈나 천을 사용하여 자극되지 않도록 세척한다.	• 일반 비누는 피부를 건조하게 하고 알칼리성으로 만들어 조직 손상의 위험성을 높인다. 미온수로 마찰 없이 자극적이지 않고 예민한 피부용, pH 균형 잡아주는 헹구지 않는 피부 청결제로 피부를 닦아 깨끗하게 건조시킨다.

절차	이론적 근거
3. 피부를 보호하기 위해 피부 세척 후 피부보습제, 피부보호크림, 보호필름을 사용한다.	• 건조한 피부손상이 욕창위험을 증가시킬 수 있으므로 피부의 보습관리가 필요하다.
4. 실금이 있는 경우 흡수성이 좋은 속패드나 실금용 팬티를 사용하되, 실금 여부를 자주 관찰한다. 단, 실금 기저귀는 실금피부염 유발 가능성이 높으므로 권장되지 않는다.	• 모든 요실금 기저귀는 회음부의 수분을 증가시켜 실금피부염을 초래할 수 있으므로 변실금 관리를 위한 사용이 권장되지 않으며, 불가피하게 사용할 경우 실금피부염이 생기지 않는지 회음부 피부를 자주 관찰해야 한다(WOCN, 2010).
5. 심한 실금으로 욕창을 오염시킬 가능성이 있으면 단기간 동안 유치도뇨관 또는 실금관리 기구를 사용한다.	• 소변이나 대변 유출로부터 피부를 보호하기 위한 실금관리 기구를 사용한다. 요실금으로 인해 욕창이 발생할 가능성이 있는 경우 짧은 기간 동안 유치도뇨관을 삽입할 수 있다(WOCN, 2010).

(3) 영양과 수분공급

방 법

절차	이론적 근거
1. 대상자의 영양상태나 영양상태에 영향을 줄 수 있는 요인 등을 사정하며, 이 때 실용적인 영양사정도구를 사용한다.	• 영양공급이 잘 되지 않거나 영양상태가 나빠지면 욕창 발생과 연관이 있을 뿐만 아니라 상처의 치유를 지연시킬 수 있다. • 체중변화와 의미 있는 체중감소(30일 안에 5% 이상의 체중 변화 혹은 180일 내 10% 이상의 체중변화)를 확인하기 위해 개인별 체중 변화 정도를 사정한다(NPUAP & EPUAP, 2009). 현재 평소의 체중, 신장을 기록하여 목표를 설정하거나 체질량 지수를 기록한다(AAWC, 2010). • 스스로 음식을 섭취할 수 있는 능력에 대해 사정한다(NPUAP & EPUAP, 2009). • 욕창위험이 높은 대상자는 정기적으로 영양상태를 파악하기 위한 검사(알부민, 헤마토크릿, 트렌스페린, 총림프구수 등)를 실시한다(AAWC, 2010).

절차	이론적 근거
2. 영양상태, 음식섭취능력, 욕창위험 정도에 맞추어 영양 보충을 계획하고 적용한다.	• 욕창위험이 있는 대상자 또는 욕창을 가진 대상자는 최소 30~35kcal/kg/day의 열량, 1.25~1.5g/kg/day의 단백질, 1ml/kcal/day의 수분을 공급한다(AAWC, 2010; NPUAP & EPUAP, 2009; WOCN, 2010).
3. 대상자에게 영양보충이 필요하다면 간호사, 영양사, 의사 등이 포함된 다학제적 영양관리팀에 의뢰한다.	• 상처가 치유되기 위해서는 보통 영양 요구가 증가하게 된다. 적절한 칼로리를 제공하고 섭취하도록 하여 동화작용을 증진시키고 영양결핍을 조정한다.
4. 급 · 만성 질환자, 수술 후 환자, 영양결핍과 욕창 발생 위험이 있는 환자에게는 일반적 식단과 더불어 고단백 경구영양보충을 고려한다.	• 경구용 영양 보충제(주로 고단백, 205~500kcal, 2~26주 기간)가 일반적인 식단에 비해 상당한 욕창 발생 감소와 관련이 있다고 하였다(stratton 등 2005).

(4) 체위변경

방 법

절차	이론적 근거
① 체위변경 계획	
1. 신체 취약한 부분에 압력이 가해지는 기간과 강도를 줄이기 위해 대상자의 상태에 맞게 개별화된 체위변경 계획을 수립한다.	• 체위변경은 신체의 취약한 부분에 가해진 압력의 강도와 시간을 감소시키기 위해 실시하며 체위변경이 욕창발생률 감소에 효과적임이 확인되었다.
② 체위변경 빈도	
2. 지지표면(support surface)의 유무에 상관없이 주기적으로 체위변경을 실시한다. 이 때, 체위변경 횟수는 대상자의 상태와 지지표면의 특성을 고려하며, 관습적으로 결정하지 않는다.	• 체위변경도 특정한 피부 부위에 압력을 줄 수 있으며, 압력에 대한 개인의 반응에 따라 체위변경 빈도가 달라질 수 있다. 체위변경 횟수를 결정함에 있어 먼저 대상자의 욕창위험을 사정해야 하며, 대상자의 활동 수준이나 조직의 탄성 또한 고려해야 한다.
3. 뼈 돌출 부위는 압력재분산을 위해 해당 부위별로 좀 더 자주 체위변경한다.	

절차	이론적 근거
③ 체위변경 방법	
4. 체위변경으로 특정 부위의 압력이 경감되거나 재분산되도록 한다.	
5. 이전 체위로 인해 붉어진 부위 또는 욕창이 있는 부위로 다시 눕히거나 앉히지 않는다.	
6. 욕창부위가 침대 표면에 직접 닿아 압력을 받지 않도록 한다.	• 압력은 손상 부위 혈류 순환을 방해하게 되어 기존의 궤양을 악화시키거나 치유를 방해한다. 따라서, 욕창부위가 침대 표면에 닿아 압력을 받는 시간을 줄이고 압력재분산 기능이 있는 특별히 디자인된 지지표면을 사용한다.
7. 대상자를 끌지 말고, 필요하면 보조기구(예: 침대난간, 시트 등)를 이용한다.	• 체위변경을 하거나 이동 시 대상자를 끌지 말고, 마찰과 층밀리기힘(전단력)으로 인한 조직 손상을 최소화하기 위한 장비, 체위변경이나 이송방법을 사용하여야 한다.
8. 비창백성 홍반(non-blanchable erythema)이 있는 뼈 돌출 부위가 눌리지 않도록 한다.	• 비창백성 홍반(non-blanchable erythema)은 욕창의 초기 징후로 만일 기존의 비창백 홍반이 있는 뼈 돌출 부위로 체위를 취하게 되면 피부의 혈류를 감소시켜 더욱 심각한 욕창의 원인이 된다(NPUAP & EPUAP, 2009).
9. 발꿈치가 침대 표면에서 떨어지도록 베개나 쿠션을 적용하는 경우 종아리 아래 넓게 적용하여 발목에 압력이 집중되지 않도록 한다.	• 지지기구(쿠션, 베개, 매트리스, 오버레이 등)를 이용하여 압력을 받는 접촉 면적을 넓게 한다. 접촉면이 증가하면 가해지는 압력이 넓게 분산되므로 한 부위에 가해지는 압력의 강도는 줄어들어 뼈 돌출 부위의 압력도 줄일 수 있다(박경희, 2010).
10. 무릎은 약간 구부려 오금정맥의 혈류 흐름이 방해받지 않도록 한다.	• 무릎을 과신전하면 오금정맥(popliteal vein)을 눌러 심부정맥 혈전을 야기한다는 간접적인 근거가 있으므로(Huber & Huber, 2009) 주의하도록 한다.
11. 피부가 접히거나 심하게 당겨지지 않도록 한다.	
12. 의료기기(예: 산소마스크, 튜브 등)가 피부를 누르지 않도록 한다.	• 튜브나 배액관 등 의료기기 위에 신체가 놓여질 수 있는데 이것은 특정 부위에 국소적인 압력을 주어 욕창 발생의 원인이 된다.

절차	이론적 근거
13. 뼈 돌출 부위(예: 무릎, 발목 등)끼리 직접 맞닿지 않도록 베개나 쿠션 등의 지지기구를 사용한다.	• 무릎 등 다리 사이와 뼈 돌출 부위에 쿠션을 대어 신체 선열을 유지하면서 뼈 돌출 부위가 서로 닿지 않도록 한다(박경희, 2010).
14. 온열장비(예: 열패드, 침대온열기 등)가 욕창호발부위나 욕창에 직접 닿지 않도록 한다.	• 열은 대사를 증가시키고 발한을 초래하며 압력에 대한 조직의 내성을 저해한다. 신체의 열이 유지되면 피부 손상을 악화시키고 회복을 저해한다(NPUAP & EPUAP, 2009).
15. 침상머리 부분을 올려야 할 경우 금기가 아니라면 머리와 발을 30° 올린 자세나 엎드린 자세를 하여 층밀리기힘(전단력)을 줄이며, 옆으로 눕힐 때는 큰돌기(대전자)가 직접 닿지 않도록 30° 이하의 옆누움자세(측와위)를 한다.	• 30도 정도 침상 머리를 올리는 것은 압력과 층밀리기힘(전단력)을 감소시킨다(Gray & Smith, 2000 in NPUAP & EPUAP, 2009).
16. 좌위를 하는 경우 엉치(뼈)(천골)와 미골에 압력과 층밀리기힘(전단력)이 가해지므로 침상 머리상승을 피하고, 앉아있는 시간을 제한한다.	• 입원한 환자를 대상으로 바퀴의자(휠체어)에 앉아있는 시간을 2시간 간격으로 제한한 경우에서는 0%, 대상자가 원하는 만큼 앉아있도록 하는 경우는 8.7% 욕창이 발생하였다(NPUAP & EPUAP, 2009).
17. 볼기(둔부)나 큰돌기(대전자)에 욕창이 있는 대상자는 압력관리가 가능한 경우에 제한적으로 좌위를 허용한다.	• 큰돌기(대전자, great trochanter) 부위가 직접적으로 닿는 체위를 피한다. 옆으로 누울 때는 30° 옆으로 기울인 옆누움자세(측와위)를 취한다. 90° 옆누움자세(측와위)보다는 쿠션과 베개를 이용하여 30° 이하의 옆누움자세(측와위)를 취함으로써 골반부위의 접촉면을 넓혀 부위의 조직 두께도 더 두꺼워져 압력이 흡수되고 분산되기 쉽다(NPUAP & EPUAP, 2009).
18. 대상자의 상태가 허용하는 한 가능한 빨리 대상자의 활동량을 증가시킨다.	• 지속적인 운동프로그램은 대상자의 기동성과 활동성을 회복하고 심장 혈관 지구력을 유지시키는데 도움이 된다. 스스로 걷기 어려운 경우 기계의 도움을 받아 계획적으로 보행하거나 서는 것은 좌위가 어려운 좌골과 천골에 욕창이 있는 환자에게 대안이 될 수 있다(NPUAP & EPUAP, 2009).

절차	이론적 근거
19. 체위를 변경할 때마다 새로운 병변은 없는지 확인한다.	• 지지표면(support surfaces)은 접촉면을 최대로 하여 넓은 부위로 체중을 분산시켜 접촉면 압력을 감소시키는 역할을 하며, 이 외에도 각 부위의 하중감소와 미세피부환경(microclimate)을 적절하게 유지하는 기능을 한다.
20. 체위변경 방법, 빈도, 자세, 그리고 체위변경 후 결과에 대한 평가를 기록한다.	
④ 압력 재분산(지지기구 활용)	
21. 지지표면(support surface)은 압력재분산, 층밀리기힘(전단력) 감소, 미세피부환경(microclimate) 조절 등을 목적으로 사용한다.	
22. 지지표면을 결정하기 위해서 대상자 특성과 제품의 특성에 대해 파악한다.	• 대상자 특성은 대상자의 목표, 가치관, 생활양상, 대상자에 미치는 영향(예: 안위 증진, 침상 내 운동성, 이송 용이성, 옷입기와 같은 대상자의 동작 용이성 등), 그리고 간호제공자에게 미치는 영향(예: 기구사용 능숙도, 간호부담 정도 등) 등이다. 제품 특성으로는 압력재분산 기능, 추가적인 낙상방지 장치의 필요, 특별한 린넨 필요 여부, 사용의 용이성, 비용효과성, 환경적 요소(예: 지지기구 위치), 상처의 특성(예: 상처부위, 상처의 수, 추가발생 위험도 등), 그리고 층밀리기힘(전단력)/마찰력 정도이다 (NPUAP & EPUAP, 2009; RNAO, 2007).
23. 지지표면 사용 전과 사용 중에 지지표면이 대상자의 요구에 부합되고, 제대로 작동하는지 지속적으로 확인한다.	• 선택된 지지표면이 대상자에게 어떤 효과를 줄 지 대상자가 사용해 보기 전까지는 판단하기 어렵고 어떠한 지지표면이라도 대상자의 요구에 불충분할 수 있다.

절차	이론적 근거
24. 지지표면사용으로 발생할 수 있는 문제점을 확인하고 예방한다.	• 정적인 지지표면은 움직임이 없는 기구로 압력분산 매개체는 공기, 물, 젤 등으로 이루어져 있으며, 매트리스나 쿠션 등이 이에 속한다. 동적 지지표면은 압력분산 매개체를 선력에 의해 팽창 또는 압축시키며 작동하는 것으로 매개체는 주로 공기이며, 이것이 기구 내에서 팽창과 압축을 반복하며 압력을 완화시킨다. 주로 스스로 움직이지 못하나, 악액질 또는 비만이 심한 환자에게 적합하다(RNAO, 2007).
25. 지지표면에 맞는 실금 패드와 체위유지 용품을 선택하고, 침대 위에 불필요한 린넨과 패드를 올려두지 않는다.	• 린넨을 얼마나 사용할 지는 대상자의 특성이나 지지표면의 유형에 따라 달라질 수 있지만 일반적인 원칙은 '적게 사용할수록 좋다'. 방수 비닐을 댄 린넨과 패드, 드레싱은 공기의 흐름을 차단하여 열을 가두고 대상자의 피부를 축축하게 할 수도 있다(Shin 등, 2012).
26. 의료기관에서 사용하는 일반 매트리스 대신 압력재분산 지지표면, 특히 높은 사양의 폼 매트리스 사용을 권장한다.	• 높은 사양의 폼 매트리스는 병원내 일반 매트리스에 비해 욕창 발생률이 유의하게 낮았다(Russell 등, 2003).
27. 지지표면의 공기 셀 직경은 10cm 이상인 것을 사용한다.	• Bliss, McLaren와 Exton-Smith (1966)의 노인환자를 대상으로 한 연구에서 공기셀이 작은 매트리스(직경 5cm)에 비해 공기셀이 큰 매트리스(직경 15cm)에서 욕창 발생률이 낮았다(NPUAP & EPUAP, 2009).
28. 체위변경이 어려우며 욕창발생 위험이 높은 대상자는 능동적 지지표면(active support surface)*을 사용한다. * 기계와 연결되어 교대로 공기 주입이 가능한 매트리스 또는 오버레이	• McInnes 등(2008)의 체계적 문헌고찰 결과에 의하면 능동적 지지표면은 병원내 일반 매트리스에 비해 욕창 발생률이 유의하게 낮았다(NPUAP & EPUAP, 2009).
29. 욕창이 있는 경우 기존에 사용하던 지지표면에 비해 압력재분산, 층밀리기힘(전단력) 감소, 미세피부환경 조절 능력이 더 우수한 제품으로 교체한다.	

절차	이론적 근거
30. 인조 양가죽 패드, 링이나 도넛 모양의 지지기구는 닿는 부위의 혈액순환을 방해하므로 사용하지 않는다.	• 인조 양가죽은 씻으면 결절이 생기고 결절부위가 압박을 가져온다. 이에 비해 천연 양가죽은 욕창 예방에 도움이 되며 Jolley 등(2004)의 연구에 의하면 천연 양가죽을 사용한 군은 그렇지 않은 군에 비해 욕창 발생률이 9.6%와 16.6%로 유의한 차이를 보였다(NPUAP & EPUAP, 2009). 링이나 도넛 모양의 지지기구는 닿은 부위에 조직 손상을 유발할 수 있는 높은 압력을 초래하고, 이 부위의 혈액순환을 저해하고 부종을 유발할 수 있다(Stechmiller 등, 2008; Whitney 등, 2006 in NPUAP & EPUAP).

* 출처: 병원간호사회, 근거기반 임상간호실무지침 욕창간호

(5) 상처세척, 드레싱, 죽은조직제거

방 법

절차	이론적 근거
① 상처세척	
1. 드레싱을 교환할 때에는 상처와 상처주위 피부를 세척한다.	• 생리식염수로 상처주위 피부를 세척하는 것이 욕창과 상처주위의 미생물 수를 감소시킨다.
2. 상처세척에는 생리식염수나 증류수를 사용한다. 단, 오염이나 감염상처, 삼출물이나 부착물이 많은 상처에는 필요하다면 계면활성제가 포함된 세척제를 사용할 수 있다.	• 대부분 물과 생리식염수가 사용되며, 깨끗한 상처(상처부스러기가 없는)에는 차갑지 않은 생리식염수나 증류수를 사용하며(NPUAP & EPUAP, 2009) 소독제 등 독성이 있는 제품은 피한다(Moore & Cowman 2008;). 더러운 상처(조직파편이나 중증 세균집락화가 된 경우)와 같이 강력한 세척이 필요한 경우에는 계면활성제가 포함된 상품화된 상처세척제를 사용한다(Rodeheaver & Ratliff, 2007 in NPUAP & EPUAP, 2009).

절차	이론적 근거
3. 상처세척을 위해 피부소독제나 세포독성 제품은 피한다.	• 피부용 세척제나 대변제거용 피부 세척제는 강하고 독성이 있으므로 상처에 사용해서는 안 되며, 소독제가 추가된 세척제는 독성이 증가하는 반면 이점에 대해서는 확인되지 않았다(Rodeheaver & Ratliff, 2007).
4. 상처를 세척할 때 상처부스러기가 제거될 수 있도록 충분한 압력을 가하되, 조직이 손상되거나 상처로 세균이 침입되지 않도록 한다.	• 상처에 손상을 주지 않고 상처 표면을 깨끗하게 유지하는 정도의 압력은 4~15 PSI(pounds per square inch)로, 35cc 주사기에 19G 바늘을 연결(발생한 압력은 8PSI)하여 사용할 수 있다(Rodeheaver & Ratliff, 2007).
5. 상처세척제는 대상자에게 편안함을 주고 혈관수축이 일어나지 않도록 따뜻하게 하여 사용한다.	• 세척제는 대상자에게 편안함을 주고 혈관의 수축을 예방하도록 실온 정도로 따뜻해야 하며 실온에 보관한다(Rodeheaver & Ratliff, 2007).
6. 상처세척제는 제품설명서에 따라 보관하고, 사용한 세척제는 교차오염을 줄이기 위해 제품설명서 및 기관의 지침에 따라 폐기한다.	
7. 욕창상처에 대한 드레싱 계획을 수립할 때는 다음 사항을 고려한다. • 상처상처의 원인, 간호의 목표와 상처간호의 원칙 • 대상자의 전신적 건강상태, 선호도와 편안함, 생활양식, 삶의 질 • 상처의 특성: 위치, 크기, 깊이, 잠식(undermining), 통증, 삼출물의 형태와 양, 감염 유무 및 위험, 조직의 유형, 상처치유 시기, 재발 위험 • 드레싱의 교환 빈도, 유형 • 드레싱 담당자의 능력과 시간, 드레싱 할 공간 • 드레싱 제품의 특성과 비용 • 기타 치료	
② 상처드레싱	
8. 드레싱을 교환할 때는 상처를 사정하고 드레싱 계획이 적절한지 확인한다.	• 드레싱은 욕창의 치유시간을 단축시키고 혈액과 삼출물을 흡수하며 드레싱 적용과 제거 시에 통증이 없고 상처주위 피부를 보호하는 역할을 한다.

절차	이론적 근거
9. 드레싱 교환 빈도를 결정할 때 다음 사항을 고려한다. • 상처 상태 • 대상자 상태 • 드레싱 상태 • 가족이나 대상자, 의료인 등의 요구 • 제품설명서에 제시된 드레싱 교환 시기 등	
10. 드레싱 제품을 선택할 때는 다음 사항을 고려한다. • 드레싱 제품의 특성(적응증, 금기증, 상처기저부의 습윤 상태 유지 정도) • 삼출물 조절능력 • 정상적인 상처온도 유지능력 • 외부의 미생물로부터 오염 예방능력 • 피부통합성 유지능력 • 물리적, 화학적 손상 예방능력 • 드레싱 제거 시 손상 예방능력 • 대상자의 선호도 • 사용의 간편성 • 비용과 시간의 효용성	• 최근 욕창 드레싱을 위해 다양한 제품들이 사용되고 있다.
11. 드레싱은 상처 부위의 특성에 맞게 적절한 습윤 상태를 유지한다.	• 습윤드레싱(moisture-retentive dressings)은 상처에 적절한 수분을 유지해 주는 것으로 상처의 치유를 위한 세포이동을 증진시켜 신생혈관 형성과 결합조직 합성을 촉진할 수 있도록 한다. 즉, 상처와 드레싱제의 상호작용에 의해 치유를 향상시키므로 상호작용 드레싱(interactive dressing)이라고 한다(RNAO, 2007).
12. 깊이가 깊은 공동(cavity)이 있는 상처는 사강(dead space)을 감소시키기 위해 채우는 드레싱(filler dressing)을 한다.	• 드레싱은 어떤 기준으로 나누느냐에 따라 다양하게 분류하고, 동일한 분류의 드레싱이라도 제품의 특성 정도에는 차이가 있으며, 크게 다음과 같이 나눌 수 있다.
13. 깊이가 얕은 상처나 채우는 드레싱의 이차 드레싱은 덮는 드레싱(cover dressing)을 한다.	• 첫째, 채우거나 덮는 기능에 따른 분류로, 공동이 있는 상처를 채우는 드레싱(filler dressing)과 상처를 덮는 드레싱(cover dressing)으로 분류할 수 있다.

절차	이론적 근거
14. 삼출물이 많은 상처에는 상처로부터 과도한 습기를 흡수하여 적절한 습윤 상태를 유지하도록 습기를 흡수하는 드레싱을 한다.	• 둘째, 습기를 흡수하거나 제공하는 정도에 따른 분류로, 상처의 적합한 습윤상태를 유지하기 위해 삼출물이 많은 상처로부터 지나친 습기(예: 삼출물)를 흡수하는 드레싱과 너무 건조한 상처에 습기를 제공하는 드레싱으로 분류할 수 있다.
15. 매우 건조한 상처에는 상처가 적절한 습윤상태를 유지하도록 습기를 제공하는 드레싱을 한다.	• 셋째, 물과 가스의 통과 정도에 따른 분류로 습윤한 상처 환경 조성에 초점을 두고 물과 가스(수증기, 산소, 이산화탄소)가 통과되지 않는 폐쇄 드레싱(occlusive dressing)과 물은 통과되지 않지만 어느 정도 가스는 전달되는 반폐쇄 드레싱(semiocclussive dressing)으로 분류할 수 있다(박경희, 2010).
16. 발뒤꿈치 등에 생긴 감염이 없는 허혈성 상처에는 습기를 제공하는 드레싱을 하지 않는다.	
17. 상처 주위 피부를 건조하게 유지하고 짓무름을 예방하기 위해 상처기저부에 드레싱이 밀착되도록 하거나, 피부보호제(skin barrier)를 사용한다.	
18. 항문 근처에 부착된 드레싱은 유지가 어려우므로 자주 관찰하고, 필요시 신체 모양에 부합되게 오려 드레싱이 상처부위에 잘 유지되도록 한다.	
③ 죽은조직제거(Debridement)	
19. 상처 부위의 세균오염 정도를 감소하기 위해 죽은 조직을 제거한다. 단, 혈액순환이 안 되는 하지에 있는 딱딱하고 건조한 가피는 제거하지 않는다.	• 죽은조직제거 방법은 자가분해 방법(autolytic debridement), 보존적 방법(conservative sharp debridement)을 포함하는 외과적 제거방법(sharp debridement), 물리적 방법(mechanical debridement), 생물학적 방법(biological debridement), 효소적 방법(enzymatic debridement)이 있다.

절차	이론적 근거
20. 죽은조직제거 여부와 방법은 다음 사항을 고려하여 선택하며, 필요시 상처전문가에게 의뢰한다. • 상처관리의 목표(예: 치유 또는 유지) • 대상자의 상태(예: 임종 전 환자, 통증, 출혈경향, 선호도 등) • 상처와 상처주위 피부의 상태 • 죽은조직의 양과 위치 • 삼출물의 양과 특성 • 죽은조직을 제거할 수 있는 기구나 드레싱의 이용 가능성 • 간호사의 능력 또는 기관의 업무 위임 정도	• 상처치유에는 죽은조직제거술보다는 많은 요소가 영향을 미칠 수 있기 때문에 욕창에 적합하다고 입증된 죽은조직제거술 방법은 아무것도 없다(WOCN, 2010). 죽은조직은 생명이 없는 조직으로 보통 수분이 많고, 노란색, 녹색, 그을린 색, 또는 회색이며 마른 검정 또는 갈색 괴사딱지가 있는 가죽처럼 되거나 두껍다. 죽은조직제거는 상처기저부 준비에 필수 구성요소로(Falanga, 2000; Falanga, 2004; Saap & Falanga, 2002; Schultz 등, 2003), 죽은조직은 감염의 병소이며 염증반응을 연장시키고, 상처의 수축과 재상피화를 방해하고, 삼출물이나 농양을 감추고,상처의 잠식을 충분히 평가하는데 제한을 준다(Baharestani, 1999). 만약 대상자의 상태에 적합하고 치료목표에 부합한다면, 죽은조직제거술로 과잉 증식된 상피가장자리는 철저히 제거한다(AMDA, 2008; Keast, Parslow, Houghton, Norton, & Fraser 2007; Whitney 등, 2006). 대상자들이 완화요법을 받고 있는 경우에는 괴사조직의 시행 시기와 방법을 결정할 때 삶의 질을 고려해야 한다(AMDA, 2008; NPUAP & EPUAP, 2009).

절차	이론적 근거
21. 죽은조직을 제거할 수 없는 경우, 감염증상(예: 홍반, 압통, 부종, 화농, 악취 등)이 나타나는지 매일 사정하고, 필요시 상처전문가에게 의뢰한다.	• 자가분해 죽은조직제거술은 모든 형태의 상처에서 자연적으로 일어나는 느린 죽은조직제거이다(Schultz 등, 2003). 대식세포는 세균을 먹고, 아교질분해효소(collagenase), 탄성질분해효소(elastase), 내단백분해효소와 라이소자임은 죽은조직을 선택적으로 용해시켜 건강한 조직으로부터 죽은조직과 딱지를 분리한다. 하이드로콜로이드, 필름, 하이드로겔과 같은 습윤드레싱은 죽은조직에 다시 수분을 공급하며, 죽은조직을 제거하기 위해 자체의 단백분해효소와 대식세포에 습윤환경을 제공한다(Baharestani, 1999). 자가분해 죽은조직제거술은 감염 또는 광범위한 죽은조직이 존재하는 경우, 잠식이나 터널을 가진 큰 궤양, 그리고 면역이 억제된 환자에게는 사용을 금한다(AMDA, 2008; EPUAP, 1998; PVA, 2001; Whitney 등, 2006).
22. 배농이나 죽은조직의 제거가 시급하지 않은 경우 물리적 방법이나 자가분해 방법을 이용하여 죽은조직을 제거한다.	
23. 세척한 상처 조직의 양상, 배액의 양상, 세척결과, 드레싱 교환, 대상자의 반응 등을 기록한다.	• 정확한 기록은 대상자의 상태에 대한 올바른 정보를 제공하여 치료의 연속성을 제공한다.

* 출처: 병원간호사회, 근거기반 임상간호실무지침 욕창간호

표 4-7 삼출물 양과 상처 깊이에 따른 드레싱 제품 선택

상처 깊이 / 삼출모양	깊음	얕음
중정도~다량	하이드로화이버, 알지네이트, 거즈, 패킹용 폼	• 하이드로화이버, 알지네이트, 거즈, 폼
소량~중정도	젖은 거즈, 바셀린 등 연고 함유 거즈	• 하이드로겔, 하이드로콜로이드, 폼, • 필름(소량에만 적용), 바셀린 등 연고 함유 거즈

* 출처: 병원간호사회, 근거기반 임상간호실무지침 욕창간호

입원환자간호 활력징후 감염관리 상처 · 욕창 간호 운반요법 투약간호 안위

(6) 감염 관리

방 법

절차	이론적 근거
① 감염사정	
1. 드레싱을 교환할 때 대상자의 감염 가능성, 상처의 감염 가능성, 상처의 국소감염증상을 확인하고, 감염이 의심되면 의사와 상의한다.	• 세균은 피부 표면에 존재하고 있으므로 어떤 이유로든 피부의 일차 방어가 깨어지면 세균이 상처 표면에 들어가 감염을 유발할 수 있다. 2단계 욕창에는 감염이 흔하지 않다(NPUAP & EPUAP, 2009).
2. 대상자의 감염 가능성이 높은지 다음 사항을 사정한다. • 당뇨 • 잠재적 영양결핍 • 저산소증 또는 조직관류 저하 • 자가면역질환 • 면역억제치료	• 면역기능이 저하된 대상자들은 정상 면역기능을 가진 대상자보다 세균이 침입하였을 때 면역기능의 활성화가 저하된다.
3. 상처의 감염 가능성이 높은지 다음 사항을 사정한다. • 죽은조직이나 이물질의 존재여부 • 오래된 상처 • 크거나 깊은 상처 • 지속적으로 오염에 노출된 상처(예: 항문 근처)	• 죽은조직은 비죽은조직보다 혐기성과 호기성 세균 모두를 다량으로 함유하고 있다. 만성 상처에서 세균 집락화는 인터루킨-1과 tumor necrosis factor (TNF)와 같은 염증반응 촉진 사이토카인을 증가시킨다(Tamuzzur & Schultz, 1996).
4. 상처의 국소감염증상이 있는지 다음 사항을 사정한다. • 2주간 치유 징후가 없음 • 약한 육아조직 • 악취 • 상처의 통증 증가 • 상처 주위 조직의 열감 증가 • 상처 삼출물 증가 • 상처 삼출물 특성 변화(예: 혈성 배액이나 화농성 배액이 새로 발생) • 상처 기저부에 죽은조직 증가 • 상처에 주머니(pocket)나 다리(bridging) 모양 형성	• 감염을 확인하는 방법은 상처 치유가 지연되고 취약한 육아조직이 생성되는 것이다. 욕창에 과다한 세균 부담과 감염이 있을 때 상처 치유가 더디게 일어난다. • 감염되지 않은 욕창들은 이러한 징후를 나타내지 않는다.
② 감염예방	
5. 상처감염을 예방하기 위해 대상자를 최적의 신체 상태로 유지한다.	• 신체의 다양한 상태가 신체 욕창발생에 기여한다. 만약 이러한 요인들이 개선될 수 있다면, 감염과 싸울 수 있는 내재적 능력도 개선될 수 있다.

절차	이론적 근거
6. 상처부위가 오염되지 않도록 한다.	• 항문 주위의 욕창은 특히 위장관계 세균에 의하여 오염되기 쉽다. 배설물에 노출되는 것을 예방하기 위해 피부세정 드레싱 또는 국소적 크림 사용이 필요하다.
③ 감염관리	
7. 상처를 세척하고 죽은조직을 제거하여 상처 부위의 세균오염 정도를 감소시킨다.	
8. 국소적 농양은 배액한다.	
9. 치유가 잘 되지 않는 상처, 심하게 균집락화가 진행된 상처는 상처에 적합한 피부소독제를 제한된 기간 동안 사용할 수 있다.	• 소독제는 살아있는 조직에서 세균의 증식과 발달을 제어한다. 소독제는 다양한 미생물(세균, 곰팡이, 바이러스, 원생동물, 그리고 심지어 프리온)에 광범위한 제균 효과가 있다. • 상처에서 흔히 사용되는 소독제로 요오드 화합물(povidone iodine), 클로르헥시딘, 은화합물(silver sulfadiazine 포함), 아세트산, 과산화수소, 그리고 염소제제 등이 있다. 개방형 상처 위에 국소 소독제를 바를 때 세포독성이 문제가 될 수 있는데, 일부 소독제들은 낮은 농도에서는 세포독성이 없어 세포독성 여부는 농도에 달린 것으로 나타났다.
10. 상처에 국소 항생제는 제한적으로 적용하지만, 특별한 경우(예: 죽은조직제거와 세정 후에도 조직 내 세균의 농도가 10^5 CFU/g 이상이거나 베타 용혈성 연쇄구균이 존재하는 경우 등)에는 국소 항생제를 사용할 수 있다.	• 욕창 환자들은 항생제 내성균의 획득, 보유, 그리고 전파가 가능한 고위험군이다. 그런데 국소 항생제를 사용하면 부적절한 흡수, 내성, 과민반응, 전신흡수, 국소 자극 등으로 상처치유가 지연될 수 있으므로 일반적으로 욕창 환자에게는 국소 항균제를 사용하지 않는다. 그러나 은화합물(silver sulfadiazine)이나 메트로니다졸을 단기간 국소적으로 투여하는 것은 특정한 경우에 유용할 수 있다. 예를 들어, 죽은조직이 제거되고 세척된 상처이지만 여전히 조직에서 세균이 10^5 CFU/g 이상 배

절차	이론적 근거
	양되거나 베타 용혈성 연쇄구균이 있는 경우 배양검사에 의한 항균제 감수성 검사결과를 참조하여 단기간의 국소 항생제 치료를 할 수 있다(AMDA, 2008; Chao 등, 2004; EPUAP, 2008). 메트로니다졸은 혐기성 감염이나 진균 감염 상처의 악취를 치료하는 데 유용할 수 있다(EWMA, 2006).
11. 혈액배양 양성, 연조직염, 근막염, 골수염, 전신적 염증반응 증후군(SIRS), 패혈증의 임상적 증거가 있는 대상자에게는 전신 항생제를 사용할 수 있다.	
12. 뼈가 노출되거나, 뼈의 촉감이 변화되거나, 상처가 치유되지 않는다면 골수염이 발생하였는지 확인한다.	• 골수염은 욕창을 가진 환자의 32%에서 발생하는 것으로 보고되었다(Sugarman 등, 1983; Thornhill등, 1986; Darouiche 등, 1994in NPUAP & EPUAP, 2009). 골수염이 치료되지 않으면 욕창의 근본적인 치료는 불가능하다.
13. 상처 관리 시 적절한 청결술, 무균술, 표준관리 지침을 준수한다.	

* 출처: 병원간호사회, 근거기반 임상간호실무지침 욕창간호

(7) 통증관리

방 법

절차	이론적 근거
① 통증사정	
1. 욕창으로 인한 모든 통증에 대해 사정한다.	• 욕창은 통증을 유발하며, 이러한 통증은 지속적으로 일어날 수 있다. 욕창과 관련된 통증은 압력, 마찰, 층밀리기힘(전단력), 손상된 신경 말단, 염증, 감염, 치료 혹은 실금으로 야기되는 찰과상과 근육 경련으로부터 발생될 수 있다(Spilsbury 등, 2007 in NPUAP & EPUAP, 2009).

절차	이론적 근거
2. 통증사정도구는 타당도와 신뢰도가 높은 것을 선정한다.	• 통증사정은 시각적 상사척도(Visual Analogue Scale, VAS)와 얼굴표정도구(FACES)를 이용하여 측정할 수 있다. 시각적 상사척도와 얼굴표정도구는 말수가 적고 추상적 사고능력을 가진 대상자의 통증을 사정하는 데 매우 유용하다.
3. 통증 사정 시 신체적 언어와 비언어적 단서를 모두 포함한다(예: 통증과 관련된 신음소리, 얼굴 찡그림, 행동 변화, 식욕 저하 등).	• 통증사정은 주관적 · 객관적 사정을 포함하여 전반적으로 실시해야 한다.
② 통증예방	
4. 올바른 체위변경이나 지지기구을 사용하여 통증을 예방하거나 경감할 수 있다.	• 리프트(lift)나 트랜스퍼 시트(transfer board)를 사용하면 침상에서 행해지는 대상자의 체위 변경 시 피부 마찰력이나 층밀리기힘(전단력)을 최소화할 수 있다. 침상에 주름이 가지 않게 유지함으로써 대상자의 안위를 증진시키고 압력을 줄일 수 있다.
5. 상처기저부를 습윤상태로 유지한다.	• 상처 재상피화는 촉촉한 습윤 환경에서 더 빨리 치유된다.
6. 모든 상처를 조심스럽게 다루어서 통증을 최소화한다. 세척 시에 물로 강하게 씻어내거나 문지르는 것을 피한다.	• 통증관리를 위해 모든 상처를 조심스럽게 다룬다. 조심스럽게 상처를 세척하며 따뜻한 비부식성 용액이나 세척액을 사용한다.
7. 의사의 처방에 따라 통증을 유발할 수 있는 드레싱(예: 거즈 드레싱)을 줄이고 잦은 드레싱 교환을 피한다.	• 드레싱 교환 시 통증을 유발할 수 있으므로 교환 빈도가 적은 물품 사용이 바람직하다.
8. 비접착성 드레싱 제재와 피부보호제품을 사용하여 통증을 줄인다.	• 비접착성 드레싱이나 습윤 드레싱은 제거 시에 통증이나 손상이 덜 하다.
③ 통증관리	
9. 욕창과 관련한 통증을 적절히 관리하기 위하여 필요시 의사와 상의한다.	• 욕창과 관련하여 만성 통증을 가지고 있는 대상자의 경우 적절한 관리를 위하여 통증의학과 또는 성형외과에 협진을 의뢰할 수 있다(NPUAP & EPUAP, 2009).

절차	이론적 근거
10. 만성 통증 또는 치료관련 통증(예: 드레싱 교환, 죽은조직제거술)을 조절하기 위해 필요시 치료 전에 대상자에게 진통제를 투여한다.	• 국소마취제의 최고 작용시간은 30~60분이므로 상처를 치료하기 20~30분 전에서 60분 전에 적용하는 것이 더욱 효과적이다(Evans & Gray, 2005 in NPUAP & EPUAP, 2009).
11. 의사소통이 가능한 대상자에게 통증을 유발하는 시술 중에 "잠시만 중지해 주세요"를 말할 수 있도록 대상자를 격려한다.	• 불안은 대상자가 욕창과 관련된 통증에 대해서 얘기하거나, 각각의 상처치료순서나 진행에 대해서 자세한 설명을 듣거나, 자신의 질문에 답해주는 것, 대상자의 참여활동을 허용하거나, 대상자의 선호도에 따라서 그 순서를 결정하는 것, 그리고 대상자가 원할 때 잠깐 쉬게 해주는 것 등을 통하여 어느 정도의 통증 강도를 줄일 수 있다(Dallm 등, 2008; Krasner, 1995; Smith, Pasero, & McCaffery, 1995).
12. 욕창과 관련한 통증이 있는 경우 음악, 명상, 오락, 대화, 심리 요법 등 다양한 전환요법을 활용할 수 있다.	• 욕창 통증 치료를 위해 자가 최면, 치료적 접촉(therapeutic touch), 이완요법, 전열기구를 이용한 중재들이 만성 신경학적 통증 치료 시 효과적이라고 몇몇 연구들에서 발표되었다(Tan, Alvarez, & Jensen, 2006).

(8) 특수한 대상자의 욕창예방과 관리를 위한 치료방법

방 법

절차	이론적 근거
① 치료방법 1. 의료기관 내의 의료장비 접근성에 따라 욕창 상처에 대한 치료방법으로는 음압상처치료, 저주파 초음파치료, 고압산소치료, 수술치료 등을 고려할 수 있다. 1) 음압상처요법은 깊은, 3/4단계 욕창의 보조치료법으로 사용할 수 있다.	• 음압상처치료의 주 목적은 욕창치유보다는 상처폐쇄를 촉진시키는 것이다. 음압상처치료는 죽은조직이 없는 욕창에서 사용할 수 있으므로 죽은조직제거 후에 시작되어야 한다.

절차	이론적 근거
	• 음압상처치료의 효과는 부종의 제거, 영양과 산소 공급의 개선, 세균 집락화를 형성하게 하는 상처 삼출물 제거, 육아조직의 촉진, 혈관 형성의 촉진, 그리고 상처 억제요소의 제거이다.
2) 저주파 초음파는 부드러운 죽은조직제거에, 고주파 초음파는 감염된 욕창의 보조치료법으로 사용할 수 있다.	• 부드러운 죽은조직제거를 위해 저주파(22.5, 25, 35kHz) 초음파를 사용하거나, 감염된 욕창 치료에 고주파(0.5~3MHz) 초음파를 사용하는 것은 전문가 의견에 근거한다.
3) 고압산소요법은 상처치료과정에서 필요로 하는 산소를 제공하므로 허혈성 상처에 사용할 수 있다.	• 고압산소요법은 상처치료과정 촉진, 감염에 대항하기 위하여 필요한 산소를 제공하므로 허혈성 상처에 유용하다.
2. 상처가 연조직염(cellulitis)으로 진행되거나 패혈증의 원인으로 의심된다면, 항생제 처방 및 신속한 배농과 죽은조직제거술이 고려된다.	• 욕창은 패혈증과 사망의 잘 알려진 원인이다. 고름이 차거나 전신적으로 감염된 욕창의 경우 패혈증이나 진행성 봉와직염을 치료하기 위해 배농하도록 한다.
② 특수 대상자의 욕창예방과 관리 **앉아서 주로 생활하는 대상자**	
1. 압력재분산 기능이 있는 쿠션 또는 특수 제작된 바퀴의자(휠체어)를 사용하고, 압력재분산 기능이 없는 의자에 앉아 있는 시간을 제한한다.	• 침대와 의자에 앉을 때 압력을 최소화하는 자세의 중요성을 교육하고 욕창 고위험 대상자는 2시간 이상 의자에 앉아 있지 않도록 한다(NICE, 2001).
2. 의자나 바퀴의자(휠체어)에 앉아 있는 경우 발이 직접 바닥이나 페달에 닿도록 한다.	• 앉아있는 자세에서 대상자들의 좌골은 과도한 압력을 받게 된다.
3. 가능하다면 매 15분마다 체중을 들어올리거나 앞으로 구부리기를 하여 매 시간마다 압력받는 부위가 이동하도록 체위를 변경한다.	
4. 볼기(둔부)에 상처가 있는 대상자는 의자나 침대에서 90° 좌위를 하지 않도록 한다.	
5. 상처 부위가 악화되거나 호전되지 않으면 앉아 있는 시간을 줄이고 가급적 식사시간에 맞추어 앉으며, 압력을 최소화할 수 있는 지지기구와 자세를 선택한다.	

절차	이론적 근거
비만 대상자	
6. 침대, 의자, 기구 등이 비만 대상자에게 적절한지 사정한다.	• 비만 대상자인 경우 대상자의 체중을 지지할 수 있는 침대를 선택하고, 침대가 대상자 체위를 변경할 수 있을 정도로 넓은지, 대상자가 누웠을 때 침대난간에 몸이 닿는지 확인한다. 또한 바퀴의자(휠체어)와 의자는 충분히 큰 것으로 선택하고, 대상자의 운동성 유지를 위해 워커, overhead trapeze(최상위 삼각대), 기타 기구는 비만용으로 준비한다.
7. 비만 대상자의 피부 주름 부위를 철저히 사정하고 관리한다.	• 비만한 경우 피부 주름 아래 부위와 지방이 많은 부위에도 욕창이 발생할 수 있다.
8. 비만 대상자의 발한과 실금 등 습기에 영향을 받는 부위를 관리한다.	
9. 비만 대상자가 장기간 변기에 앉아 볼기(둔부)가 변기에 빠지거나 눌리지 않도록 한다.	
수술 대상자	
10. 수술을 받는 대상자의 욕창 위험수준을 사정한다.	• 수술 중 대상자는 부동자세를 유지해야 하고, 딱딱한 표면 위에서 자세를 유지해야 하며, 마취로 인해 압력이나 층밀리기힘(전단력)으로 인한 통증을 느끼지 못하고, 자세 변경이 불가능하며, 수술 전부터 자세를 유지해야 하고, 회복실에 도착하기까지 자세를 유지해야 하므로 욕창발생 위험이 높다. 따라서, 다음과 같은 수술 중 욕창 위험을 높이는 다양한 요인(AAWC 2010; NPUAP & EPUAP, 2009; RANO 2011)을 사정하고 이에 대한 적절한 관리가 필요하다. – 수술 기간 또는 부동 기간 – 수술 중 저혈압 상태 – 수술 중 낮은 심부 체온 – 수술 후 1일째 운동성 여부 – 수술 시 자세 또는 부동 여부 (AAWC, 2010) – 매트리스 종류(AAWC, 2010) 또는 폼 매트리스 사용(Armstrong & Bortz, 2001)

절차	이론적 근거
	– 보온 장치 여부 – 마취제 – 진정 정도 – 혈관 역동성 약물 사용 여부 – 혈역학, 순환상태, 출혈 – 수술실 인력수 – 수술 종류와 특성 – 소독제의 습기 – 수술 중 체위로 인한 마찰/층밀리기힘(전단력), 압력재분산 지지표면의 사용 – 실내 온도(AAWC, 2010) – 활동성, 낙상, 부동성 기왕력(AAWC, 2010)
11. 욕창 고위험 대상자, 수술시간이 90분 이상으로 예상되는 대상자 등에게는 수술 동안 압력재분산 지지표면을 사용한다.	• 수술 중 압력재분산 지지표면을 적용하면 욕창발생 예방 효과가 있으므로 일정 부위에 압력과 층밀리기힘(전단력)이 전해지는 것을 막기 위해 수술 중 뿐만 아니라 수술 전과 후에도 압력재분산 지지기구를 사용한다.
12. 수술 전후에도 압력재분산에 주의를 기울이고 압력재분산 지지표면을 사용한다.	
13. 수술 중 욕창발생 위험이 낮은 체위를 유지한다.	• 수술 중에 바로누운자세(앙와위)를 하는 경우 다른 체위에 비해 접촉면의 압력이 가장 낮다(NPUAP & EPUAP, 2009).
14. 수술 중 욕창발생 위험을 감소시키기 위한 조치를 취한다(예: 뼈 돌출 부위에 패딩 적용 등).	• 수술 중 체위는 수술 종류에 따라 달라지지만 돌출 부위에 패딩을 적용하는 등의 방법으로 보호해 줄 수 있다. 발꿈치를 들어 올리는 것이 가장 바람직하다(RANO, 2011).
15. 가능하다면 수술 전후에는 수술 중 체위와 다른 체위를 취하도록 한다.	• 수술 중 오랜 부동 상태를 유지하기 때문에 압력이 가해지는 부위의 조직 관류가 감소한다. 따라서 가능하면 수술 전과 후에는 수술 중 체위와는 다르게 하여 압력을 재분산함으로써 조직이 눌리는 기간을 줄여주어 욕창발생을 줄인다(Defloor & De Schuijmer, 2000).

(9) 교육

방 법

절차	이론적 근거
① 간호사 교육	•
1. 의료인을 대상으로 하는 욕창예방, 욕창 치유와 재발 방지를 위한 교육프로그램을 개발하고, 이들의 수준에 맞는 정보를 제공함으로써 실제로 간호현장에서 적용하도록 한다.	• 욕창위험을 사정할 때 측정자간의 일치도를 평가한 결과 간호사를 대상으로 교육을 실시한 경우 위험사정에 대한 측정자간 일치도가 높았다.
2. 의료인을 대상으로 구성된 교육프로그램은 다음 내용을 포함한다. • 다학제팀의 역할 • 욕창의 병태생리와 예방전략 • 욕창발생 원인과 관련 요인 • 욕창 분류체계 • 욕창과 다른 상처 구별 방법 • 욕창위험 사정 • 욕창상처 사정 • 욕창관련 의료기기의 선택과 활용 • 상처치유기전 • 욕창예방과 관리 전략의 개발과 수행 – 압력재분산 방법 – 조직파괴 위험을 줄이기 위한 체위변경과 이동 – 지지표면의 활용 – 실금관리 – 조직통합성과 관련된 영양보충 원칙 – 제품선택(예: 지지표면, 드레싱, 국소 항생제 등) – 세척과 죽은조직제거 – 감염관리 – 통증의 원인, 사정, 관리 – 수술환자의 욕창예방과 관리 • 간호사 교육과 효과 평가 • 욕창예방과 관리에 대한 정확한 기록방법	• 욕창에 대한 교육은 위험도 사정과 욕창예방과 관리하는 데 있어 신뢰성을 증가시켜 왔다.
② 대상자 교육	
1. 대상자에게 욕창예방 교육을 할 때는 성인에게 맞는 정보 수준, 학습자의 요구를 고려하여 교육프로그램을 개발한다.	• 교육대상자가 성인임을 감안할 때 성인학습원리를 고려함으로써 욕창예방과 관리효과를 향상시킬 수 있다.

절차	이론적 근거
2. 대상자(보호자 포함)를 위한 교육프로그램은 다음 내용을 포함한다. • 욕창예방의 원칙 • 압력, 마찰, 층밀리기힘(전단력) 감소를 위한 개별화된 중재 • 욕창예방을 위한 체위변경의 중요성과 방법 • 적절한 지지표면의 사용 • 욕창상처 사정과 관리방법 • 흡연, 음주, 약물남용이 욕창예방과 관리에 미치는 부정적인 영향 • 영양과 수분공급 • 압력재분산 기기의 사용과 유지방법 • 통증조절방법 • 감염 또는 기타 합병증의 증상과 징후 • 도움을 받을 수 있는 자원	• 적절한 압력재분산 방법을 활용하도록 교육한다. • 통증의 원인, 사정, 조절에 대해 교육한다. 개인과 가족은 욕창 통증의 적절한 관리를 위해 필수적인 역할을 담당한다. 대상자와 보호자에게 통증의 예상되는 기간과 원인 뿐만 아니라 통증을 최소화하는 방법에 대해서 교육하는 것은 대상자의 이해와 협력을 구하는데 효과적이며 이로 인해 통증은 감소될 수 있다.

* 출처: 병원간호사회, 근거기반 임상간호실무지침 욕창간호

5 바인더와 붕대

상처 지지에는 바인더와 붕대법이 있다. 이 방법은 신체 부위를 싸고, 손상된 신체 부위를 지지하며, 상처나 다른 부위에 압력을 제공하고, 드레싱을 고정할 목적으로 적용한다.

목 적

• 신체 부위에 압박을 가하여 부종을 감소시키고 예방한다.
• 관절 부위를 고정하여 신체 부위의 운동을 제한한다.
• 상처 또는 외과적 절개 부위를 지지한다.
• 부목을 지지한다.
• 드레싱을 지지한다.
• 견인과 같은 특수기구를 유지한다.
• 보온을 유지한다.

준비물

• 적당한 크기의 붕대(2.5cm, 5cm, 7.5~10cm, 15cm, 20cm 넓이의 거즈 또는 탄력붕대) 또는 적당한 종류의 바인더, 멸균 거즈 및 패드, 드레싱 세트, 반창고 또는 특수클립이나 안전핀

1) 바인더 사용원칙

- 바인더는 단단하고 균일하게 압박을 주되 신경맥관 손상이나 폐기능에 손상이 가지 않도록 착용한다.
- 바인더는 신체에 직접 부착되지 않아 제자리에서 밖으로 쉽게 흘러내리므로 자주 다시 착용해야 할 필요가 있다.
- 바인더는 주름이 생기면 불편감 및 조직손상을 일으킬 수 있다.
- 바인더는 움직이거나 적용 표면에 마찰이 없도록 매어야 한다.
- 상처 부위나 연약한 피부에는 핀이나 매듭을 피해야 한다.
- 해부학적 체위 내에서 관절은 기능적 자세를 유지하도록 한다.
- 상처 부위에 놓인 바인더는 더럽거나 습기가 있으면 감염을 증가시킬 수 있다.
- 바인더 밑의 피부 표면 및 말단 부위의 신경맥관 상태를 자주 관찰해야 한다.
- 바인더가 불편을 주면 즉시 제거하거나 다시 착용해야 한다.

2) 바인더 적용법

(1) 삼각건 방법

방법

절차	이론적 근거
1. 물과 비누로 40~60초 동안 손위생을 실시한다(또는 알코올이 첨가된 손소독제를 사용하여 20초 이상 손소독을 실시).	• 미생물의 전파를 방지한다.
2. 필요한 물품을 준비하여 대상자의 침상 옆에 둔다.	
3. 손소독제로 손위생을 실시한다.	• 대상자와의 신체접촉 전 미생물의 전파를 방지한다.
4. 대상자의 이름, 등록번호, 생년월일 중 두 가지를 개방형으로 묻고 대답을 들은 후 대상자의 입원팔찌와 대조하여 대상자(이름, 등록번호)가 정확한지 확인하며 환자리스트(또는 처방지)와도 대조하여 대상자를 재확인한다.	• 안전한 간호를 위해 대상자를 정확히 확인하기 위함이다.
5. 대상자에게 목적과 절차에 대해 설명한다.	
6. 팔꿈치를 90° 혹은 이상으로 굴절시키고 엄지손가락은 몸 쪽으로 위나 안쪽을 향하게 한다.	• 90°는 전박과 손을 지지하기에 충분하고 어깨 관절에 압력을 줄여준다.
7. 손상받지 않은 어깨 위에 삼각건의 한 끝을 놓아 손상받은 팔을 삼각건 위에 놓는다(그림 4-26).	
8. 손상받지 않은 어깨 위에 있는 위 끝을 목 뒤로 돌려 손상받은 쪽 어깨까지 오게 한다.	

절차	이론적 근거
9. 손상받은 쪽 어깨까지 삼각건의 아래 끝을 가져와서 목 옆에서 위 끝과 아래 끝을 안전하게 매듭으로 만든다.	• 목 옆의 매듭은 경추에 압박을 줄인다.
10. 팔 자세가 바로 되고 손목이 잘 지지되었는지 확인한다.	
11. 팔꿈치에서 삼각건을 모양 있게 접어서 안전핀이나 반창고로 고정한다.	
12. 주기적으로 삼각건을 풀어 피부의 손상 여부를 살핀다.	
13. 물품을 정리하고, 물과 비누로 40~60초 동안 손위생을 실시한다(또는 알코올이 첨가된 손소독제를 사용하여 20초 이상 손소독을 실시).	• 미생물의 전파를 방지한다.
14. 적용 부위의 통증, 순환 정도를 사정하고 대상자의 반응을 기록한다. 그림 4-26. 삼각대 그림	

(2) 바인더 방법

방 법

절차	이론적 근거
1. 물과 비누로 40~60초 동안 손위생을 실시한다(또는 알코올이 첨가된 손소독제를 사용하여 20초 이상 손소독을 실시).	• 미생물의 전파를 방지한다.
2. 필요한 물품을 준비하여 대상자의 침상 옆에 두고 간호사 자신을 소개한다.	
3. 대상자의 이름, 등록번호, 생년월일 중 두 가지를 개방형으로 묻고 대답을 들은 후 대상자의 입원팔찌와 대조하여 대상자(이름, 등록번호)가 정확한지 확인하며 환자리스트(또는 처방지)와도 대조하여 대상자를 재확인한다.	• 안전한 간호를 위해 대상자를 정확히 확인하기 위함이다.
4. 대상자에게 목적과 절차에 대해 설명한다.	

절차	이론적 근거
① T-바인더	
5. 환자에게 적절한 T-바인더를 선택하여 허리 밴드에 연결된 꼬리가 등 가운데로 오게 하면서 허리에 허리밴드를 놓는다. 단일 T-바인더는 여자에게 적용하고, 이중 T-바인더는 남자에게 적용하여 음경에 불필요한 압력이 가해지는 것을 막는다. T-바인더는 남녀 모두 회음부에 큰 드레싱을 고정하는 데 쓰이기도 한다(그림 4-27).	

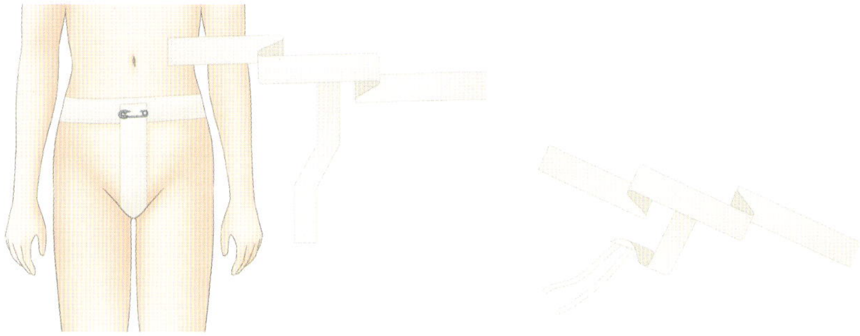

그림 4-27. T자형 바인더

절차	이론적 근거
6. 안전핀을 수평으로 하여 허리밴드를 고정한다.	• 안전핀을 수평으로 놓는 것이 허리를 구부리거나 움직일 때 편안하다.
7. 환자의 다리 사이로 꼬리의 중앙부가 오도록 한다. 이중 T-바인더인 경우 꼬리의 각각이 음경의 양옆으로 오게 한다. 드레싱을 하고 있을 경우 상처가 오염되지 않게 한다.	
8. 안전핀을 수평으로 하여 꼬리를 앞 허리에 고정한다.	
9. 물과 비누로 40~60초 동안 손위생을 실시한다(또는 알코올이 첨가된 손소독제를 사용하여 20초 이상 손소독을 실시).	• 미생물의 전파를 방지한다.
10. 대상자의 반응을 기록한다.	
② 복부 바인더	
11. 대상자의 머리를 약간 상승시키고 무릎을 약간 굴곡시키면서 바로누운자세(앙와위)를 취하게 한다.	• 복부 내장에 대한 근육 긴장도를 최소화시킨다.
12. 복부절개부위와 드레싱을 손으로 단단하게 지지하면서 대상자에게 올려진 침대난간을 향해 몸을 돌리도록 도와준다.	• 대상자의 통증과 불편함을 감소시킨다.
13. 대상자 아래쪽 바인더의 접혀진 끝을 펼친다.	• 최소한의 불편함을 주면서 바인더를 중심쪽으로 위치하게 한다.
14. 바로누운자세(앙와위)로 있는 대상자의 위와 아래 지표로서 치골결합과 늑골연이 오도록 조정한다.	• 폐 확장이 감소되는 것을 줄인다.

절차	이론적 근거
15. 대상자의 복부 중앙에 있는 바인더의 한 쪽 끝을 당긴다. 바인더의 끝에 긴장을 유지하면서 중앙에 있는 바인더의 반대쪽 끝을 당긴 후 벨크로테이프나 금속지퍼, 안전핀으로 고정시킨다(그림 4-28).	• 상처지지와 안위를 제공한다. 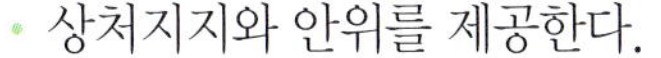
16. 물과 비누로 40~60초 동안 손위생을 실시한다(또는 알코올이 첨가된 손소독제를 사용하여 20초 이상 손소독을 실시).	• 미생물의 전파를 방지한다.
17. 적용 부위의 통증, 순환 정도를 사정하고 대상자의 반응을 기록한다.	

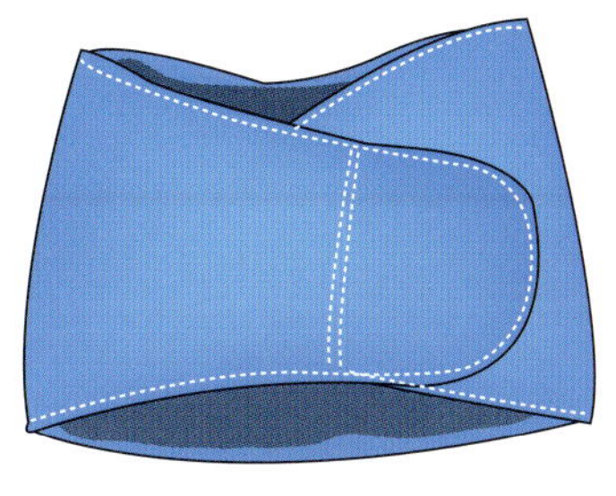
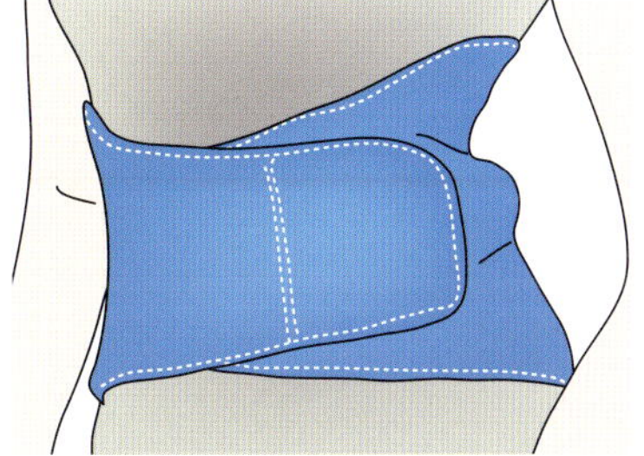

그림 4-28. 복대

3) 붕대법

방 법

절차	이론적 근거
1. 물과 비누로 40~60초 동안 손위생을 실시한다(또는 알코올이 첨가된 손소독제를 사용하여 20초 이상 손소독을 실시).	• 미생물의 전파를 방지한다.
2. 필요한 물품을 준비하여 대상자의 침상 옆에 둔다.	
3. 대상자에게 목적과 절차에 대해 설명한다. 환행대: 붕대법의 처음과 마지막 부분 고정 시, 손가락이나 손목 같은 부분을 감을 때 적용한다(그림 4-29).	

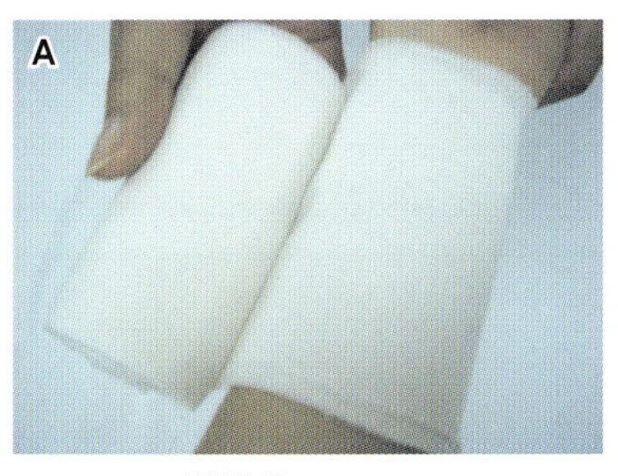

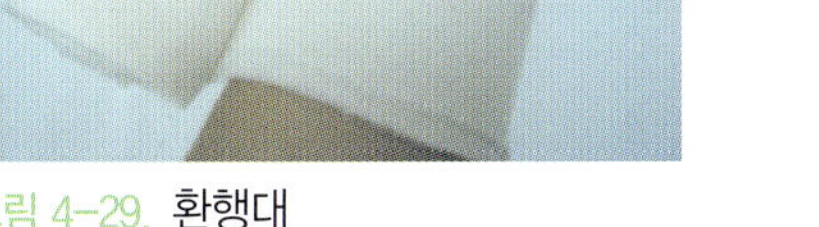
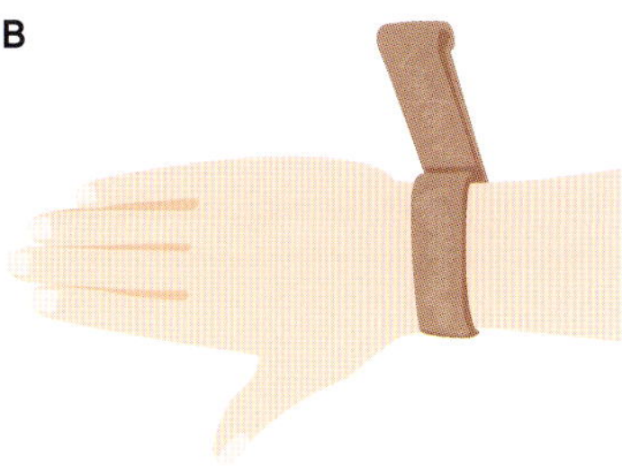

그림 4-29. 환행대

절차	이론적 근거
4. 손소독제로 손위생을 실시한다.	• 대상자와의 신체접촉 전 미생물의 전파를 방지한다.
5. 대상자의 이름, 등록번호, 생년월일 중 두 가지를 개방형으로 묻고 대답을 들은 후 대상자의 입원팔찌와 대조하여 대상자(이름, 등록번호)가 정확한지 확인하며 환자리스트(또는 처방지)와도 대조하여 대상자를 재확인한다.	• 안전한 간호를 위해 대상자를 정확히 확인하기 위함이다.
6. 오른손에 붕대를 잡고 약 8cm 정도를 푼다.	• 붕대의 시작 부위를 푸는 것이 감기에 좋다.
7. 붕대의 끝을 감고자 하는 신체부위에 놓은 다음 필요한 만큼 신체부분을 돌려감는다.	
8. 먼저 붕대를 감은 부위에 겹치도록 필요한 만큼 신체 부분 위로 돌려감는다.	• 붕대를 감은 부위에 고른 지지를 준다.

9. 반창고나 안전핀으로 고정한다.
나선대: 상완, 넓적다리(넙다리, 대퇴)와 같은 일정한 둘레를 가진 부위에 적용한다(그림 4-30).

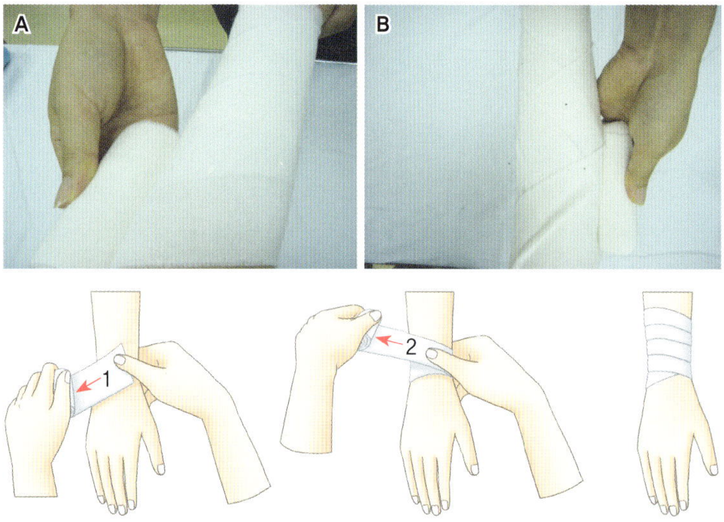

그림 4-30. 나선대

절차	이론적 근거
10. 처음에 두 번 정도 환행대로 감는다.	• 두 번 환행으로 붕대를 안착시킨다.
11. 약 30° 정도로 비스듬히 감아 올라가며 매회 붕대 넓이의 2/3 정도가 겹쳐지도록 감는다.	
12. 감으려는 곳까지 나선으로 감고 끝부분에서 두 번 환행으로 감는다. 반창고나 안전핀으로 고정한다. 나선절전대: 전완, 하퇴와 같은 둘레가 일정하지 않은 전박이나 종아리에 적용한다(그림 4-31).	

절차	이론적 근거

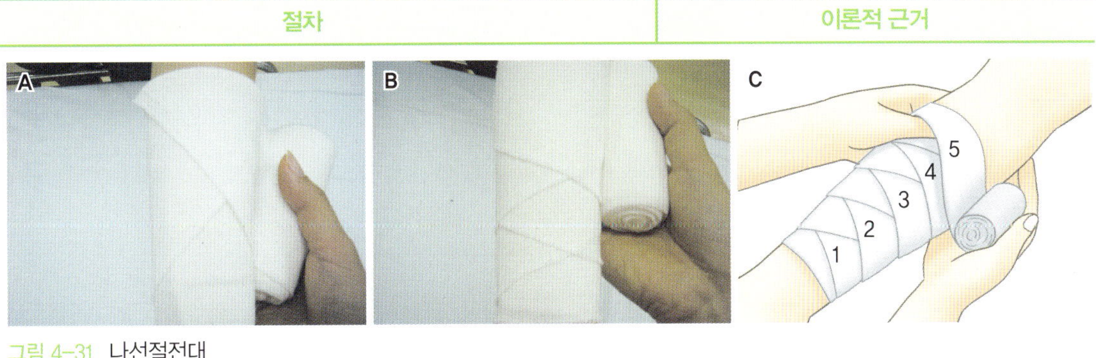

그림 4-31. 나선절전대

절차	이론적 근거
13. 두 번 환행으로 감은 후 약 30°로 위쪽으로 비스듬히 잡는다.	
14. 붕대의 윗 가장자리에 한 손의 엄지손가락을 놓고 그 위에서 붕대를 접는다(그림 4-31 C).	
15. 약 15cm 정도 붕대를 아래로 푼 다음 붕대를 위로 올린다.	• 엄지는 붕대를 뒤집을 때 붕대를 고정한다
16. 붕대 넓이의 2/3 정도를 겹쳐가면서 감으려고 하는 곳까지 계속한다.	
17. 붕대가 끝나는 곳에서 두 번 환행으로 돌리고 안전핀이나 테이프로 고정한다. 회귀대: 신체의 말단 부위로 손끝, 머리, 절단 부위 등에 적용한다.	
18. 두 번 환행대를 하여 붕대의 한 쪽 끝을 고정한다.	
19. 붕대를 중앙에서 겹쳐 방향을 바꾼다(그림 4-32 A).	
20. 반대 손으로 붕대를 잡고 붕대 넓이의 2/3가 겹쳐 중심부의 오른쪽 끝 위에 붕대가 이르게 한다(그림 4-32 B).	
21. 좌우로 번갈아 가면서 해당 부위가 다 덮힐 때까지 이전에 감았던 붕대 넓이의 2/3 정도가 겹치게 감는다(그림 4-32 C).	

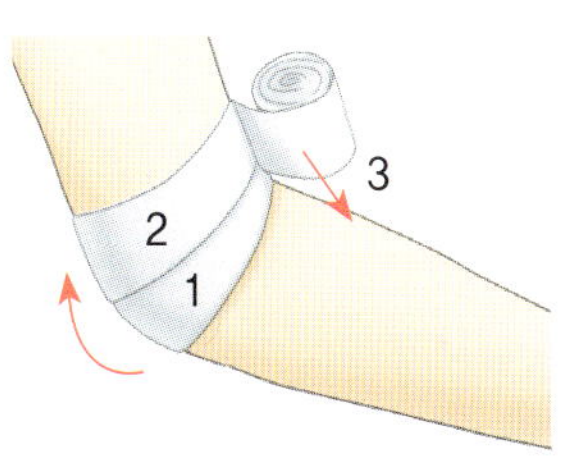

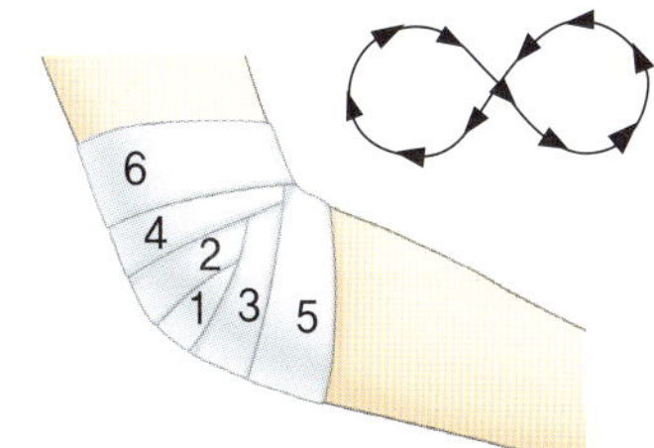

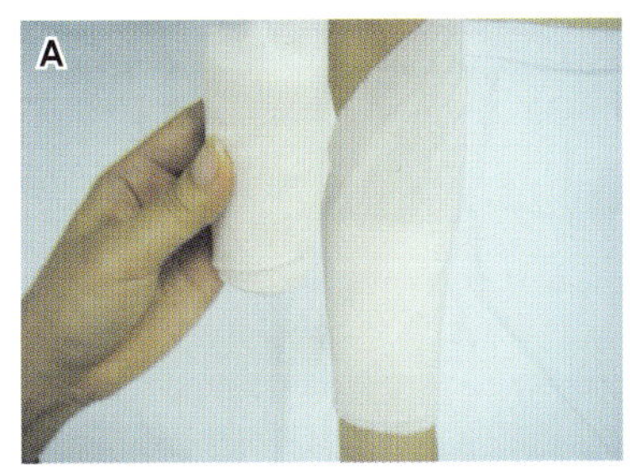

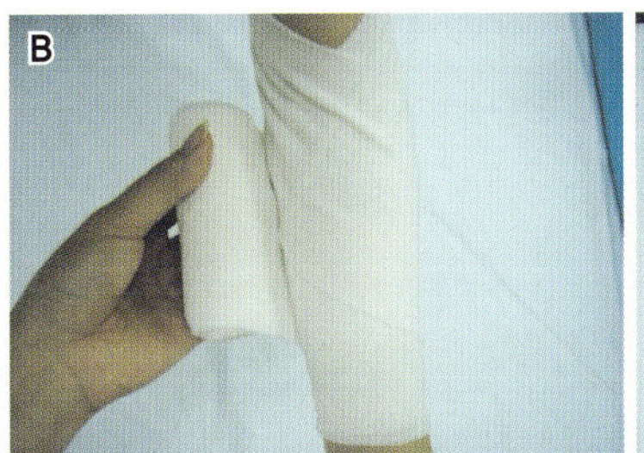

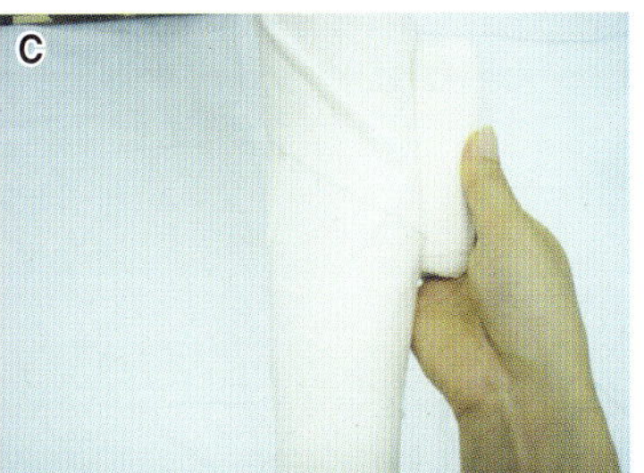

그림 4-32. 8자대

절차	이론적 근거
22. 환행대로 두 번 감고 반창고나 안전핀으로 고정한다. 팔자대: 팔꿈치, 무릎, 발목과 같은 관절에 적용한다.	
23. 환행대나 나선대, 나선절전대로 감은 후 8자를 만들면서 관절 위, 관절 주변, 관절 밑으로 붕대를 감는다.	
24. 관절 위아래로 붕대가 2/3 정도 겹치게 하면서 계속 감는다(그림 4-32).	
25. 감으려는 부위를 모두 감으면 두 번 환행을 하고 반창고나 안전핀으로 고정한다.	
26. 물과 비누로 40~60초 동안 손위생을 실시한다(또는 알코올이 첨가된 손소독제를 사용하여 20초 이상 손소독을 실시).	• 미생물의 전파를 방지한다.
27. 수행결과를 간호기록지에 기록한다.	

실습보고서

상처간호

년 월 일

학년 : 번호 : 이름 :

1. 상처 드레싱 시 소독솜으로 상처 및 주위를 닦는 방법과 그 이유를 설명하시오.

2. 드레싱 교환 시 기록해야 할 내용들을 열거하시오.

3. 드레싱의 종류를 나열하고 각각의 장 · 단점을 설명하시오.

4. 상처배액 중 폐쇄배액 체계의 관리방법을 설명하시오

5. 상처 세척의 장점을 설명하시오.

6. 욕창 발생의 위험요소를 설명하시오.

7. 욕창을 예방하기 위해 도움을 줄 수 있는 물품, 기구 및 방법들을 열거하시오.

8. 욕창의 단계에 따른 적합한 드레싱을 설명하시오.

9. 바인더 적용 시 원칙을 설명하시오.

CHAPTER

5

온냉요법

인간은 항상성 기전(homeostatic mechanism)에 의하여 외부의 온도 변화에 관계없이 약 37℃의 일정한 내부 온도를 유지한다. 체온조절은 시상하부(hypothalamus)에 위치한 체온조절 중추에 의해 이루어지고 신경조절, 갑상샘과 부신호르몬이 화학조절에 관여한다.

국소적 온냉요법을 적용하는 것은 환자의 안위를 증진시키고 동통과 근 연축(spasms)을 감소시키며 기동성과 치유를 촉진한다. 그러나 환자에 따라 열과 냉 적용으로 위험이 초래될 수도 있으므로 온냉요법의 안전한 적용을 위하여 체온변화에 따른 정상적인 신체 변화와 관련된 위험요인에 대하여 이해해야 한다.

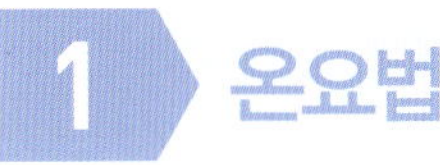

1 온요법

1) 건열 적용

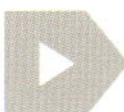

목 적

- 치료 부위의 혈관을 확장시킨다.
- 화농작용을 촉진시킨다.
- 분비물이 있는 상처를 건조시킨다.
- 부종이나 통증을 감소시킨다.
- 관절의 유연성을 증진시킨다.
- 상처 치유를 촉진시킨다.
- 온냉요법

(1) 더운 물주머니(hot bag)

준비물

- 고무주머니, 더운물, 밀봉클램프, 수건 또는 주머니 커버

방 법

절차	이론적 근거
1. 물과 비누로 40~60초 동안 손위생을 실시한다(또는 알코올이 첨가된 손소독제를 사용하여 20초 이상 손소독을 실시).	• 미생물의 전파를 방지한다.
2. 온요법을 위해 필요한 물품을 준비한다.	
• 주머니에 46~52℃의 물을 1/2~2/3 정도 채우고 편평한 곳에 놓는다.	• 완전히 채우면 무겁고 피부에 밀착되기 어렵다. 2세 이상의 어린이와 성인의 안전한 온도는 46~52℃이며, 2세 이하와 노인은 40.5~46℃이다.
• 주머니 입구까지 물이 올라오게 기울여 공기를 빼고 입구를 클램프로 잠근다.	• 공기가 있으면 피부에 밀착되기 어렵고 열전도를 방해한다.
• 주머니 외부에 묻어있는 물기를 제거한 후 거꾸로 들어보아 물이 새는지 확인한다.	• 뜨거운 물이 새면 화상위험이 있다.
• 주머니를 수건이나 커버로 감싼다.	• 땀과 습기 등을 제거하고, 고무나 클램프 등이 직접 피부에 닿아 자극되는 것을 예방한다.
3. 준비한 물품을 가지고 대상자에게 간호사 자신을 소개한다.	
4. 손소독제로 손위생을 실시한다.	• 대상자와의 신체접촉 전 미생물의 전파를 방지한다.
5. 대상자의 이름, 등록번호, 생년월일 중 두 가지를 개방형으로 묻고 대답을 들은 후 대상자의 입원팔찌와 대조하여 대상자(이름, 등록번호)가 정확한지 확인하며 환자리스트(또는 처방지)와도 대조하여 대상자를 재확인한다.	• 안전한 간호를 위해 대상자를 정확히 확인하기 위함이다.
6. 대상자에게 적용목적을 설명한다.	
7. 대상자의 피부에 발적, 자극 또는 벗겨짐 등이 있는지 살펴본 후 적용 부위 주위의 피부를 완전히 건조시킨다.	• 이는 더운물주머니로 인해 발생될 수 있는 피부반응을 사정하기 위함이다.
8. 대상자의 몸을 덮어주고 적용 부위만 노출시킨다.	
9. 수건으로 주머니를 감싼 후 더운물주머니를 적용 부위에 대어주고 화상 예방을 위해 매 5분마다 적용 부위를 확인한다.	• 지속적인 열에 의한 피부손상은 물집, 발적 등으로 확인 가능하다.
10. 피부에 발적이 생겼는지를 살펴보고 대상자에게 통증이나 불편감이 있으면 더운물주머니 적용을 즉시 중단하고 의사에게 알리도록 한다.	

절차	이론적 근거
11. 처방된 시간(보통 20~30분 정도)이 지나면 더운물주머니를 제거한다.	• 45분 이상 지속되면 혈관수축 등의 2차적 작용이 발생될 수 있다. 어린이의 근육층은 피부 1~2cm 아래 분포하고 있어 20~30분 적용이 효과적이다.
12. 물과 비누로 40~60초 동안 손위생을 실시한다(또는 알코올이 첨가된 손소독제를 사용하여 20초 이상 손소독을 실시).	• 미생물의 전파를 방지한다.
13. 간호기록지에 적용 방법, 적용 부위, 적용 시간(시작과 끝난 시간), 치료부위 상태, 혈액순환 상태, 치료에 대한 대상자의 반응을 기록한다.	

(2) 전기패드

준비물

• 전기패드, 수건이나 주머니 커버

방 법

절차	이론적 근거
1. 물과 비누로 40~60초 동안 손위생을 실시한다(또는 알코올이 첨가된 손소독제를 사용하여 20초 이상 손소독을 실시).	미생물의 전파를 방지한다.
2. 「더운물주머니를 적용할 때와 마찬가지로」 간호 대상자를 준비시킨 다음 전기패드를 대상자에게 가져가기 전에 작동 여부를 점검하기 위해 전기코드에 연결한다. 부서지거나 전선이 벗겨졌거나 플러그가 고장 났는지 점검한다.	• 누전이나 전기장치로 인한 화재 발생을 예방한다.
3. 준비한 물품을 가지고 대상자에게 간호사 자신을 소개한다.	
4. 손소독제로 손위생을 실시한다.	• 대상자와의 신체접촉 전 미생물의 전파를 방지한다.
5. 대상자의 이름, 등록번호, 생년월일 중 두 가지를 개방형으로 묻고 대답을 들은 후 대상자의 입원팔찌와 대조하여 대상자(이름, 등록번호)가 정확한지 확인하며 환자리스트(또는 처방지)와도 대조하여 대상자를 재확인한다.	• 안전한 간호를 위해 대상자를 정확히 확인하기 위함이다.
6. 대상자에게 목적과 절차를 설명한다.	
7. 전기패드(그림 5-1)를 수건 또는 주머니 커버나 수건으로 감싸고 플러그에 연결한다.	• 피부손상 위험을 줄일 수 있다. 만일 직접 적용할 경우에는 화상, 피부건조에 대한 대비책을 갖춘다.

절차	이론적 근거
그림 5-1. 전기패드	
8. 온도조절기를 이용해 처방된 온도에 맞춘다.	• 40℃로 8~10시간 정도 적용 가능하다.
9. 전기패드를 적용하기 전에 대상자의 피부에 물기가 없는지 반드시 확인해야 하며, 대상자가 온도를 변경하거나 전기패드 바로 위에 눕지 않도록 주의시킨다.	• 물기가 있으면 감전의 위험이 있다.
10. 물과 비누로 40~60초 동안 손위생을 실시한다(또는 알코올이 첨가된 손소독제를 사용하여 20초 이상 손소독을 실시).	• 미생물의 전파를 방지한다.
11. 적용 방법과 기록은 더운물주머니 적용 시와 동일하다.	

(3) 열 전등

준비물

• 열 전등(heat lamp, 30~40W), 스크린이나 크래들(필요시)

방 법

절차	이론적 근거
1~6.까지 전기패드 적용과 동일하다(2. 「전기패드를 적용할 때와 마찬가지로」 간호 대상자를 준비시킨 다음 사용 전에 점검해 본다).	
7. 전기를 연결한다.	
8. 30~40Watt 전구의 경우 전등을 신체 부위에서 40~50cm, 60Watt의 전구는 45~60cm, 더 높은 Watt의 전구는 60~75cm 떨어진 곳에 적용하고 20분간 대어준다(그림 5-2).	• 거리가 가까우면 화상 위험이 있다.

절차	이론적 근거
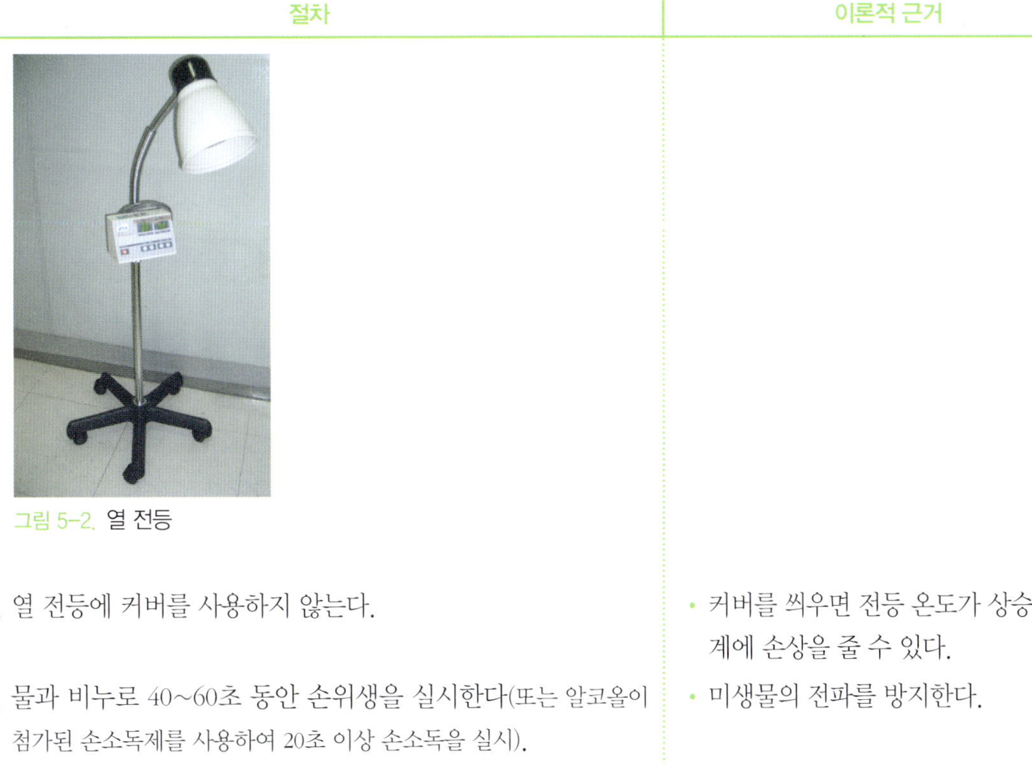 그림 5-2. 열 전등	
9. 열 전등에 커버를 사용하지 않는다.	• 커버를 씌우면 전등 온도가 상승해 기계에 손상을 줄 수 있다.
10. 물과 비누로 40~60초 동안 손위생을 실시한다(또는 알코올이 첨가된 손소독제를 사용하여 20초 이상 손소독을 실시).	• 미생물의 전파를 방지한다.
11. 기록은 더운물주머니 적용 시와 동일하다.	

유의사항

- 1일 3회 시행할 수 있다.
- 적외선 램프인 경우는 신체 부위와 등의 간격을 45~50cm(빛이 나는 전구) 또는 60~75cm(빛이 나지 않는 전구)로 유지한다.
- 20~30분간 적용 후 5분마다 피부색을 관찰한다.

(4) 열 크래들

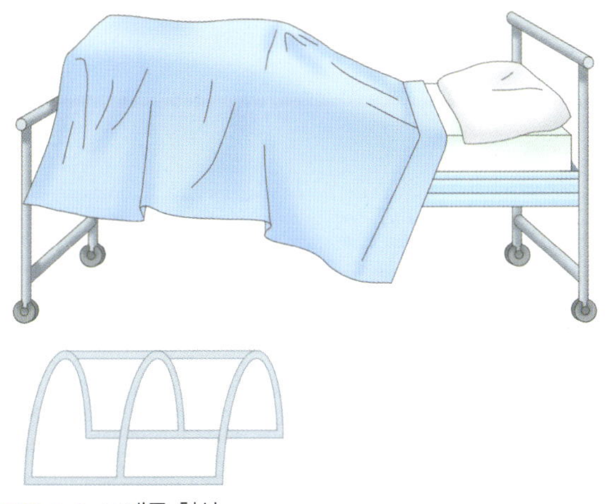

그림 5-3. 크래들 침상

준비물

- 열 크래들(cradle), 여분의 베개, 담요나 침대보

방 법

절차	이론적 근거
1~6.까지 열 전등과 동일하다.	
7. 이불을 침대 발치 쪽으로 밀어 크래들을 놓을 수 있는 공간을 확보한다.	
8. 치료할 신체 부위만 노출시키고 나머지 부분은 덮어 준다.	• 프라이버시를 유지하고 체온 저하를 방지한다.
9. 적용 부위 위로 크래들을 놓는다.	
10. 램프의 전기코드를 연결하여 적용하고 크래들을 담요나 시트로 덮는다(그림 5-3).	• 프라이버시를 유지하고 보온을 하기 위함이다.
11. 적용방법은 열 전등 적용 시와 동일하다.	
12. 크래들 내의 온도가 52℃(125℉)를 초과하지 않도록 주의한다.	
13. 물과 비누로 40~60초 동안 손위생을 실시한다(또는 알코올이 첨가된 손소독제를 사용하여 20초 이상 손소독을 실시).	• 미생물의 전파를 방지한다.
14. 기록은 더운물주머니 적용 시와 동일하다.	

(5) 온열 공기담요

온열 공기담요는 체온의 기복이 심한 환자나 수술 후 체온저하 환자의 체온을 조절하는 장비이다. 일회용 포인 가온담요 안으로 가온된 공기를 순환시키는 기구인 bair hugger system을 사용하여 호스를 통해 신체 앞면의 어깨부터 발끝까지 덮은 다음 38~43℃로 가온한다.

방 법

절차	이론적 근거
1~6.까지 열 전등과 동일하다(2. 호스와 패드의 이상유무와 연결 상태를 확인한다).	• 공기가 새면 온열 효과가 감소한다.
7. 전원을 연결한다.	
8. 장비 스위치를 켠 후 적절한 온도를 설정한다(그림 5-4).	
9. 얇은 담요를 가온담요 위에 덮어준다.	• 체온 유지 효과를 최대한으로 하기 위함이다.
10. 물과 비누로 40~60초 동안 손위생을 실시한다(또는 알코올이 첨가된 손소독제를 사용하여 20초 이상 손소독을 실시).	• 미생물의 전파를 방지한다.
11. 기록은 더운물주머니 적용 시와 동일하다.	

절차	이론적 근거
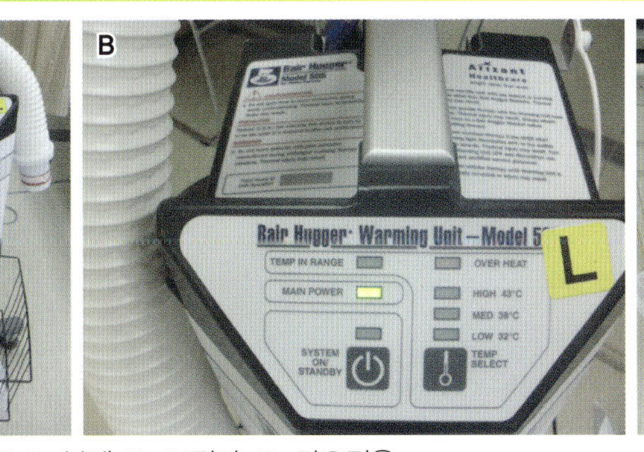 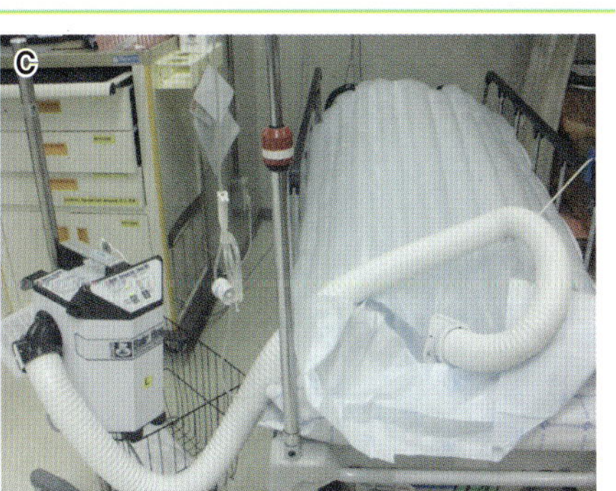 그림 5-4. 온열 공기담요 A: 본체, B: 조절판, C: 담요적용	

(6) 온열매트(패드)– Aquathermic (Aqua K) 패드

준비물

• Aquathermic 저장 용기, Aquathermic 매트 또는 패드, 증류수

방 법

절차	이론적 근거
1~6.까지 열 전등과 동일하다(2. 사용 전에 미리 선이 닳았는지 누전이 있는지 장비를 확인한다).	• 누전이나 전기장치로 인한 화재 발생을 예방한다.
7. 저장 용기에 증류수를 2/3 정도(약 1L) 채워 둔다.	
8. 저장 용기를 침대 옆에 세워두고 전원에 연결한다(그림 5-5 A, B).	
9. 적정 온도를 설정한다.	
10. 장치가 완전히 끼워지면 링에서 찰칵 소리가 나도록 잠근다.	
11. 스위치를 켜고 패드로 물이 순환하도록 한다. 물의 온도는 40.9℃를 넘지 않도록 한다.	
12. 대상자가 편안한 자세를 취하도록 돕는다.	
13. 물과 비누로 40~60초 동안 손위생을 실시한다(또는 알코올이 첨가된 손소독제를 사용하여 20초 이상 손소독을 실시).	• 미생물의 전파를 방지한다.
14. 기록은 더운물주머니 적용 시와 동일하다.	
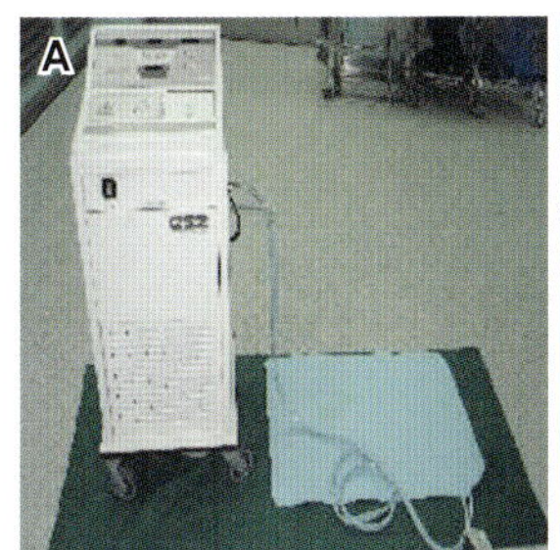 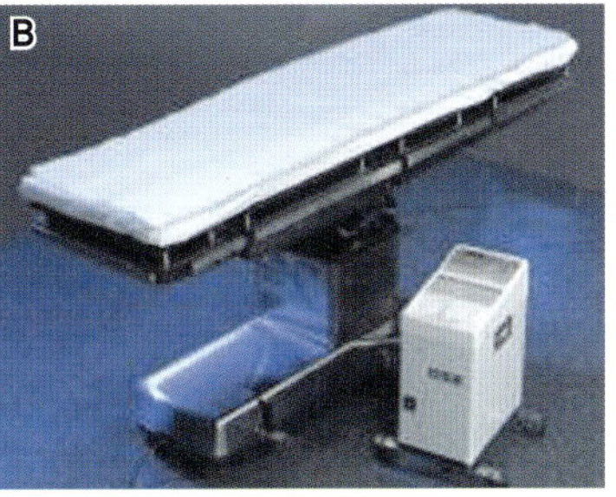 그림 5-5. A: 온열매트, B: 침대에 설치된 모습	

유의사항

- 열적용을 할 때 간호사의 가장 중요한 역할은 조직손상을 예방하는 것이다.
- 모든 유형의 열 적용시간을 정확하게 지킨다(필요시 타이머 사용).
- 대상자의 피부가 붉거나 민감해지면 의사에게 알린다.
- 손상의 위험이 있는 대상자를 미리 확인하여 대상자가 움직이지 못하거나 통증을 느끼는 경우에는 곁에 머물면서 5분마다 피부상태를 점검한다.
- 연고나 크림을 피부에 바른 상태에서 열적용을 하면 화상을 입을 수 있다.
- call bell은 대상자의 손이 닿는 곳에 둔다.

2) 습열 적용

목 적

- 통증을 줄이고 대상자의 안위를 증진시킨다.
- 치유를 빠르게 하고 삼출물을 부드럽게 하며 화농을 촉진시킨다.
- 죽은 조직이나 삼출액 등을 제거하여 상처를 깨끗하게 한다.
- 피부 자극이나 발적을 진정시킨다.
- 습진의 경우처럼 넓은 부위에 약물을 도포할 수 있다.
- 근육을 이완시킨다.

(1) 온습포(팩)

준비물

- 온수탱크, 온도계, 이동겸자, 수건, 비닐봉투, 일회용 장갑, 온습포

방 법

절차	이론적 근거
1. 물과 비누로 40~60초 동안 손위생을 실시한다(또는 알코올이 첨가된 손소독제를 사용하여 20초 이상 손소독을 실시).	• 미생물의 전파를 방지한다.
2. 처방(시간, 횟수)을 확인한 후 필요한 물품을 준비한다.	
3. 준비한 물품을 가지고 대상자에게 간호사 자신을 소개한다.	
4. 손소독제로 손위생을 실시한다.	• 대상자와의 신체접촉 전 미생물의 전파를 방지한다.
5. 대상자의 이름, 등록번호, 생년월일 중 두 가지를 개방형으로 묻고 대답을 들은 후 대상자의 입원팔찌와 대조하여 대상자(이름, 등록번호)가 정확한지 확인하며 환자리스트(또는 처방지)와도 대조하여 대상자를 재확인한다.	• 안전한 간호를 위해 대상자를 정확히 확인하기 위함이다.

절차	이론적 근거
6. 대상자에게 목적과 절차를 설명한다.	
7. 적용 부위 피부의 순환 상태를 사정한다. 적용 부위만을 남겨두고 필요한 경우 목욕담요를 덮어준다.	• 프라이버시를 보호하고 체온저하를 방지한다.
8. 방수포를 깔고 온습포를 준비한다(그림 5-6 A~F).	• 매트가 젖는 것을 방지한다.
9. 대상자에게 개방 상처가 있다면 멸균법을 사용한다. (필요한 경우 멸균 장갑을 착용한다.)	• 상처가 감염되는 것을 예방한다.
10. 온수탱크에서 뜨거운 습포를 꺼낼 때에는 이동겸자를 이용하며 화상을 입지 않도록 주의한다.	• 꺼낼 때 증기에 의해 화상을 입을 수 있다.
11. 2~3겹의 수건이나 주머니로 싼 후 적용 부위에 20분 정도 대준다.	• 적용 후 지속적으로 체감 온도가 상승할 수 있으므로 필요시 수건으로 더 감싸준다.
12. 대상자에게 온습포의 온도가 불편하면 간호사에게 말하도록 설명한다.	
13. 습포를 제거한 후 피부의 발적 상태를 확인한다.	
14. 온습포를 제거하고 대상자의 피부를 말린 다음 개방 상처인 경우에는 멸균법을 이용하여 드레싱을 한다.	• 상처가 감염되는 것을 예방한다.
15. 적용된 습열의 종류, 치료 부위, 적용 시간, 절차 전후의 치료 부위 상태, 배액량과 특징, 대상자의 반응을 기록한다.	

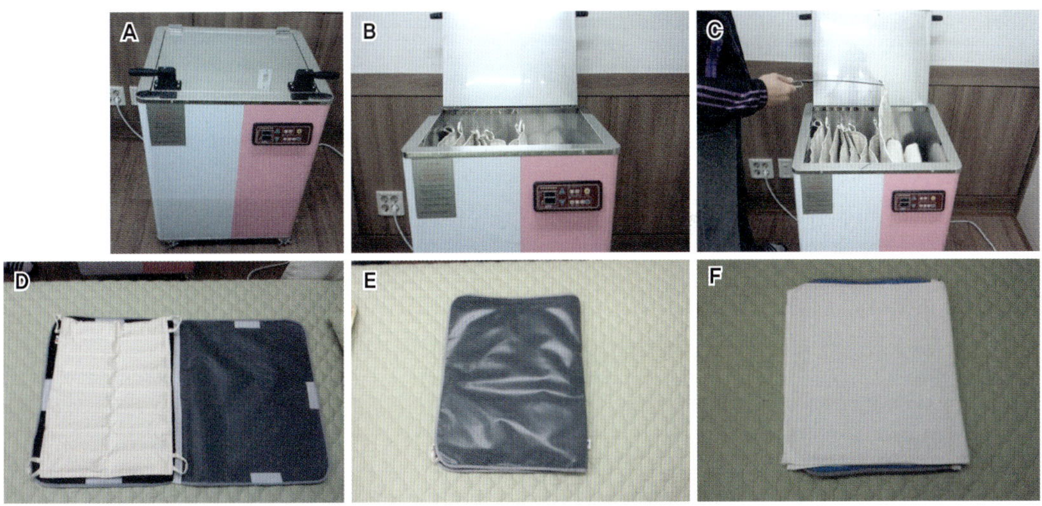

그림 5-6. 온습포 만들기
A: 온수탱크, B: 패드 끓이기, C: 겸자로 꺼내기, D: 방수포에 넣기, E: 온습포 완성, F: 수건으로 감싸기 완성

(2) 좌욕(sitz bath)

준비물

- 욕실 또는 좌욕용 기구(좌욕의자), 더운물, 소독액(필요시), 베타딘 용액이나 처방된 용액, 깨끗한 일회용 장갑, 비닐봉투, 목욕담요, 온도계

방 법

절차	이론적 근거
1~6.까지 온습포 적용과 동일하다.	
7. 골창자(직장)와 회음부 상태를 확인한다. 일회용 장갑을 착용하고 드레싱이 있으면 제거한 후 폐기물봉투에 버린다.	
8. 좌욕을 위해 특별히 고안된 욕조나 멸균된 좌욕대야에 40.5~43℃의 물이나 소독액을 1/3 정도 채운다.	• 물이 너무 많으면 좌욕 시 넘칠 수 있다.
9. 대상자에게 목적과 절차를 설명한다.	
10. 환자에게 미리 소변을 보도록 한다.	• 좌욕 중 소변 배출로 인한 오염을 예방하기 위함이다.
11. 대상자가 좌욕통에 들어가고 나올 수 있도록 도와준다.	
12. 대상자가 욕조나 좌욕기(그림 5-7 A, B)에 넓적다리(넙다리, 대퇴) 중간에서부터 척추의 엉덩뼈능선(장골능선)까지 잠기도록 하여 15~20분동안 앉아 있게 한다. 1일 3~4회 시행한다(치핵 환자는 배변 후 필요). 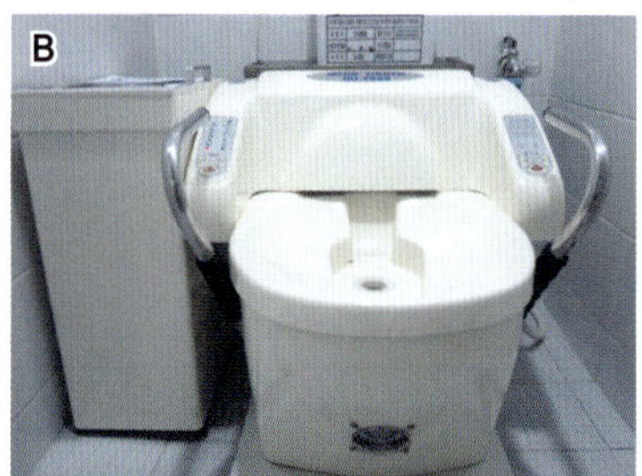 그림 5-7. 좌욕기	
13. 처방된 온도를 유지하기 위해 필요한 경우 뜨거운 물을 추가해 준다.	• 시간이 지나면 물의 온도가 저하된다.

절차	이론적 근거
14. 좌욕하는 동안 대상자의 어깨와 무릎 위에 목욕담요를 덮어 준다.	• 불필요한 체온 소실을 예방한다.
15. 안전에 문제가 있는 경우 대상자를 혼자 남겨두지 않으며, 만일 현기증이나 쇠약감을 호소하면 즉시 중단한다.	
16. 좌욕 후 깨끗한 수건이나 거즈로 완전히 말려준다.	
17. 필요한 경우 상처에 다시 드레싱을 해 준다. 잦은 좌욕으로 인한 피부열상을 예방하기 위해 바셀린 연고나 처방된 연고를 바르기도 한다.	
18. 혈액순환이 정상으로 되돌아올 때까지 30분 정도 침대에 누워 있도록 한다.	• 혈관확장으로 저혈압이 발생할 수 있다.
19. 더러워진 물품들을 버리고 재사용할 장비는 세척하고 정리한다.	
20. 물과 비누로 40~60초 동안 손위생을 실시한다(또는 알코올이 첨가된 손소독제를 사용하여 20초 이상 손소독을 실시).	• 미생물의 전파를 방지한다.
21. 기록은 더운물주머니 적용시와 동일하다.	

유의사항

- 대상자가 피로나 쇠약감을 느끼는지 관찰한다. 대상자가 현기증 또는 구역(메스꺼움)을 호소하거나 창백해지거나 빠른 맥박이 발견되는 경우, 즉시 습열 적용을 중단한다.
- 처방된 수온을 유지하기 위하여 온도계를 사용한다.
- 대상자가 따끔거림을 호소하거나 피부가 붉게 변하는 경우, 습열 적용을 중단한다.
- 좌욕은 골창자(직장) 수술이나 분만 후 환자들에게는 통증 완화가 필요한 경우에만 시행하며 배변 후에 시행한다.
- 손상이나 감염을 예방하기 위해 대상자가 상처를 만지거나 긁지 않도록 설명한다.
- 열요법 동안 활력징후를 자주 측정할 필요가 있다. 이는 열로 인한 혈관확장이 심장기능과 혈압의 변화를 일으킬 수 있기 때문이다.

2 냉요법

1) 건냉 적용

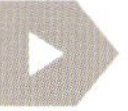

목 적

- 국소부위의 급성염증이나 부종을 완화한다.
- 출혈을 감소시키거나 예방한다.
- 근육의 통증이나 연축(spasms)을 감소시킨다.
- 혈관확장으로 인한 두통을 완화한다.

(1) 얼음주머니(ice bag)

준비물

- 얼음주머니, 얼음칼라(ice collar), 장갑 또는 젤타입 냉팩, 커버나 수건, 목욕담요 또는 베개, 붕대

방 법

절차	이론적 근거
1~6.까지 온습포 적용과 동일하다.	
7. 얼음주머니, 얼음칼라 또는 장갑에 호두알만큼 잘게 부순 얼음 조각을 1/3~2/3 정도 채운다(이때 모가 난 얼음조각은 물에 살짝 씻어 둥글게 만든다. 얼음칼라는 좁은 비닐이나 고무주머니로 되어 있어 목, 턱 그리고 코 수술 후에 사용한다). 더운물주머니와 동일한 방법으로 공기를 제거하고 마개를 막거나 장갑의 입구를 묶는다(그림 5-8). 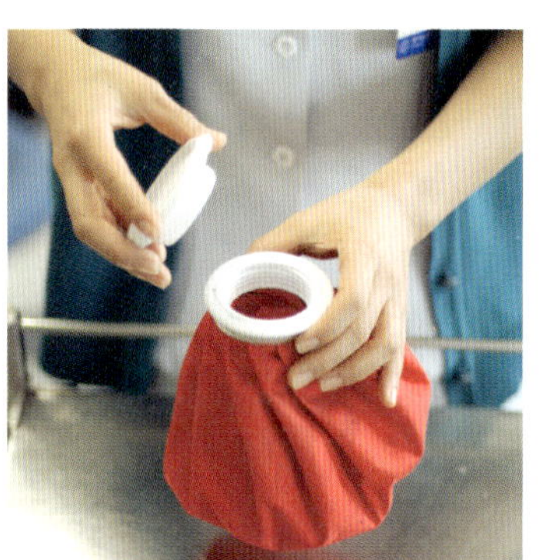 그림 5-8. 얼음주머니	• 얼음 모서리로 인한 주머니 손상을 예방하고 피부 불편감을 줄일 수 있다. • 공기가 있으면 피부에 밀착되기 어렵고 열소실 효과를 저하시킨다.
8. 냉팩(그림 5-8)은 냉장고에 얼려서 사용하거나 두드리거나 문지르거나 쥐어짜서 안에 들어 있는 화학물질을 활성화시켜서 사용한다. 주로 발목이나 팔목과 같은 작은 부위의 상해를 치료할 때 사용한다. 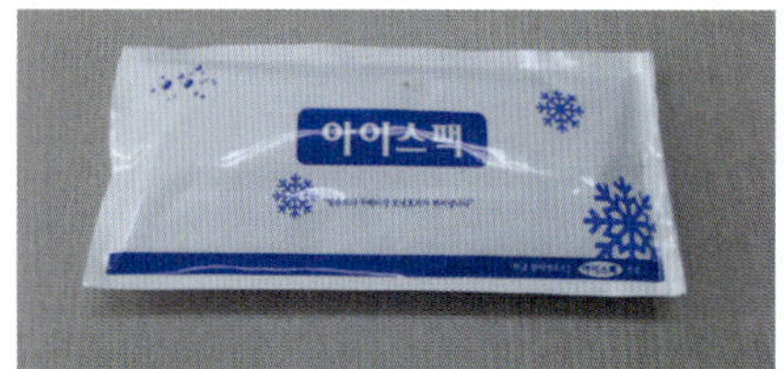 그림 5-9. 냉팩	
9. 얼음주머니나 장갑 등을 커버나 수건으로 감싼다. 종이테이프를 이용하여 수건이나 커버를 고정시킨다.	• 얼음주머니 표면에 생기는 물기를 제거하기 위함이다.

절차	이론적 근거
10. 얼음주머니 등을 신체부위에 적용한 후 베개, 탄력붕대, 반창고 혹은 목욕담요 등을 이용해 고정한다.	
11. 5분 적용한 후 피부상태를 관찰한다. 창백, 반점, 청색증 또는 발적이 있는지 살핀다.	• 피부부위의 체온저하(hypothermia)로 인한 혈액순환장애를 사정한다.
12. 매 5~10분마다 대상자가 편안한지 점검한다.	
13. 정해진 시간(보통 30분)이 지나면 얼음주머니를 제거한다.	• 30분 이상 적용 시 모세혈관의 이완 등 반동현상이나 조직손상이 나타날 수 있다.
14. 물과 비누로 40~60초 동안 손위생을 실시한다(또는 알코올이 첨가된 손소독제를 사용하여 20초 이상 손소독을 실시).	• 미생물의 전파를 방지한다.
15. 적용한 방법, 부위, 적용 시간, 적용 전후의 신체부위 상태와 혈액순환 상태, 치료에 대한 대상자의 반응을 기록한다.	

(2) 저온 담요(cooling blankets)

저온 담요는 냉매 코일이 순환하도록 되어 있다. 이것은 Aqua K패드처럼 액체가 순환하며 체온을 냉각시키는 장치이며 심정지 환자에게 적용되는 체온저하요법이나 마취 후 발생하는 악성 고체온증 치료에 사용할 수 있다.

최근 상용화된 외부 냉각장치(external cooling device)는 목표체온을 설정해 놓으면 자동적으로 유지해주는 장치가 있어 안정적으로 체온조절이 가능하다.

준비물

• 체온저하 담요 또는 냉각 패드, 증류수

방 법

절차	이론적 근거
방법은 온열매트와 비슷하다.	

유의사항

- 치료 중 10분마다 간호대상자의 피부를 사정한다.
- 대상자가 적용 부위의 작열감이나 무감각을 호소하거나 피부에 반점이 생기거나 창백해질 경우, 순환상태를 확인하기 위해 적용 부위에서 먼 쪽의 말초 맥박을 촉진해 본다.
- 치료할 부분만 노출시키고 나머지 신체에는 목욕담요를 덮어 갑작스런 추위를 예방한다.
- 냉요법을 동일한 부위에 20분 이상 적용 시 조직손상이 일어날 수 있으므로 열감이나 무감각, 극도의 창백함, 발적이나 청색증 등의 증상이나 징후가 있는지 관찰한다.
- 노인의 경우 혈액순환장애, 감각둔화, 피부가 얇아야 조직에 손상을 받기 쉽다.
- 아이들은 차가운 것을 싫어하므로 얼음주머니를 거부할 수 있어 주머니를 색상이 화려한 장식물로 씌우거나 그림을 그리게 한 다음에 적용할 수도 있다.
- 가정에서는 대용 가능한 PET병이나 얼린 음식물 등을 비상 시에 사용할 수 있다. 단, 차가운 재료는 피부에 직접 적용하지 말고 수건과 같은 천으로 감싸야 한다.

2) 습냉 적용

(1) 냉습포(cold compress)

목 적

- 급격히 상승된 체온을 하강시킨다.
- 출혈을 경감시킨다.
- 국소적인 부종이나 통증을 완화한다.
- 화농을 지연시킨다.

준비물

- 얼음, 물, 거즈 또는 습포 적용 시 사용할 수건, 얼음주머니 또는 냉각기구

방 법

절차	이론적 근거
1~6.까지 온습포 적용과 동일하다(2. 물과 얼음을 깨끗한 통에 넣고 치료할 부위에 맞는 크기의 수건이나 거즈를 적신다).	
7. 침대에 방수포를 깐다.	• 매트가 젖는 것을 방지한다.
8. 물이 떨어지지 않도록 습포의 물기를 꼭 짜서 치료 부위에 적용한다.	
9. 습포의 온도를 차갑게 유지하기 위해 얼음주머니 혹은 시중에서 판매되는 냉각기구를 이용한다.	• 젤타입의 냉각기구는 장시간 온도유지에 효과적이다.

절차	이론적 근거
10. 치료를 15~20분 동안 계속한다. 의사의 처방이 있는 경우 매 2~3시간마다 반복한다.	• 장시간 사용 시 피부손상이 발생할 수 있으며 반복사용 시 30분이 지난 후 시행한다.
11. 물과 비누로 40~60초 동안 손위생을 실시한다(또는 알코올이 첨가된 손소독제를 사용하여 20초 이상 손소독을 실시).	• 미생물의 전파를 방지한다.
12. 적용한 방법, 적용 시간, 대상자의 반응, 적용의 체온과 피부 상태 대상자의 반응을 기록한다.	

(2) 스펀지 목욕(sponge bath)

준비물

• 물그릇, 적절한 온도(29.5~30℃)의 용액, 온도계, 방수포, 목욕담요, 거즈나 수건

방 법

절차	이론적 근거
1~6.까지 온습포 적용과 동일하다.	
7. 방수포를 깔아 침대를 보호한다.	
8. 오한을 방지하기 위해 치료 부위만 노출시키고 나머지는 덮어준다. 스펀지 목욕 시행 전에 체온을 측정한 후 계속해서 15분 간격으로 측정한다.	• 지속적인 목욕효과를 관찰하기 위함이다.
9. 필요한 경우 머리, 서혜부, 겨드랑이에 얼음주머니를 대준다.	• 보조적인 중재를 통해 냉효과를 극대화하기 위함이다.
10. 스펀지(수건)를 이용해 대상자의 얼굴과 이마, 목, 팔, 다리를 3~5분 동안 닦고, 등을 10분 동안 닦아준 다음 각 부분을 젖은 수건으로 덮어준다(말리지는 않는다). 이때 배(복부)는 닦지 않는다.	• 배(복부)가 차가워지면 장의 연동운동이 증가되어 복통 등의 불편감이 나타날 수 있다.
11. 목욕은 25~30분 동안 지속하고 일정한 온도를 유지하기 위해 필요할 때마다 물을 보충해준다(목욕을 너무 빨리 끝내면 오한이 발생할 수 있다).	• 시간이 지나면 물의 온도가 변한다.
12. 치료 중 대상자의 피부색과 맥박을 사정한다.	
13. 목욕이 끝나면 피부를 가볍게 두드려 말려주고 30분 후 체온을 측정하여 치료 전의 체온과 비교하여 효과를 평가한다.	
14. 물과 비누로 40~60초 동안 손위생을 실시한다(또는 알코올이 첨가된 손소독제를 사용하여 20초 이상 손소독을 실시).	• 미생물의 전파를 방지한다.
15. 기록은 냉습포 적용 시와 동일하다.	

유의사항

- 스펀지 목욕을 하는 동안 대상자의 피부색과 맥박을 사정한다. 오한이 생기거나 저림과 무감각증을 호소하는 경우, 치료를 중단한다.
- 스펀지 목욕 시 알코올을 물과 함께 사용하면 체온을 빠르게 하강시켜 주지만, 피부를 건조시키므로 흔히 사용하지 않는다.
- 대상자의 피부가 창백해지거나 반점이 생기면 냉적용을 중단하고 활력징후를 측정하고 동상 여부를 확인한다.
- 추위를 호소하는 경우 발을 따뜻하게 해주고 치료 부위를 제외한 다른 부위는 목욕담요로 덮어준다.
- 개방 상처에 냉습포를 적용할 때에는 멸균법을 사용한다.
- 냉요법 치료 동안 활력징후를 자주 측정해야 한다. 이는 냉으로 인한 혈관수축이 심장기능과 혈압에 변화를 일으킬 수 있기 때문이다.

표 5-1 열과 냉 적용의 온도범위

온도	섭씨범위(C°)	화씨범위(F°)
매우 뜨겁다	41~46	106~115
뜨겁다	37~41	98~106
따뜻하다	34~37	93~98
미지근하다	26~34	80~93
서늘하다	18~26	65~80
차갑다	10~18	50~65

〈간호기록의 예(SOAP양식)〉

상황 1) 50세 김아파씨는 등 하부에 근육 긴장으로 극심한 통증을 호소하고 있다. 주치의는 온요법을 적용하도록 처방하였다.

S: "등이 너무 아파요."
O: 진단명– lower back strain, NRS: 5점, BP: 150/80mmHg, HR: 110회/min
A: 조직손상과 관련된 급성 통증
P: 온요법을 적용할 부위의 피부를 사정한 뒤 50℃의 더운물주머니를 20분 동안 적용한다.
피부상태 및 활력징후를 관찰한다.

상황 2) 82세 김분네 할머니는 왼쪽 무릎 인공관절 수술 후 병동에 입원하였고 주치의는 수술 부위에 냉요법을 처방하였다.

S: "수술한 다리가 아파요."

O: 진단명- total Lt. knee arthroplasty POD 1일, NRS: 7점, BP: 130/80mmHg, HR: 100회/min, Past Hx: DM, HT

A: 수술로 인한 조직손상과 관련된 급성 통증

P: 냉요법을 적용할 부위의 피부를 사정한 뒤 cold compression cuff를 수술 부위에 2시간 적용 후 2시간 풀어주기를 처방된 시간동안 반복한다. 피부상태, 순환 상태 및 활력징후를 관찰한다.

실습보고서

온냉요법

년 월 일

학년 : 번호 : 이름 :

1. 고열 환자의 간호에 대하여 설명하시오.

2. 온요법에 대한 신체의 생리적 작용은 무엇인지 기술하시오.

3. 냉요법에 대한 신체의 생리적 효과는 무엇인지 기술하시오.

4. 온요법과 냉요법 적용의 금기사항은 각각 무엇인지 기술하시오.

CHAPTER 6 투약간호

1 경구투약

투약간호는 간호실무에서 매우 중요하고 필수적인 업무이며 건강유지 및 증진, 질병예방, 진단, 치료 등을 위하여 약물을 경구 혹은 비경구적 방법으로 투여하는 것이다. 의사는 처방을 하고, 약사는 처방에 의해 투약할 약을 조제하며 간호사는 약을 관리 · 투여하고 기록하는 책임이 있다.

목 적

- 경구투약(oral medication)은 대상자에게 약물을 구강(위장관)으로 정확하고 안전하게 투여하기 위함이다.

준비물

- 투약 카드(또는 컴퓨터 출력물), 투약카트(또는 약물 보관함), 투약트레이(tray), 물, 물컵(필요시 빨대), 휴지(또는 종이타월), 투약 기록지, 간호기록지, 손소독제, 투약 컵 또는 약 봉지, 시럽용 약병, 약품 정보지

방 법

절차	이론적 근거
1. 물과 비누로 40~60초 동안 손위생을 실시한다(또는 알코올이 첨가된 손소독제를 사용하여 20초 이상 손소독을 실시).	• 미생물의 전파를 방지한다.

절차	이론적 근거
2. 처방을 확인한 후 투약카트(또는 약물 보관함)에서 대상자의 약물이 들어 있는 봉투를 꺼내어 투약카드 또는 컴퓨터 출력물 등과 비교하며(시럽인 경우는 약물 보관병에 부착되어 있는 라벨의 내용과 비교) 대상자 등록번호, 대상자명, 약명, 용량, 투여경로, 시간(5Right)을 확인한다(만약 투약 처방과 해당 확인 내용이 틀리다면 투약처방의 내용이 명확하게 확인될 때까지 약물을 투여하지 않는다).	• 약 봉투에 있는 내용과 투약카드 또는 출력물의 내용을 확인함으로써 투약 오류를 방지할 수 있다.
3. 환자에게 투여 될 약의 효능 및 부작용에 대해서 확인하고, 환자가 경구 투약이 금기시 되는 상황은 아닌지 재확인 후 필요한 물품을 준비한다.	
4. 투약시간에 맞추어 준비한 물품을 가지고 대상자에게 가서 간호사 자신을 소개한다.	
5. 손소독제로 손위생을실시한다.	• 대상자와의 신체접촉 전 미생물의 전파를 방지한다.
6. 대상자의 이름, 등록번호, 생년월일 중 두 가지를 개방형으로 묻고 대답을 들은 후 대상자의 입원팔찌와 대조하여 대상자가 정확한지 확인하며 투약카드(또는 컴퓨터 출력물)와도 대조하여 대상자를 재확인한다(대상자 확인: 그림 6-1). 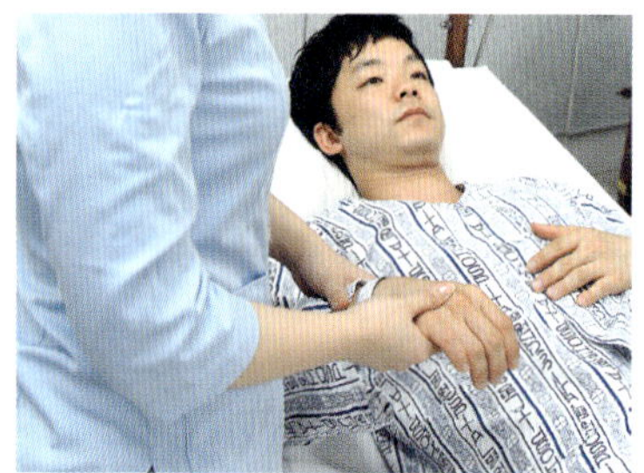 그림 6-1. 대상자 확인	• 대상자를 2~3번 이상 확인함으로써 정확한 대상자에게 약물이 투여되도록 하기 위함이다.
7. 대상자에게 투여될 약물에 대해 약품 정보지를 보며 함께 설명한다(약의 효능, 부작용, 약물 투여 목적 및 유의사항). 투여 될 약에 대해 과거에 알레르기 반응이 있었는지 재확인하고 대상자가 약물에 대해 궁금한 사항이 있으면 해당 질문에 대해 정보를 제공한다.	• 대상자의 권리를 보호하고 대상자의 치료에 대한 참여를 격려하게 된다.
8. 특정 약물(마약제제, 혈압약, 강심제 등)은 약물을 투여하기 전 사정(호흡, 혈압, 심첨 맥박)을 먼저 시행한다.	• 항고혈압제 투여 전에 혈압을 측정하고, 모르핀(Morphine) 등의 마약성 진통제 투여 전에 호흡수를 측정하며, 12회/분 이하일 경우에는 투약을 중지하고 보고한다. 모르핀은 호흡중추를 억제시키는 작용이 있기 때문이다.

절차	이론적 근거
	• digitalis(예: digoxin) 복용 전에 심첨맥박을 측정하여 60회/분 이하일 경우는 투약을 중지하고 보고한다. digitalis제제인 경우는 부교감신경(parasympathetic nerve)을 자극하여 동방결절(SA node)과 방실결절(AV node)를 억제하여 심박수와 방실전도를 감소시킨다.
9. 약물 투여를 위해 가능하면 대상자를 앉거나 반좌위자세(semi-Fowler position)를 취하도록 하되 앉는 것이 금기라면 옆누움자세(측와위, lateral decubitus position)를 취하도록 돕는다.	• 머리를 너무 뒤로 젖히면 기도가 곧게 되므로 약이 기도로 넘어갈 수 있다.
10. 약물 혹은 물 등이 대상자의 얼굴이나 옷에 묻는 것을 방지하기 위해 휴지나 타월을 턱 밑에 대준다.	
11. 대상자가 연하곤란이 있는지 확인하기 위해 침을 삼켜보거나 물을 한 모금 마셔보도록 하고, 기침을 심하게 하거나 물을 삼키지 못 하는 경우는 준비된 약물을 투여하지 않고 담당의사와 상의한다.	
12. 알약은 한 번에 한 알씩 복용하도록 하며, 알약 복용 후에 물약을 복용하도록 한다.	
13. 대상자가 모든 약물을 다 삼킬 때까지 대상자 옆에 있으면서, 대상자가 약물을 모두 복용했는지 확인하기 위해 대상자에게 말을 시켜보거나 입을 벌려보도록 한다.	
14. 대상자의 투약이 모두 종료되면 편안한 체위를 취하도록 하며, 사용한 물품은 정리한다.	
15. 물과 비누로 40~60초 동안 손위생을 실시한다(또는 알코올이 첨가된 손소독제를 사용하여 20초 이상 손소독을 실시).	• 미생물의 전파를 방지한다.
16. 수행 결과를 간호기록지와 투약기록지에 기록한다. 1) 5 rights(대상자명, 약명, 용량, 투약경로, 투약시간) 2) 필요시 투약목적, 대상자의 반응, 투약사유 또는 못한 이유	• 간호기록은 간호수행의 근거 자료이며 법적 기록으로 유지가 된다.

유의사항

1. 약은 3회에 걸쳐 확인한다.
   1) 약장이나 투약카트에서 약을 꺼내 투약카드 혹은 투약기록지와 약봉투의 표지 또는 라벨을 확인한다(1차 확인).
   2) 약 처방과 준비된 약을 대조한 후 약을 투약트레이(tray) 또는 투약카트에 놓는다(2차 확인).
   3) 약병이나 약봉투를 약장 또는 투약카트에 있는 대상자별 약서랍에 넣을 때 다시 라벨을 확인한다(3차 확인).
2. 약의 용량을 확인할 경우
   1) 일회용 포장약(unit dose)은 그대로 준비한다(만일 알약을 약병에서 일부 꺼내야 하는 경우, 병뚜껑으로 받아 약 컵에 넣거나 약 포지에 싼다. 병에서 꺼낸 약은 다시 약병에 넣지 않는다).
   2) 만일 연하장애가 있으면 알약은 잘게 부수어 적은 양의 연식(예: 요거트, 죽)에 섞어준다.
   3) 물약은 약병의 라벨 반대편으로 눈금 있는 약 컵에 따른다. 이때 약 컵은 눈높이로 들고(그림 6-2), 따르려고 하는 눈금에 엄지손톱을 대고 따른다. 따른 후 약병 가장자리는 휴지로 닦는다.

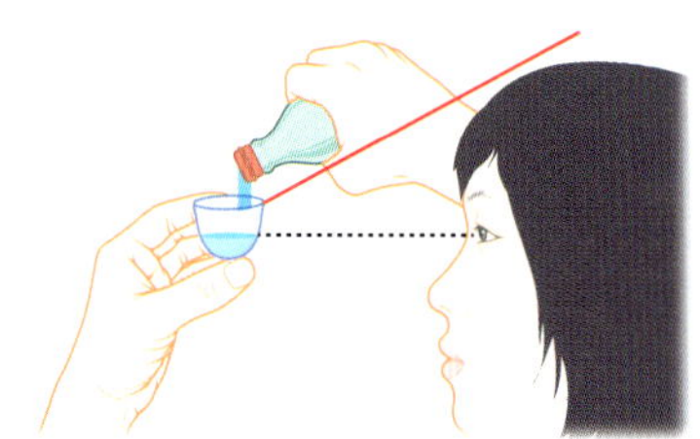

그림 6-2. 용량 확인하는 법

3. 철분제제나 제산제제는 치아손상이나 착색을 일으키므로 빨대를 이용하고 약물 복용 후에 물이나 구강세척제로 헹구어 내도록 한다.
4. 둘코락스(dulcolax) 등의 당의정(Sugar coated)은 장에 도착한 후 녹아야 효과를 볼 수 있으므로 깨서 주지 않는다.
5. 기침시럽제(단물약) 등의 물약이나 lozenges 등은 농도에 변화를 주게 되므로 물을 주지 않는다.
6. 니트로글리세린(nitroglycerine), 비타민 C (vitamin C), 호르몬(hormone) 제제 등의 볼점막(buccal mucosa)이나 설하에서 녹아 흡수되는 약은 볼점막이나 혀밑(설하)에 물고 있어서 타액에 녹아 흡수되도록 한다(그림 6-3, 6-4). 볼 점막 투여는 점막에서 국소적 작용을 하거나 타액과 삼켜서 전신적으로 작용하며, 혀밑(설하) 투여는 혀 아래 굵은 혈관으로 흡수되어 빠른 효과를 나타낸다.

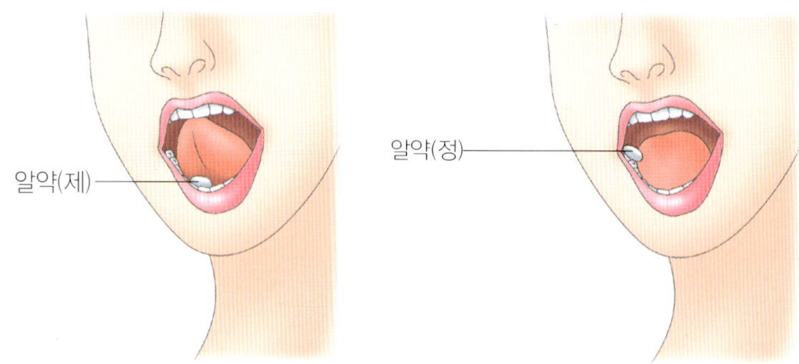

그림 6-3. 볼점막(협부)을 통한 투여 그림 6-4. 알약(정)의 혀밑(설하) 투여

7. 마약의 투여 및 관리는 병원 정책에 준한다.
8. 위장계 점막에 심한 자극을 주는 약은 음식과 함께 복용하도록 한다.
9. 만일 투약에 실수가 있을 때는 즉시 수간호사에게 보고한다.
10. 시럽제제를 사용할 때는 유효기간을 확인[예: 코프시럽(cough syrup)은 제제일로부터 14일, 리나치올시럽(rhinathiol syrup)은 제제일로부터 2년]하며 개봉일시를 명기하도록 한다.
11. 대상자에게 약물에 따라 정확한 보관 방법을 교육시킨다.

2 비경구투약

비경구투약은 구강 또는 국소투여에 비하여 약물의 효과가 신속하고, 위장계 장애의 우려가 없으며 완전하게 흡수되는 장점이 있고 외과적 무균술을 적용해야 한다. 비경구투약은 근육내주사, 피부밑주사(피하주사), 진피내주사(피내주사)나 정맥 주입에 의한 약물투여와 국소적 약물투여를 포함하며, 투여 경로, 약물의 양과 종류에 따라 주사기와 바늘이 결정되고(그림 6-5), 주사 부위에 따라 바늘크기가 결정된다(표 6-1). 또한 주사기의 명칭은 [그림 6-6]과 같다.

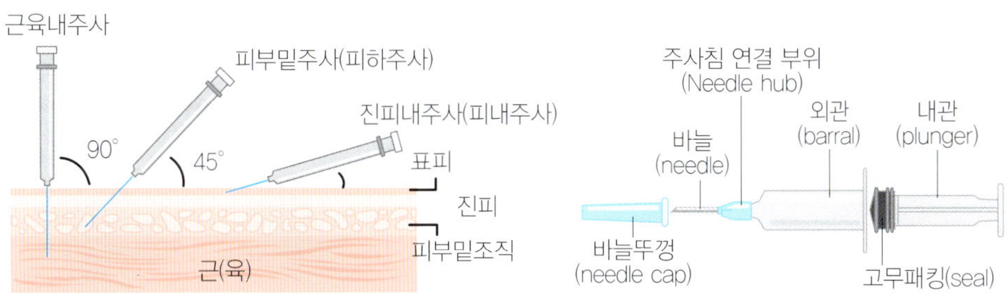

그림 6-5. 주사 부위 조직에 따른 주사명칭

그림 6-6. 주사기의 명칭

표 6-1 투여경로에 따른 주사기와 바늘의 선택

	진피내주사	피부밑주사	근육내주사	정맥주사
주사기 크기	1mL	1, 2mL	2, 3, 5mL	약물의 형태와 용량에 따라 다양
바늘의 길이	1~2cm	1.5~1.8cm	2.5~5cm	나비바늘:2.5cm(1 inch) 혈관카테터(angio catheter): 2.5~4cm(1~1.5inch)
바늘의 굵기	26~27G	25~27G	20~23G	나비바늘:18~21G 혈관카테터(angio catheter): 16~24G
주사 용량	0.02~0.5mL	1.5mL	1회 5mL 이하(어깨세모근(삼각근) 1mL배(둔부), 넓적다리(넙다리, 대퇴) 3~5mL)	주입용량에 제한 없음

1) 주사약 준비하기

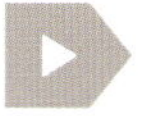

목 적

- 신속한 약의 효과를 기대한다.
- 경구투약이 불가능할 때 이용한다.

준비물

- 투약 카드(또는 컴퓨터 출력물), 주사약(vial), 용해제(멸균증류수, 멸균생리식염수, 기타 용해제), 일회용 멸균주사기(syringe), 바늘(needle), 소독솜, 손소독제, 투약트레이(tray), 곡반(puspen), 손상성폐기물 전용용기, 일반 의료폐기물 전용용기

(1) 바이알(vial)에 들어 있는 약의 준비

방 법

절차	이론적 근거
1. 투약처방과 투약카드(또는 컴퓨터 출력물)를 대조하여 대상자 이름, 약명, 약용량, 투여경로, 투여시간의 순서대로 정확히 확인한다.	• 투약 처방 내용과 투약카드 또는 출력물의 내용을 확인함으로써 투약 오류를 방지할 수 있다.
2. 물과 비누로 40~60초 동안 손위생을 실시한다(또는 알코올이 첨가된 손소독제를 사용하여 20초 이상 손소독을 실시).	• 미생물의 전파를 방지한다.
3. 투약트레이(tray)를 잘 닦고 그 위에 투약카드(또는 컴퓨터 출력물), 바이알, 용해제, 주사기, 바늘을 준비한다(그림 6-7). 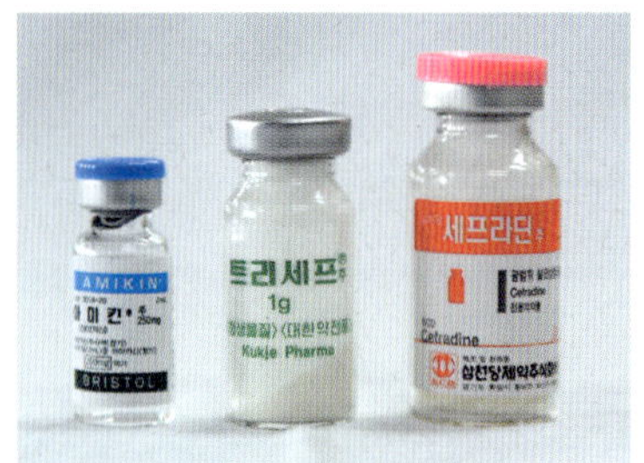 그림 6-7. 바이알의 종류	
4. 주사기 포장을 벗기고 주사기 내관을 뽑아서 작동이 순조로운지 확인하고 바늘 연결 부위를 다시 한번 잘 끼운다.	• 준비 중 바늘과 주사기가 분리되는 것을 예방한다.
5. 바이알의 뚜껑을 열고 소독솜으로 고무마개를 잘 닦는다.	• 미생물의 전파를 방지한다.
6. 분말로 된 약물의 경우 a. 필요량 만큼의 용해제를 주사기에 무균적으로 뽑아 놓는다. b. 바이알에 용해제를 서서히 밀어 넣는다. 이때 바늘의 사면이 바이알의 내벽에 닿도록 하여 용해제가 약물 분말에 서서히 스미도록 한다. c. 분말이 완전히 용해되도록 바이알을 좌우로 흔들어 준다.	
7. 액체로 된 약물의 경우 a. 뽑을 약의 용량만큼 주사기에 공기를 넣는다.	

절차	이론적 근거
b. 한 손으로 약병을 잡고 다른 손으로 바이알의 중앙에 바늘을 꽂아 약물과 닿지 않는 윗부분에 공기를 주입한다 (그림 6-8 A).	• 공기를 주입하면 약병 속의 음압 상태를 방지하여 약물이 주사기로 쉽게 나오게 한다.
8. 약병을 거꾸로 들어 눈높이에 맞추고 주사바늘 끝이 용액 속에 잠겨 있도록 하며 정해진 용량을 뽑는다.	• 주사침이 약물에 있어야 공기가 뽑히지 않는다.
9. 바이알 약물 속에 바늘이 잠기도록 하여 서서히 빼내며 약물을 끝까지 뽑는다(그림 6-8 B).	• 수직으로 들어야 중력에 의해 공기가 위로 몰려 쉽게 공기를 제거할 수 있다.
10. 약물을 모두 뽑고 나면 바이알에서 바늘을 빼고 수직으로 세워 주사기 내에 있는 공기를 모두 제거한다(그림 6-8 C).	
11. 바늘 뚜껑을 덮고 투약카드와 함께 투약트레이(tray)에 잘 정리한다.	
12. 물과 비누로 40~60초 동안 손위생을 실시한다(또는 알코올이 첨가된 손소독제를 사용하여 20초 이상 손소독을 실시).	• 미생물의 전파를 방지한다.

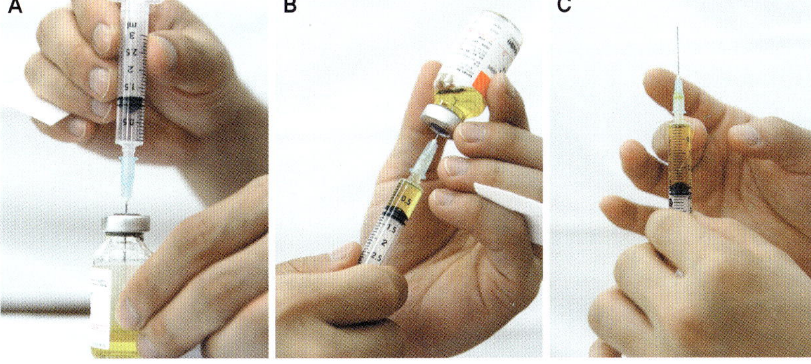

그림 6-8. 액체로 된 바이알약 준비. A: 공기주입, B: 용액 뽑기, C: 주사기의 공기 제거하기

(2) 앰플(ampule)에 들어 있는 약의 준비

준비물

• 투약 카드(또는 컴퓨터 출력물), 주사약(ampule), 일회용 멸균주사기(syringe), 바늘(needle), 소독솜, 투약트레이(tray), 곡반(puspen), 손상성폐기물 전용용기, 일반 의료폐기물 전용용기

방 법

절차	이론적 근거
1. 투약처방과 투약카드(또는 컴퓨터 출력물)를 대조하여 대상자 이름, 약명, 약용량, 투여경로, 투여시간의 순서대로 정확히 확인한다.	• 투약 처방 내용과 투약카드 또는 출력물의 내용을 확인함으로써 투약 오류를 방지할 수 있다.

절차	이론적 근거
2. 물과 비누로 40~60초 동안 손위생을 실시한다(또는 알코올이 첨가된 손소독제를 사용하여 20초 이상 손소독을 실시).	• 미생물의 전파를 방지한다.
3. 투약트레이(tray)를 잘 닦고 그 위에 투약카드(또는 컴퓨터 출력물), 앰플(그림 6-9), 주사기와 바늘을 준비한다.	

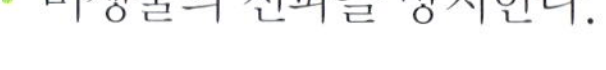

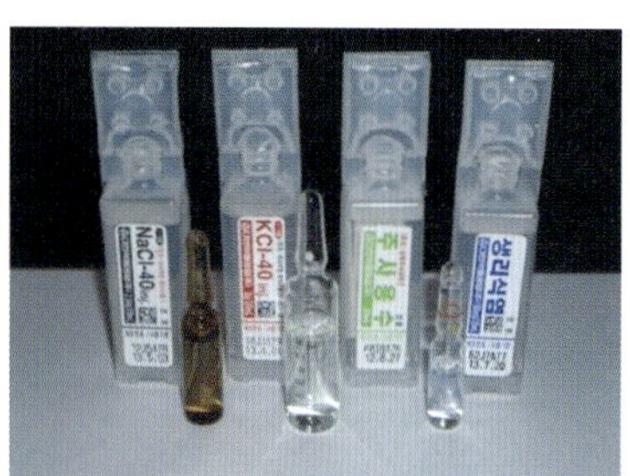

그림 6-9. 앰플

절차	이론적 근거
4. 주사기 포장을 벗기고 주사기 내관을 뽑아 작동이 순조로운지 확인하고 바늘 연결 부위를 다시 한번 잘 끼운다.	
5. 앰플목의 윗부분을 잘 털어 약물이 모두 아래로 내려가도록 한다(그림 6-10 A).	
6. 앰플목의 윗부분을 소독솜으로 대고(그림 6-10 B) 꺾는 방향을 확인한 후 소독솜으로 감아쥐고 부드럽게 바깥쪽으로 꺾는다(그림 6-10 C).	• 손을 다치지 않게 하기 위함이다.
7. 앰플은 왼손에 잡고 오른손에 잡은 주사바늘이 앰플의 가장자리에 닿지 않도록 하고 바늘의 사면이 앰플의 내벽에 닿도록 하여 약물 속에 넣는다. 앰플이 유리인 경우는 여과바늘을 사용한다.	• 앰플의 가장자리는 오염된 부분이다.
8. 서서히 주사기 내관을 뒤로 빼며 용액을 뽑는다.	
9. 앰플을 점점 기울여서 용액이 아래로 흘러내리도록 하여 모두 뽑는다(그림 6-10 D).	

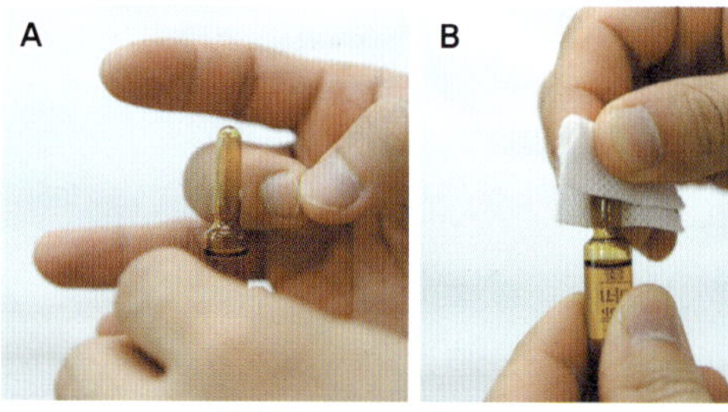

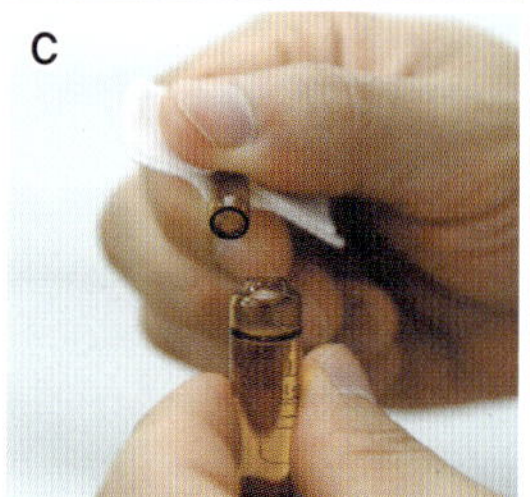

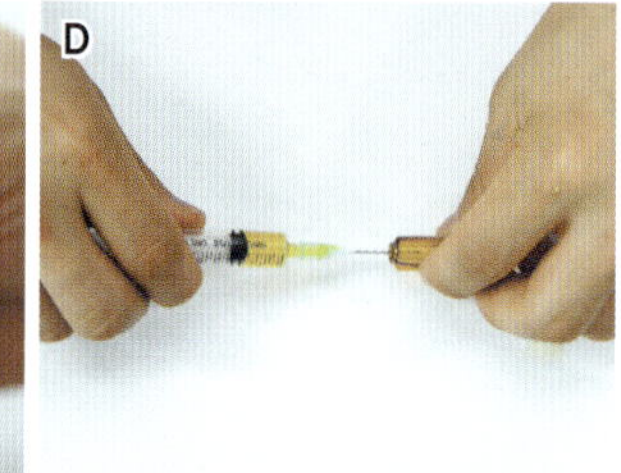

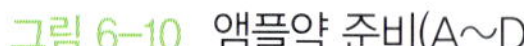

그림 6-10. 앰플약 준비(A~D)

절차	이론적 근거
10. 약물을 모두 뽑고 나면 바늘 끝을 수직으로 세워 주사기 내에 들어 있는 공기를 제거한다. 바늘이 여과바늘일 경우 주사용 바늘로 교환한다.	
11. 바늘 뚜껑을 덮고 투약카드와 함께 투약트레이(tray)에 잘 정리한다.	
12. 물과 비누로 40~60초 동안 손위생을 실시한다(또는 알코올이 첨가된 손소독제를 사용하여 20초 이상 손소독을 실시).	• 미생물의 전파를 방지한다.

(3) 한 주사기에 두 종류의 약물을 준비하는 방법

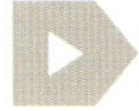

목 적

두 종류의 인슐린을 혼합하여 1개의 주사기에 뽑기 위함이다.

준비물

두 종류의 인슐린(중간형–NPH 인슐린: 1mL당 100U, 속효성–Regular(RI) 인슐린: 1mL당 100U), 투약 카드(또는 컴퓨터 출력물), 투약트레이(tray), 곡반(puspen), 멸균 인슐린 주사기, 소독솜, 손상성폐기물 전용용기, 일반 의료폐기물 전용용기

방 법

절차	이론적 근거
1. 투약처방과 투약카드(또는 컴퓨터 출력물)를 대조하여 대상자 이름, 약명, 약용량, 투여경로, 투여시간의 순서대로 정확히 확인한다.	• 투약처방 내용과 투약카드 또는 출력물의 내용을 확인함으로써 투약 오류를 방지할 수 있다.
2. 물과 비누로 40~60초 동안 손위생을 실시한다(또는 알코올이 첨가된 손소독제를 사용하여 20초 이상 손소독을 실시).	• 미생물의 전파를 방지한다.
3. 투약카드(또는 컴퓨터 출력물)와 비교하여 정확한 약물 용량을 주사기에 준비한다(그림 6–11). 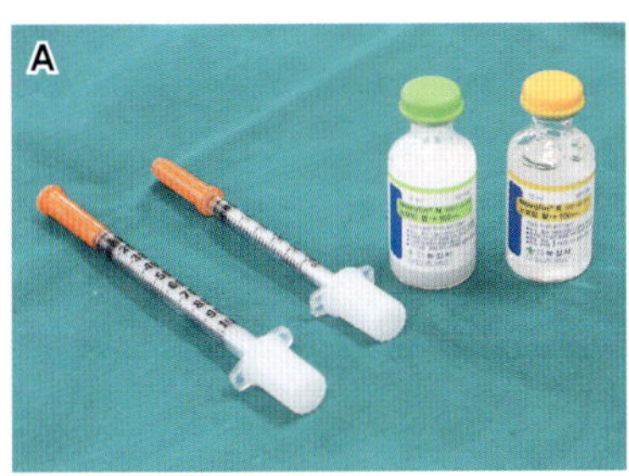 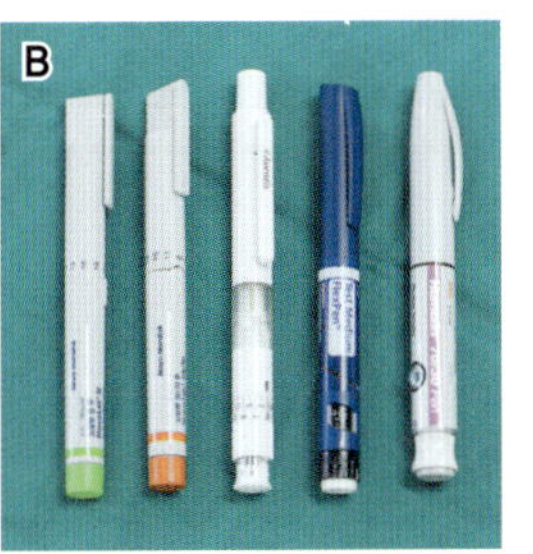 그림 6–11. A. 바이알형 인슐린과 인슐린 주사기, B. 펜형 인슐린	

절차	이론적 근거
4. 중간형 NPH 인슐린은 현탁액으로 되어 있다. 그러므로 약물 투여 전 반드시 바이알 병을 손바닥 사이에 넣고 굴리거나 약병을 위에서 아래로 여러 번 뒤집어 약물을 완전히 혼합시킨 후 사용해야 한다.	• 바이알을 흔들면 거품이 생기고 이 거품 때문에 정확한 용량을 뽑아내기가 어렵다.
5. 소독솜으로 바이알의 고무마개를 닦는다.	• 고무마개로 인한 미생물의 전파를 방지한다.
6. NPH 인슐린에 빼낼 용액과 같은 양의 공기를 넣는다. 이때 주사바늘이 약물에 닿지 않도록 한다.	• RI는 맑은 용액으로 되어 있으며, 흡수를 지연시키는 어떤 것도 섞지 않은 속효성 인슐린이다. RI에 NPH 인슐린 성분이 닿으면 RI가 변형될 수 있으므로 닿지 않도록 해야 한다.
7. 속효성 인슐린(Regular insuline)에 빼낼 용액만큼의 공기를 넣는다. 공기 방울이 일지 않도록 가만히 넣는다	• 중간형 인슐린(NPH or Lente)에는 흡수속도를 늦추기 위해 globulin과 protamin과 같은 변형 단백질이 첨가되므로 NPH가 RI에 혼합되지 않게 한다.
8. 공기를 넣은 다음 바이알을 수직으로 들어 속효성 인슐린(RI)으로부터 약물을 뽑아낸 다음 주사 바늘을 뽑는다.	
9. NPH 인슐린에 주사바늘을 찔러 수직으로 세운 다음 필요한 용량을 뽑아낸다(그림 6-12).	• 약물을 정확하게 뽑을 수 있도록 한다
10. 개봉 전 인슐린은 역가가 떨어지는 것을 막기 위해 2~8℃로 냉장 보관해야 한다.	• 역가가 떨어지는 것을 막는 가장 좋은 방법은 유통기한 및 개봉일자를 지켜 취급하는 것이다.
11. 물과 비누로 40~60초 동안 손위생을 실시한다(또는 알코올이 첨가된 손소독제를 사용하여 20초 이상 손소독을 실시).	• 미생물의 전파를 방지한다.

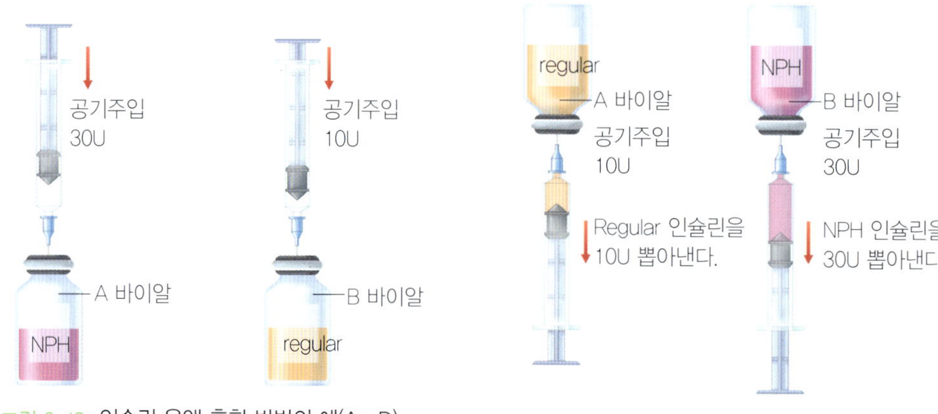

그림 6-12. 인슐린 용액 혼합 방법의 예(A~D)

2) 진피내주사(피내주사)

목 적

- 진피내주사 투약법(intradermal injection)은 약물에 대한 감수성 검사(항생제 피부반응검사; AST) 또는 예방접종(튜베르큘린 반응검사, BCG 접종), 알레르기 반응검사(allergy test)를 위하여 사용된다.

준비물

- 진피내주사용 모형, 투약 카드(또는 컴퓨터 출력물), 1mL 멸균주사기 2개, 5mL 멸균주사기, 소독솜, 주사용 바이알, 주사용 멸균증류수(혹은 멸균생리식염수) 앰플, 투약카트 또는 투약트레이(tray), 곡반(puspen), 투약 기록지, 손상성폐기물 전용용기, 일반 의료폐기물 전용용기, 손소독제, 멸균장갑(필요시)

방 법

절차	이론적 근거
1. 투약처방을 확인하고 대상자의 간호력을 확인하여 특정 약물에 대해 알레르기 반응이 있는지를 확인한다. 만약 해당 약물에 대상자가 알레르기 반응이 있다면 담당의사와 상의한다.	
2. 물과 비누로 40~60초 동안 손위생을 실시한다(또는 알코올이 첨가된 손소독제를 사용하여 20초 이상 손소독을 실시).	• 미생물의 전파를 방지한다.
3. 투약처방(투약카드 또는 컴퓨터 출력물 등)의 대상자 등록번호, 대상자명, 약명, 용량, 투여경로, 시간(5Right)을 확인하고, 약물이 들어 있는 바이알과 투약처방과도 비교하여 확인한다. 만약 투약 처방이 명확하지 않다면 해당 내용을 정확하게 확인 할 때까지 약물을 준비하지 않는다.	• 투약처방 내용과 투약카드 또는 출력물의 내용을 확인함으로써 투약 오류를 방지할 수 있다.
4. 약물에 대한 감수성 검사(항생제 피부반응검사; AST)을 위한 피내주사 준비는 먼저 주사기의 바늘 덮개를 열고 주사용 멸균증류수 또는 멸균생리식염수 5mL를 뽑아서 투약트레이(tray)에 준비한다(해당 약물이 분말인 경우). 튜베르큘린 반응 검사시와 해당 약물이 액체인 경우는 정해진 용량만큼 직접 바이알에서 뽑아낸다.	
5. 해당 약물이 든 바이알의 뚜껑을 열고 고무마개를 소독솜으로 닦는다.	• 미생물의 전파를 방지한다.
6. 해당 약물이 분말인 경우는 바이알에 미리 준비된 주사용 멸균증류수 또는 멸균생리식염수 5mL를 주입한다(1,000mg/5mL 기준). 주입시 바늘의 사면이 바이알의 내벽에 닿도록 하여 용해제가 약물 분말에 서서히 스미도록 한다.	• 해당 약물의 용량이 0.5g/Vial이면 주사용 멸균증류수 또는 멸균생리식염수는 2.5mL를 주입하게 되며, 해당 약물의 용량이 2g/Vial이면 주사용 멸균증류수 또는 멸균생리식염수는 10mL를 주입하게 된다.

절차	이론적 근거
7. 바이알에 들어있는 분말이 완전히 녹을 때까지 기포가 생기지 않게 조심스럽게 바이알을 좌우로 흔든다.	
8. 바이알의 고무마개를 소독솜으로 다시 닦는다.	
9. 용해제가 혼합된 약물 바이알을 거꾸로 들어서 눈높이에 맞추고 주사바늘 끝이 용액 속에 잠기도록 한 후 1mL 주사기로 바이알에서 0.1mL의 약물을 빼낸다.	
10. 0.1ml의 약물을 빼낸 주사기에 다시 주사용 멸균증류수 또는 멸균생리식염수수 0.9cc를 혼합하여 총량 1mL로 희석한다(20mg/mL).	
11. 희석된 용액이 포함된 1mL 주사기에서 0.9mL의 약물을 버리고 나머지 0.1mL를 다시 주사용 멸균증류수 또는 멸균생리식염수수 0.9cc를 혼합하여 총량 1mL로 희석한다(2mg/mL).	
12. 피내주사에 필요한 물품을 준비한다.	
13. 대상자의 병실을 확인하고 준비한 물품을 가지고 대상자에게 가서 간호사 자신을 소개한다.	
14. 손소독제로 손위생을 실시한다.	• 대상자와의 신체접촉 전 미생물의 전파를 방지한다.
15. 대상자의 이름, 등록번호, 생년월일 중 두 가지를 개방형으로 묻고 대답을 들은 후 대상자의 입원팔찌와 대조하여 대상자(이름, 등록번호)가 정확한지 확인하며 투약카드(또는 컴퓨터출력물)와도 대조하여 대상자를 재확인한다.	• 대상자를 2~3번 이상 확인함으로써 정확한 대상자에게 약물이 투여되도록 하기 위함이다.
16. 대상자에게 투여될 약물에 대해 약품 정보지를 보며 함께 설명한다(약의 효능, 부작용, 약물 투여 목적 및 유의사항). 투여 될 약에 대해 과거에 알레르기 반응이 있었는지 재확인하고 대상자가 약물에 대해 궁금한 사항이 있으면 해당 질문에 대해 정보를 제공한다.	• 대상자의 권리를 보호하고 대상자의 치료에 대한 참여를 격려하게 된다.
17. 적절한 진피내주사 부위를 선택한다. 주로 대상자의 전완의 내측면을 많이 활용하며 해당되는 팔을 안정시키고 간호사는 대상자와 마주 본다.	• 전박 내측은 피내주사 부위로 편리한 곳이며 털이나 피부변색이 없어야 결과를 잘 관찰할 수 있다.
18. 손소독제로 손위생을 실시한다.	• 대상자와의 신체접촉 전 미생물의 전파를 방지한다.
19. 주사 놓을 부위는 가능한 면적이 넓은 곳을 선택하며, 소독솜으로 안에서 바깥쪽으로 원으로 그리며 직경 5~8cm 정도 둥글게 닦은 다음 완전히 건조시킨다. 이때 입으로 불어서 말리지 않는다.	
20. 약물 투여 전 투약처방과 준비된 약물을 재확인하고, 주사기 내의 공기를 완전히 제거한다.	
21. 소독된 주사부위 위쪽 또는 아래쪽으로 2~3cm 떨어진 부위의 피부를 잡아 당겨 주사부위를 팽팽하게 만든다.	

절차	이론적 근거
22. 주사바늘의 사면이 위로 오도록 향하게 하여 피부와 10~15°의 각도를 유지하도록 잡은 다음 표피 아래 진피층에 주사바늘의 사면이 들어갈 때까지 피내에 삽입한다(그림 6-13 A).	• 진피(dermis)는 피부표면(skin surface)에서 약 3mm(1/8 inch) 아래에 위치하므로 바늘이 좀 더 들어가면 피하(subcutaneous)로 들어갈 수 있다.
23. 직경이 약 5~6mm 정도의 수포가 생길 때까지 약물을 서서히 주입하며(그림 6-13 B), 약물이 피부 밖으로 흘러 나온 경우는 마른 소독솜으로 살짝 닦아낸다.	• 1mL 주사기에 멸균생리식염수를 준비하여 반대쪽 팔의 대칭 부위에 같은 양을 대조액으로 피내주사하여 음성 대조군을 만들어 비교할 수 있다.
24. 주사한 부위를 볼펜으로 동그랗게 표시한 다음, 주사약명과 날짜, 투여시간을 적고 주사 부위는 마사지 하지 않는다(그림 6-13 C). 약물에 대한 감수성 검사(항생제 피부반응검사; AST)는 15분 후에 약물에 대한 반응을 확인하겠다고 대상자에게 설명한다.	• 문지르게 되면 약물이 피하조직으로 들어갈 수 있으므로 검사 결과를 알 수 없다.

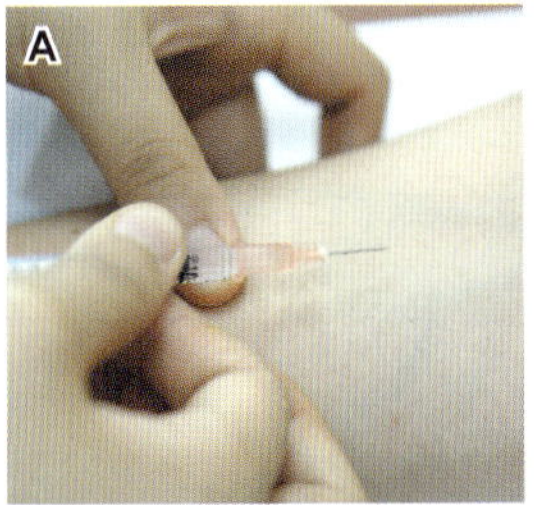

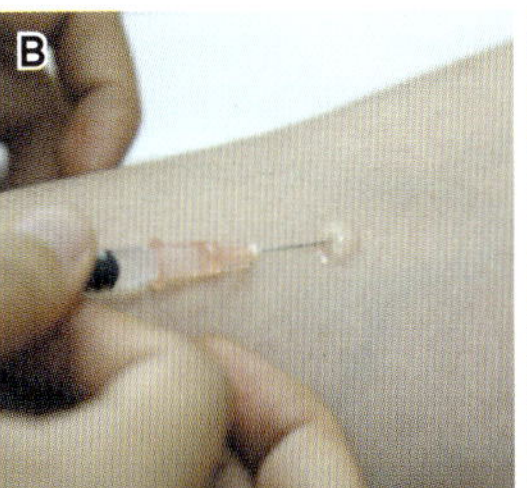

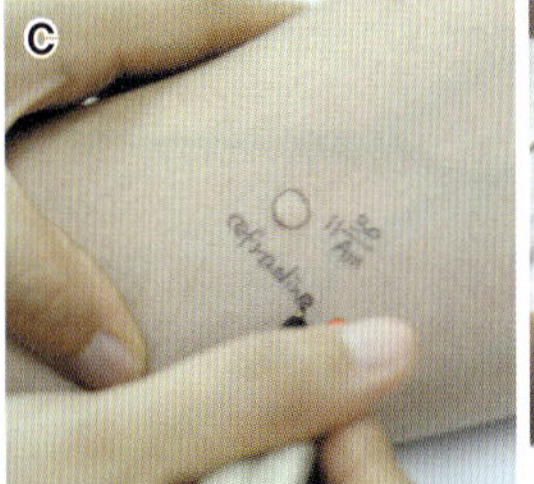

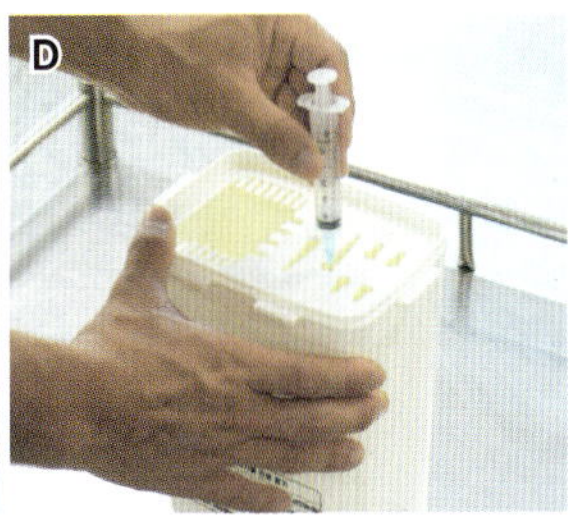

그림 6-13. 피내주사 절차(A~D)

절차	이론적 근거
25. 사용한 주사바늘은 뚜껑을 되씌우지 않은 채 손상성폐기물 전용용기에 버리고, 사용했던 소독솜과 주사기는 일반 의료폐기물 전용용기에 버린다. 그 외에 발생된 물건에 대해서는 병원정책에 따라 분리수거한다(그림 6-13 D).	
26. 물과 비누로 40~60초 동안 손위생을 실시한다(또는 알코올이 첨가된 손소독제를 사용하여 20초 이상 손소독을 실시).	• 미생물의 전파를 방지한다.
27. 약물에 대한 감수성 검사(항생제 피부반응검사; AST)는 15분 후에 대상자의 병실에 다시 방문하여 약물 주입 부위 상태를 확인하며, 튜베르큘린 반응 검사시는 48~72시간 후에 확인한다.	
28. 다음의 사항을 간호기록지에 기록한다. 1) 5 rights(대상자명, 약명, 용량, 투약경로, 투약시간) 2) 피부반응결과: 양성 혹은 음성 3) 필요시 투약목적, 대상자의 반응, 투약 못한 이유	• 간호기록은 간호수행의 근거 자료이며 법적 기록으로 유지가 된다.

skin test 하지 않는 약물

vancomycin, tobramycin, gentamicin, clindamycin, ciprofloxacin, metronidazole, teicoplanin, azithromycin, amphotericin B 등

표 6-2 항생제 피부반응검사 결과 판정

구분	기준
양성	팽진 또는 발적 직경이 10mm 이상 그 외 – 시험액의 반응이 대조액에 비해 명확하게 강한 경우 (대조액은 멸균생리식염수 0.02~0.05mL를 반대쪽 전완 안쪽 또는 동일한 전완 시험 부위에서 3~4cm 떨어진 부분에 피내주사하여 비교, 근거: 신규간호사 교육지침서, 병원간호사회 2024) – 팽진에 위족(pseudopod)이 생긴 경우 – 환자가 구내이상감, 두통, 안면홍조, 변의, 현훈, 이명 등의 명확한 자각 증상을 나타낸 경우
위양성	5~9mm인 경우
음성	5mm 미만

표 6-3 투베르쿨린 피부반응검사 결과 판정

<table>
<tr><th>구분</th><th>기준 또는 가능한 원인</th><th>권고사항</th></tr>
<tr><td>양성</td><td>• 1차 검사에서 10mm 이상, 단 HIV감염인에서는 예외로 5mm 이상
• BCG를 접종하지 않은 5세 미만 소아에서는 5mm 이상
• 연속적인 투베르쿨린피부반응검사를 시행한 경우 양성 판정 기준
<table>
<tr><th>구분</th><th>2차 검사 결과</th><th>양성 예시</th></tr>
<tr><td>5세 미만 또는
HIV 감염인,
면역 저하자</td><td>1차 결과보다 6mm 이상 증가한 모든</td><td>3mm → 9mm(O)</td></tr>
<tr><td rowspan="2">그 외 모든 경우</td><td>10mm 이상이면서 1차 결과보다 6mm 이상 증가한 경우</td><td>6mm → 12mm(O)</td></tr>
<tr><td colspan="2">7mm → 12mm(X): 2차 결과 값이 10mm 넘었으나 6mm 이상 증가하지 않았으므로
3mm → 9mm(X): 6mm 이상 증가했으나 2차 결과 값이 10mm를 넘지 않았으므로</td></tr>
</table>
</td><td rowspan="3">모든 양성자는 활동성 결핵을 배제하기 위해 흉부엑스선 검사를 안내한다.</td></tr>
<tr><td>위양성</td><td>• BCG 접종
• 비결핵항산균 감염
• 경결 측정에서의 오류
• 시약 과다 주사</td></tr>
<tr><td>위음성</td><td>• 측정 오류 및 주사 실수, 잘못된 시약 보관: 피하 주사 혹은 적은 양의 시약 주사
• 약독 생백신을 접종하고 4주 이상 경과되지 않았을 때
• 무력증, 면역저하 및 면역결핍이 있는 경우
• 스테로이드를 하루에 kg당 0.5mg 이상 사용 시
• 어린 연령(3개월 미만의 영아)
• 홍역, 수두, 인플루엔자 감염 등 일시적 면역저하 상태를 유발할 수 있는 바이러스 감염 시
• 최근 결핵감염으로 아직 면역반응을 보이고 있지 않는 경우
• 중증 결핵[예: 결핵성 수막염, 좁쌀 결핵(miliary tuberculosis)]</td></tr>
</table>

3) 피부밑주사(피하주사, 간이혈당 측정 포함)

목 적

- 피부밑주사(피하주사) 투약법(subcutaneous injection)은 근육내주사보다는 흡수가 느리지만 약물이 조직 속으로 완전하게 흡수된다.

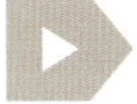

준비물

- 피부밑주사(피하주사) 모형, 투약카드(또는 컴퓨터 출력물), 주사용 인슐린, 인슐린 주사기, 간이 혈당측정기, 채혈기(penlet), 채혈침(lancet), 소독솜, 손소독제, 피하주사 부위 순환 그림, 검사지(strip), 투약카트 또는 투약트레이(tray), 곡반(puspen), 투약 기록지, 간호기록지, 혈당 기록지, 손상성폐기물 전용용기, 일반 의료폐기물 전용용기, 멸균장갑(필요시)

방 법

절차	이론적 근거
1. 물과 비누로 40~60초 동안 손위생을 실시한다(또는 알코올이 첨가된 손소독제를 사용하여 20초 이상 손소독을 실시).	• 미생물의 전파를 방지한다.
2. 혈당 측정에 대한 의사의 처방과 시간 및 빈도를 확인한다.	
3. 간이 혈당 측정시간을 확인 후 필요한 물품을 준비한다(그림 6-14). 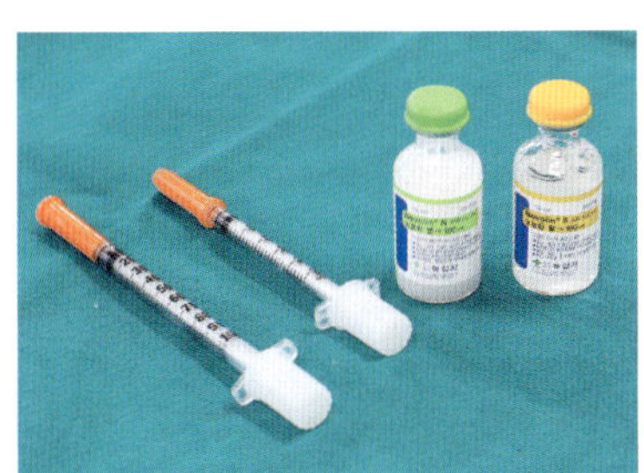 그림 6-14. 인슐린과 주사기	
4. 준비한 물품을 가지고 대상자에게 가서 간호사 자신을 소개한다.	
5. 손소독제로 손위생을 실시한다.	• 대상자와의 신체접촉 전 미생물의 전파를 방지한다.
6. 대상자의 이름, 등록번호, 생년월일 중 두 가지를 개방형으로 묻고 대답을 들은 후 대상자의 입원팔찌와 대조하여 대상자(이름, 등록번호)가 정확한지 확인하여 환자리스트(또는 처방지)와도 대조하여 대상자를 재확인한다.	• 대상자를 2~3번 이상 확인함으로써 정확한 대상자에게 약물이 투여되도록 하기 위함이다.
7. 대상자가 편안한 자세를 취하도록 도와주며 간이 혈당측정목적과 절차에 대해 설명한다.	• 주사에 대한 두려움과 대상자의 안위를 증진하기 위함이다.
8. 필요시 장갑을 착용하고 채혈할 부위를 확인한 다음 소독솜으로 해당 부위를 닦은 후 완전히 자연 건조시킨다.	

절차	이론적 근거
9. 채혈기에 채혈침을 삽입하고 대상자의 피부 상태에 맞게 채혈침의 삽입 깊이를 조절한다.	
10. 혈당측정기를 꺼내서 전원을 켜고 해당 채혈기에 맞는 검사지를 선택하여 측정기에 삽입하고, 혈당 측정기가 검사할 준비가 되었는지 화면을 확인한다.	
11. 천자할 부위의 측면에 채혈기를 놓고 채혈침을 천자부위에 직각으로 두고 빠르게 채혈기를 사용하여 손가락을 천자한다.	
12. 손가락에서 혈액이 자연스럽게 흘러나오게 하고, 소량의 혈액을 검사지에 묻히고 천자부위는 소독솜으로 눌러준다.	
13. 혈당측정기의 화면에 나온 수치를 확인하고 대상자에게 결과 수치를 설명해 준다.	
14. 채혈침은 손상성폐기물 전용용기에 버리고, 사용했던 소독솜과 혈액이 묻은 검사지는 일반 의료폐기물 전용용기에 버리며, 그 외에 사용한 물건은 해당 병원의 정책에 따라 분리수거한다.	
15. 손소독제로 손위생을 실시한다.	• 대상자와의 신체접촉 전 미생물의 전파를 방지한다.
16. 측정된 혈당수치를 간호기록지에 기록한다.	
17. 의사의 처방 혹은 측정된 혈당 수치에 따른 RI Scale의 기준에 따라 대상자에게 투여할 인슐린의 양을 확인한다.	
18. 손소독제로 손위생을 실시한다.	• 대상자와의 신체접촉 전 미생물의 전파를 방지한다.
19. 투약처방(투약카드 또는 컴퓨터 출력물 등)과 대상자 등록번호, 대상자명, 약명, 용량, 투여경로, 시간(5Right)을 비교하여 확인하고 필요한 물품을 준비한다.	• 투약 처방 내용과 투약카드 또는 출력물의 내용을 확인함으로써 투약 오류를 방지할 수 있다.
20. 손소독제로 손위생을 실시한다.	• 대상자와의 신체접촉 전 미생물의 전파를 방지한다.
21. 대상자의 이름, 등록번호, 생년월일 중 두 가지를 개방형으로 묻고 대답을 들은 후 대상자의 입원팔찌와 대조하여 대상자(이름, 등록번호)가 정확한지 확인하여 환자리스트(또는 처방지)와도 대조하여 대상자를 재확인한다.	• 대상자를 2~3번 이상 확인함으로써 정확한 대상자에게 약물이 투여되도록 하기 위함이다.
22. 대상자에게 투여될 약물에 대해 약품 정보지를 보며 함께 설명한다(약의 효능, 부작용, 약물 투여 목적 및 유의사항). 대상자가 약물에 대해 궁금한 사항이 있으면 해당 질문에 대해 정보를 제공한다.	• 대상자의 권리를 보호하고 대상자의 치료에 대한 참여를 격려하게 된다.

절차	이론적 근거
23. 인슐린 주사 부위(그림 6-15)를 보고 주사 부위를 선택한 후 대상자에게 편안한 자세를 취하도록 하며, 대상자의 프라이버시 유지를 위하여 스크린 또는 커튼을 적용한다.	• 주사 부위에 타박상, 부종, 경결, 민감성, 변색 등이 있는지 사정하여 주사 부위를 선정하는 것은 조직에 손상을 줄이고 약물의 흡수를 돕기 위함이다.
24. 손소독제로 손위생을실시한다.	• 대상자와의 신체접촉 전 미생물의 전파를 방지한다.
25. 선택된 주사부위를 소독솜으로 안에서 밖으로 둥글게 닦은 후 완전히 자연 건조시킨다. 이 때 입으로 불어서 말리지 않는다.	
26. 투약카드와 준비된 약물을 재확인하고 주사 바늘 뚜껑을 벗기고 주시가 속 공기를 완전히 제거한다. 주사부위 주변의 피부를 팽팽하게 잡고, 주사바늘을 45°~90°로 정확하게 삽입한 후 약물을 주입한다(그림 6-16).	• 비만한 대상자는 피하층 위에 지방층이 있어 피부를 집어야 피하조직을 피부 표면쪽으로 들어 올릴 수 있다.

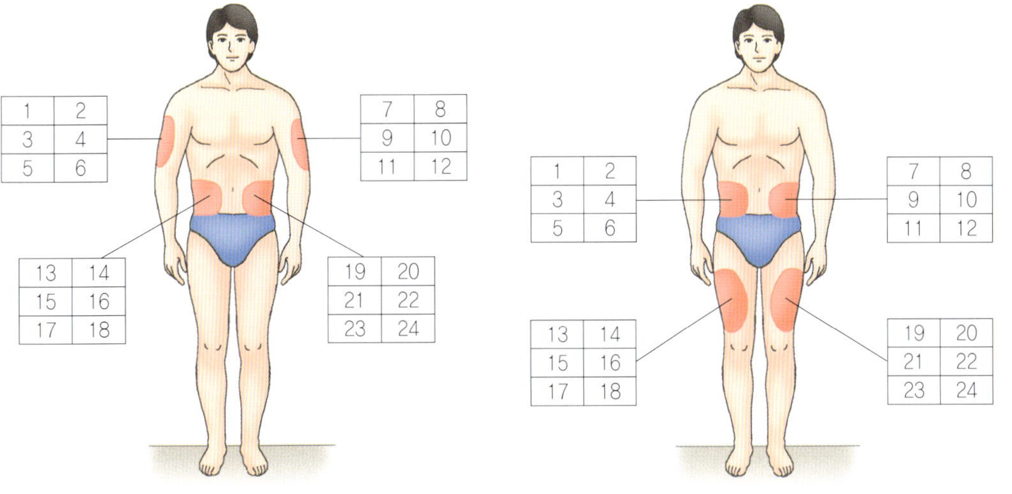

그림 6-15. 인슐린 투여 시 주사 부위를 교체하는 순서

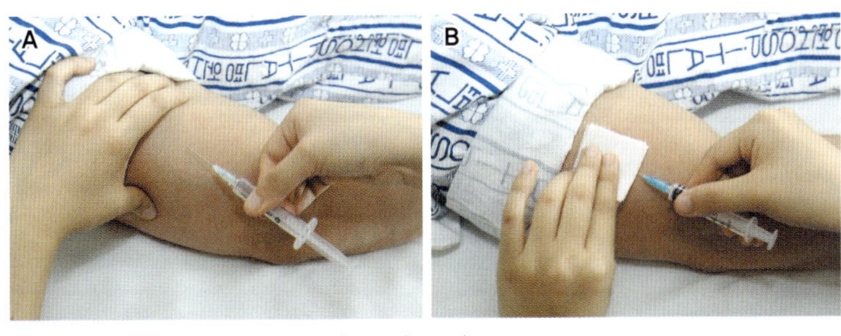

그림 6-16. 피부밑주사(피하주사) 방법(A~B)

절차	이론적 근거
27. 약물이 주입되면 소독솜으로 주사부위를 누르며 삽입시와 같은 각도로 신속히 바늘을 제거하며, 주사부위를 마사지 하지 않는다. 대상자를 편안한 자세를 취할 수 있도록 도와준다.	• 바늘이 빠질 때의 불편감을 최대한 막기 위해 재빠르게 주사바늘을 제거하며 약물의 흡수가 서서히 일어나게 하기 위해서 주사부위는 마사지 하지 않는다.
28. 인슐린 주사부위 기록지에 피하주사에 대한 내용을 기록한다.(날짜, 시간, 인슐린 종류, 용량 및 서명 등)	
29. 사용한 주사바늘은 뚜껑을 되씌우지 않은 채 손상성 폐기물 전용용기에 버리고, 사용했던 소독솜과 주사기는 일반 의료폐기물 전용용기에 버리며. 그 외에 사용된 물건들은 병원정책에 따라 분리수거한다.	• 주사 찔림 사고를 예방하기 위해 주사바늘은 뚜껑을 되씌우지 않는다.
30. 대상자에게 부작용을 설명해 주고 이상 증상이 있으면 즉시 담당 간호사에게 알리도록 교육한다(저혈당 증상에 대한 교육 포함).	
31. 물과 비누로 40~60초 동안 손위생을 실시한다(또는 알코올이 첨가된 손소독제를 사용하여 20초 이상 손소독을 실시).	• 미생물의 전파를 방지한다.
32. 수행 결과를 간호기록지와 투약기록지에 기록한다. 1) 5 rights(대상자명, 약명, 용량, 투약경로, 투약시간) 2) 필요시 투약목적, 대상자의 반응, 투약 못한 이유, 혈당측정결과, 인슐린 투여량	• 간호기록은 간호수행의 근거 자료이며 법적 기록으로 유지가 된다.

유의사항

1. 피부밑주사(피하주사) 부위 선정(그림 6-17)
   1) 상박: 3등분한 중간 부분: 주사하기에 편리하고 면적이 넓으며 혈액순환이 잘 된다.
   2) 넓적다리(넙다리, 대퇴): 전면과 측면 부위: 큰돌기(대전자) 아래 10cm와 무릎 위 10cm 지점 사이: 당뇨병 대상자와 같이 자가 주사를 해야 하는 경우 편리하다.
   3) 배(복부): 허리와 전장골극 사이의 앞부분이나 배꼽 부위 5cm 정도의 반경 및 골격 위는 피한다. 허리와 전장골극 사이의 부위와 배꼽 주위는 말단신경이 있으므로 통증이 심하다.
   4) 앞가슴: 늑골간
   5) 등: 견갑골 상부와 늑골간

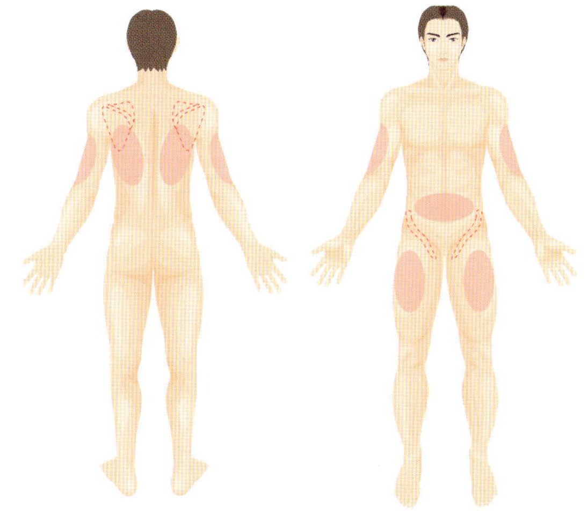

그림 6-17. 피부밑주사(피하주사) 부위

2. 인슐린 흡수율은 복부, 상완부, 대퇴부 순이므로 혈당 상태의 변동을 줄이기 위해 배(복부)에 주사하는 것이 좋다.
3. 인슐린은 용매와 용해제가 분리되는 경향이 있으므로 약물을 준비할 때 바이알을 간호사의 손바닥에 놓고 부드럽게 굴려 약물이 잘 섞이도록 한다. 세게 흔들면 거품이 일어 약물이 잘 섞이지 않는다.
4. 헤파린 주사시 주의사항
   1) 주요 근육과 떨어져 근육 활동에 참여가 적은 엉덩뼈능선(장골능선) 위쪽의 배(복부) 부위에 주사한다.
   2) 주사기 위쪽에 0.1cc의 공기를 포함시킨다.
   3) 25~26G 바늘로 90°로 삽입한다.
   4) 헤파린 주사 후 0.1cc의 공기를 주사한다.
   5) 주사 후 내관을 당겨보지 않는다(헤파린은 항응고제이므로 출혈이나 멍이 생길 수 있다).
   6) 주사 후 부드럽게 바늘을 빼고 주사 부위를 문지르지 않는다(혈종형성을 예방하기 위하여 문지르지 않는다. 또한 헤파린 주사 후 문지르는 행위는 조직 손상을 야기한다).

4) 근육내주사(intramuscular injection)

목 적

- 대상자에게 특별한 상해 없이 근육조직으로 깊게 투여하기 위함이다.
- 경구투약 또는 피하주사보다 흡수율을 높이고 빠르게 작용하기 위함이다.

준비물

- 근육내주사용 둔부모형, 투약카드(또는 컴퓨터 출력물), 일회용 멸균주사기(바늘 포함) 규격별(2~5cc) 2개씩, 소독솜, 손소독제, 약품(Diclofenac 4mg)라벨이 붙은 앰플 2개, 투약카트 또는 투약트레이(tray), 곡반(puspen), 투약 기록지, 간호기록지, 손상성폐기물 전용용기, 일반 의료폐기물 전용용기, 멸균장갑(필요시)

방 법

절차	이론적 근거
1. 투약 처방을 확인하고 대상자의 간호력을 확인하여 특정 약물에 대해 알레르기 반응이 있는지를 확인한다. 만약 해당 약물에 대상자가 알레르기 반응이 있다면 담당의사와 상의한다.	
2. 물과 비누로 40~60초 동안 손위생을 실시한다(또는 알코올이 첨가된 손소독제를 사용하여 20초 이상 손소독을 실시).	• 미생물의 전파를 방지한다.
3. 투약처방(투약카드 또는 컴퓨터 출력물 등)과 대상자 등록번호, 대상자명, 약명, 용량, 투여경로, 시간(5Right)을 확인하며, 약물이 들어 있는 바이알의 약품명과도 비교하여 확인한다(만약 투약 처방이 명확하지 않다면 해당 내용을 정확하게 확인 할 때까지 약물을 준비하지 않는다).	• 투약 처방 내용과 투약카드 또는 출력물의 내용을 확인함으로써 투약 오류를 방지할 수 있다.
4. 근육내주사에 필요한 약물을 정확한 용량과 방법으로 주사기에 준비하며, 피하조직을 자극하는 약물에 대해서는 약물을 주사기에서 뽑은 후 새로운 바늘로 교체하여 준비한다.	• 바늘이 근육으로 삽입될 때 바늘 기둥에 묻어 있던 약물이 피하조직을 자극하는 것을 방지하기 위함이다.
5. 근육내주사에 필요한 물품을 준비한다.	
6. 준비한 물품을 가지고 병실로 방문하여 대상자에게 간호사 자신을 소개한다.	
7. 손소독제로 손위생을 실시한다.	• 대상자와의 신체접촉 전 미생물의 전파를 방지한다.
8. 대상자의 이름, 등록번호, 생년월일 중 두 가지를 개방형으로 묻고 대답을 들은 후 대상자의 입원팔찌와 대조하여 대상자(이름, 등록번호)가 정확한지 확인하여 환자리스트(또는 처방지)와도 대조하여 대상자를 재확인한다.	• 대상자를 2~3번 이상 확인함으로써 정확한 대상자에게 약물이 투여되도록 하기 위함이다.

절차	이론적 근거
9. 대상자에게 투여될 약물에 대해 약품 정보지를 보며 함께 설명한다(약의 효능, 부작용, 약물 투여 목적 및 유의사항). 대상자가 약물에 대해 궁금한 사항이 있으면 해당 질문에 대해 정보를 제공한다. 또한 해당 약물에 대한 알레르기 반응이 있었는지에 대해서 재확인한다.	• 대상자의 권리를 보호하고 대상자의 치료에 대한 참여를 격려하게 된다.
10. 대상자의 프라이버시를 위해 커튼 또는 스크린을 적용한다.	
11. 필요시 장갑을 착용하며, 근육의 크기와 투여할 약물의 용량을 고려하여 적절한 주사부위를 정한 후 적절한 체위를 취하도록 하고 주사부위를 노출시킨 다음 주사부위를 선정한다(정확한 주사부위 선정을 위해 해부학적 지표를 이용).	① 볼기(둔부)의 복면 부위: a. 체위: 측위로 누워 무릎을 구부리며 아래쪽 다리보다 위쪽 다리를 더 구부린다. b. 부위: 손바닥을 대전자 위에 놓고 세 번째 손가락은 장골능 쪽으로, 두 번째 손가락은 전상장골극 쪽으로 벌려 "V" 자를 만들어 그 사이 부위에 주사한다. 이때 왼쪽 볼기(둔부)에 놓을 때는 간호사의 오른손을, 오른쪽 볼기(둔부)에 놓을 때는 왼손을 사용한다(그림 6-18, 그림 6-19).

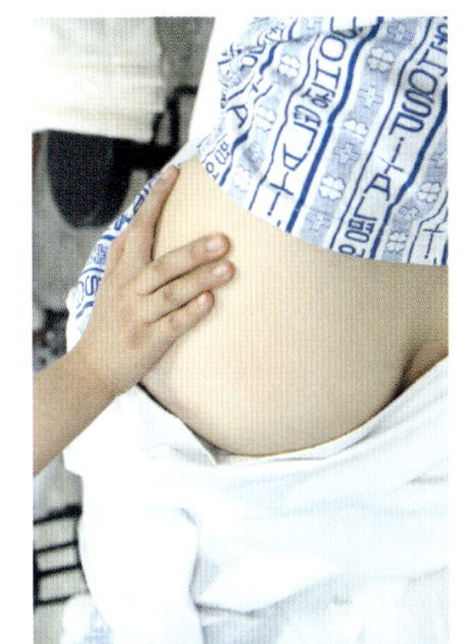

그림 6-18. 주사 부위 선정. 볼기(둔부)의 복면

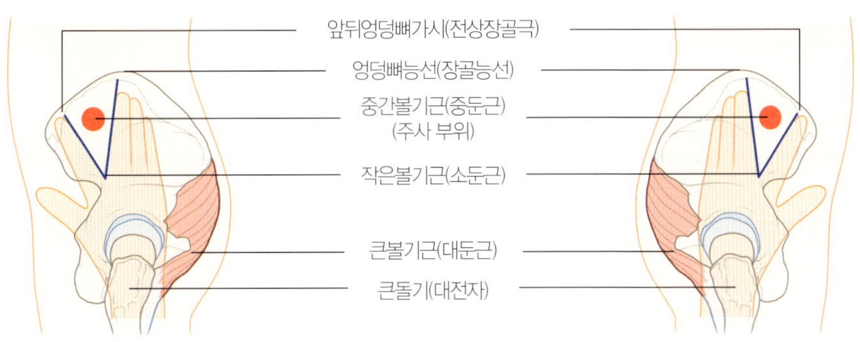

그림 6-19. 볼기(둔부) 복면의 근육내주사 부위 찾는 방법

절차	이론적 근거

그림 6-20. 볼기(둔부) 배변의 근육내주사 부위 찾는 방법

② 볼기(둔부)의 배면 부위:

a. 체위: 엎드린자세(복와위)에서 엄지발끝을 중앙으로 마주보게 한다.

b. 부위: 뒤위엉덩뼈가시(후상장골극)와 큰돌기(대전자)를 연결한 사선의 상외측 부위를 주사부위로 한다 또는 엉덩뼈능선(장골능선)에서 약 5~8cm 아래 지점 또는 한쪽 엉덩이(둔부)를 4등분한 상외측부위의 상외측 면을 주사부위로 선정한다(그림 6-20).

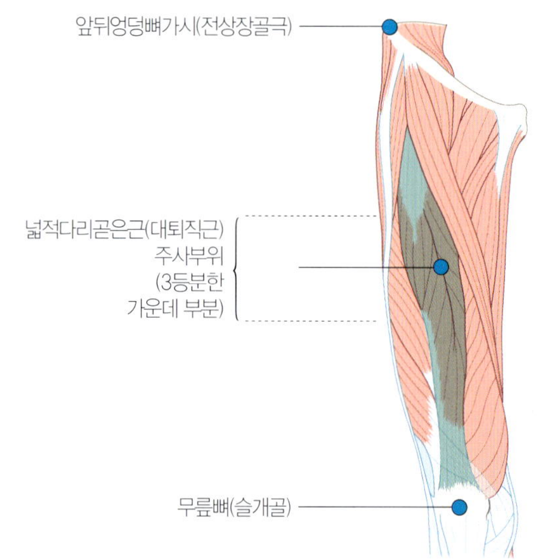

그림 6-21. 넓적다리곧은근(대퇴직근)의 근육내주사 부위 찾는 방법

③ 넓적다리(넙다리, 대퇴)의 전측방 부위: 가쪽넓은근(외측광근)

a. 체위: 바로누운자세(앙와위)에서 무릎을 약간 구부린 자세 또는 앉은 자세(좌위)를 취한다.

b. 부위: 가쪽넓은근(외측광근)에서 큰돌기(대전자)와 외측과 사이를 3등분한 가운데 부위를 주사 부위로 선정한다(그림 6-21). 소아에게 주사할 때는 근육을 모아 주름이 지게 하여 놓는다.

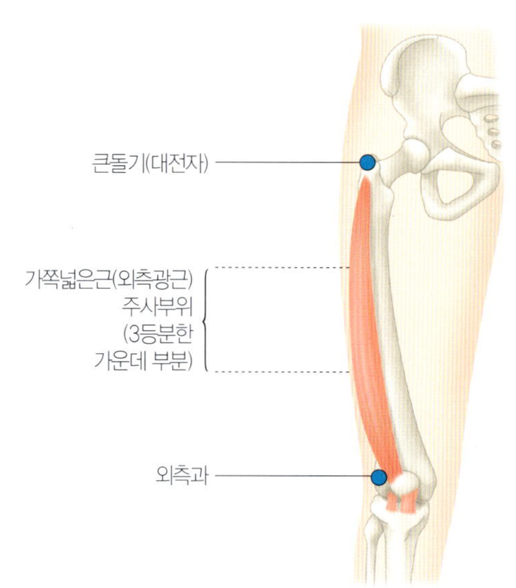

그림 6-22. 가쪽넓은근(외측광근)의 근육내주사 부위 찾는 방법

④ 넓적다리(넙다리, 대퇴)의 전방 부위: 넓적다리곧은근(대퇴직근)

a. 체위: 바로누운자세(앙와위)에서 무릎을 약간 구부린 자세 또는 앉은 자세(좌위)를 취한다.

b. 부위: 넓적다리곧은근(대퇴직근)에서 앞뒤엉덩뼈가시(전상장골극)와 무릎뼈(슬개골) 사이를 3등분한 가운데 부위를 주사 부위로 선정한다(그림 6-22, 그림 6-23).

절차	이론적 근거

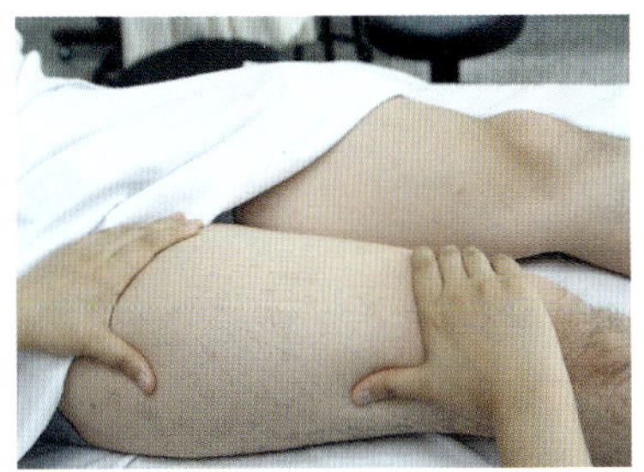

그림 6-23. 넓적다리곧은근(대퇴직근)의 근육내주사 부위 찾는 방법

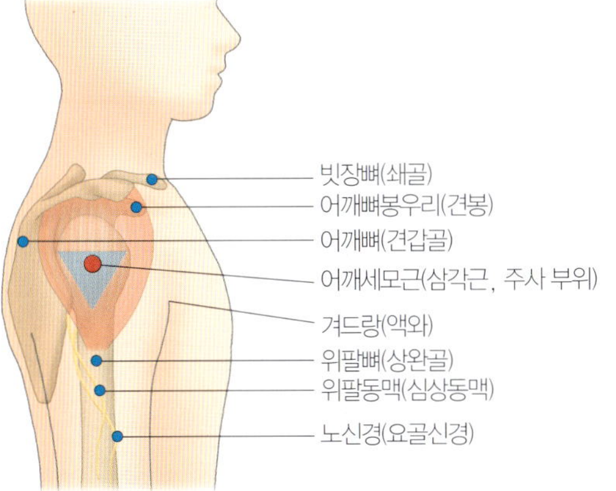

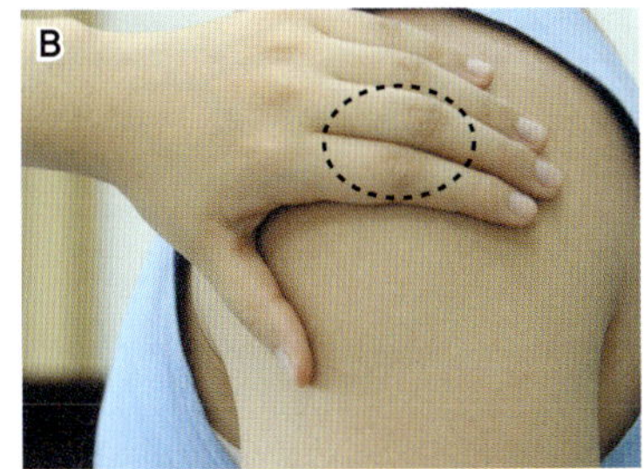

그림 6-24. A: 어깨세모근(삼각근)의 근육내주사 부위 찾는 방법,
B: 어깨세모근(삼각근)

⑤ 어깨의 어깨세모근(삼각근) 중앙 부위
  a. 체위: 앉은자세(좌위) 혹은 바로누운자세(앙와위) 취한다. 앉은 자세에서 주사하는 것이 바람직하다. 앉은 자세에서 팔꿈치를 구부린 후 몸에 붙여 근육을 이완시킨다.
  b. 부위: 세갈래근(삼두근)은 어깨뼈봉우리(견봉, acromion process)의 하연에서 액와선과 상박외측의 정중선이 만나는 지점을 주사 부위로 선정한다(그림 6-24). 즉, 어깨뼈봉우리(견봉) 하단과 액와선 사이에 형성되는 역삼각형 부위를 주사 부위로 선정한다. 또는 어깨뼈봉우리(견봉)에서 5cm 아래 부위를 주사 부위로 선정한다. 즉, 새끼손가락을 어깨뼈봉우리(견봉) 하연에 대고 나머지 네 손가락을 나란히 붙여놓고 엄지손가락을 벌려 V자를 만든 그 사이를 주사 부위로 선정한다.

절차	이론적 근거
12. 손소독제로 손위생을실시한다.	• 대상자와의 신체접촉 전 미생물의 전파를 방지한다.
13. 소독솜으로 주사부위를 안에서 바깥쪽으로 둥글게 원을 그리며 닦은 후 자연 건조시킨다. 입으로 불어서 말리지 않는다.	
14. 투약카드와 준비된 약물을 재확인 후 주사기 뚜껑을 제거하고 주사기 속의 공기를 완전히 제거한다. 왼손의 4번째와 5번째 손가락 사이에 소독솜을 끼고 엄지와 검지로 피부를 팽팽하게 벌린다. 만약 근육이 너무 적다면 근육을 집어 올려 주름을 만들 수 있다.	• 90°는 근육의 가장 깊은 층에 바늘이 도달되도록 하며 신속한 주사는 대상자의 통증을 감소시킨다.
15. 대상자에게 주사기가 삽입될 것임을 알려주고 주사바늘을 선정된 주사 부위 근육에 90° 각도로 빠르게 찌른다(그림 6-25).	

절차	이론적 근거
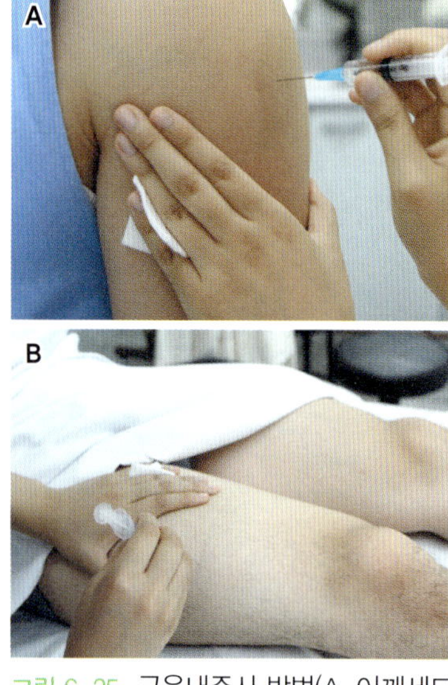 그림 6-25. 근육내주사 방법(A. 어깨세모근(삼각근) 부위, B. 넓적다리(대퇴) 부위)	
16. 피부를 잡았던 손의 엄지와 집게손가락으로 주사기 허브를 잡고, 주사기를 잡았던 손으로는 주사기의 내관을 살짝 뒤로 당겨 혈액이 나오지 않으면, 주사기 내관을 당겨보던 손의 엄지 손가락으로 내관을 밀어서 약물을 천천히 주입한다(그림 6-26). (백신의 경우는 내관을 당기지 않는다). 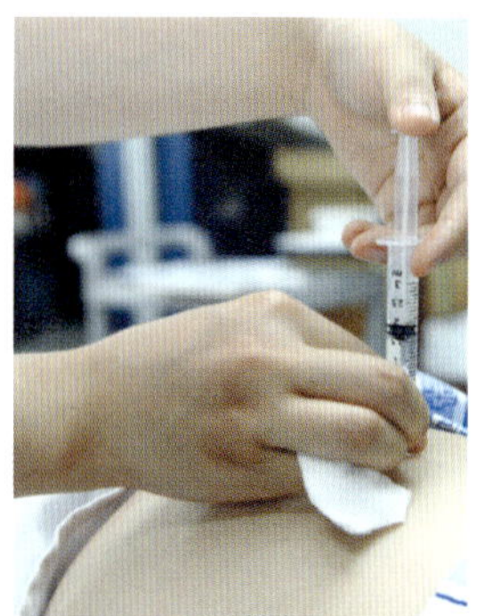 그림 6-26. 근육내주사 모습	• 혈액이 올라오는 것은 주사바늘이 혈관에 삽입되었음을 나타내므로 주사바늘을 즉시 뺀 후 주사기를 버리고 새로 준비한다.
17. 약물 주입이 끝나면 소독솜으로 주사부위를 누르면서 주사바늘 삽입할 때와 같은 각도로 주사바늘을 빠르게 제거한다.	• 조직의 열상을 방지하기 위해 주사기를 재빨리 제거한다.
18. 대상자에게 약물에 대한 부작용과 기대효과에 대해서 설명하고 이상 증상시에는 담당 간호사에게 알리도록 교육한다. 대상자가 편안하도록 자세를 취해 준다.	
19. 커튼 또는 스크린을 정리하고, 사용한 주사바늘은 뚜껑을 씌우지 않은 상태로 손상성폐기물 전용용기에 버리고, 사용했던 소독솜과 주사기는 일반 의료폐기물 전용용기에 버린다. 그 외에 사용한 물품은 병원정책에 따라 분리수거한다.	

절차	이론적 근거
20. 물과 비누로 40~60초 동안 손위생을 실시한다(또는 알코올이 첨가된 손소독제를 사용하여 20초 이상 손소독을 실시).	• 미생물의 전파를 방지한다.
21. 수행 결과를 간호기록지, 투약기록지에 기록한다. 1) 5 rights(대상자명, 약명, 용량, 투약경로, 투약시간) 2) 필요시 투약목적, 대상자의 반응, 투약 사유 또는 못한 이유	• 간호기록은 간호수행의 근거 자료이며 법적 기록으로 유지가 된다.

유의사항

- 남은 주사약은 대상자 이름, 시간, 희석한 양, mg/mL, 간호사 서명을 해서 냉장고에 보관하도록 한다.
- 찰과상, 신경 골조직 손상, 화농괴사 부위, 압통, 경결부위, 혈액응고 장애 환자에게는 금기이다.

(1) Z-track을 이용한 근육내주사 방법

목 적

- 근육 내로 약물이 주입되는 통로(track)를 차단함으로써 자극성 약물로 인한 조직의 자극을 최소화할 때 사용된다.
- 페니실린계, Inferon(철분제제)과 같이 피부와 피부밑조직을 심하게 자극하는 약물을 근육내주사 시 사용한다.

방 법

절차	이론적 근거
1. 약의 준비는 근육내주사법과 거의 동일하나 주사기에 약 0.2mL의 공기를 넣어 air lock을 만든다.	• 주사바늘에 약물이 조금도 남아 있지 않도록 하기 위함이다.
2. 바늘을 삽입하기 전에 선택된 주사 부위의 피부와 피부밑(피하) 조직을 주사기를 잡지 않은 손의 자뼈(척골) 측 손바닥을 이용하여 한쪽으로 약 2.5~3cm 잡아당기며 당겨진 상태에서 재빨리 바늘을 삽입한다.	• 피부를 잡아당기는 이유는 피하조직으로 약물이 거꾸로 배어 나오는 경로를 막아주기 위함이다.
3. 주사기 내관을 빼보고 약물을 주입하는 동안에도 한 손은 계속 피부를 당기고 있어야 한다.	• 근육조직이 이완되어 약물이 흡수되기 시작한다.
4. 약물을 천천히 주입한 후 약 10초 동안 계속 피부를 잡아당기고 있는다(그림 6-27).	• 약물이 피부밑(피하)조직으로 새어 나오지 않게 된다.
5. 그 후 재빨리 주사바늘을 빼고 잡아당겼던 피부를 놓는다.	
6. 주사 후 주사 부위를 문지르지 않는다.	• 문지르면 조직으로 약물이 스며 나올 우려가 있기 때문이다.

절차	이론적 근거

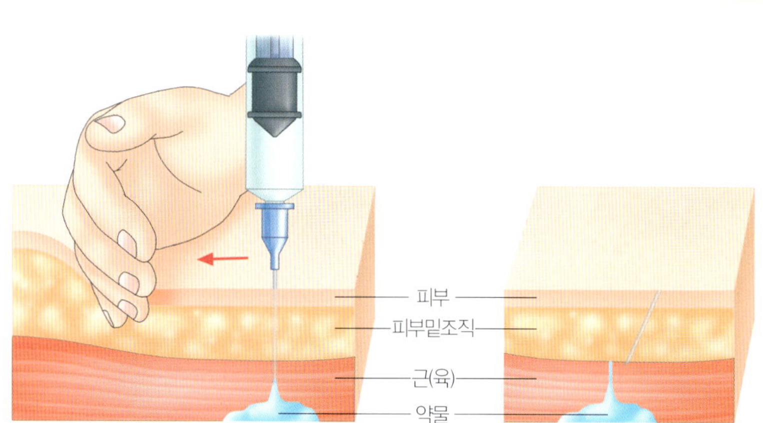

그림 6-27. Z-track에 의한 근육내주사 방법

5) 정맥주사

정맥주사(intravenous injection)는 정맥 내로 약물을 투약하는 방법이다. 이는 투약 중 가장 신속한 효과를 나타내며 금식 환자, 무의식 환자, 수술 환자, 탈수 환자에게 필수적인 치료방법으로 정맥을 통해 수액, 영양제, 혈액 등을 주입할 수 있다. 또한 정맥주사와 같은 절차로 채혈하여 진단적 검사를 하기도 한다. 정맥주사는 효과가 즉시 나타나므로 특히 약물 사고에 유의하여야 한다. 또한 무균법이 지켜져야 하며 투약 중 수시로 관찰하여 약물이 정맥이 아닌 곳으로 유출되지 않도록 주의한다.

목 적

- 신체에 수분과 전해질, 영양의 균형을 유지하기 위함이다.
- 산 · 염기 균형을 맞춘다.
- 약물을 희석해서 서서히 주입하기 위함이다.
- 약물의 혈중농도를 짧은 시간 내에 높여 빠른 효과를 얻고 완전히 흡수되도록 하기 위함이다.
- 계속적인 정맥내 주입으로 약물의 치료적 혈중농도를 일정하게 유지한다.
- 한 번의 정맥 천자로 많은 용량의 약물을 투여하기 위함이다.

(1) 정맥주입

정맥주사 투약법에는 수액을 계속 정맥주입하는 것과 간헐적으로 약물을 정맥주입하는 것이 있다.

준비물

- 정맥주사 모형, 투약카드(또는 컴퓨터 출력물), 투약기록지, 투약트레이(tray), 곡반(puspen), 손소독제, 정맥주사용 수액, 18~24G 혈관카테터(도관)(angio catheter)(그림 6-28), 지혈대(tourniquet), 소독솜 또는 베타딘 면봉, 수액세트, 투명 필름드레싱 또는 고정용 반창고, 가위, 수액걸대(IV pole), 멸균장갑(필요시), 주입펌프(infusion pump), 손상성 폐기물 전용용기, 일반 의료폐기물 전용용기

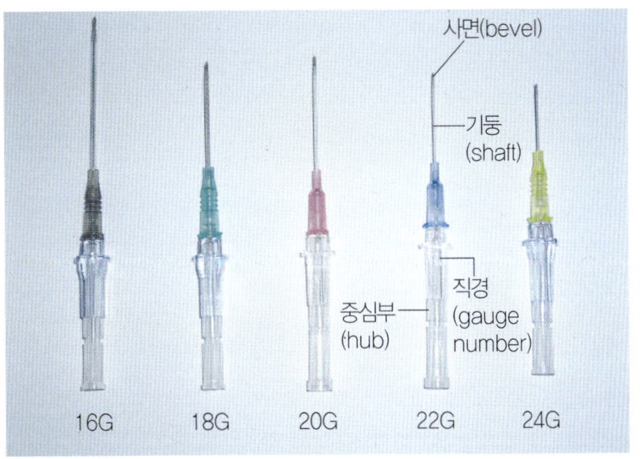

그림 6-28. 주사침

주사 부위	이론적 근거
a. 많이 이용하는 혈관을 살핀다(그림 6-29): 손가락정맥(digital vein), 손허리뼈정맥(중수정맥, metacarpal vein), 노쪽피부정맥(cephalic vein), 자쪽피부정맥(기저정맥, basilic vein), 정중상완정맥(median antebrachial vein), 중간팔오금정맥(정중주와정맥, median cubital vein)	
b. 정맥주입은 사용하지 않는 팔의 말초혈관부터 시작하고 관절 부위와 굽은 혈관은 피한다.	• 장기간 반복적인 정맥주입 시 정맥을 보존하기 위해 말초 부위부터 시작하여 몸쪽으로 순차적으로 사용하는 것이 좋기 때문이다. 또한, 움직임에 불편함을 줄여 안전성을 높이기 위함이다.
c. 여러 번 주사하여 혈관이 경화된 곳은 피한다.	
d. 대상자가 주사 맞는 기간 동안 편안한 자세를 취할 수 있어야 한다.	• 대상자가 서 있는 자세에서는 절대로 채혈이나 정맥주사를 시작하지 않는다. 이것은 혈관이 수축되어 현기증을 일으킬 수 있기 때문이다.

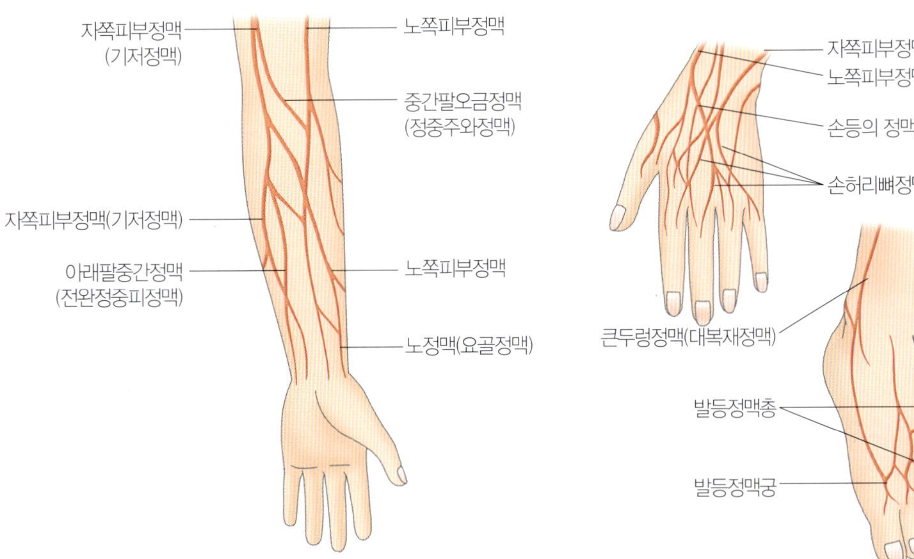

그림 6-29. 말초정맥주사 부위

주사 부위	이론적 근거
① 수액 준비하기	
1. 물과 비누로 40~60초 동안 손위생을 실시한다(또는 알코올이 첨가된 손소독제를 사용하여 20초 이상 손소독을 실시).	• 미생물의 전파를 방지한다.
2. 투약카드와 처방지를 통해 대상자 등록번호와 이름, 투여경로와 수액의 종류, 양, 주입 속도, 시간 등을 확인한다.	
3. 투약처방에 따른 수액인지 확인하고 육안으로 수액의 성상과 이물질 여부, 유효일자 등을 확인한다.	
4. 날짜, 등록번호, 대상자명, 수액명, 용량, 주입시간과 속도 등 기재된 수액처방 라벨을 붙인다.	
5. 수액 마개를 따고 소독솜으로 고무마개 또는 주입구를 닦는다(그림 6-30 A).	
6. 수액세트에 있는 조절기(clamp)를 잠근 후 수액의 입구(inlet)에 삽입침(spike)을 무균적으로 삽입한다(그림 6-30 B). 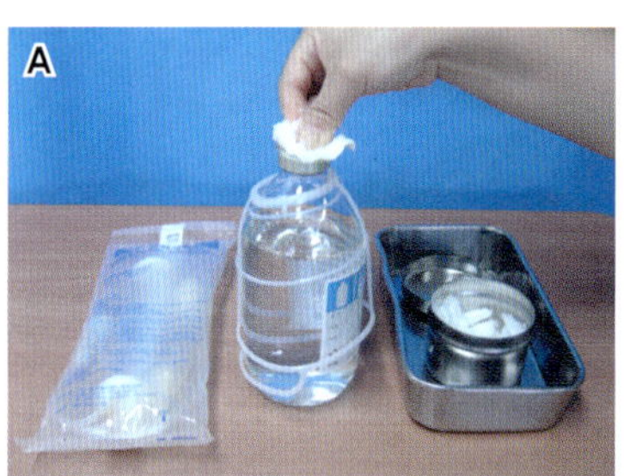 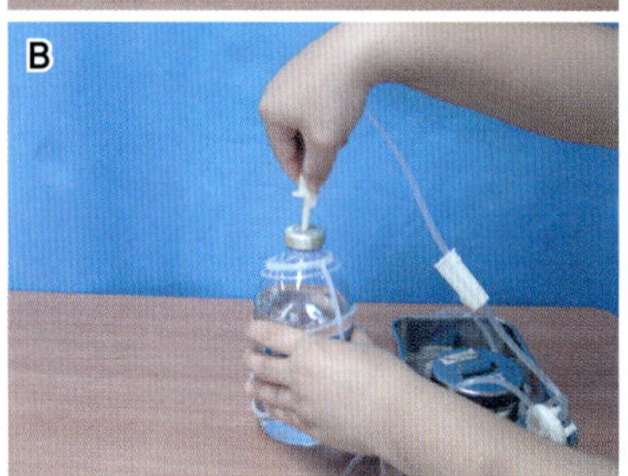 그림 6-30. 수액세트 준비(A~B)	
7. 수액을 수액걸대에 걸고 수액세트의 drip chamber를 눌러 수액이 chamber의 1/2 정도 채워지도록 한다.	
8. 수액세트의 조절기를 열어 수액이 세트를 통과하여 곡반(puspen)으로 흘러내리도록 하여 세트 내의 공기를 모두 제거한다.	
② 수액 주사 방법	
1. 물과 비누로 40~60초 동안 손위생을 실시한다(또는 알코올이 첨가된 손소독제를 사용하여 20초 이상 손소독을 실시).	• 미생물의 전파를 방지한다.
2. 수액의 종류, 양, 주입 속도, 주입 시간 등의 투약처방과 투약카드를 확인한다.	

주사 부위	이론적 근거
3. 절차에 따라 준비된 수액과 혈관카테터(도관)(angio catheter), 소독솜, 투명 필름드레싱, 반창고, 가위, 지혈대, 멸균장갑 등을 가지고 대상자에게 가서 간호사 자신을 소개한다(그림 6-31). 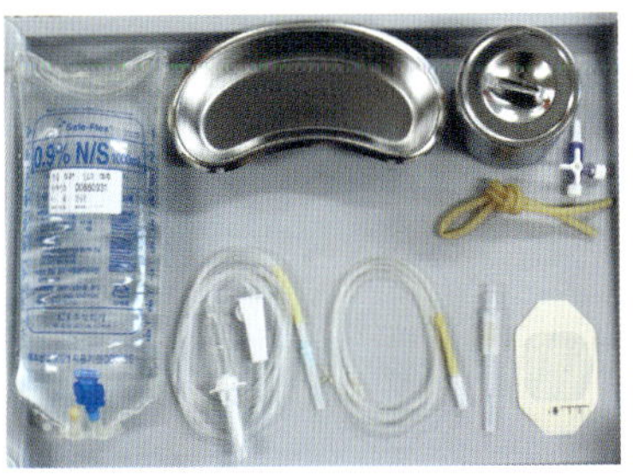 그림 6-31 수액 준비물품 준비	
4. 대상자의 이름, 등록번호, 생년월일 중 두 가지를 개방형으로 묻고 대답을 들은 후 대상자의 입원팔찌와 대조하여 대상자가 정확한지 확인하며 투약카드(또는 컴퓨터 출력물)와도 대조하여 대상자를 재확인한다(그림 6-32). 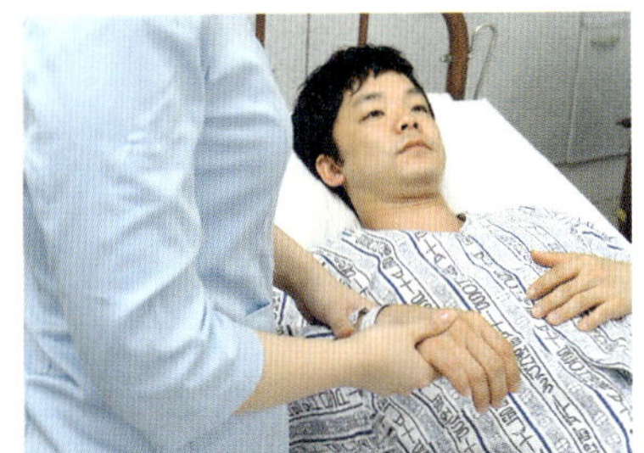 그림 6-32. 대상자 확인	• 안전한 간호를 위해 대상자를 2~3번 이상 확인한다.
5. 대상자에게 정맥주사의 목적과 방법을 설명한다.	• 충분한 설명은 주사로 인한 통증과 불안을 완화시킨다.
6. 혈관 미주신경성 반응의 위험성을 감소시키기 위해 대상자의 자세를 편안하게 해 준다.	
7. 장갑을 착용한다.	
8. 수액을 수액걸대에 걸고 수액세트의 끝을 대상자의 주사할 부위 가까이 둔다.	
9. 정맥의 상태를 확인한 후 주사 부위를 선택한다(그림 6-33). 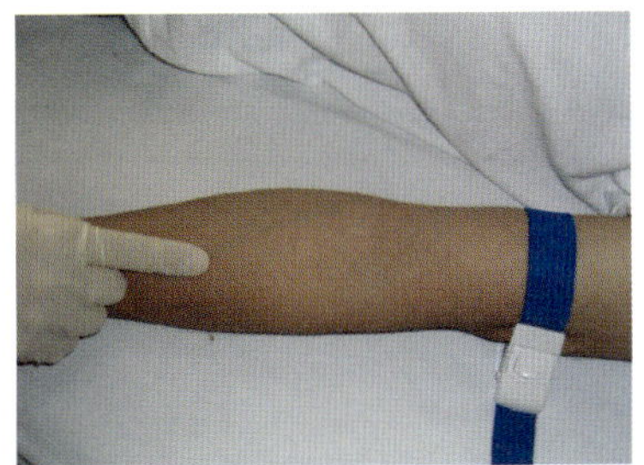 그림 6-33. 정맥주사 부위 선정	

주사 부위	이론적 근거
10. 정맥상태가 양호한 부위에서 심장쪽으로 10~15cm되는 곳을 지혈대로 묶어 삽입할 도관(카테터) 길이보다 곧고 길게 두드러진 정맥을 선택한다. 이때 정맥혈은 차단하고 동맥 혈행은 유지한다.	• 지혈대 사용은 주사 부위의 정맥을 울혈시킨다. 충혈되는 혈액량을 증가시키고 혈관이 더 쉽게 촉지되도록 해준다.
a. 혈관이 잘 보이지 않으면 주먹을 쥐었다 폈다 하게 하거나, 주사 부위를 가볍게 두드리거나, 더운 것을 대주어 울혈되게 한다. 또는 심장 부위보다 아래쪽으로 위치시킨다.	• 손가락으로 혈관을 톡톡 치면 피부 밑에 히스타민이 분비되어 혈관이 확장된다.
b. 주사부위에 혈류 박동이 있는지 촉지해 본다.	• 박동이 있으면 동맥혈관이다.
11. 수액세트 속의 공기나 기포가 완전히 제거되었는지 다시 한번 확인하고 손소독제로 손위생을 실시한다.	• 공기로 인한 색전증(embolism)을 예방하기 위함이다.
12. 주사할 부위의 피부를 소독솜으로 안에서 바깥으로 5~8cm 정도 원을 그리면서 소독하고 부위를 완전히 자연 건조시킨다(그림 6-34). 입으로 불어서 말리지 않는다. 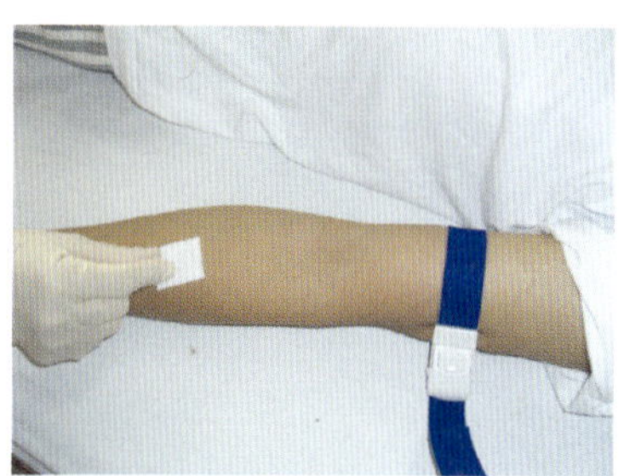 그림 6-34 주사부위 소독	• 정맥절개 부위에서 떨어진 곳까지 소독하는 것은 주사 부위 쪽으로 미생물이 이동하는 것을 막는다. • 알코올이 혈관에 들어가면 혈관연축(vasospasm)을 일으킬 수 있다. • 알코올은 최소 30초 동안 마찰시킨다. 이는 살균효과가 발생하도록 하기 위하여 준비한 부위가 완전히 건조되도록 한다.
13. 왼손 엄지로 천자할 지점에서 약 2~3cm 아래의 피부를 주사 반대방향으로 팽팽히 잡아 당겨 정맥을 고정시킨다(그림 6-35). 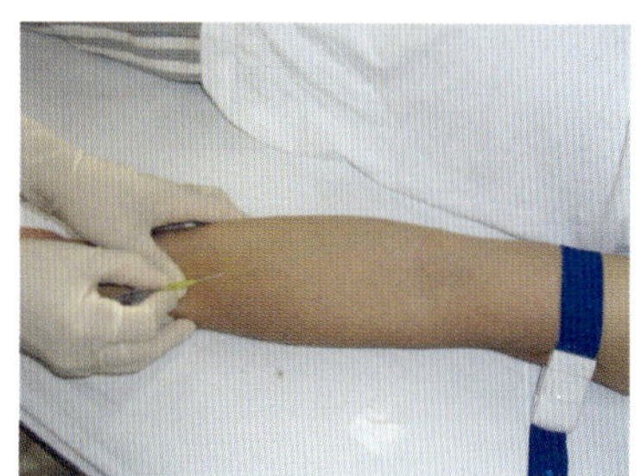 그림 6-35. 주사 부위 고정	• 바늘이 들어갈 때 혈관을 고정시키기 위함이다.
14. 도관(카테터)의 허브를 잡아 바늘의 사면이 위로 향하도록 한 후, 15~30°로 혈류 방향에 따라 서서히 정맥내로 도관(카테터)을 삽입한다(그림 6-36).	• 더 가파른 각도는 정맥을 통과하여 더 깊은 조직으로 들어갈 위험성을 증가시킨다.

주사 부위	이론적 근거
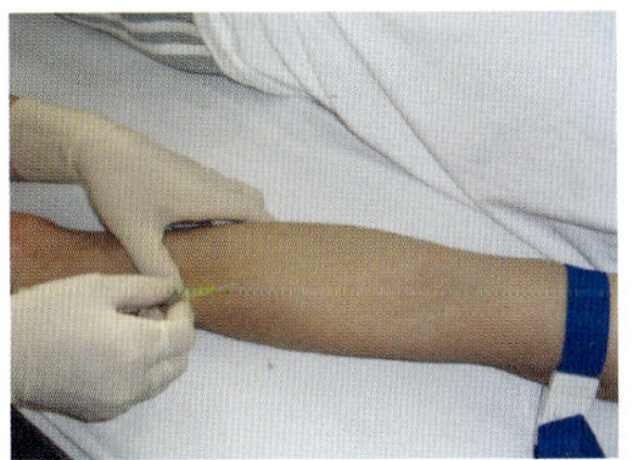 그림 6-36. 바늘 삽입	
15. 도관(카테터) 쪽으로 혈액이 역류되는 것을 확인하면 삽입각도를 약간 낮추어 도관(카테터)을 혈관으로 삽입시키면서 도관(카테터) 길이만큼 탐침을 조금씩 빼낸다(그림 6-37). 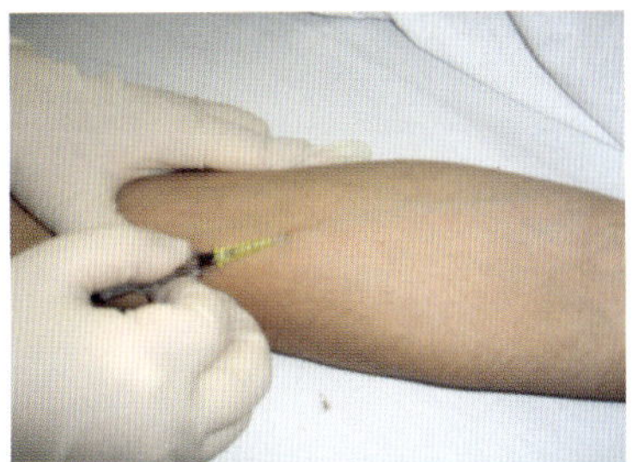 그림 6-37. 혈액역류 확인	• 혈액이 역류되는 것은 주사바늘 끝이 혈관에 삽입되었음을 의미한다.
16. 도관(카테터)이 완전히 삽입된 후 도관(카테터)을 잡지 않은 손으로 지혈대를 푼다.	
17. 한 손으로 혈관 내로 삽입된 카테터 끝 부분을 눌러주면서 다른 손으로 탐침을 재빨리 제거한다(그림 6-38). 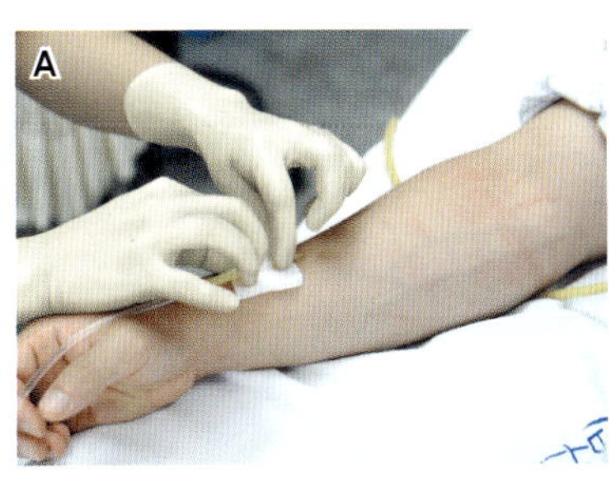 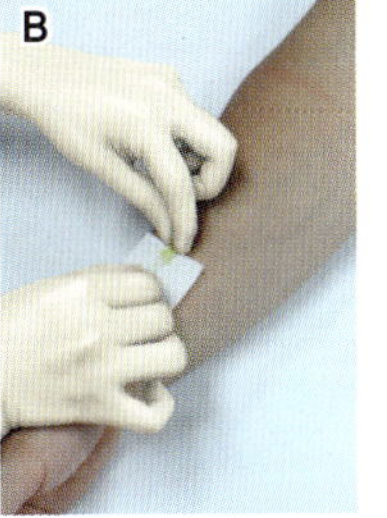 그림 6-38 A. 내관제거, B. 수액세트 연결	
18. 도관(카테터) 끝부분을 그대로 누른 상태에서 공기가 주입되지 않도록 유의하면서 수액세트 끝과 도관(카테터)의 허브를 연결한다(그림 6-38).	• 혈액의 손실을 예방하고 수액세트에 공기가 들어가지 않도록 하기 위함이다.
19. 조절기를 열어 수액이 잘 떨어지는지 확인하고 주사 부위에 부종, 통증 등 침윤증상이 있는지 관찰한다.	
20. 도관(카테터) 삽입 부위는 기관의 규정에 따라 필름 드레싱 또는 반창고로 고정한다(그림 6-39).	• 감염을 예방하고 주사바늘이 빠지는 것을 막기 위함이다. 필요시 면봉으로 항생제를 바르고 거즈로 덮는 드레싱을 할 경우도 있다.

주사 부위	이론적 근거
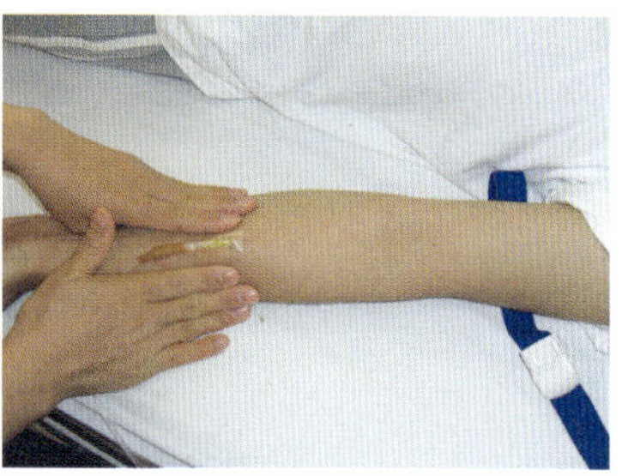 그림 6-39 주사부위 고정	
21. 처방에 따라 수액의 주입 속도를 조절한다(그림 6-40). 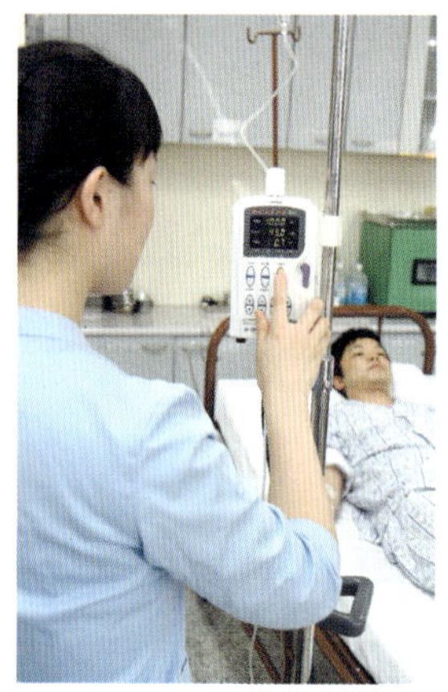 그림 6-40 주입속도 조절	• 수액이 단기간에 너무 빠르게 주입되면 순환계에 부담이 되어 폐부종을 유발할 수 있다.
22. 주사 부위 고정용 반창고나 필름드레싱의 스티커에 삽입날짜, 시간, 도관(카테터) 크기를 기입한다(그림 6-41). 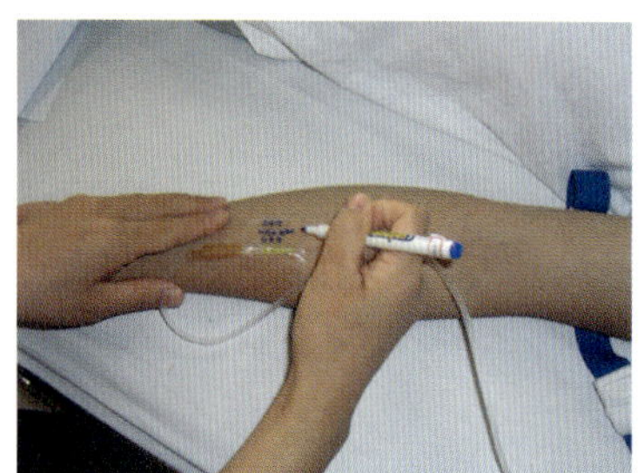 그림 6-41 기록사항(삽입날짜, 시간, 카테터 크기)	• 주사 부위는 72~96시간마다 바꿔야 한다. • 삽입날짜는 정맥염 예방을 위하여 정맥주사의 교환시기를 알기 위함이다. • 도관(카테터)은 크기에 따라 사용할 수 있는 수액이 다르다. • 24G: 노인이나 소아의 정맥에서 느린 수액 주입을 위함이다. • 22G: 통상적인 항생제와 손이나 팔의 혈관에 지속적인 수액 주입을 위함이다. • 20G: 혈액 제제를 주입하기 위함이다. • 18G: 점성이 높은 약을 투여하기 위함이다. • 16G: 큰 정맥을 통하여 빠르게 많은 양의 수액을 주입하기 위함이다.
23. 소아의 경우나 도관(카테터) 삽입위치가 관절 부위일 경우에는 주사 부위에 팔지지대를 대고 고정시킨다.	

주사 부위	이론적 근거
24. 부작용을 설명해 주고 다음과 같은 경우는 간호사에게 즉시 알리도록 설명한다. • 약물이 주입되지 않을 경우 • 혈액이 역류될 때 • 조직에 부종이 있을 때 • 주사 부위에 통증이 있을 때 • 부작용 증상이 나타날 때(가슴이 답답함, 현훈, 오심, 쇼크 등)	
25. 사용한 바늘을 다시 뚜껑에 씌우지 않으며 손상성폐기물 전용용기에 버리고 그 외 사용한 물품은 병원 정책에 따라 분리수거한다.	
26. 물과 비누로 40~60초 동안 손위생을 실시한다(또는 알코올이 첨가된 손소독제를 사용하여 20초 이상 손소독을 실시).	• 미생물의 전파를 방지한다.
27. 간호기록지 또는 투약기록지에 기록한다(정맥주사 시작시간, 부위, 바늘의 크기, 주입속도, 수액의 종류와 양, 주사한 간호사의 이름, 대상자의 반응, 투약 못한 이유 등).	
③ 수액에 약물 첨가하기	
1. 투약카트와 처방지를 통해 대상자 등록번호와 이름, 수액의 종류와 첨가할 약물명, 용량, 시간 등을 확인한다.	
2. 물과 비누로 40~60초 동안 손위생을 실시한다(또는 알코올이 첨가된 손소독제를 사용하여 20초 이상 손소독을 실시).	• 미생물의 전파를 방지한다.
3. 약물주입구의 뚜껑을 조심스럽게 벗긴 후 소독솜으로 닦는다(그림 6-42 A).	
4. 수액의 약물 주입구에 첨가할 약물이 든 주사기를 무균적으로 삽입하고 주입한다(그림 6-42 B).	

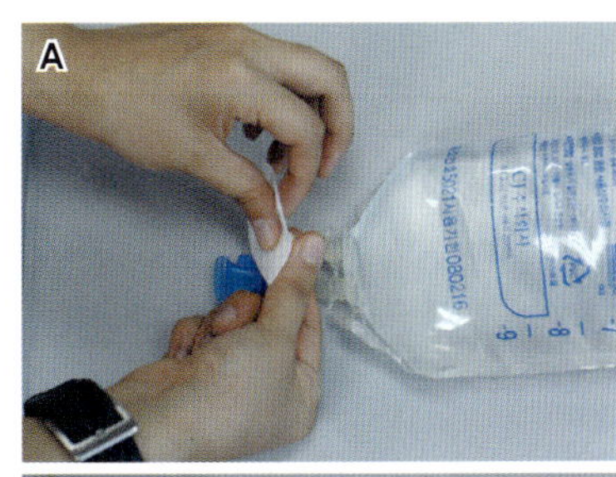

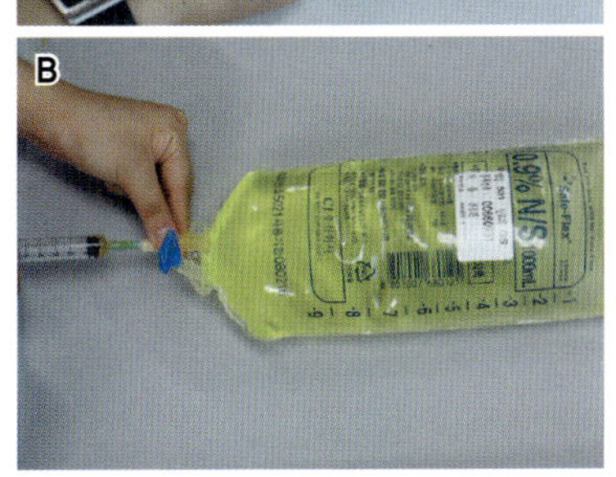

그림 6-42. 수액에 약물 첨가하기(A~B)

주사 부위	이론적 근거
5. 수액용기를 부드럽게 돌리며 약물을 혼합한다.	• 약물이 용액과 잘 희석되도록 하기 위함이다.
6. 수액용기에 약명, 약의 용량, 날짜, 시간이 적히 라벨을 부착한다.	• 첨가된 약물을 알기 위함이다.

(2) 간헐적 정맥주입 방법

목 적

- 직접 정맥천자(venipuncture)를 통해 bolus로 투여하는 방법
- 일차 정맥 주입선의 주사 port를 통해 투여하는 방법(side shooting)
- saline lock을 통해 투여하는 방법
- piggyback을 이용하여 투여하는 방법

준비물

- 투약카드(또는 컴퓨터 출력물), 약물이 든 주사기, 소독솜, piggyback 세트(saline lock 이용 시 2mL의 멸균생리식염수 주사기 2개), 투약트레이(tray), 곡반(puspen), 손소독제, 손상성 폐기물 전용용기, 일반 의료폐기물 전용용기, 멸균장갑(필요시)

방 법

절차	이론적 근거
1. 물과 비누로 40~60초 동안 손위생을 실시한다(또는 알코올이 첨가된 손소독제를 사용하여 20초 이상 손소독을 실시).	• 미생물의 전파를 방지한다.
2. 투약카드와 처방을 확인하여 정확한 약을 준비한다.	
3. 정맥주입 약물의 적합성을 확인한다.	
4. 절차에 따라 준비된 약물과 투약카드, 소독솜을 대상자에게 가지고 가서 간호사 자신을 소개한다.	
5. 손소독제로 손위생을 실시한다.	• 대상자와의 신체접촉 전 미생물의 전파를 방지한다.
6. 대상자의 이름, 등록번호, 생년월일 중 두 가지를 개방형으로 묻고 대답을 들은 후 대상자의 입원팔찌와 대조하여대상자(이름, 등록번호)가 정확한지 확인하여 환자리스트(또는 처방지)와도 대조하여 대상자를 재확인한다.	• 안전한 간호를 위해 대상자를 2~3번 이상 확인한다.
7. 대상자에게 목적과 방법을 설명한다.	• 충분한 설명은 주사로 인한 통증과 불안을 완화시킨다.
① 직접 정맥천자를 통한 bolus 주입	
1~7.까지 동일하다.	

절차	이론적 근거
8. 처방과 약물을 확인하여 주사기에 약물을 준비한다.	
9. 적절한 정맥천자 부위를 선택한다.	
10. 주사할 부위를 정하고 그 부위에서 심장 쪽으로 10~15cm 되는 곳을 지혈대으로 묶는다.	
11. 정맥을 천자한 후 혈액이 역류되는 것을 확인한다.	
12. 지혈대를 풀고 약물을 천천히 주입한다.	

Bolus로 주면 안 되는 약물

- Acyclovir, Amphotericin B, Amikacin, Clindamycin, Gentamicin, Imipenem, Piperacillin, Teicoplanin, Tobramycin, Vancomycin, 전해질 보급제(Sodium bicarbonate*, Calcium gluconate*, KCl, MgSO4, NaCl), Aminophylline, Cyclosporine, Dipamine, Dobutamine, Diphenylhydantoin, Gabexate, Isosorbide dinitrate(ISDN), Nitroglycerin, Nitroprusside, Oxytocin, Phenobarbital

* 응급시 제외

② 일차 정맥 주입선에 side shooting으로 주사할 경우

1~7.까지 동일하다.

8. 수액이 제대로 들어가고 있는지 확인한다.
9. 수액세트의 고무(rubber)로 된 부분이나 Y-site 세트인 경우 첫 번째 Y-site 부분, 3way stopcock의 보호덮개를 열고 연결 부위를 소독솜으로 닦는다.
10. 약물이 든 주사기 바늘을 고무 부분이나 Y-site 부분에 삽입하고 수액세트의 위쪽을 꺾어 수액이 들어가지 않도록 한다.
11. 주사기 내관을 당겨 혈액이 역류되는 것을 확인한 후 약물을 천천히 주사한다(그림 6-43 A, B)(3way의 경우는 먼저 수액이 연결된 부위의 조절기를 돌려 차단한 후 약물이 주입되도록 한다).

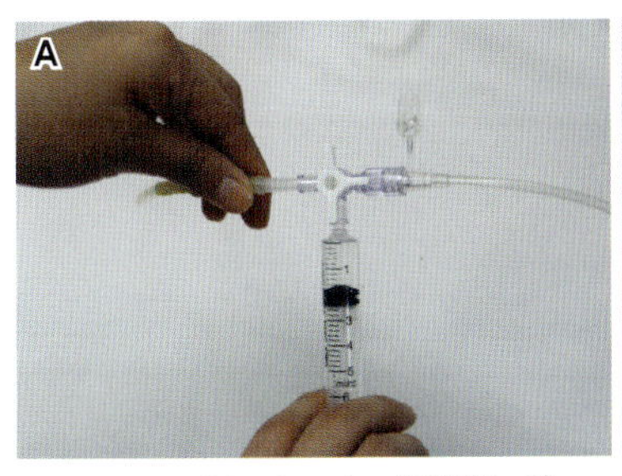

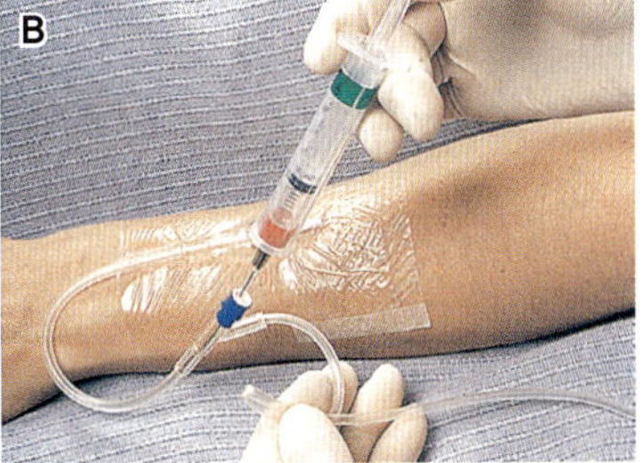

그림 6-43. side shooting 방법(A–B)

12. 주사기를 제거하고 주입속도를 조절한다.

절차	이론적 근거
③ saline lock을 이용할 경우	
1~3.까지 동일하다.	
4. 준비된 약물 주사기, saline용 멸균주사기 2개, 18~24G angio catheter, saline lock adaptor, 주사용 멸균생리식염수, 소독솜, 투명 필름 드레싱 또는 반창고, 가위 등을 대상자에게 가지고 가서 간호사 자신을 소개한다.	
5. 손소독제로 손위생을 실시한다.	• 대상자와의 신체접촉 전 미생물의 전파를 방지한다.
6. 대상자의 이름, 등록번호, 생년월일 중 두 가지를 개방형으로 묻고 대답을 들은 후 대상자의 입원팔찌와 대조하여대상자(이름, 등록번호)가 정확한지 확인하여 환자리스트(또는 처방지)와도 대조하여 대상자를 재확인한다.	• 안전한 간호를 위해 대상자를 2~3번 이상 확인한다.
7. 목적과 방법을 설명한다.	
8. saline lock adaptor(접근장치) 사용법	
1) 수액을 주입 중인 경우 saline lock adaptor로 교환하기	
① 수액주입을 중단한다.	
② saline lock adaptor를 무균적으로 개봉한다.	
③ 수액세트를 제거하고 saline lock adaptor를 도관(카테터)에 돌려 끼운다. 이때 도관(카테터)으로 혈액이 흘러 나오지 않도록 정맥 뒤쪽을 손가락으로 누르고 있는다.	
2) 처음부터 saline lock adaptor를 장치하기	
① 정맥 부위를 알맞은 크기의 혈관카테터(도관)로 정맥천자한다.	
② saline lock adaptor를 무균적으로 개봉한다.	
③ 혈관 카테터에 saline lock adaptor를 돌려 끼우고 고정한다.	
9. 2개의 주사기에 1~2mL씩 saline을 준비하고 라벨을 붙인다.	
10. saline lock의 주입구(injection port)를 소독솜으로 닦고 완전히 자연 건조시킨다. 마를 때까지 기다린다.	
11. 멸균생리식염수가 들어 있는 첫 번째 주사기를 saline lock의 주입구에 꽂고 내관을 당겨 혈액이 역류되는지 확인한다.	• 혈관의 관류 상태를 확인한다.
12. 0.5~2mL의 멸균생리식염수를 주입하여 정맥혈관의 개방성을 확인한다(그림 6-44).	

절차	이론적 근거
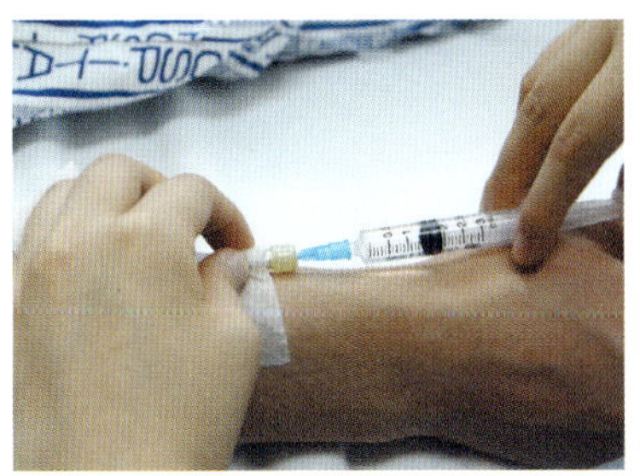 그림 6-44. saline lock adaptor에 멸균생리식염수 주입방법	
13. saline lock의 주입구(injection port)를 소독솜으로 닦고 완전히 자연 건조시킨다. 마를 때까지 기다린다.	
14. 약물이 든 주사기를 saline lock의 주입구에 꽂고 약물을 서서히 주입한다.	
15. 약물 주입이 끝나면 saline lock의 주입구(injection port)를 소독솜으로 닦고 완전히 자연 건조시킨다. 마를 때까지 기다린다.	
16. 멸균생리식염수가 들어있는 두 번째 주사기를 saline lock의 주입구(injection port)에 꽂고 멸균생리식염수를 주입한다.	• 도관(카테터) 내 들어 있는 약물을 모두 혈관으로 넣기 위함이다.
17. 삽입한 주사기를 제거하고 saline lock의 주입구(injection port)를 소독솜으로 닦는다.	
④ piggyback을 이용한 정맥주입	
1~7.까지 동일하다.	
8. 1차 수액에 연결할 2차 약물을 piggyback세트에 연결한다.	
9. piggyback이 부착되어 있는 2차 약물을 1차 수액보다 25cm 정도 높은 위치에 걸어둔다(그림 6-45).	• 높은 곳에 위치한 용액은 더 큰 정수압에 의해 주입한다. • 제조사의 세트 구성품인 extension hook(연장 고리)를 1차 수액에 연결하여 낮추면 2차 수액이 높게 위치하게 된다.
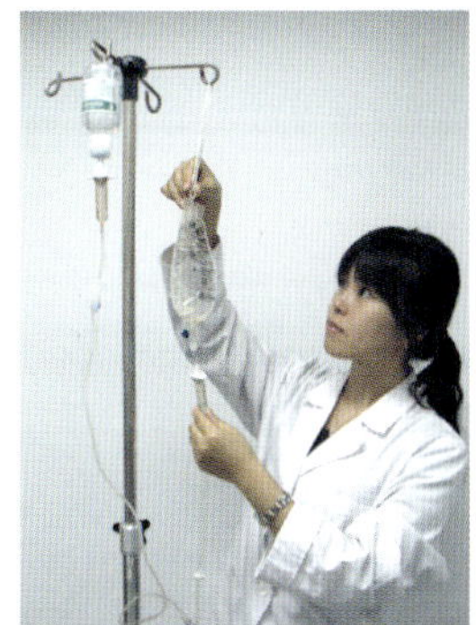 그림 6-45. piggyback 주입방법	

절차	이론적 근거
10. 1차 수액에 부착되어 있는 첨가용 주입관을 소독솜으로 닦고 piggyback 세트의 1차선에 삽입침(spike)을 꽂는다.	
11. piggyback 세트를 열어 처방된 속도로 2차 약물을 주입한다(30~60분 정도가 일반적인 piggyback 정맥주입 시간이다).	
12. 2차 약물의 주입이 끝나면 piggyback 세트의 1차선으로 1차 수액이 주입되기 시작한다.	• 역류방지용 밸브가 있는 piggback을 이용하면 2차 약물이 주입되는 동안 1차 수액이 차단되고 2차 약물이 모두 주입되고 나면 자동적으로 1차 수액이 주입되기 때문에 1차 수액과 2차 약물이 섞이지 않는다. 즉, 역류방지용 밸브(back check valve)가 있는 piggback은 2차 약물과 1차 수액의 주입을 자동으로 조절한다.
13. 1차 수액의 주입속도를 조절한다.	

유의사항

- Albumin, Dobutamine, Dopamine, TPN 등의 약물은 single line으로 투여해야 한다.

(3) 용량조절 세트를 이용한 정맥주입방법

목 적

- 소량의 수액(50~100mL)에 희석된 약물을 주입하기 위함이다.
- 영아나 노인과 같이 수액 주입량에 주의해야 하는 경우 사용한다.

준비물

- 용량조절 세트(volume control set), 정맥주사용 수액, 약물, 일회용 멸균주사기, 소독솜, 투약카드, 손소독제, 투약트레이(tray), 곡반(puspen), 손상성폐기물 전용용기, 일반 의료폐기물 전용용기, 멸균장갑(필요시)

방 법

절차	이론적 근거
1. 물과 비누로 40~60초 동안 손위생을 실시한다(또는 알코올이 첨가된 손소독제를 사용하여 20초 이상 손소독을 실시).	• 미생물의 전파를 방지한다.
2. 물품을 준비한다.	

절차	이론적 근거
3. 대상자에게 간호사 자신을 소개한다.	
4. 손소독제로 손위생을 실시한다.	• 대상자와의 신체접촉 전 미생물의 전파를 방지한다.
5. 대상자의 이름, 등록번호, 생년월일 중 두 가지를 개방형으로 묻고 대답을 들은 후 대상자의 입원팔찌와 대조하여대상자(이름, 등록번호)가 정확한지 확인하여 환자리스트(또는 처방지)와도 대조하여 대상자를 재확인한다.	• 안전한 간호를 위해 대상자를 2~3번 이상 확인한다.
6. 대상자에게 목적과 방법을 설명한다.	
7. 수액과 용량조절 세트(volume control set) 사이의 조절기를 열어 수액을 채운 다음 조절기를 잠근다(그림 6-46). 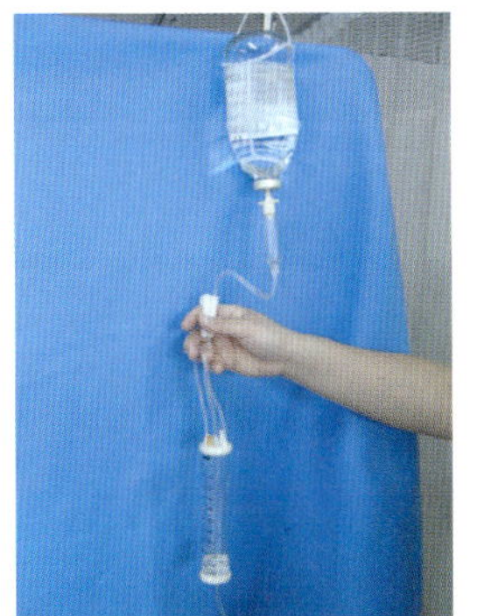 그림 6-46. 용량조절 세트(volume control set)를 이용한 정맥주입	
8. 약물주입을 위해 용량조절 세트(volume control set)의 주입구를 소독솜으로 닦는다.	• 약물 투입 전 감염을 예방하기 위함이다.
9. 약물이 준비된 주사기의 주사바늘을 세트 주입구에 꽂아 약물을 세트의 chamber 속으로 주입한다.	
10. saline lock 장치를 하고 있는 경우 주입구 마개를 소독솜으로 닦고 용량조절 세트(volume control set)와 연결한다.	
11. 처방에 따라 약물주입 속도를 조절한다.	
12. 용량 조절 세트에 혼합된 약물 이름을 적은 라벨을 붙인다.	• 라벨은 어떤 약물이 주입되고 있는지 알려준다.
13. 물과 비누로 40~60초 동안 손위생을 실시한다(또는 알코올이 첨가된 손소독제를 사용하여 20초 이상 손소독을 실시).	• 미생물의 전파를 방지한다.
14. 간호기록지나 투약기록기에 기록한다.	
15. 대상자의 반응을 자주 평가한다.	• 정맥주입은 약물의 효과가 즉시 나타나므로 관찰을 정확히 해야 한다.

(4) 정맥주입펌프를 이용한 방법

① volume 타입의 infusion pump

목 적

- 노인과 소아, 중증 대상자에게 정확한 용량의 수액(약물)을 주입하기 위해 사용한다(그림 6-47).
- 정맥주입펌프는 주입 속도를 자동적으로 조정해주며 이상이 생기면 경고음이 울리는 기능이 있다.

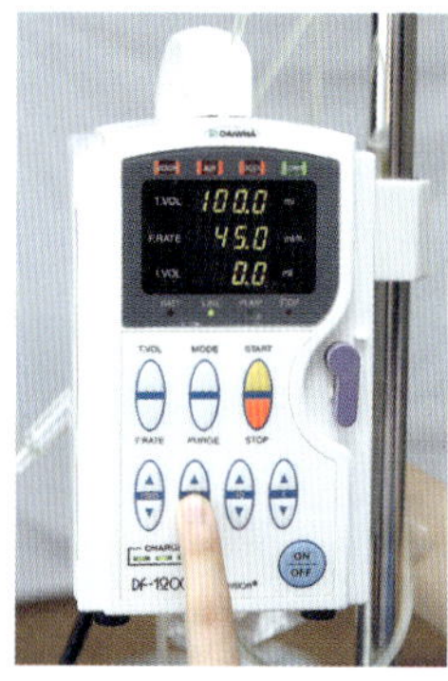

그림 6-47. volume 타입의 infusion pump

준비물

- volume 타입의 infusion pump, 정맥주사용 수액, 수액세트(필요시 정맥주입펌프용 수액세트), 소독솜, 손소독제, 투약 트레이(tray), 곡반(puspen), 손상성폐기물 전용용기, 일반 의료폐기물 전용용기, 멸균장갑(필요시)

방 법

절차	이론적 근거
1. 물과 비누로 40~60초 동안 손위생을 실시한다(또는 알코올이 첨가된 손소독제를 사용하여 20초 이상 손소독을 실시). 2. 주입할 수액을 준비한다. 3. 수액병의 고무마개를 소독솜으로 닦는다. 4. 수액세트의 조절기를 잠근 후 수액세트를 꽂아 점적통(chamber)의 1/2를 수액으로 채워 수액걸대(Ⅳ pole)에 걸어 놓는다(그림 6-48).	• 미생물의 전파를 방지한다.

절차	이론적 근거
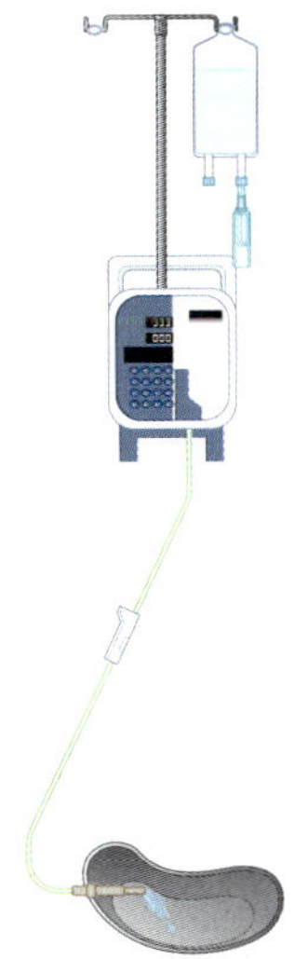 그림 6-48. 수액세트 준비	
5. 수액걸대(Ⅳ pole)에 정맥주입펌프를 안전하게 고정한 후 플러그를 꽂아 전원을 연결한다.	
6. 정맥주입펌프의 앞이나 뒤에 있는 전원스위치를 켠다.	• 스위치를 켜면 Line power indicator에 불이 켜지게 되고 '삑' 소리가 난다.
7. 문을 열 때(그림 6-49 A, B) 알람이 울리면 stop/silence 단추를 누른다.	• 알람이 울리면 stop/silence 단추를 누른다. 알람이 울리는 원인을 찾기 위해 수액의 개방성 등을 확인한다.
8. 정맥주입펌프의 문을 연 후 펌프 내부 지정된 위치에 수액세트의 튜브줄이 비틀리지 않고 팽팽하게 직선으로 유지되도록 고정한다(그림 6-49 C). 이때 수액세트의 수동조절기는 수액병과 정맥주입펌프 사이에 위치하도록 한다.	
9. 문을 닫는다(그림 6-49 D).	
10. rate/limit 선택 단추를 누른 후 처방된 시간당 주입량을 맞추어 속도를 조절한다(그림 6-49 D).	• rate/limit 선택 단추를 다시 눌러 volume limit 위치에 맞춘 후 한계량을 조절할 수 있다.
11. 수액세트의 수동조절기를 열고 정맥주입펌프의 시작 단추를 누른다.	

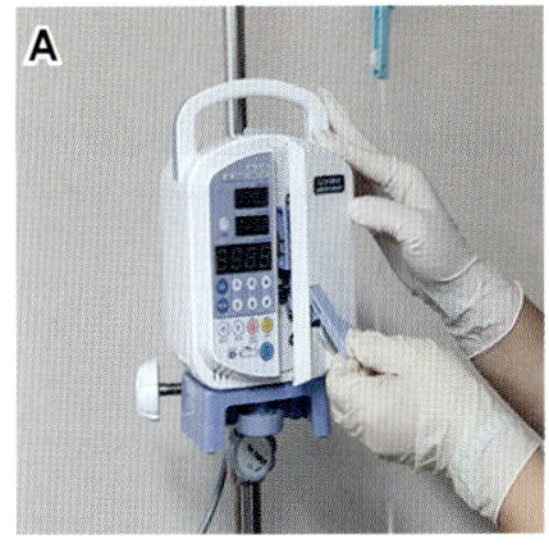

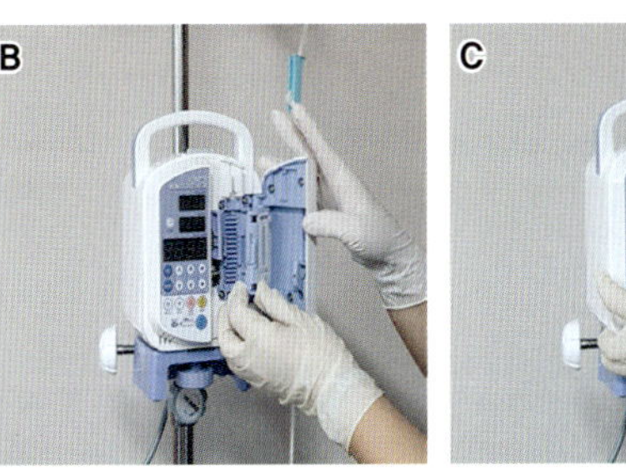

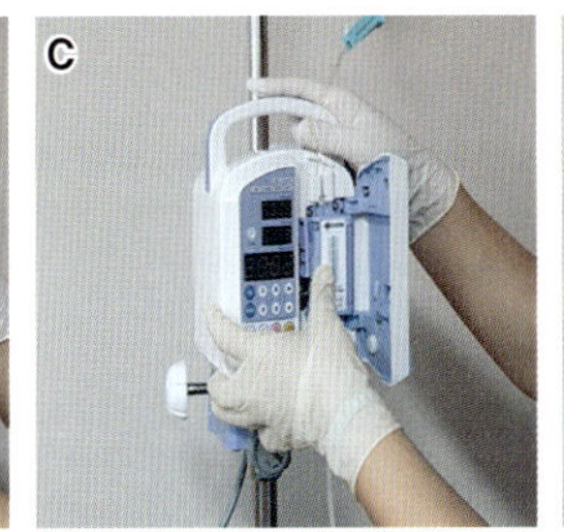

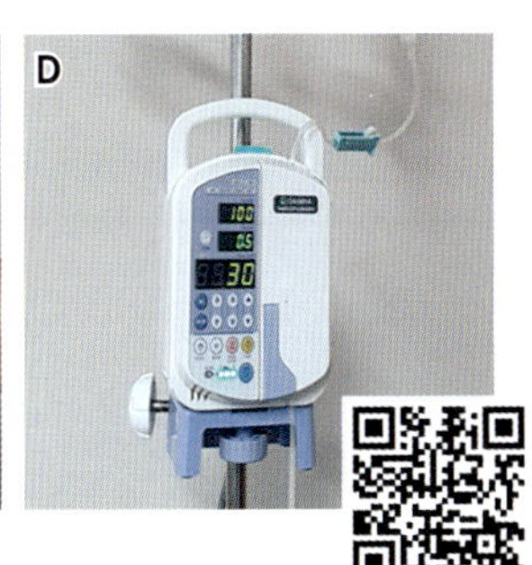

그림 6-49. infusion pump 세팅

유의사항

- 기계는 단위가 mL/hr이므로 gtt/min과 혼동하지 말아야 한다.
- 정맥주입펌프와 수동조절기(manual)로 각각 수액을 동시에 주입할 경우, 정맥주입 경로가 막히면 다른 쪽 manual 수액 bag으로 수액이 역류되면서 정맥주입펌프의 알람이 울리지 않게 되므로 자주 수액의 개방성을 확인한다.
- 수액 세트를 홈에 끼우기 전에 모든 알람의 기능이 작동하는지 확인한다.
- 수혈 시에는 사용하지 않는다.

② syringe pump

목 적

- 소량(50mL 이하)의 수액을 주사기를 사용하여 정확하게 주입하고자 할 때 주사기 타입의 pump(그림 6-50)를 사용한다.

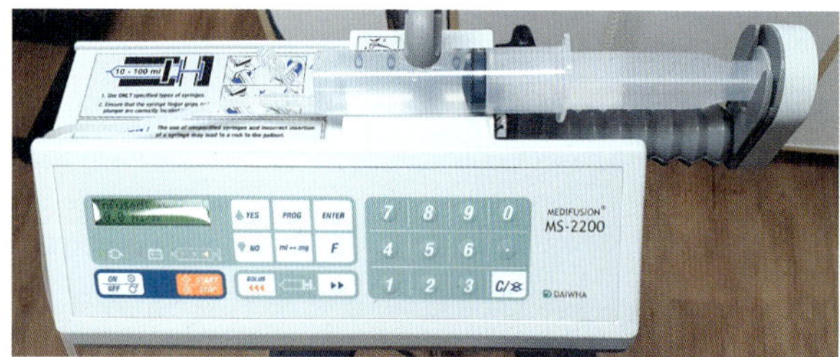

그림 6-50. syringe pump

준비물

- syringe pump, 약물이 든 주사기, 연장튜브(extension tubing), 투약카트 또는 투약트레이(tray), 곡반(puspen), 손상성 폐기물 전용용기, 일반 의료폐기물 전용용기, 손소독제, 멸균장갑(필요시)

방 법

절차	이론적 근거
1. 물과 비누로 40~60초 동안 손위생을 실시한다(또는 알코올이 첨가된 손소독제를 사용하여 20초 이상 손소독을 실시).	• 미생물의 전파를 방지한다.
2. 수액걸이(Ⅳ pole)에 syringe pump를 pole clamp를 이용하여 안전하게 고정한다.	
3. syringe pump에는 20, 30, 50mL 주사기만을 사용하며 연장튜브에도 약물을 채워 세팅한다.	• 소량의 수액을 정확하게 주입하기 위함이다.
4. 전원을 연결하고 스위치를 켠다.	
5. syringe pump 내 clamp(조절기)를 위로 당겨 옆으로 돌린다.	
6. 주사기를 정확히 slit과 hook에 장착한다.	
7. Slider를 움직이게 하기 위해서는 clutch의 제일 윗부분을 누른다.	

절차	이론적 근거
8. 주사기를 안전하게 고정시키기 위해 clamp(조절기)를 이전 위치에 환원시킨다.	
9. 처방에 따라 다이얼을 돌려 시간당 주입속도를 맞춘다.	• 기계는 단위가 mL/hr이므로 gtt/min과 혼동하지 말아야 한다.
10. syringe pump 시작 스위치를 누른다.	

유의사항

- infusion pump와 수동조절기(manual)로 각각 수액을 동시에 주입할 경우, 정맥주입 경로가 막히면 다른 쪽 manual 수액 bag으로 수액이 역류되면서 infusion pump의 알람이 울리지 않게 되므로 자주 수액의 개방성을 확인해야 한다.
- side로 약물이 들어가는 경우 syringe pump 연결선이 빠져도 알람이 울리지 않아 약물이 새는 것을 모를 수 있으므로 수시로 확인한다.

6) 중심정맥도관

목 적

- 단기간 또는 장기간의 항생제, 항암제 등의 약물을 투여하기 위함이다.
- TPN 등의 영양제를 주입하기 위함이다.
- 중심정맥압(CVP)을 측정하기 위함이다.
- 검사를 위한 혈액을 채혈하기 위함이다.
- 다량의 수액이나 혈액을 공급하기 위함이다.

준비물

- 투약할 주사기, 멸균생리식염수를 잰 주사기 2개, 투약카트 또는 투약트레이(tray), 멸균드레싱세트, 멸균거즈, 멸균소독솜 또는 베타딘 면봉(베타딘 소독솜), 투명 필름드레싱 또는 고정용 반창고, 가위, 일회용 멸균주사기, 검체용기, 멸균장갑, 투약 기록지, 손상성폐기물 전용용기, 일반 의료폐기물 전용용기, 손소독제

(1) 중심정맥도관의 종류(그림 6-51)

- 비터널식 중심정맥도관, 터널식 중심정맥도관, 말초주입 중심정맥도관(peripheral inserted central catheter: PICC), 이식형 포트(implanted port)

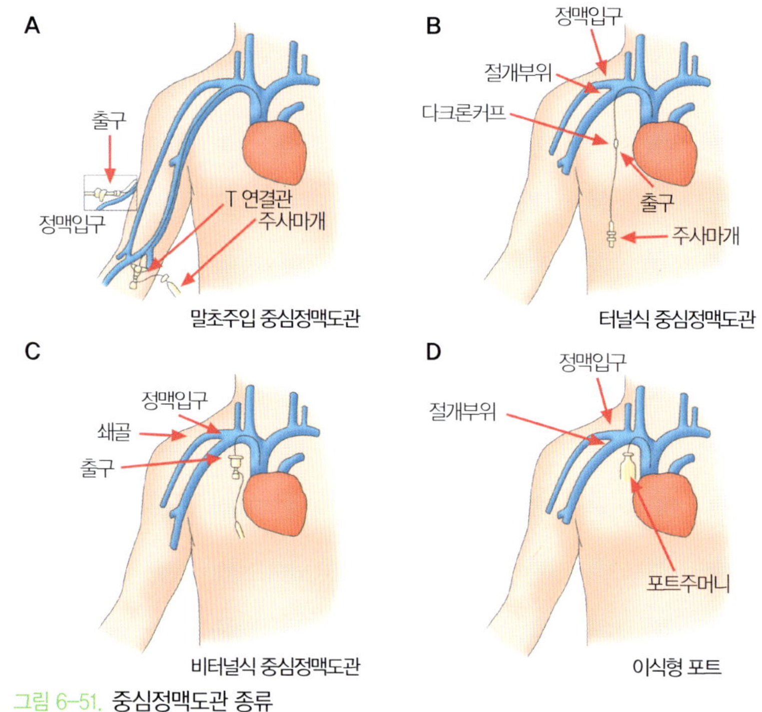

그림 6-51. 중심정맥도관 종류

절차	이론적 근거
① 중심정맥도관에 투약하기	
1. 물과 비누로 40~60초 동안 손위생을 실시한다(또는 알코올이 첨가된 손소독제를 사용하여 20초 이상 손소독을 실시).	• 미생물의 전파를 방지한다.
2. 투약처방을 확인하고 물품을 준비한다(투약할 주사기, 멸균생리식염수가 든 주사기 2개, 투약카드).	
3. 대상자에게 간호사 자신을 소개한다.	
4. 손소독제로 손위생을 실시한다.	• 대상자와의 신체접촉 전 미생물의 전파를 방지한다.
5. 대상자의 이름, 등록번호, 생년월일 중 두 가지를 개방형으로 묻고 대답을 들은 후 대상자의 입원팔찌와 대조하여 대상자(이름, 등록번호)가 정확한지 확인하여 환자리스트(또는 처방지)와도 대조하여 대상자를 재확인한다.	• 대상자를 2~3번 이상 확인함으로써 정확한 대상자에게 약물이 투여되도록 하기 위함이다.
6. 대상자에게 목적과 방법을 설명한 후 편안한 자세를 취해준다.	
7. 주입 중인 수액을 잠근다.	
8. 수액세트의 Y-site 부분을 멸균 또는 베타딘 소독솜으로 소독한다.	
9. Y-site에 준비한 멸균생리식염수를 주입한다.	
10. 준비한 약물을 주입한다.	
11. 멸균 또는 베타딘 소독솜으로 소독한다.	
12. 중단하였던 수액의 주입을 시작한다.	

절차	이론적 근거
13. 물품을 정리한다.	
14. 부작용을 관찰한다.	
15. 물과 비누로 40~60초 동안 손위생을 실시한다(또는 알코올이 첨가된 손소독제를 사용하여 20초 이상 손소독을 실시).	• 미생물의 전파를 방지한다.
16. 간호기록지나 투약기록지에 주입시간, 약물명, 부작용 등을 기록한다.	
② 중심정맥도관의 드레싱	
1. 물과 비누로 40~60초 동안 손위생을 실시한다(또는 알코올이 첨가된 손소독제를 사용하여 20초 이상 손소독을 실시).	• 미생물의 전파를 방지한다.
2. 처방을 확인하고 물품을 준비한다(마스크, 멸균장갑, 투명 필름 드레싱, 베타딘 소독솜).	• 대상자의 드레싱을 제거하기 전에 필요한 멸균도구를 준비하며, 대상자가 백혈구감소증이 있다면 마스크를 착용한다.
3. 대상자에게 간호사 자신을 소개한다.	
4. 손소독제로 손위생을 실시한다.	• 대상자와의 신체접촉 전 미생물의 전파를 방지한다.
5. 대상자의 이름, 등록번호, 생년월일 중 두 가지를 개방형으로 묻고 대답을 들은 후 대상자의 입원팔찌와 대조하여대상자(이름, 등록번호)가 정확한지 확인하여 환자리스트(또는 처방지)와도 대조하여 대상자를 재확인한다.	• 대상자를 2~3번 이상 확인함으로써 정확한 대상자에게 약물이 투여되도록 하기 위함이다.
6. 목적과 절차를 설명한다.	
7. 장갑과 마스크를 착용한다(필요시).	
8. 대상자를 바로누운자세(앙와위)로 눕히고 목을 중심정맥도관의 반대쪽으로 돌리게 한다.	
9. 도관(카테터)이 빠져 나오지 않도록 기존의 투명 드레싱을 가장자리에서 삽입 부위 방향으로 제거한다(그림 6-52).	• 삽입 부위에 가해지는 압력을 예방한다. 주입 부위 또는 가까이에 가위를 대고 자르는 것은 상처감염의 원인이 되므로 금기이다.

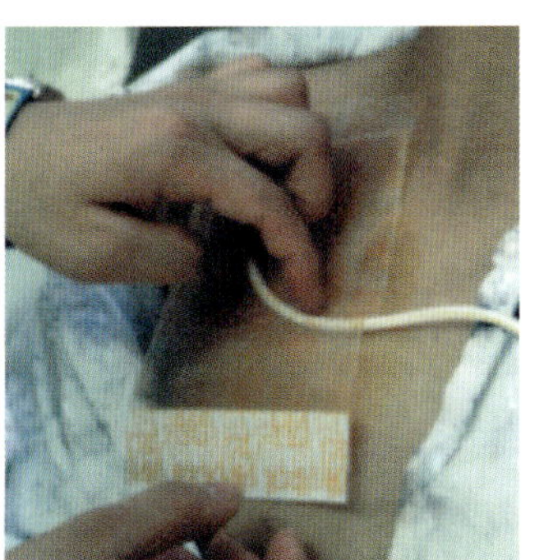
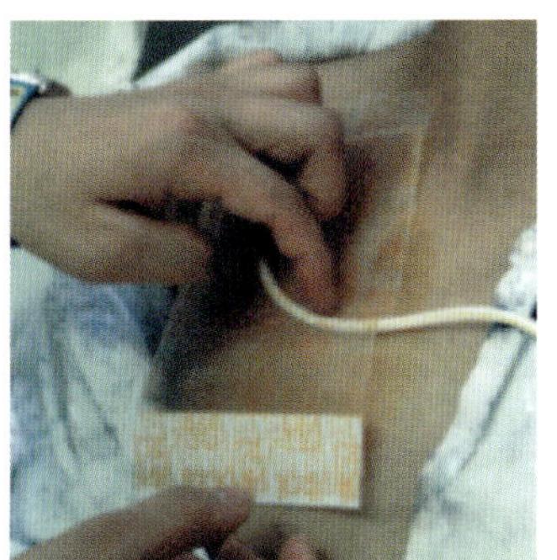

그림 6-52. 기존 투명드레싱 제거

절차	이론적 근거
10. 중심정맥도관 삽입 부위를 확인한다.	• 발적, 발열, 통증, 열감, 분비물 등을 관찰하면서 감염여부를 확인한다.
11. 멸균장갑을 착용한다.	
12. 베타딘 면봉으로 삽입 부위에서 바깥쪽으로 원을 그리면서 삽입 부위, 봉합 부위, 도관(카테터)을 3회 닦는다(그림 6-53). 그림 6-53. 중심정맥도관 드레싱	• 대부분의 도관(카테터) 감염은 피부의 정상균총에 의해 발생한다.
13. 소독 부위가 마를 때까지 기다린다.	
14. 대상자 상태에 따라 투명 필름이나 거즈를 이용하여 소독하고 안전하게 고정시킨다.	• 투명필름 드레싱은 피부와 중심정맥도관 접합부를 관찰할 수 있게 해준다.
15. 드레싱 테이프 위에 소독한 날짜, 시간을 기록한다.	
16. 물과 비누로 40~60초 동안 손위생을 실시한다(또는 알코올이 첨가된 손소독제를 사용하여 20초 이상 손소독을 실시).	• 미생물의 전파를 방지한다.
17. 간호기록지에 기록한다.	
③ 중심정맥도관을 이용한 채혈	
1. ② 중심정맥도관에 투약하기와 드레싱은 1~6.까지 동일하다.	
7. 수액이 주입되고 있는 경우에는 채혈하기 전에 클램프를 잠그고 수액의 주입을 최소 1분간 중단한다.	• 일반수액이 아닌 경우 잠그거나 채혈해서는 안 된다.
8. 도관(카테터) 주입구를 소독한다.	
9. 주사기를 연결하여 혈액 5cc를 뽑아 버린다.	• 주입구 쪽의 혈액은 주입 중이던 수액이나 헤파린 용액과 혼합되어 있어 검사용으로 부적절하다.
10. 검사에 필요한 용량만큼 혈액을 뽑아 검체용기에 담는다.	
11. 채혈 후에는 10~20cc의 멸균생리식염수를 주입한다.	• 도관(카테터) 막힘을 예방하기 위한 중요한 처치이므로 반드시 시행한다.
12. 도관(카테터) 끝을 소독하고 주입 중이던 수액을 다시 연결하거나 헤파린 희석용액을 주입한 후 소독한다.	• 희석된 헤파린은 중심정맥도관의 개방성을 유지해 준다.
13. 수액을 연결한 경우 클램프를 열고 주입속도를 조절한다.	

절차	이론적 근거
14. 물과 비누로 40~60초 동안 손위생을 실시한다(또는 알코올이 첨가된 손소독제를 사용하여 20초 이상 손소독을 실시). 15. 검체용기를 검사실로 보낸다. 16. 간호기록지에 기록한다.	• 미생물의 전파를 방지한다.

(2) 중심정맥압 측정

중심정맥압(central venous pressure: CVP) 측정은 신체의 수분상태와 우심장의 기능에 대한 정보를 제공한다. 또한 중심정맥압은 순환과 관계가 깊어 혈액의 양과 증가된 혈액의 양을 견디는 심장의 능력에 대한 정보를 주기 때문에 수액요법을 위한 귀중한 지침이 된다.

목 적

- 신체 수분 상태에 따라 수액을 보충하기 위함이다.
- 우심방과 중심정맥의 혈관압을 측정하기 위함이다.

준비물

- CVP 카테터, 멸균생리식염수 용액, 수액세트, CVP manometer set(3-way stopcock, extension tube), carpenter's level 또는 자, 반창고, 투약트레이(tray), 소독솜(또는 필요시 베타딘 면봉), 손소독제, 멸균장갑
  - 삽입 부위: 척측피 정맥(basilic vein), 상완 정맥(brachial v.), 요측피 정맥(cephalic v.), 경정맥(jugular v.: internal, external), 쇄골하 정맥(subclavian v.)

방 법

절차	이론적 근거
1. 중심정맥도관에 투약하기와 1~6.까지 동일하다.	
7. 대상자를 바로누운자세(앙와위)로 눕게 하고 가능한 한 편안한 자세를 취하게 한 후 CVP 측정이 끝날 때까지 같은 자세를 유지하도록 한다.	• 대상자의 체위가 바뀌면 압력계의 수준이 달라지므로 측정 기간 동안 같은 체위를 유지하는 것이 오차를 줄이고 정확한 자료를 얻게 된다.
8. 정맥 울혈축을 찾는다: 제4 또는 5 늑간과 겨드랑(액와) 중앙선이 만나는 곳을 찾아 표시한다(그림 6-54 A).	• 우심방의 높이를 알기 위함이다. 모든 중심정맥압 측정은 우심방의 압과 같게 측정되어야 한다.
9. 우심방 높이에 압력계의 눈금을 '0'으로 맞춘다.	• 수액이 들어가다 우심방의 압과 일치하는 곳에서 멈추게 되며, 대상자의 호흡에 따라 높이가 변화되는데 눈높이에서 수액의 가장 낮은 지점을 읽는다.

절차	이론적 근거
10. 수액이 압력계의 20~25cm 높이까지 채워지게 한 후 3-way를 돌려 수액을 차단한다(그림 6-54 B).	
11. 압력계의 air를 제거한다(그림 6-54 C).	
12. 대상자와 압력계를 연결시킨다(그림 6-54 D)	
13. 압력계에 채워진 수액이 대상자의 혈관으로 흘러 들어가도록 한다(그림 6-54 E).	
14. 압력계에 있는 수액 높이의 하강을 관찰한다. 수액이 안정되거나 밑으로 움직이는 것이 중단될 때의 높이를 측정한다(그림 6-54 F).	
15. 3-way를 원위치로 돌려 압력계를 차단시키고 수액이 대상자에게 들어가도록 한 후 주입속도를 맞추어 준다.	
16. 대상자에게 편안한 자세를 취하도록 한다.	
17. 물과 비누로 40~60초 동안 손위생을 실시한다(또는 알코올이 첨가된 손소독제를 사용하여 20초 이상 손소독을 실시).	• 미생물의 전파를 방지한다.
18. 간호기록지에 측정한 CVP와 체위를 기록한다. 만일 대상자가 바로누운자세(앙와위)가 아닌 다른 체위로 있었다면 체위를 함께 적는다.	

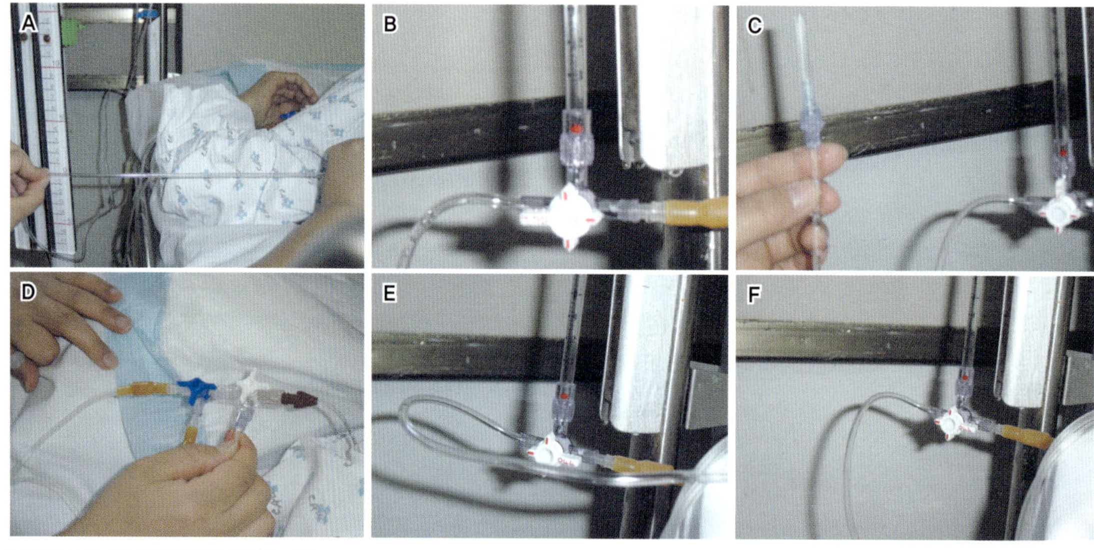

그림 6-54. 중심정맥압 측정(A~F)

(3) 총 비경구 영양요법

총 비경구 영양요법(total parenteral nutrition: TPN)은 포도당, 아미노산, 지질유분의 고장액을 중심정맥도관을 통해 혈관 내로 직접 주입하는 것을 말한다. 아미노산, 포도당, 지방, 비타민, 미네랄, 전해질, 수분 등이 포함된 구성물질의 투여는 신체조직의 유지에 필수적인 영양분을 공급한다. 그러므로 구강을 통해 충분한 영양분을 섭취할 수 없고 위장관계의 기능장애로 인하여 필요한 영양을 충족시키지 못할 경우 사용된다.

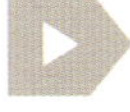

목 적

- 아미노산, 포도당, 전해질, 지방, 미네랄, 수분 등의 필수 영양소를 정맥 수액으로 공급한다.
- 신체조직을 유지하고, 대사요구에 필요한 열량을 공급한다.
- 체내 수액과 질소의 균형을 유지시킨다.

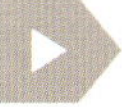

적용대상

- 입이나 코위관으로 음식을 소화하지 못하는 대상자: 마비성 장폐색, 궤양성 장염, 장 누공, 심한 설사, 지속적인 구토, 급성 췌장염 등
- 구강 섭취가 불가능하며 신진대사를 유지하지 못하는 대상자: 화상, 외상, 암환자, 패혈증
- 충분한 영양소 섭취를 거부하는 대상자: 신경성 식욕부진(anorexia nervosa), 수술 후 노인 대상자
- 수술 후 영양 보충을 요하는 대상자: 배(복부)수술 환자

방 법

절차	이론적 근거
1. 물과 비누로 40~60초 동안 손위생을 실시한다(또는 알코올이 첨가된 손소독제를 사용하여 20초 이상 손소독을 실시).	• 미생물의 전파를 방지한다.
2. 처방을 확인한 후 필요한 물품을 준비한다.	
3. 대상자에게 간호사 자신을 소개한다.	
4. 손소독제로 손위생을 실시한다.	• 대상자와의 신체접촉 전 미생물의 전파를 방지한다.
5. 대상자의 이름, 등록번호, 생년월일 중 두 가지를 개방형으로 묻고 대답을 들은 후 대상자의 입원팔찌와 대조하여대상자(이름, 등록번호)가 정확한지 확인하여 환자리스트(또는 처방지)와도 대조하여 대상자를 재확인한다.	• 대상자를 2~3번 이상 확인함으로써 정확한 대상자에게 약물이 투여되도록 하기 위함이다.
6. 대상자에게 목적과 절차를 설명한다.	
7. 철저한 무균적 방법으로 중심정맥도관(Central vein catheter)을 확보한다.	
8. TPN 용액은 철저한 무균상태에서 조제한 용액을 준비한다.	• TPN은 고농도 영양액이므로 쉽게 세균이 증식될 우려가 있으므로 이를 방지하기 위함이다.

절차	이론적 근거
9. 수액의 약물명과 처방을 확인하고, 대상자 이름, 등록번호, 주입속도 등을 확인한다.	
10. 처방된 일정한 속도로 TPN 용액을 주입한다.	• 고농도의 포도당 용액의 너무 빠른 주입은 고혈당 반응을 일으킬 수 있다. 따라서 일정한 속도로 주입되도록 하기 위해서는 주입펌프(infusion pump)를 사용하는 것이 좋다.
11. 병실 순회 시마다 TPN 용액이 일정한 속도로 주입되고 있는지, 도관(카테터) 주위에 새는 곳이나 막히는 곳이 없는지 관찰한다.	• 삼투성 이뇨, 저혈당증, 폐부종 같은 대사성 합병증이 초래될 수 있으므로 자주 관찰하고 용액이 더 주입되었거나 덜 주입되었을 경우, 이를 조절하기 위해 점적 속도를 임의로 늦추거나 증가시키지 않도록 한다.
12. 도관(카테터) 부위의 침윤 여부를 관찰한다.	• TPN 용액의 침윤은 심각한 조직의 괴사를 일으킬 수 있다.
13. 도관(카테터) 삽입 부위의 드레싱은 매 48시간마다 교환하고 이때 도관(카테터)의 위치, 삽입 부위의 감염 여부 등을 세심하게 관찰한다.	• 삽입 부위는 세균과 곰팡이 성장의 좋은 배양지이며, 중심정맥도관을 통해 균이 감염되므로 중심정맥도관 부위는 엄격한 무균법으로 교환하여야 한다. 중심정맥도관이나 TPN 용액은 감염의 잠재적 원인으로 간주한다.
14. 수액세트는 매 24시간마다 교환한다.	
15. 처방에 따라 활력징후를 측정한다. 처방에 따른 백혈구, 요당, 아세톤치를 검사한다.	• 체온과 백혈구 수치 상승은 전신 감염 유발의 지표이다. • 당뇨는 도관(카테터) 감염으로 인한 패혈증의 첫 번째 증상이다.
16. 초기에는 대상자의 간기능 검사를 하고 우측 상복부의 경화, 피부나 공막의 황달 등을 사정한다.	• TPN의 주입은 아미노산, 포도당, 지질대사의 결과로서 간기능 수치를 상승시킨다.
17. 혈장 전해질을 자주 측정한다. 초기에는 매일하고 그 이후에는 주 3회 측정하여 전해질 불균형을 사정한다.	• 전해질량이 대상자의 혈장 수준에 따라 조정되지 않으면 TPN의 주입은 대상자의 혈장 전해질을 변화시킨다.
18. 매일 같은 시간에 체중을 측정한다.	• 체중변화는 탈수나 수분과잉의 지표이다. 하루 0.5kg 이상 체중이 증가할 경우 수분 과다를 의미하므로 즉각적인 처치가 필요하다.

절차	이론적 근거
19. 매일 대상자의 섭취/배설량을 측정한다.	• 섭취/배설량은 수분균형을 반영한다. 수액마다 전해질 결핍이 나타나면 즉시 교정해야 한다.
20. 물과 비누로 40~60초 동안 손위생을 실시한다(또는 알코올이 첨가된 손소독제를 사용하여 20초 이상 손소독을 실시).	• 미생물의 전파를 방지한다.
21. 수액약물이름, 주입속도, 활력징후, 섭취/배설량, 기타 사정 결과 등을 기록한다.	

유의사항

- 카테터 조작, 수액세트 연결 및 드레싱 교환 시에는 항상 무균술을 적용한다.
- TPN 수액세트를 통해 약물 투여나 수혈을 side로 주지 않는다.
- 가능한 한, infusion pump를 이용하여 주입하며 처음에는 속도를 늦추어 시작하여 서서히 주입량을 늘린다.

7) 수혈

수혈(blood transfusion)은 꼭 필요한 경우에만 제한적으로 사용된다. 그 이유는 생명을 위협하는 후유증을 초래하는 ABO 부적합증과 최근 들어 급증하고 있는 혈액을 통한 질병 전파의 우려 때문이다. 따라서 수혈 전에는 여러 가지 엄격한 검사가 시행되어야 한다.

목 적

- 출혈로 인한 혈액부족 시 인체기능과 생명보존에 지장이 있을 때 순환혈액을 보충하기 위함이다.
- 심각한 만성적 빈혈을 가진 대상자의 적혈구 수를 증가시키고 혈색소 수준을 유지하기 위함이다.
- 혈우병을 가진 대상자의 지혈장애를 조절하도록 돕기 위해 혈액응고인자를 공급하기 위함이다.
- 산소운반능력을 증가시키기 위함이다.

준비물

- 정맥주사용 모형, 수혈동의서, 혈액수령요청서(필요시), 스티커(라벨) 부착된 혈액제제 백, 수혈세트(적혈구용 또는 혈소판용), 소독솜 또는 베타딘 면봉(포비돈 스틱), 18~20G 혈관카테터(angio cathter), 지혈대(tourniquet), 정맥주사용 멸균생리식염수, 수액걸대(IV pole), 청결장갑, 3-way stopcock, 투약카트 또는 투약트레이(tray), 곡반(puspen), 초침시계, 청진기, 혈압계, 체온계(고막체온계의 경우 탐침 포함), 손소독제, 손상성폐기물 전용용기, 일반 의료폐기물 전용용기, 간호기록지, 수혈기록지

방 법

절차	이론적 근거
1. 처방 내용(혈액 구성물, 양, 주입 시간 등)을 정확하게 확인한다.	
2. 수혈 동의서를 확인한다.	
3. 혈액형과 교차반응 검사를 위해 대상자의 혈액을 채취하여 수혈 신청서와 함께 혈액은행으로 보낸다.	
4. 교차반응 검사가 끝난 후 혈액은행에서 혈액을 가져온다. 수령해 온 혈액을 의료인이 2인이 직접 혈액원 스티커와 후면의 본원 혈액부착 스티커에 기재된 대상자명, 성별, 나이, 등록번호, 혈액제제, 혈액고유번호, 혈액형, irradiation 유무, 교차검사결과, 유효기간, 혈액의 상태(공기방울, 혼탁도, 색깔 이상 등)를 확인하고 서명한다(그림 6-55). 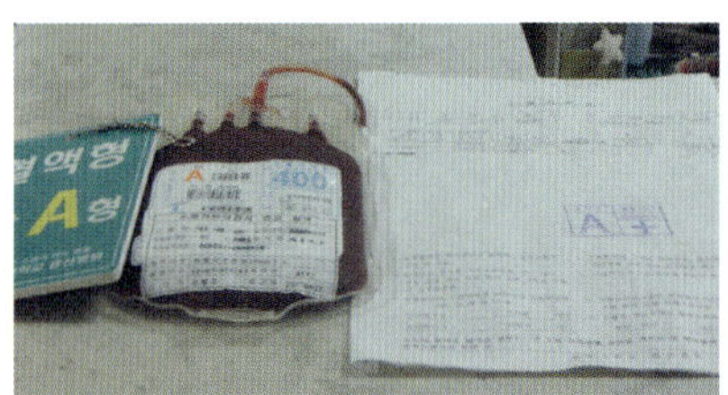 그림 6-55. 혈액준비	
5. 물과 비누로 40~60초 동안 손위생을 실시한다(또는 알코올이 첨가된 손소독제를 사용하여 20초 이상 손소독을 실시).	• 미생물의 전파를 방지한다.
6. 혈액과 필요한 물품을 준비한다.	
7. 다른 의료인과 대상자에게 간다.	
8. 대상자에게 간호사 자신을 소개한다.	
9. 손소독제로 손위생을 실시한다.	• 대상자와의 신체접촉 전 미생물의 전파를 방지한다.
10. 대상자와 혈액을 확인 시(의료인 2인이 직접 확인)	
1) 대상자의 이름, 등록번호, 생년월일 중 두 가지를 개방형으로 질문하고, 대상자의 입원팔찌와 대조하여 혈액백의 스티커와 대조하여 이름, 등록번호를 확인한다.	
2) ABO 및 Rh D 혈액형, 혈액제제의 종류 및 혈액번호, 혈액의 양, 유효기간, 수량, 교차시험 결과, 적혈구 성분의 수혈시 비예기항체 선별검사 결과, 출고일자 및 시간, 출고자 및 수령자 성명(서명), 혈액의 외관(혈액백의 손상 여부, 혈액의 혼탁, 변색 또는 용혈 여부, 공기방울 등)에 이상이 없는지 정확히 확인한 후 확인란에 서명한다(그림 6-56). (제 5판 수혈가이드라인 2022 부분 개정, 보건복지부 · 국립장기조직혈액관리원 · 대한수혈학회 참고).	• 적혈구 성분의 수혈시 비예기항체 선별검사 결과가 음성이어야 수혈 가능하다.

그림 6-56. 혈액과 대상자 확인

절차	이론적 근거
11. ABO 및 Rh D 혈액형, 혈액제제의 종류 및 혈액번호, 혈액의 양, 유효기간, 수량, 교차시험 결과, 적혈구 성분의 수혈시 비예기항체 선별검사 결과, 출고일자 및 시간, 출고자 및 수령자 성명(서명), 혈액의 외관(혈액백의 손상 여부, 혈액의 혼탁, 변색 또는 용혈 여부, 공기방울 등)등을 대조, 확인하여 일치하면 라벨(Label)에 의료인 2인과 함께 서명한다. 일치하지 않으면 혈액은행에 재확인한다.	
12. 대상자에게 과거 수혈 경험과 부작용 경험 유무를 확인하고 수혈 과정과 이유, 투여될 혈액 제제의 종류, 투여시간, 수혈반응의 증상과 징후 등에 대해 설명한다.	• 불안을 감소시키고 질문할 기회를 제공하며 특이한 증상이 나타나면 즉시 알리도록 한다.
13. 대상자의 기본적인 활력징후를 측정하고 피부상태 및 가려움증을 확인한다.	• 수혈 전 체온은 기본 측정값을 제공한다. 체온의 1℃ 상승은 수혈반응의 징후이다. 체온이 38.5℃ 보다 높은 경우 수혈을 연기한다.
14. 손소독제로 손위생을 실시한다.	• 대상자와의 신체접촉 전 미생물의 전파를 방지한다.
15. 청결장갑을 착용한다.	
16. 혈액 bag에 수혈 세트를 연결하고 packed RBC인 경우 chamber의 2/3~3/4 이상 채운 후 수혈세트의 공기를 완전히 제거한다.	• 안전하게 주입되었는지 멸균생리식염수로 확인한 후 수혈한다.
17. 대상자가 움직일 수 있는 부위의 큰 정맥을 선택하여 18G 또는 20G angio 도관(카테터)으로 혈관을 확보한 후 멸균생리식염수 용액을 연결한다(주사방법은 정맥주사 주입법의 절차에 따른다).	
18. 멸균생리식염수가 연결된 수액세트의 3-way stopcock의 보호덮개를 열고 소독솜으로 연결 부위를 소독한 후 수혈세트를 연결한 후 3-way의 조절기를 돌려서 수혈제제가 주입되도록 하고, 다른 수액제제는 주입되지 않도록 한다.	
19. 처음 15분간은 10~15gtt/분로 주입하고(20~50mL), 청결장갑을 벗는다.	• 심한 수혈반응에 대한 증상은 처음 15~30분 사이, 50~100mL를 주입하는 동안 나타난다.

절차	이론적 근거
20. 부작용이 없다면 처방된 속도로 주입량을 증가시키되, 수혈 첫 30분 동안은 계속적으로 관찰한다.	
21. 수혈 시작 후 5~15분간 환자를 관찰하며 활력징후는 처음 15분 이내 최소 한 번 측정하여 기록하며, 그 후에는 수혈이 완료될 때까지 환자 상태를 주기적으로 확인한다(제 5판 수혈가이드라인 2022 부분 개정, 보건복지부 · 국립장기조직혈액관리원 · 대한수혈학회 참고).	• 발열, 발적, 피부 가려움, 구역(메스꺼움), 구토, 오한, 두드러기, 호흡곤란 등의 부작용이 있으면 즉시 중단한다.
22. 수시로 주입속도를 확인한다. 수혈은 주입 시작한 지 4시간 이내에 마치도록 한다.	• 혈액은 4시간 후 응고되기 시작한다. 박테리아 감염같은 반응도 4시간 후면 특징적으로 증가한다.
23. 혈액 주입이 끝나고 나면 처방된 수액을 연결하여 주사한다.	
24. 물과 비누로 40~60초 동안 손위생을 실시한다(또는 알코올이 첨가된 손소독제를 사용하여 20초 이상 손소독을 실시).	• 미생물의 전파를 방지한다.
25. 간호기록지에 기록한다. (수혈 시작 시간, 혈액량, 혈액번호, 혈액형, ABO형, 15분 후 활력징후, 수혈 시작 의료인 이름, 부작용 유무, 수혈이 끝난 시간 등)	

수 혈 기 록 표

진료과		병실	
환자명		등록번호	

성 별		혈액형	
주민등록번호			

혈액 불출기록(검사용 혈액채취일:)						수 혈 기 록					
불출혈액번호	누적수량	혈액제제		채혈일	유효일	수혈시간		수혈부작용 종류	15분 V/S	확인자	
		혈액형		20250315	20250420	시작				간호사	
		제제명	적혈구 농축액 (packed RBC) 400cc			종료				의 사	
		혈액형		20250315	20250420	시작				간호사	
		제제명	적혈구 농축액(packed RBC) 400cc			종료				의 사	

유의사항

- 혈액 bag 내에는 어떠한 약물도 혼합하지 않는다.
- packed RBC인 경우에는 수혈 세트의 drip chamber를 2/3~3/4 이상 채운다.
- 수혈 중인 line에는 side shooting을 하지 않는다.
- 2unit 이상 수혈을 할 경우에는 수혈 세트 내의 filter 능력이 떨어지므로 1unit마다 수혈세트를 교환한다.

8) 자가통증진통(약)

자가통증진통(약)(patient-controlled analgesia: PCA)은 말기 암, 수술, 분만 등으로 통증이 오래 지속될 때 대상자의 통증 조절을 위해 계속적으로 진정제 계통의 약물을 정맥주입하는 장치를 말한다.

목 적

- 대상자에게 준비된 일정량의 약물이 정맥을 통해 자동적으로 주입되도록 한다.
- 통증의 정도에 따라 대상자가 스스로 약물의 양을 조절하며 안전하게 사용할 수 있다.

준비물

- 통증 조절을 위한 주입펌프
- 정확한 약물

약물의 종류

- fentanyl, tarasyn, morphine, bupivaccaine, nubain 등

방 법

절차	이론적 근거
1. 총 비경구 영양요법과 1~5.까지 동일하다.	
6. 대상자에게 자가통증진통(약)에 대해 설명한다(그림 6-57). 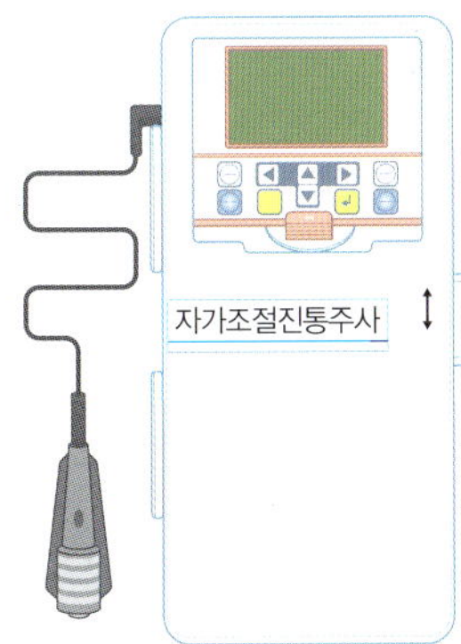 그림 6-57. 자가조절진통제 a. 대상자만이 통증 버튼을 사용해야 한다는 것을 보호자에게 설명한다. b. 전반적인 치료과정에 대해 지속적으로 교육한다.	• 적절한 교육은 대상자와 가족이 준비하는 데 도움이 되며 불안을 감소시킨다.
7. 정맥 내 주사 부위에 침윤이나 폐색의 징후를 자주 확인한다.	• 정맥선을 따라 침윤된 것을 장기간 알지 못하면 많은 양의 약물이 피하조직 내에 침착되어 심각한 문제가 생길 수 있다.

8. 만일 대상자 스스로 더 이상 투약할 능력이 없다면 의사에게 보고한다.	• 적절한 의사소통은 모든 면에서 안전을 보장한다.
9. 문제해결을 위해 펌프의 문제 해결 방법 지침을 참고한다.	
10. 의사처방은 통증 자가 조절기 주입 중단 시에도 필요하다.	
11. 남아 있는 약물은 병원규정에 따라 처리한다.	• 감염성폐기물 처리 절차에 따라 처리한다.
12. 물과 비누로 40~60초 동안 손위생을 실시한다(또는 알코올이 첨가된 손소독제를 사용하여 20초 이상 손소독을 실시).	• 미생물의 전파를 방지한다.
13. 전체 약물용량(mg/mcg), 주입량(mL), 남아 있는 양을 기록한다.	
14. 약물을 교환한 시간을 기록한다.	

유의사항

- 자가통증진통(약)에 의사의 서면처방이 있어야 한다.
- 자가통증진통(약) 약물 변동이나 약물농도의 변경처방은 서면처방을 다시 받은 후 주입을 시작해야 한다.
- 간호사는 자가조절진통제 사용 시 활력징후를 확인한다.
- 자가조절진통제 사용 시 대상자의 특성에 따라 호흡억제, 가려움증, 구역(메스꺼움) 및 구토, 저혈압 등의 부작용이 나타날 수 있으므로 이를 잘 관찰하도록 한다.

통증관리(Ⅳ PCA, 정맥자가조절진통)

번호	수 행 항 목	잘함 3	보통 2	부족 1
1	물과 비누로 40~60초 동안 손위생을 실시한다(또는 알코올이 첨가된 손소독제를 사용하여 20초 이상 손소독을 실시).			
2	필요한 물품을 준비한다.			
3	준비한 물품을 가지고 대상자에게 간호사 자신을 소개한다.			
4	손소독제로 손위생을 실시한다.			
5	대상자의 이름, 등록번호, 생년월일 중 두 가지를 개방형으로 묻고 대답을 들은 후 대상자의 입원팔찌와 대조하여 대상자(이름, 등록번호)가 정확한지 확인하여 환자리스트(또는 처방지)와도 대조하여 대상자를 재확인한다.			
6	통증사정도구[시각적 사상척도(Visual Analogue Scale, VAS), 얼굴표정도구(FACES) 등]를 이용하여 통증을 사정한다.			
7	대상자에게 Ⅳ PCA적용의 목적과 절차에 대해 설명한다.			
8	Ⅳ PCA 적용부위의 피부상태(부종, 발적, 통증, 침윤이나 폐색의 징후 등)를 확인한다.			
9	Ⅳ PCA의 주입펌프에 달린 버튼을 누르면 정해진 용량이 주입됨을 설명한다.			
10	정해진 용량이 투여된 후 일정기간(보통 10~15분간) 버튼을 눌러도 진통제가 투여되지 않음을 설명한다.			

번호	수 행 항 목	잘함 3	보통 2	부족 1
11	구역(메스꺼움)이나 구토, 어지럼증 등의 부작용이 나타날 수 있음을 설명한다.			
12	부작용이 있으면 즉시 간호사에게 알리도록 교육한다.			
13	사용한 물품을 정리한다.			
14	물과 비누로 손위생을 실시한다(또는 알코올이 첨가된 손소독제를 사용하여 20초 이상 손소독을 실시).			
15	수행결과를 간호기록지에 기록한다. 1) 사정내용(통증사정 점수) 2) 부작용 3) 교육 내용			
	총점	/ 환산점수(100점):		

3 국소적 약물투여

1) 피부약

목 적

- 가려움(소양증)을 감소시킨다.
- 피부를 매끄럽고 부드럽게 만든다.
- 국소적인 혈관 수축 또는 혈관 이완을 유도한다.
- 피부의 분비물을 감소 혹은 증가시킨다.
- 피부의 보호막을 형성한다.
- 치료 혹은 감염 예방을 위한 항생제 혹은 방부제를 사용한다.

준비물

- 투약카드(또는 컴퓨터 출력물), 투약트레이(tray), 멸균거즈 또는 멸균 소독솜, 수건, 더운물, 처방 약물(크림, 연고, 로션, 패치, 에로로졸 스프레이 등), 설압자, 멸균장갑(일회용), 멸균 드레싱 세트, 반창고, 가위, 일반 의료폐기물 전용용기, 간호기록지, 손소독제

방 법

절차	이론적 근거
1. 총 비경구 영양요법과 1~6.까지 동일하다(경구투약의 단계와 안전수칙을 따른다).	
7. 병변이 없는 부위는 가리고 병변이 있는 부위만 노출한다.	
8. 병변부위 피부를 물과 비누로 깨끗이 닦고 건조시킨다.	• 병변의 피부에 남아있는 조직파편의 미생물을 제거하기 위함이다.
9. 부종, 발진, 분비물이 있는지 사정한다.	
10. 약의 형태에 따라 다음과 같이 피부에 약을 바른다(감염이 있는 경우는 멸균장갑을 착용한다).	
a. 크림과 연고: 튜브 등 용기에서 설압자로 약을 덜어 피부에 얇게 바른 후 흡수를 돕기 위해 마사지한다(마사지가 금기인 경우는 가볍게 두드려 준다).	
b. 로션: 사용 전에 용기를 흔들어 섞은 후 거즈에 소량을 묻혀 피부에 두드려 바른다.	
c. 가루: 얼굴에 바를 때는 숨을 내쉴 때 바른다.	• 대상자의 코나 입으로 흡입되지 않도록 한다.
d. 패치(patch): 깨끗하고 건조하며 털이 없는 곳에 붙인다. 부위를 교대로 붙인다. 패치 위에 날짜, 시간, 서명을 한다. 화상부위나 자극된 피부에는 적용하지 않는다. 특별히 패치 부착 부위가 지시되어 있는 경우 이를 따른다.	• 패치는 24~72시간 약효가 지속된다. • 패치는 대부분 살색이므로 다음 번 약물 도포 전 제거할 때 찾기 쉽게 표시해 둔다.
e. 에어로졸 스프레이(예: 국소마취용 스프레이): 적용 전에 스프레이 용기를 흔든다. 스프레이를 15~30cm 떨어져서 적용하며 이때 얼굴에 스프레이가 닿지 않도록 가려준다.	• 스프레이 적용 시 피부와의 적절한 거리를 유지하면 피부에 고루 도포된다.
11. 필요한 경우 멸균 드레싱을 한다.	
12. 물과 비누로 40~60초 동안 손위생을 실시한다(또는 알코올이 첨가된 손소독제를 사용하여 20초 이상 손소독을 실시).	• 미생물의 전파를 방지한다.
13. 사용한 약의 형태, 적용 부위, 시간, 대상자의 반응을 기록한다.	
14. 필요한 경우 15~30분 후 대상자의 반응, 발적, 가려움증의 감소, 화끈거림, 종창, 불편감 여부를 사정한다.	

2) 안약

목 적

- 안압 감소나 눈의 감염을 감소시킨다.
- 눈 검사 시 동공을 확대시킨다.
- 이물질을 제거한다.

준비물

- 투약카드(또는 컴퓨터 출력물), 투약트레이(tray), 처방 약물(안약, 안연고 등), 마른 솜, 멸균 드레싱세트, 멸균 거즈 또는 멸균생리식염수 솜, 일회용 장갑 또는 멸균장갑, 안대(필요시), 반창고, 가위, 일반 의료폐기물 전용용기, 간호기록지, 손소독제

(1) 점안제

방 법

절차	이론적 근거
1. 물과 비누로 40~60초 동안 손위생을 실시한다(또는 알코올이 첨가된 손소독제를 사용하여 20초 이상 손소독을 실시).	• 미생물의 전파를 방지한다.
2. 투약처방, 투약카드와 약을 대상자 이름, 약명, 약용량, 투여경로, 투여시간의 순서대로 정확히 확인한다.	
3. 필요한 물품을 준비한다.	
4. 대상자에게 간호사 자신을 소개한다.	
5. 손소독제로 손위생을 실시한다.	• 대상자와의 신체접촉 전 미생물의 전파를 방지한다.
6. 대상자의 이름, 등록번호, 생년월일 중 두 가지를 개방형으로 묻고 대답을 들은 후 대상자의 입원팔찌와 대조하여대상자(이름, 등록번호)가 정확한지 확인하여 환자리스트(또는 처방지)와도 대조하여 대상자를 재확인한다.	• 대상자를 2~3번 이상 확인함으로써 정확한 대상자에게 약물이 투여되도록 하기 위함이다.
7. 투약 목적과 방법을 설명한다.	
8. 일회용 장갑이나 멸균장갑을 착용한다.	
9. 바로누운자세(앙와위) 또는 앉은자세(좌위)를 취한 후 머리를 약간 과신전 되도록 한다.	
10. 소독된 멸균생리식염수수 솜으로 대상자의 눈을 내안각에서 외안각 쪽으로 깨끗이 닦는다.	• 누관으로 미생물이 전파되는 것을 방지한다.
11. 대상자에게 천장을 보라고 설명하고 환측 눈 바로 아래 시지와 장지를 대고 피부를 아래로 잡아당겨 하부 결막낭을 노출시킨다.	• 각막을 보호하기 위해 대상자에게 위를 보게 한다.

절차	이론적 근거
12. 약병을 든 손을 대상자 이마에 가볍게 대고 안구로부터 1~2cm 위에서 하부결막염으로 처방된 방울 수만큼 떨어뜨린다(그림 6-58). 그림 6-58. 점안제 투여방법	• 이 자세는 안약 용기가 안구에 닿아 손상을 입히는 것을 방지한다.
13. 점적기는 각막 혹은 결막에 닿지 않게 한다.	
14. 대상자에게 눈을 꼭 감지 말고 살며시 감으라고 한다.	
15. 눈을 감고 잠시 동안 솜이나 거즈로 30초동안 비루관을 눌러 약물이 아래로 흐르는 것을 막는다. 이때 눈을 직접 누르지 않도록 한다.	• 약물이 비루관으로 흘러 체내 부작용을 일으키지 않게 조심해야 한다. 녹내장 치료를 위한 베타-아드레날린성 길항제는 체내로 흡수되었을 경우 심각한 서맥(느린맥)을 유발할 수 있다.
16. 과잉의 약물을 닦기 위해 안에서 바깥쪽으로 닦아준다.	
17. 필요시에는 안대를 대어주고 반창고로 고정시킨다.	
18. 물품을 정리한다.	
19. 물과 비누로 40~60초 동안 손위생을 실시한다(또는 알코올이 첨가된 손소독제를 사용하여 20초 이상 손소독을 실시).	• 미생물의 전파를 방지한다.
20. 점안 후 대상자의 반응을 사정한 다음 15~30분 경과 후 약물 작용에 대한 반응을 다시 사정한다.	
21. 간호사정 내용과 과정 및 약명, 약물의 농도, 양, 주입시간 및 대상자의 반응 등을 기록한다.	

유의사항

- 점안액이 각막 위에 떨어지지 않도록 한다.
- 안약이 혼탁되었거나 침전물이 생긴 경우라면 사용하지 말고 버린다.
- 점적기의 끝이 눈에 닿지 않도록 한다.

(2) 안연고

방법

절차	이론적 근거
1. 물과 비누로 40~60초 동안 손위생을 실시한다(또는 알코올이 첨가된 손소독제를 사용하여 20초 이상 손소독을 실시).	• 미생물의 전파를 방지한다.
2. 처방과 투약카드를 확인한다.	
3. 필요한 물품을 준비한다.	
4. 대상자에게 간호사 자신을 소개한다.	
5. 손소독제로 손위생을 실시한다.	• 대상자와의 신체접촉 전 미생물의 전파를 방지한다.
6. 대상자의 이름, 등록번호, 생년월일 중 두 가지를 개방형으로 묻고 대답을 들은 후 대상자의 입원팔찌와 대조하여대상자(이름, 등록번호)가 정확한지 확인하여 환자리스트(또는 처방지)와도 대조하여 대상자를 재확인한다.	• 대상자를 2~3번 이상 확인함으로써 정확한 대상자에게 약물이 투여되도록 하기 위함이다.
7. 투약 목적과 방법을 설명한다.	
8. 일회용 장갑이나 멸균장갑을 착용한다.	
9. 바로누운자세(앙와위) 또는 앉은자세(좌위)를 취한 후 머리를 약간 과신전 되도록 한다.	
10. 넣기 전 튜브에서 조금 짜내어 소독솜으로 닦는다.	
11. 하안검을 아래로 잡아당겨 결막의 하부결막낭을 노출시킨다.	• 약물이 고일 수 있게 눈꺼풀을 컵 모양으로 만든다.
12. 하안검을 아래로 잡아당긴 후 다른 쪽 손으로 연고 튜브를 잡고 아래쪽 방향에서 2cm 정도의 연고를 결막낭 속 외측 1/3 부위에 짜 넣는다(그림 6-59). 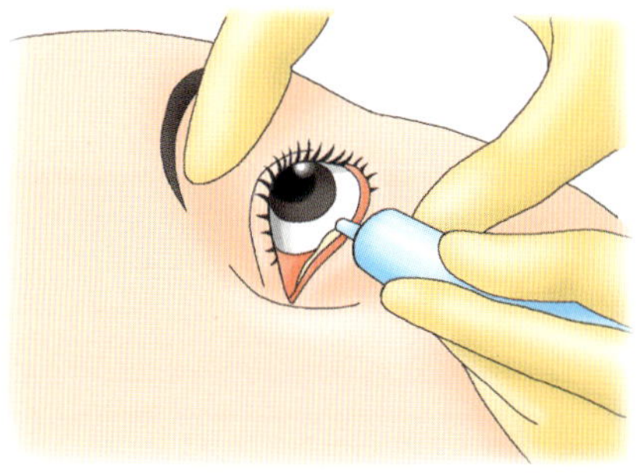 그림 6-59. 안연고 투여 방법	• 이 자세는 안약 용기가 안구에 닿아 손상을 입히는 것을 방지한다.
13. 안쪽에서 바깥쪽으로 눈을 움직이면서 대상자로 하여금 눈을 감게 하고 특별한 금기사항이 없으면 눈을 굴리게 한다.	• 결막 위로 약물을 골고루 분포시키기 위함이다.

절차	이론적 근거
14. 안검 밖으로 나온 연고를 소독된 멸균생리식염수 솜으로 닦아낸다.	
15. 필요한 경우 안대를 해준다.	
16. 물품을 정리한다.	
17. 물과 비누로 40~60초 동안 손위생을 실시한다(또는 알코올이 첨가된 손소독제를 사용하여 20초 이상 손소독을 실시).	• 미생물의 전파를 방지한다.
18. 점안 후 대상자의 반응을 사정한 다음 15~30분 경과 후 약물 작용에 대한 반응 등을 기록한다.	
19. 간호사정 과정 및 약명, 약물의 농도, 양, 주입시간 및 대상자의 반응 등을 기록한다.	

3) 눈 세척

목 적

• 눈의 분비물을 제거한다.
• 응급 시 화학물질 등 이물질을 제거한다.

준비물

• 투약카드(또는 컴퓨터 출력물), 투약트레이(tray), 세척기, 세척액(체온 정도의 멸균된 세척 용액), 곡반(puspen), 멸균 거즈 또는 마른솜, 멸균생리식염수 솜, 방수포 또는 수건, 솜, 일회용 장갑 또는 멸균장갑, 일반 의료폐기물 전용용기, 간호기록지, 손소독제

방 법

절차	이론적 근거
1. 안연고와 1~7.까지 동일하다(경구투약의 단계와 안전수칙을 따른다).	
8. 대상자를 눕히거나 앉게 한 후 머리를 뒤로 젖히고, 환측 눈쪽으로 고개를 기울인다.	
9. 방수포 또는 수건을 머리 밑에 깔고 곡반(puspen)을 환측 눈 바로 밑에 대준다.	
10. 멸균세척기에 세척액을 채운다.	
11. 세척액을 묻힌 멸균솜으로 대상자의 눈을 내안각에서 외안각 쪽으로 깨끗이 닦는다.	
12. 하안검을 아래로 부드럽게 당겨 아래쪽 결막낭이 노출되게 한다.	• 각막은 예민하고 손상받기 쉬우므로 세척용액이 결막낭에 떨어지게 한다.

절차	이론적 근거
13. 세척기 끝이 눈에서 2.5cm 떨어지게 세척기를 들고 내안각에서 외안각 쪽으로 결막낭을 따라 세척액이 흐르도록 하여 분비물이 없이 깨끗해질 때까지 세척을 계속한다.	• 세척기 끝이 눈에 닿지 않게 하고, 세척기를 너무 높게 들면 높은 압력 때문에 눈의 조직과 결막이 손상될 수 있다.
14. 세척하는 동안 눈을 주기적으로 몇 번 깜빡이도록 한다.	
15. 마른 솜으로 눈 주위를 닦는다.	
16. 물과 비누로 40~60초 동안 손위생을 실시한다(또는 알코올이 첨가된 손소독제를 사2용하여 20초 이상 손소독을 실시).	• 미생물의 전파를 방지한다.
17. 물품을 정리하고 기록한다(세척용액, 양, 눈의 상태 및 대상자의 반응, 세척 전후의 변화).	

4) 귀약

목 적

- 외이도의 귀지를 부드럽게 하고 청결을 유지한다.
- 외이도의 통증을 감소시킨다.
- 내이의 감염방지 및 염증을 치료한다.

준비물

- 투약카드(또는 컴퓨터 출력물), 투약트레이(tray), 처방 약물(귀약), 점적기, 멸균 거즈 또는 마른 솜, 멸균생리식염수 솜, 멸균 드레싱 세트(필요시), 면봉, 일회용 장갑 또는 멸균장갑, 일반 의료폐기물 전용용기, 간호기록지, 손소속제

방 법

절차	이론적 근거
1. 흐르는 물과 비누를 사용하여 40~60초 동안 손위생을 실시한다(분비물이 있으면 일회용 장갑을 착용한다).	• 미생물의 전파를 방지한다.
2. 처방과 투약카드를 확인한다.	
3. 투약카드를 확인하고 필요한 물품을 준비한다.	
4. 대상자에게 간호사 자신을 소개한다.	
5. 대상자의 이름, 등록번호, 생년월일 중 두 가지를 개방형으로 묻고 대답을 들은 후 대상자의 입원팔찌와 대조하여대상자(이름, 등록번호)가 정확한지 확인하여 환자리스트(또는 처방지)와도 대조하여 대상자를 재확인한다.	• 대상자를 2~3번 이상 확인함으로써 정확한 대상자에게 약물이 투여되도록 하기 위함이다.
6. 투약 목적과 방법을 설명한다.	

절차	이론적 근거
7. 아픈 쪽 귀가 위로 오도록 대상자를 옆누움자세(측와위)로 눕게 한다.	• 약물 점적을 쉽게 하고 약물이 귀 밖으로 흘러나감을 방지한다.
8. 분비물이 있는 경우 멸균생리식염수수를 적신 면봉으로 닦아낸다.	
9. 귀약병을 손에 쥐고 체온에 가깝게 따뜻하게 한 후 점적기에 필요한 양만큼 약물을 채운다.	• 귀약은 차가운 상태로 투약하면 구역(메스꺼움), 현기증을 일으킬 수 있다.
10. 대상자의 이관을 곧게 하기 위해 성인은 이개를 후상방으로, 3세 이하는 후하방으로 잡아 당긴다.	• 이도를 직선상태로 만들기 위함이다.
11. 점적기를 이도 위에서 잡고 약물을 처방한 방울 수만큼 점적하고 이주(tragus)를 2~3번 눌러준다(그림 6-60). 그림 6-60. 귀점적 투여경로	• 약물이 외이에서 고막 쪽으로 잘 흘러가게 도와준다.
12. 약물 투여 후 약 5분 동안 옆으로 누운 자세를 유지한다.	
13. 솜으로 귀를 15~20분간 느슨하게 막아 놓는다.	• 약물이 귀 안에 남아 있게 하기 위함이며 단단히 막으면 분비물의 이동을 방해한다.
14. 15~20분 후 솜에 묻은 배액을 관찰하고 더 이상 배액이 나오지 않으면 솜을 제거하고 대상자를 편한 자세로 있게 한다.	
15. 사용한 물품을 정리한다.	
16. 물과 비누로 40~60초 동안 손위생을 실시한다(또는 알코올이 첨가된 손소독제를 사용하여 20초 이상 손소독을 실시).	• 미생물의 전파를 방지한다.
17. 분비물, 불편감, 통증이 있는지 사정하고 기록한다.	

유의사항

- 약물 점적용 귀약은 실온으로 하여 점적한다.
- 불편감, 현기증, 용액이 남아 있는 것 같은 모습과 냄새 등 대상자의 반응을 사정한다.

5) 귀 세척

목 적

- 외이도의 이물질을 제거한다.
- 이도의 염증을 치료한다.

준비물

- 투약카드(또는 컴퓨터 출력물), 투약트레이(tray), 세척액(체온 정도의 멸균생리식염수), 세척용 주사기, 곡반(puspen), 수건, 솜과 면봉, 일회용 장갑 또는 멸균장갑, 일반 의료폐기물 전용용기, 간호기록지, 손소독제

방 법

절차	이론적 근거
1. 귀약과 1~6.까지 동일하다(경구투약의 단계와 안전수칙을 따른다).	
7. 대상자를 앉거나 눕게 하고 고개를 아픈 귀 쪽으로 돌리게 한다. 수건을 대상자의 머리와 어깨 밑에 깔고 아픈 귀 밑에 곡반(puspen)을 대준다.	
8. 세척액을 적신 면봉으로 외이도와 이개를 깨끗이 조심스럽게 닦는다.	
9. 세척용 주사기에 약 50cc의 세척액을 채운다.	
10. 이개를 잡아당겨 이관을 곧게 한다(그림 6-61). 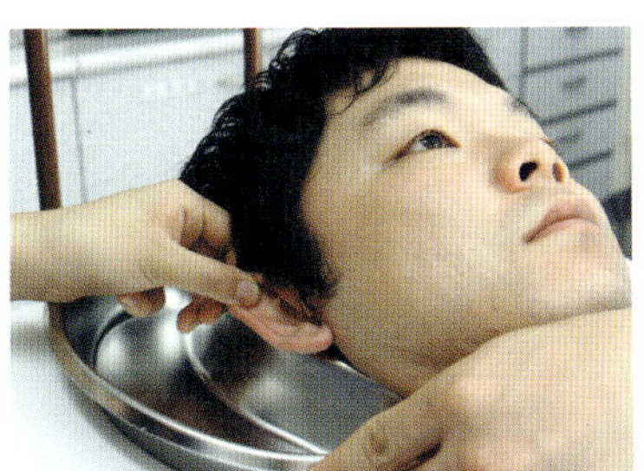 그림 6-61. 이관을 곧게한다.	
11. 주사기 팁을 이관 속에 1cm 정도 넣어 이관의 상방을 향해 세척액을 서서히 점적한다(그림 6-62). 점적을 하는 동안 세척액은 배출되게 하며 이관이나 세척액이 깨끗해질 때까지 계속한다.	• 천천히 점적하면 이관에 가하는 압박을 방지하여 세척용액이 이관의 전표면에 퍼져 고막 손상을 예방할 수 있다.

절차	이론적 근거
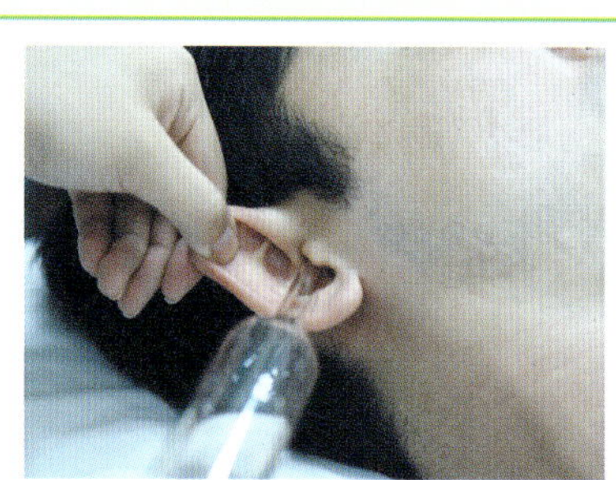 그림 6-62. 세척액을 점적한다.	
12. 주사기 팁으로 이관을 막아 용액의 배출을 막지 않도록 주의한다.	
13. 세척이 끝나면 멸균된 마른 솜으로 귀 입구를 느슨하게 막아 흘러나오는 용액을 흡수하게 하여 외이도를 건조시킨다.	
14. 물품을 정리한다.	
15. 5~10분 후 솜을 제거하고 대상자를 편안한 자세로 있게 한다.	
16. 물과 비누로 40~60초 동안 손위생을 실시한다(또는 알코올이 첨가된 손소독제를 사용하여 20초 이상 손소독을 실시).	• 미생물의 전파를 방지한다.
17. 세척용액, 배액의 양상, 대상자의 반응에 대해 기록한다.	

유의사항

- 세척액의 온도는 현기증과 오심을 방지하기 위해 따뜻하거나 체온 정도로 한다.
- 귀 세척 시 고막파열을 방지하기 위해 낮은 압력으로 서서히 점적하거나 세척용 기구로 이관을 막지 않도록 한다.

6) 코약

목 적

- 비울혈을 경감한다.
- 코와 부비강의 염증을 제거한다.

준비물

- 투약카드(또는 컴퓨터 출력물), 투약트레이(tray), 처방 약물(코약), 점적기, 곡반(puspen, 필요시), 일회용 장갑 또는 멸균장갑, 일반 의료폐기물 전용용기, 간호기록지, 손소속제

방 법

절차	이론적 근거

1. 귀약과 1~6.까지 동일하다.

7. 비도를 깨끗이 하기 위해 대상자에게 코를 풀도록 한다.

8. 대상자는 치료 부위에 맞는 체위를 유지하도록 한다.

 (1) 대상자로 하여금 등을 대고 누운 자세를 취한다.

 (2) 배횡와위(dorsal recumbent position)

  ① 구씨관의 개구부 치료 시에는 배횡와위를 취하도록 한다.

 (3) Proetz 체위

  ① 벌집굴(사골동, ethmoid s.)과 나비굴(접형동, sphenoid s.)의 치료 시에는 대상자로 하여금 등을 대고 누운 자세에서 침대 끝으로 머리를 내리거나 어깨 밑에 베개를 대어주어 대상자의 머리가 후하방(head-back)으로 기울게 한다(그림 6-63 A).

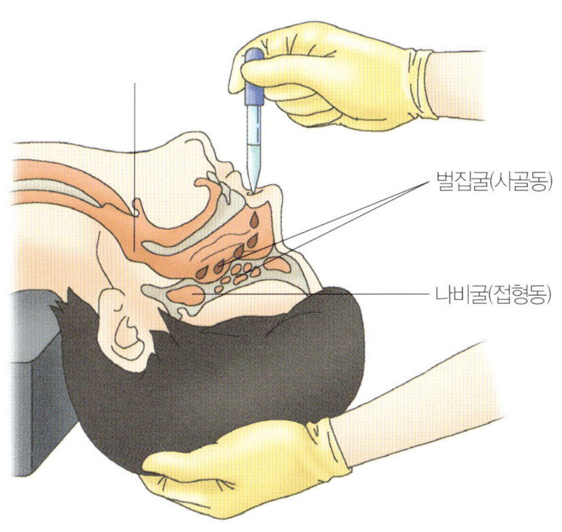

A. 벌집굴(사골동)과 나비굴(접형동)에 코약 점적 체위(Proetz 체위)

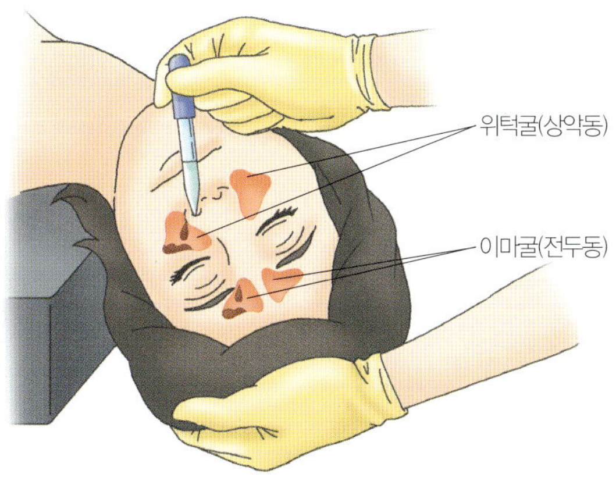

B. 위턱굴(상악동)과 이마굴(전두동)에 코약 점적 체위(Parkinson 체위)

그림 6-63 코약 점적 방법(A, B)

절차	이론적 근거
② Parkinson 체위 위턱굴(상악동, maxillary sinus)과 이마굴(전두동, frontal sinus)을 치료 시에는 proetz 체위에서 머리를 옆으로 돌린다(그림 6-63 B).	
9. 간호사는 반드시 대상자의 머리를 지지하여 목의 근육이 긴장하지 않도록 한다.	
10. 양쪽 코에 점적할 약을 점적기에 준비한다.	
11. 코끝을 위쪽으로 가볍게 눌러 콧구멍(비공)을 위로 한 다음, 점적기를 비공 1cm 위에서 잡고 코 저부를 향해 약물을 점적한다. 점적기가 비점막에 닿지 않게 한다. 이때 입으로 숨을 쉬게 한다.	• 벌집뼈(사골동, ethmoid bone)의 위코선반(superior concha) 중앙선 쪽으로 점적되므로 약물이 유스타키관 쪽으로 흐른다.
12. 점적 후 대상자는 5~10분 동안 점적 시 자세를 유지한다.	• 약물이 콧구멍(비공) 밖으로 흘러나오지 않는다.
13. 울혈이 경감되었는지, 코로 호흡할 때 불편감이 감소되었는지 반응을 사정한다.	
14. 점적시간 및 대상자의 반응을 기록하고 15분 후에 다시 사정한다.	
15. 물품을 정리한다.	
16. 물과 비누로 40~60초 동안 손위생을 실시한다(또는 알코올이 첨가된 손소독제를 사용하여 20초 이상 손소독을 실시).	• 미생물의 전파를 방지한다.
17. 기록지에 기록한다(약명, 용량, 투약 경로, 시간, 서명, 반응 등).	

7) 직장좌약

목 적

- 변비를 완화시키는 등 국소적인 효과를 나타내기 위함이다.
- aminophilline좌약은 기관지를 이완시켜 호흡을 용이하게 하는 전신적 효과를 나타내기 위함이다.

준비물

- 투약카드, 투약트레이(tray), 스크린, 처방약물(직장좌약), 윤활제, 일회용 장갑 또는 멸균장갑, 방수포, 수건 또는 종이타월, 이동용 변기, 휴지, 일반 의료폐기물 전용용기, 간호기록지, 손소속제

방 법

절차	이론적 근거
1. 귀약과 1~6.까지 동일하다.	
7. 프라이버시를 위해 스크린을 친다.	
8. 볼기(둔부)에 방수포나 종이타월을 깔아준다.	
9. 하의를 내리고 왼쪽 옆누움자세(측와위)(또는 반엎드린자세(심즈자세))를 취해준다. 위쪽에 위치한 다리를 최대한 굴곡시킨다.	
10. 좌약의 포장을 열어놓고 장갑을 낀 후 좌약에 윤활제를 바른다.	
11. 항문조임근을 이완시키기 위해 대상자에게 "아" 하거나 입으로 숨쉬게 하고 윤활제를 바른 후 손으로 골창자(직장)벽을 따라 좌약을 부드럽게 삽입한다. 성인의 경우 10cm 정도, 소아의 경우 5cm 이하로 들어가게 한다(그림 6-64). 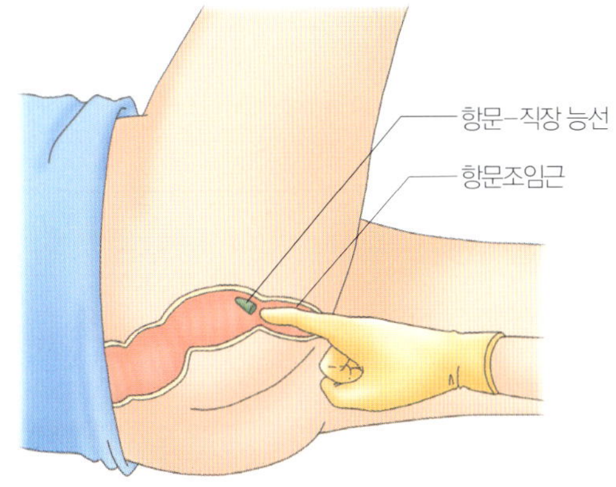 그림 6-64. 직장좌약 삽입하는 방법	• 조임근을 이완시키기 위함이며 항문관(3~4cm)을 지나 골창자(직장) 속으로 들어가게 2한다.
12. 배변하고 싶은 충동을 없애주기 위해 양쪽 볼기(둔부)를 눌러준다. 좌약이 15~20분간 골창자(직장) 내에 머물도록 누워있게 한다.	• 좌약이 체온에서 녹아 골창자(직장) 내에 퍼지게 된다.
13. 변의를 느끼면 변기를 대주거나 화장실에 가게 한다.	
14. 사용한 물품을 정리한다.	
15. 물과 비누로 40~60초 동안 손위생을 실시한다(또는 알코올이 첨가된 손소독제를 사용하여 20초 이상 손소독을 실시).	
16. 수행결과를 간호기록지에 기록한다.	

유의사항

- 투약 시에는 장기간 보유하도록 한다.

8) 질 세척과 질좌약

(1) 질 세척

목 적

- 질강 내를 청결히 하기 위함이다.
- 열요법을 가한다.
- 약물을 주입한다.

준비물

- 투약카드, 투약트레이(tray), 스크린, 수액걸대(IV pole), 세척액, 세척통, 곡반(puspen), 방수포, 멸균장갑, 수건 또는 종이타월, 이동용 변기, 휴지 또는 패드, 온수(필요시), 일반 의료폐기물 전용용기, 간호기록지, 손소속제

방 법

절차	이론적 근거
1. 물과 비누로 40~60초 동안 손위생을 실시한다(또는 알코올이 첨가된 손소독제를 사용하여 20초 이상 손소독을 실시).	• 미생물의 전파를 방지한다.
2. 처방과 투약카드를 확인한다.	
3. 투약카드를 확인하고 필요한 물품을 준비한다.	
4. 대상자에게 간호사 자신을 소개한다.	
5. 손소독제로 손위생을 실시한다.	• 대상자와의 신체접촉 전 미생물의 전파를 방지한다.
6. 대상자의 이름, 등록번호, 생년월일 중 두 가지를 개방형으로 묻고 대답을 들은 후 대상자의 입원팔찌와 대소하여대상자(이름, 등록번호)가 정확한지 확인하여 환자리스트(또는 처방지)와도 대조하여 대상자를 재확인한다.	• 대상자를 2~3번 이상 확인함으로써 성확한 대상자에게 약물이 투여되노록 하기 위함이다.
7. 대상자를 확인하고 다시 한 번 투약카드를 확인한다.	
8. 프라이버시를 위해 스크린을 친다.	
9. 볼기(둔부) 밑에 방수포를 깔고 변기를 대준다. 가능하면 반좌위자세(semi-Fowler position)로 대상자 스스로 할 수 있도록 격려한다.	
a. 질세척 세트를 다리 사이에 펴놓는다.	
b. 세척통에 세척액을 넣고 수액걸대에 30~46cm 정도의 높이로 걸고 배액관을 조절기로 잠근다. 너무 높으면 강한 힘으로 자궁까지 들어가 오염될 수 있다.	• 세척액은 멸균생리식염수수, 산성용액, 방부용액 등을 사용한다.
c. 왼손에 소독장갑, 혹은 깨끗한 청결 장갑을 착용한다.	• 간호사 자신을 보호하기 위함이다.

절차	이론적 근거
d. 장갑 낀 손으로 음순을 벌리고 겸자로 소독솜을 집어 위에서 아래로 음순을 1회씩 닦는다. 또한 따뜻한 물을 위에서 아래로 부어도 된다.	• 항문으로부터 질과 요도구로 감염됨을 방지하기 위함이다.
e. 노즐 끝이 매끈한지 살핀다.	• 질 점막에 상처를 주는 것을 방지하기 위함이다.
f. 용액을 먼저 질구 위에 흐르게 한 후 노즐을 후하방으로 부드럽게 삽입한다.	• 물의 온도에 적응하고 윤활작용이 되어 질 점막 마찰을 감소시킨다.
g. 세척 시 노즐을 부드럽게 좌우로 움직인다.	• 질 점막의 주름(rugae) 속까지 세척하기 위함이다.
10. 세척이 끝나면 배액관을 잠그고 조심스럽게 뺀다.	• 공기가 주입되는 것을 방지하기 위함이다.
11. 사용한 노즐은 곡반(puspen)에 놓는다.	• 다른 부위에 오염을 방지한다.
12. 가능하면 대상자를 일으켜 앉혀 남은 세척액이 변기에 흐르도록 한다.	
13. 휴지로 회음부를 닦고 대상자를 눕게 한다.	
14. 대상자를 옆으로 돌려 눕히고 변기를 치운 후 항문 주위를 닦고 건조시킨다. 필요하면 패드를 대주고 환의와 침구를 갈아준다.	
15. 대상자를 편안한 자세로 쉬도록 하고 call bell을 가까이 놓아준다.	
16. 물품을 정리한다.	
17. 물과 비누로 40~60초 동안 손위생을 실시한다(또는 알코올이 첨가된 손소독제를 사용하여 20초 이상 손소독을 실시).	• 미생물의 전파를 방지한다.
18. 질 세척한 시간, 세척액의 종류와 양, 질분비물의 양상, 세척하는 동안 환자의 반응 등을 기록하며 질좌약은 시간, 약명, 용량 등을 기록한다.	

(2) 질좌약 및 질크림

목 적

• 질의 국소 염증을 치료하거나 가려움증이나 통증 같은 질의 불편감을 완화하기 위함이다.

준비물

• 투약카드(또는 컴퓨터 출력물), 투약트레이(tray), 스크린, 처방약물(질좌약, 질크림 등), 일회용 장갑 또는 멸균장갑, 윤활제, 수건 또는 종이타월, 휴지 또는 패드, 일반 의료폐기물 전용용기, 간호기록지, 손소속제

방 법

절차	이론적 근거
① 질좌약	
1. 물과 비누로 40~60초 동안 손위생을 실시한다(또는 알코올이 첨가된 손소독제를 사용하여 20초 이상 손소독을 실시).	• 미생물의 전파를 방지한다.
2. 처방과 투약카드를 확인한다.	
3. 투약카드를 확인하고 필요한 물품을 준비한다.	
4. 대상자에게 간호사 자신을 소개한다.	
5. 손소독제로 손위생을 실시한다.	• 대상자와의 신체접촉 전 미생물의 전파를 방지한다.
6. 대상자의 이름, 등록번호, 생년월일 중 두 가지를 개방형으로 묻고 대답을 들은 후 대상자의 입원팔찌와 대조하여대상자(이름, 등록번호)가 정확한지 확인하여 환자리스트(또는 처방지)와도 대조하여 대상자를 재확인한다.	• 대상자를 2~3번 이상 확인함으로써 정확한 대상자에게 약물이 투여되도록 하기 위함이다.
7. 소변을 보도록 한다.	
8. 필요시 스크린이나 커튼으로 프라이버시를 유지한다.	
9. 골반내진자세(하늘자전거자세, lithotomy position)를 취해 준다.	
10. 장갑을 낀 후 윤활제를 바른 후에 음순을 벌려 질구를 노출한다.	
11. 질구를 따라 8~10cm 들어간 위치까지, 검지로 좌약을 밀어 넣는다.	
12. 좌약 삽입 후 5~10분 동안 바로누운자세(앙와위)를 취한다.	• 용해된 약물이 후질원개(posterior fornix) 속으로 흘러 들어가려면 계속 누운 자세를 취해야 한다.
13. 필요한 경우 패드를 착용하도록 한다.	• 옷을 보호하기 위하여 패드를 착용하도록 한다.
14. 대상자를 편안하게 해주고 물품을 정리한다.	

절차	이론적 근거
15. 물과 비누로 40~60초 동안 손위생을 실시한다(또는 알코올이 첨가된 손소독제를 사용하여 20초 이상 손소독을 실시).	
16. 기록지에 기록한다(약명, 용량, 투약 경로, 시간, 서명 등).	
② 질크림	
1. 질좌약적용과 1~6.까지 동일하다.	
7. 젤리 혹은 포말을 질내에 삽입하고자 할 때 특수 삽입용 기구를 사용한다(무균술을 적용한다).	
8. 기구를 5cm 정도 삽입한 후 피스톤으로 밀어 기구를 완전히 비운다.	
9. 삽입 후 5~10분간 바로누운자세(앙와위)로 계속 누워 있도록 한다.	
10. 물과 비누로 40~60초 동안 손위생을 실시한다(또는 알코올이 첨가된 손소독제를 사용하여 20초 이상 손소독을 실시).	• 미생물의 전파를 방지한다.
11. 기록지에 기록한다(약명, 용량, 투약 경로, 시간, 서명 등).	

9) 흡입약 투여

목 적

- 분무용 약물을 투여하기 위함이다.
- 환기를 증진시키기 위함이다.
- 분비물을 묽게 하기 위함이다.
- 폐부종을 완화하기 위함이다.

준비물

- 투약카드(또는 컴퓨터 출력물), 투약트레이(tray), 처방약물[미터용량의 흡입기(metered dose inhaler: MDI 등)], 휴지, 일반 의료폐기물 전용용기, 간호기록지, 손소독제

방 법

절차	이론적 근거
1. 흐르는 물과 비누를 사용하여 40~60초 동안 손위생을 실시한다(분비물이 있으면 일회용 장갑을 착용한다).	• 미생물의 전파를 방지한다.
2. 처방과 투약카드를 확인한다.	
3. 필요한 물품을 준비한다.	

수행	근거
4. 대상자에게 간호사 자신을 소개한다.	
5. 손소독제로 손위생을 실시한다.	• 대상자와의 신체접촉 전 미생물의 전파를 방지한다.
6. 대상자의 이름, 등록번호, 생년월일 중 두 가지를 개방형으로 묻고 대답을 들은 후 대상자의 입원팔찌와 대조하여대상자(이름, 등록번호)가 정확한지 확인하여 환자리스트(또는 처방지)와도 대조하여 대상자를 재확인한다.	• 대상자를 2~3번 이상 확인함으로써 정확한 대상자에게 약물이 투여되도록 하기 위함이다.
7. 투약 목적과 방법을 설명한다.	
8. 약이 섞일 수 있도록 통을 흔든다.	
9. 통이 잘 위치해 있는지 뿌려서 확인해 본다.	
10. 대상자에게 숨을 완전히 내쉰 후 입에 통을 대도록 교육한다.	
11. 입을 벌리고 팁(tip)이 아래 치아 위에 닿도록 놓는다.	
12. 입을 벌린 채로 숨을 들이마시는 것과 동시에 통을 눌러서 약을 3~5초간 흡인한다(그림 6-65). 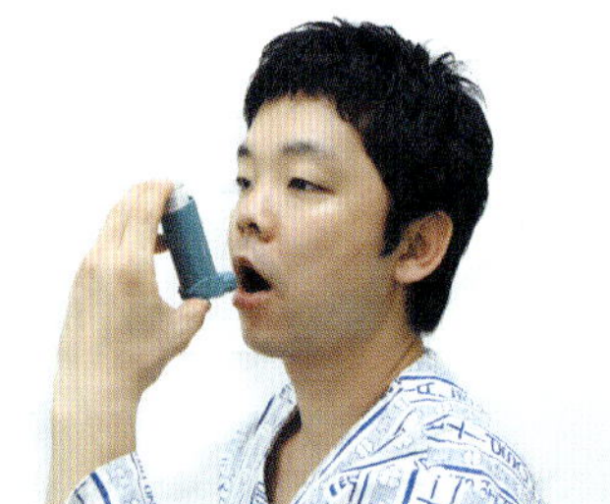 그림 6-65. 흡입약물 투여	
13. 폐에 약이 투여되기 위해서 약 10초간 숨을 멈춘다.	
14. 천천히 숨을 내쉰다.	
15. 다시 흡입하기 전에 같은 약물인 경우 20~30초, 다음 약물인 경우 2~5분간 사이를 두고 흡인한다.	
16. 입 안을 물로 헹구도록 한다.	
17. 대상자의 반응을 사정한다.	
18. 물품을 정리한다.	
19. 물과 비누로 40~60초 동안 손위생을 실시한다(또는 알코올이 첨가된 손소독제를 사용하여 20초 이상 손소독을 실시).	• 미생물의 전파를 방지한다.
20. 간호기록지에 기록한다.	

유의사항

- 항상 수행 다음 단계 전에 통을 흔든다.
- 적어도 하루에 1번은 흐르는 따뜻한 물에 plastic holder를 씻는다.
- 과잉 투여 시 위장장애, 두통, 부정맥, 심계항진, 수면장애 등이 나타날 수 있으므로 대상자의 반응을 사정한다.

실습보고서

경구투약

년 월 일

학년 : 번호 : 이름 :

1. 물약을 약잔에 따르는 방법을 기술하시오.

2. 투약사고를 예방하기 위해 투약 준비과정에서 라벨을 확인하는 시기를 기술하시오.

3. 약물투여 전에 대상자 상태를 반드시 사정해야 할 특수 약물을 기술하시오.

4. 다음 약물의 적절한 투여 방법을 기술하시오.
   - 철분제제

   - 기침시럽제(단물약, cough syrup)

   - 니트로글리세린(nitroglycerine)

실습보고서

비경구투약

년 월 일

학년 : 번호 : 이름 :

1. 비경구투약의 장 · 단점을 서술하시오.

2. 투여경로에 따른 주사바늘의 크기 및 삽입각도를 쓰시오.

투여경로	굵기(성인)	길이(성인)	삽입각도
진피내주사			
피부밑주사(피하주사)			
근육내주사			
정맥수액주입			
수혈			

3. 약물이 액체상태인 바이알에서 2cc의 약을 뽑으려고 한다. 이때 주사기에 몇 cc의 공기를 바이알에 넣어야 하는지 기술하시오.

4. 근육내주사 시 사용할 수 있는 적절한 부위를 기술하시오.

5. 진피내주사의 적절한 부위를 기술하시오.

6. 진피내주사 후 양성, 음성의 판단 기준를 기술하시오.

7. 피부밑주사(피하주사) 부위를 모두 기술하시오.

8. 인슐린 주사의 부위와 주의사항을 기술하시오.

9. 근육내주사 부위를 모두 기술하시오.

10. 볼기(둔부)의 복면에 근육내주사 할 때 장점을 기술하시오.

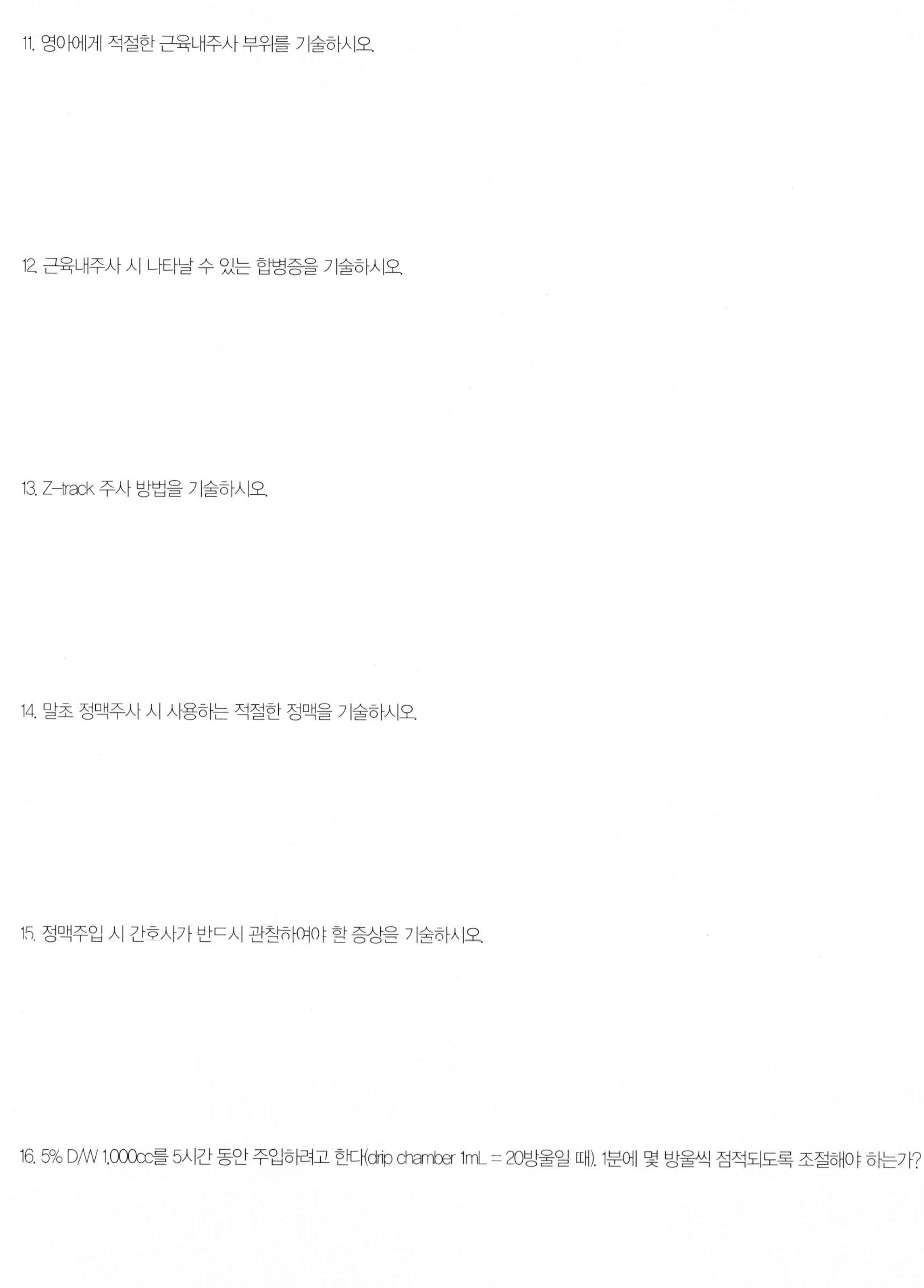

11. 영아에게 적절한 근육내주사 부위를 기술하시오.

12. 근육내주사 시 나타날 수 있는 합병증을 기술하시오.

13. Z-track 주사 방법을 기술하시오.

14. 말초 정맥주사 시 사용하는 적절한 정맥을 기술하시오.

15. 정맥주입 시 간호사가 반드시 관찰하여야 할 증상을 기술하시오.

16. 5% D/W 1,000cc를 5시간 동안 주입하려고 한다(drip chamber 1mL = 20방울일 때). 1분에 몇 방울씩 점적되도록 조절해야 하는가?

17. 정맥주입의 부작용에 대하여 기술하시오

18. 중심정맥을 통하여 투약하는 방법에 대하여 기술하시오.

19. infusion pump 작동 시 주의사항에 대하여 기술하시오.

20. 총 비경구 영양요법을 제공해야 할 대상자를 모두 기술하시오.

21. 수혈 시 대상자의 혈액형을 확인하는 과정을 단계적으로 기술하시오.

22. 수혈 시 나타날 수 있는 부작용을 기술하시오.

실습보고서

국소적 약물투여

년 월 일

학년 : 번호 : 이름 :

1. 피부약 형태에 따른 투여 방법을 기술하시오.

2. 점안제와 안연고 점적 방법을 기술하시오.

3. 귀약 투여 시 이도를 곧게 하는 방법을 성인과 소아에 따라 기술하시오.

4. 질 내, 직장 내 약물 투여 시 적절한 체위, 좌약 삽입 길이를 기술하시오.

부위	체위	좌약 삽입 길이
질 내 약물투여		
골창자(직장) 내 약물 투여		

5. 미터용량의 흡입기를 통한 흡입약 투여 시 주의사항을 기술하시오.

CHAPTER

7

안 위

안위(comfort)는 신체적으로 편안하고 근심이 없으며, 대상자가 자신의 환경에 대하여 안락하게 느끼는 상태이다. 이를 위해 간호사는 대상자의 주위환경을 편안하고 깨끗하게 유지하여야 하며, 편안한 침상 만들기, 안위 보조기구 사용하기, 체위 유지 등 안위를 위한 간호를 수행하게 된다.

1 침상 만들기

1) 빈 침상

빈 침상은 대상자가 침상에서 나와 의자에 앉아 있거나 검사와 수술 및 치료를 하고 돌아왔을 때 편안하고, 감염으로부터 안전한 환경을 제공한다.

목 적

- 새로 입원할 대상자에게 편안하고 깨끗한 침상을 제공한다.
- 간호사의 안전을 도모하고 먼지와 미생물의 전파를 예방한다.

준비물

- 베개커버, 밑홑이불, 방수포와 반홑이불(필요시), 윗홑이불, 담요, 방수세탁물(오염세탁물)주머니

방 법

절차	이론적 근거
1. 물과 비누로 40~60초 동안 손위생을 실시한다(또는 알코올이 첨가된 손소독제를 사용하여 20초 이상 손소독을 실시).	• 미생물의 전파를 방지한다.
2. 물품을 준비하여 사용할 순서의 역순서(밑홑이불–방수포–반홑이불–윗홑이불–담요–베개커버)로 준비한다(그림 7–1). 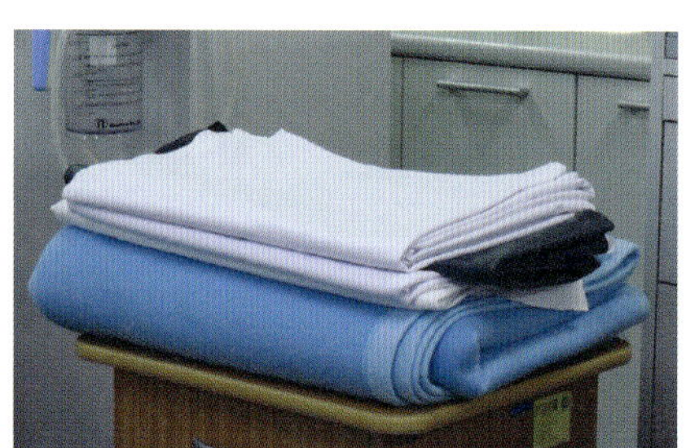 그림 7–1. 준비물품	• 일의 효율성을 증진시킨다.
3. 침대에서 탁자와 의자를 떼어놓고 벽에서 침대를 떼어놓는다.	
4. 침대를 허리높이로 올리고 침상난간을 내린다.	• 침대를 허리높이로 올리고 침상난간을 내려 간호사의 신체선열 유지로 근골격 긴장을 감소시킨다.
5. 밑홑이불의 중앙선을 침대의 중앙에 맞추고 침상 발치와 머리부분을 여유 있게 남긴다(그림 7–2). 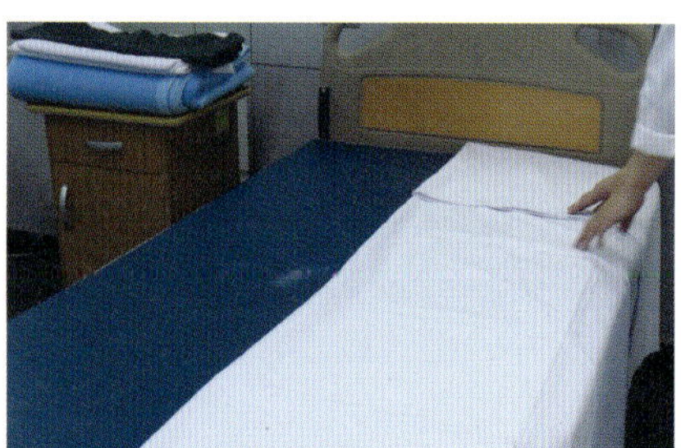 그림 7–2. 밑홑이불 중앙선 맞추기	• 침대 머리부분 밑으로 홑이불을 많이 넣어야 잘 고정되어 밖으로 빠져나오지 않는다.
6. 머리 쪽의 홑이불자락 모서리와 침상 발치의 홑이불자락 모서리를 사각봉투 접기로 접고 남은 부분을 침요 밑으로 집어넣는다(기관에 따라 홑이불 끝을 묶거나 고무줄을 넣어 만든 홑이불을 사용하기도 한다)(그림 7–3 A~D).	• 모서리를 견고하고 말끔하게 고정시키기 위함이다.

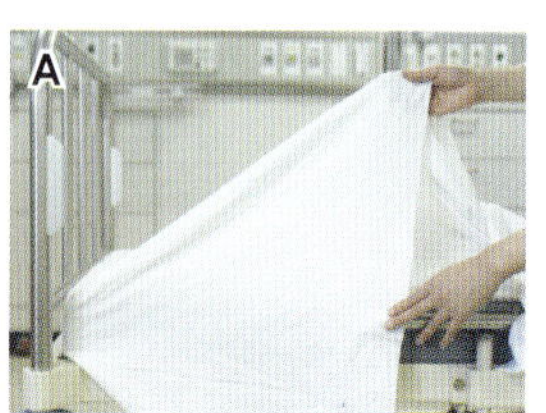

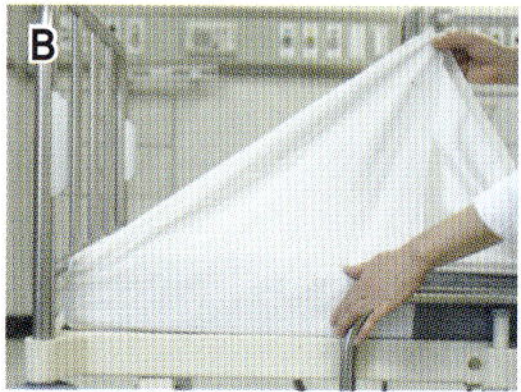

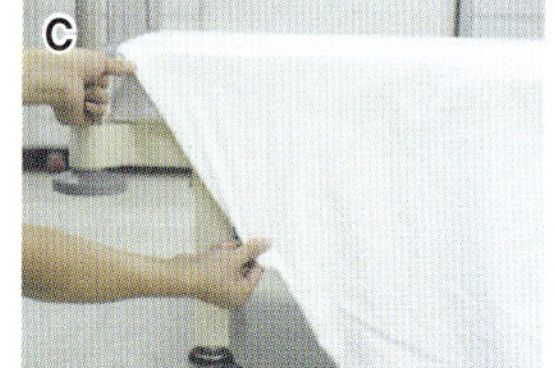

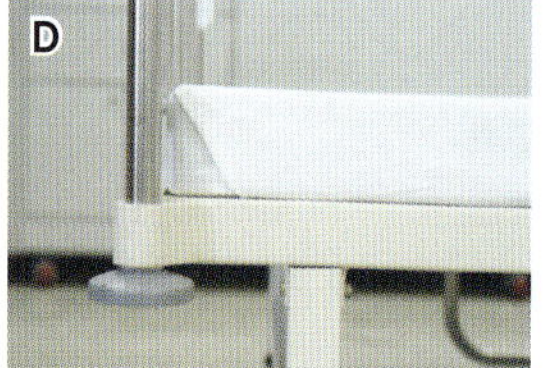

그림 7–3. 삼각귀 접는 법(A~D)

절차	이론적 근거
7. 방수포는 중앙선을 맞추어 어깨에서 넓적다리(넙다리, 대퇴)까지 오도록 펴고(그림 7-4), 그 위에 반홑이불을 10cm 정도 덮이도록 깐 후 방수포와 함께 늘어진 부분을 침요 밑으로 집어넣는다(그림 7-5).	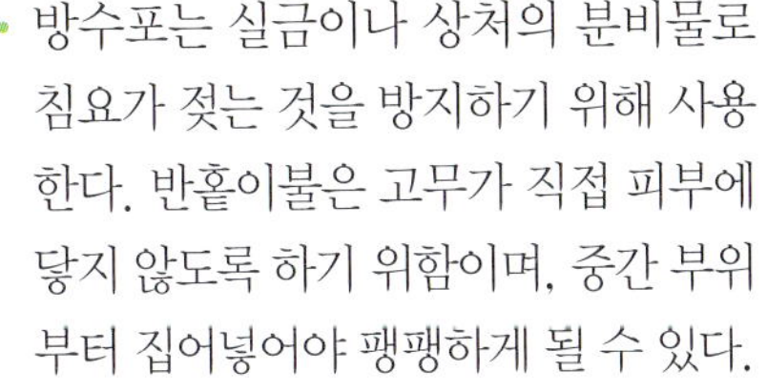 • 방수포는 실금이나 상처의 분비물로 침요가 젖는 것을 방지하기 위해 사용한다. 반홑이불은 고무가 직접 피부에 닿지 않도록 하기 위함이며, 중간 부위부터 집어넣어야 팽팽하게 될 수 있다.

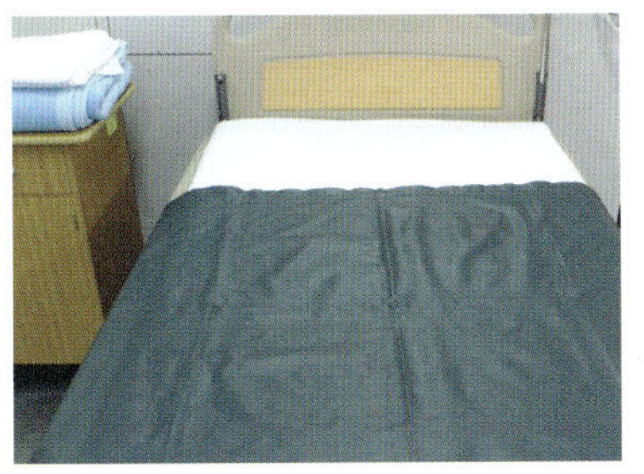

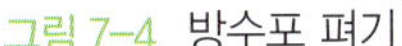
그림 7-4. 방수포 펴기

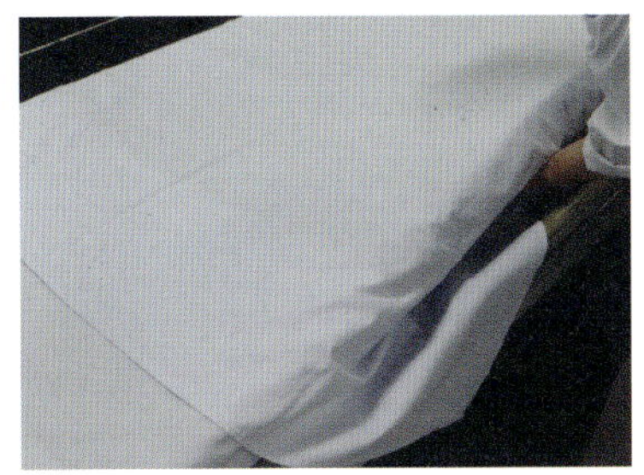

그림 7-5. 반홑이불 침요 밑으로 집어넣기

절차	이론적 근거
8. 혼자서 침상을 만들 경우 침상 반대편으로 가서 늘어진 방수포와 반홑이불을 침상 위로 올려놓은 후 밑홑이불을 팽팽하게 잡아당겨 사각봉투 모양으로 접어넣는다. 방수포와 반홑이불을 각각 팽팽하게 잡아당기면서 침요 밑으로 넣는다.	• 한쪽 침상을 만든 후 반대쪽 침상을 정리하면 일의 효율성이 높아진다. • 홑이불의 주름은 불편함과 욕창발생을 초래하므로 팽팽하게 당겨 준다.
9. 윗홑이불을 솔기가 겉으로 나오게 하여 중앙선을 맞춘 후 침상 머리쪽으로 넓은 단이 일치하도록 편다(그림 7-6).	• 접혀진 솔기가 대상자에게 직접 닿는 것을 피하기 위함이다.

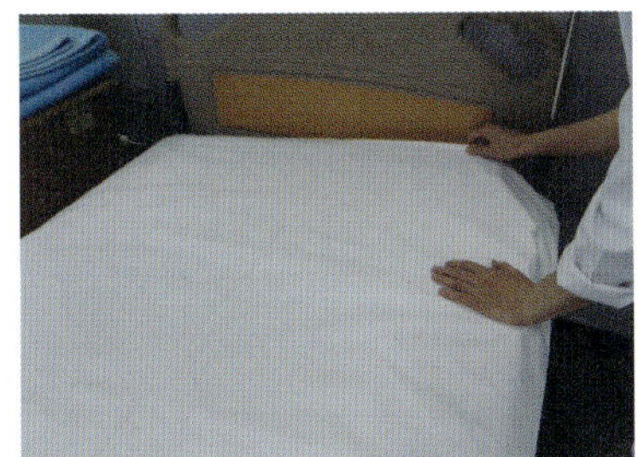

그림 7-6. 윗홑이불 펴기

10. 담요는 윗홑이불보다 15~20cm 가량 내려서 중앙선에 맞추어 편다(그림 7-7).

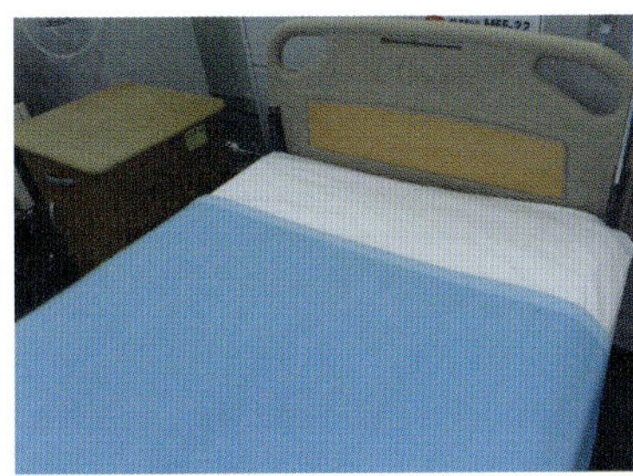

그림 7-7. 담요펴기

절차	이론적 근거
11. 윗홑이불 상단의 남은 부분은 담요 위로 접어놓는다(그림 7-8). 발처짐(foot drop) 예방을 위해 발치의 윗홑이불과 담요와 침상보는 함께 잡아서 가로 혹은 세로로 주름을 만들고, 모서리는 봉투모양으로 접어 아래부분만 침요 밑으로 넣는다(그림 7-9).	• 담요를 어깨까지 덮을 수 있도록 하기 위함이다. • 발바닥쪽굽힘(plantar flexion)을 방지하기 위함이다.

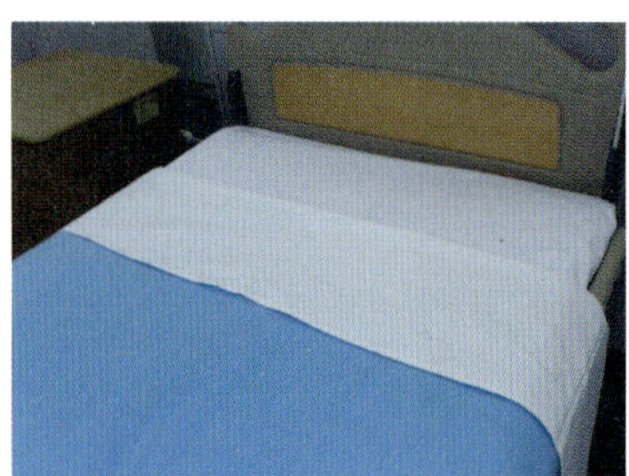

그림 7-8. 윗홑이불 접기

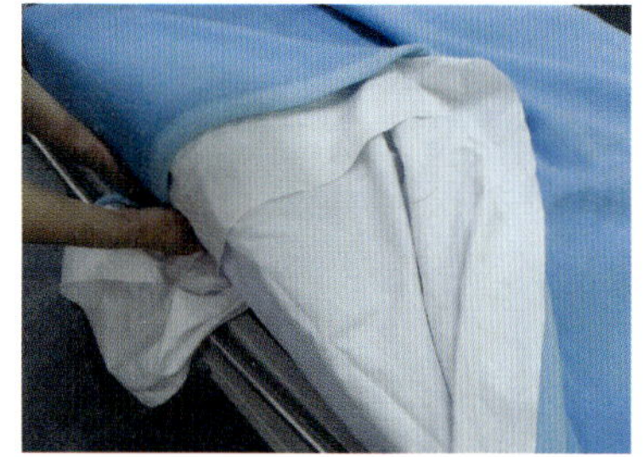

그림 7-9. 윗침구 접어넣기

절차	이론적 근거
12. 베개에 베개커버를 씌운 후 터진 쪽이 출입문의 반대쪽으로 오도록 하여 놓는다(그림 7-10 A~D).	

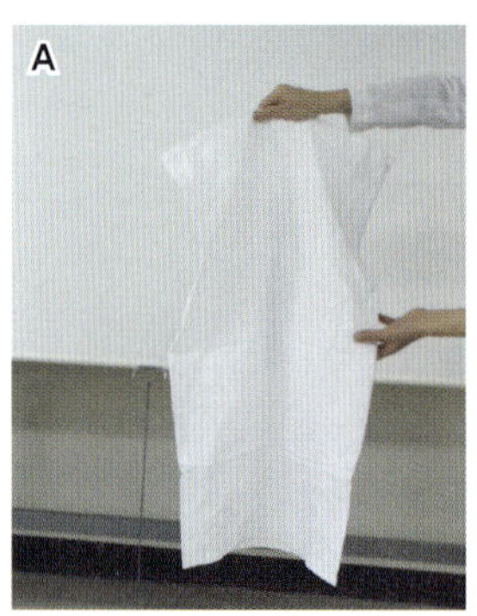

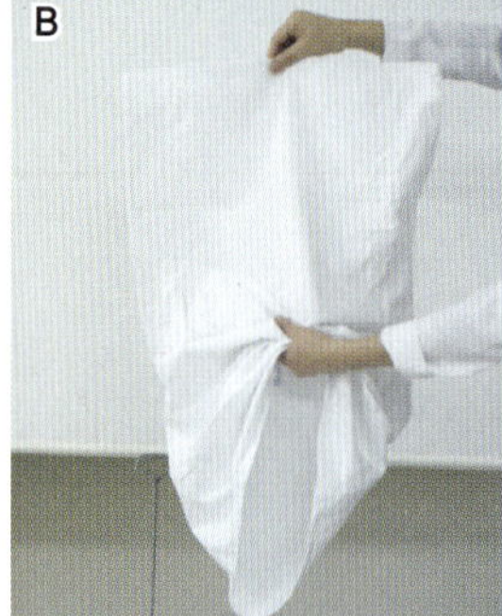

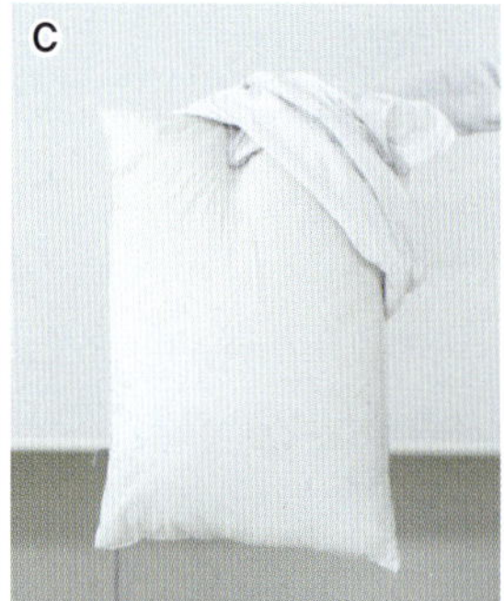

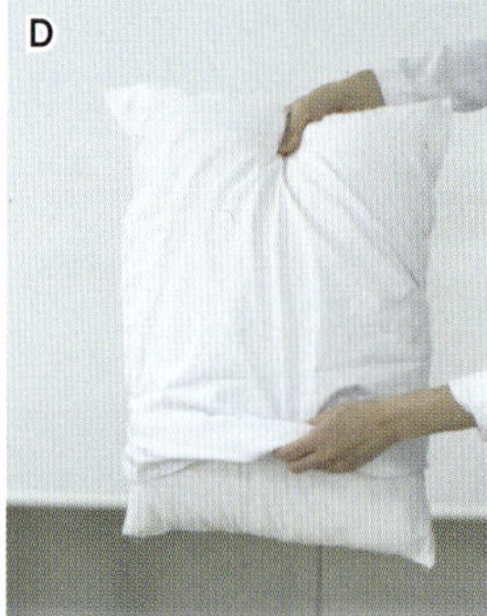

그림 7-10. 베개커버 씌우는 법(A~D)

절차	이론적 근거
13. 의자, 침대 옆 탁자, 기타 가구 및 주위를 정돈한다.	
14. 대상자가 오기 직전에 윗 침구 전체를 부채꼴 모양으로 젖혀서 대상자가 침상에 들어가기 쉽게 개방침상(open bed)을 만들 수 있다(그림 7-11).	

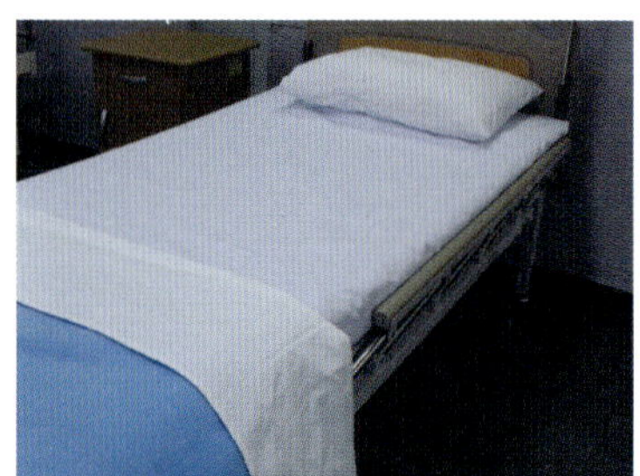

그림 7-11. 개방침상

절차	이론적 근거
15. 물과 비누로 40~60초 동안 손위생을 실시한다(또는 알코올이 첨가된 손소독제를 사용하여 20초 이상 손소독을 실시).	• 미생물의 전파를 방지한다.

2) 든 침상(occupied bed)

든 침상은 대상자가 절대적 안정을 필요로 하거나 대상자의 활동이 제한적일 때, 의식이 없거나 전신 쇠약으로 기동할 수 없는 대상자의 침상을 교환해야 할 때 적용한다.

목 적

- 든 침상(occupied bed)은 대상자가 누워 있는 침상을 편안하고 깨끗하게 유지한다.
- 좋은 신체역학과 신체선열을 유지하고 먼지와 미생물의 전파를 예방한다.
- 대상자 및 간호사의 안전과 안위를 도모한다.

준비물

- 홑이불(필요한 대로), 일회용 장갑(필요시), 방수세탁물(오염세탁물)주머니, 방수포와 반홑이불(필요시)

방 법

절차	이론적 근거
1. 물과 비누로 40~60초 동안 손위생을 실시한다(또는 알코올이 첨가된 손소독제를 사용하여 20초 이상 손소독을 실시).	• 미생물의 전파를 방지한다.
2. 대상자에게 간호사 자신을 소개한다.	
3. 대상자의 이름, 등록번호, 생년월일 중 두 가지를 개방형으로 묻고 대답을 들은 후 대상자의 입원팔찌와 대조하여 대상자(이름, 등록번호)가 정확한지 확인하며 환자리스트(또는 처방지)와도 대조하여 대상자를 재확인한다.	• 안전한 간호를 위해 대상자를 정확히 확인하기 위함이다.
4. 필요한 홑이불의 수를 대상자의 상태에 따라 사정한다.	
5. 홑이불 이외의 다른 물품(보온을 위한 여분의 담요, 배출 부위에 깔기 위한 방수포 등)이 필요한지 사정한다.	
6. 대상자가 떨어지지 않도록 간호사로부터 먼 쪽의 침상난간(side rail)을 올려주고 간호사가 일을 쉽게 할 수 있도록 침대의 높이를 조절한다.	• 낙상을 방지하기 위함이다.
7. 필요한 물품을 의자 위나 침대 옆 편리한 곳에 놓는다.	
8. 탁자와 의자를 침상에서 떼어놓는다. 대상자의 체액으로 젖은 홑이불을 다루는 경우에는 장갑을 착용한다.	
9. 담요를 걷어서 빨래주머니에 넣거나 다시 사용할 경우에는 잘 접어서 의자 위에 놓고, 침구를 걷어내기 쉽도록 풀어놓는다(그림 7-12).	

입원환자간호 활력징후 감염관리 상처·욕창 간호 온냉요법 투약간호 안 위

절차	이론적 근거
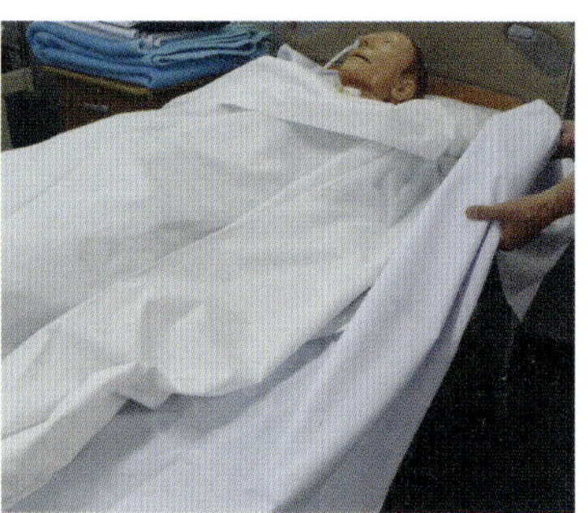 그림 7-12. 밑침구 풀기	
10. 대상자의 프라이버시를 지키기 위해 윗홑이불과 목욕담요를 사용할 수 있다. 목욕담요를 사용하는 경우 대상자에게 목욕담요 위의 깃을 잡게 하고 목욕담요 아래끝과 윗홑이불의 끝을 함께 잡고 침상 발치 쪽으로 당겨 윗홑이불을 걷어서 빨래주머니에 넣는다.	• 홑이불을 교환하는 동안 대상자에게 보온을 제공하고 불필요한 노출을 피하기 위함이다.
11. 대상자를 도와 왼쪽으로 베개와 함께 옮겨(side-lying position) 침대의 중앙선이 노출되게 한다. 밑홑이불을 풀고 순서대로 하나씩 말아서 대상자 등 밑으로 집어넣는다(그림 7-13).	• 대상자를 한쪽으로 옮기는 것이 침상 만들기에 편리하다. 홑이불을 말아서 제거하는 것이 병원균의 전파를 감소시킨다.

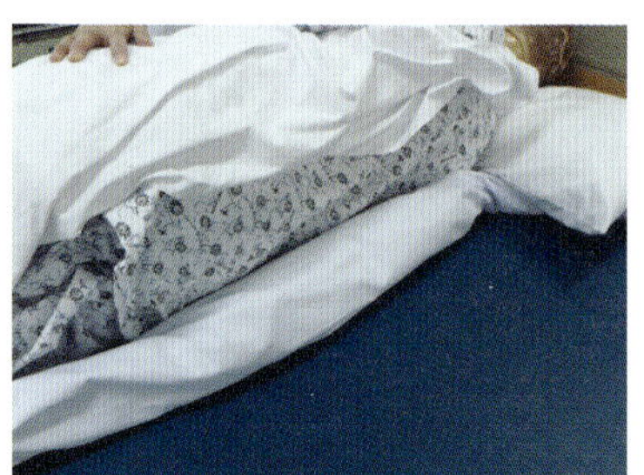

그림 7-13. 밑침구 말기

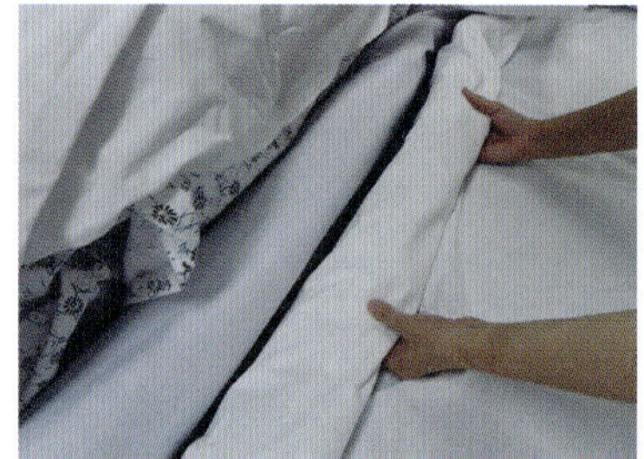

그림 7-14. 새 홑이불 펴기

절차	이론적 근거
12. 새 홑이불(또는 사용했던 홑이불)을 발치에서부터 중앙선에 맞추어 펴고, 나머지 반을 대상자 등 밑에 말아넣는다(그림 7-14). 간호사 쪽에 있는 밑홑이불은 빈 침상 때와 같은 방법으로 편다.	
13. 방수포와 반홑이불도 밑홑이불과 같은 방법으로 편 후 팽팽하게 잡아당기면서 침대 밑으로 집어넣는다(그림 7-15). 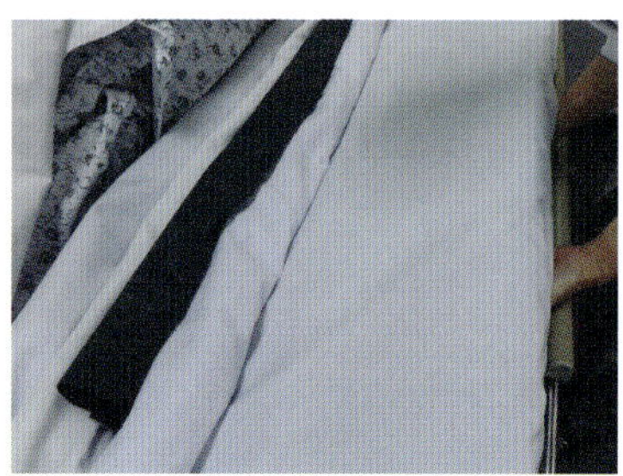 그림 7-15. 한쪽 밑침구 접어넣기	

절차	이론적 근거
14. 반대편 침상난간을 올리고 대상자를 새 홑이불을 편 쪽으로 돌려 눕혀 지지한 후 반대쪽의 침상난간을 내린다. 밑 침구 홑이불은 간호사의 몸에 닿지 않도록 조심스럽게 말아서 빨래주머니에 넣는다(그림 7-16). 장갑을 착용한 경우에는 벗고 새 홑이불을 잡아 당겨서 빈 침상 만들기 방법대로 침요 밑으로 집어넣는다. 방수포와 반홑이불도 같은 방법으로 집어넣는다(그림 7-17). 대상자를 침상 중앙에 돌아눕힌 후 간호사는 다시 제자리로 온다. 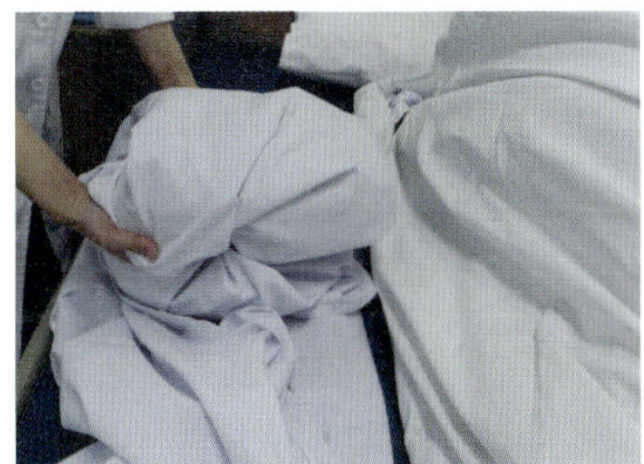 그림 7-16. 밑침구 말기 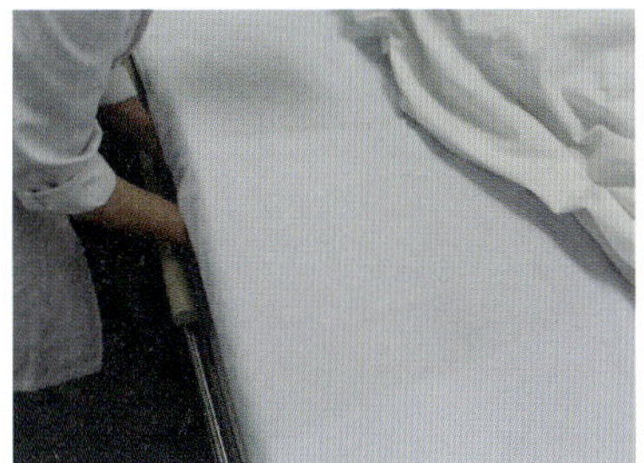 그림 7-17. 반대쪽 밑침구 집어넣기	
15. 사용한 윗홑이불이나 목욕담요를 치우고 새로운 홑이불을 덮는다. 윗홑이불 담요를 개방침상 때와 같은 방법으로 덮어준다(그림 7-18). 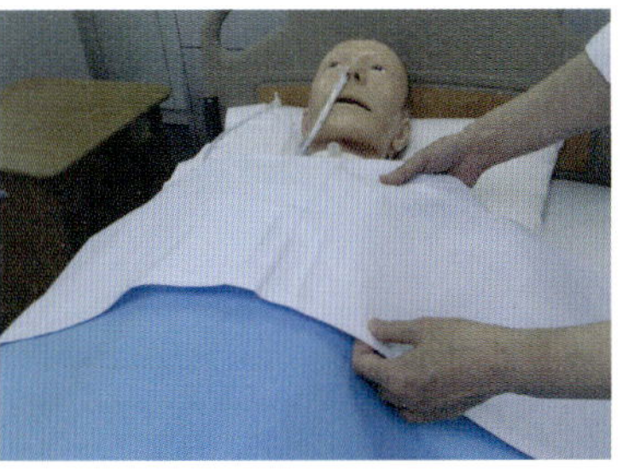 그림 7-18. 새 홑이불 덮기	
16. 이때 발처짐(foot drop)을 예방하기 위해 윗홑이불과 담요, 침상보는 발치에 주름을 만들어 느슨하게 넣어둔다.	• 발바닥쪽굽힘(plantar flexion)을 방지하기 위함이다.

절차	이론적 근거
17. 반대편으로 가서 같은 방법으로 해준다. 베개커버가 오염되었으면 갈아준다. 18. 좋은 신체선열이 되도록 해주고 편안하고 안전하게 해준다. 의자를 제자리에 정돈하고 걷어낸 홑이불은 세탁실로 보낸다. 19. 물과 비누로 40~60초 동안 손위생을 실시한다(또는 알코올이 첨가된 손소독제를 사용하여 20초 이상 손소독을 실시). 20. 수행한 내용을 기록한다.	

2 안위 보조기구

표 7-1 안위 보조기구

종류	사용목적	사용방법
발지지대	발바닥쪽굽힘 예방(achilles tendon의 위축 예방)	발지지대를 적용시킨다(그림 7-19).
넓적다리큰돌기(대전자) 두루마리	바로누운자세(앙와위)에서 넓적다리(넙다리, 대퇴)의 바깥돌림과 근육약화를 방지하기 위함이다.	적당한 크기의 베개나 수건, 홑이불을 말아서 받쳐줌으로써 신체선열을 유지해 준다(그림 7-20).
발칸틀(Balkan frame)과 삼각 손잡이	침대 위에서 스스로 운동할 수 있도록 돕는다.	침대 머리맡에 매달려 있으면서 스스로 일어나 앉거나 변기 사용을 용이하게 한다(그림 7-21).
Bradford frame	매우 쇠약하거나 움직이지 못하는 대상자에게 변기사용을 용이하게 한다.	머리, 허리, 다리 부위로 나누어져 있어 가운데 부분을 빼면 대상자가 움직이지 않고도 변기 등을 사용할 수 있다(그림 7-22).
Stryker frame	척추손상 대상자의 체위를 안전하게 바꾸어주기 위함이다.	필요에 따라 바로누운자세(앙와위)에서 엎드린자세(복와위)로 체위를 바꿀 수 있도록 2개의 틀을 회전시키도록 되어 있다(그림 7-23).

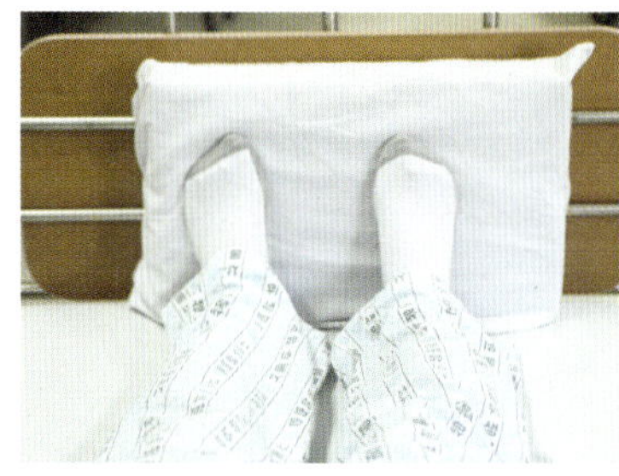
그림 7-19. 조절 가능한 발지지대

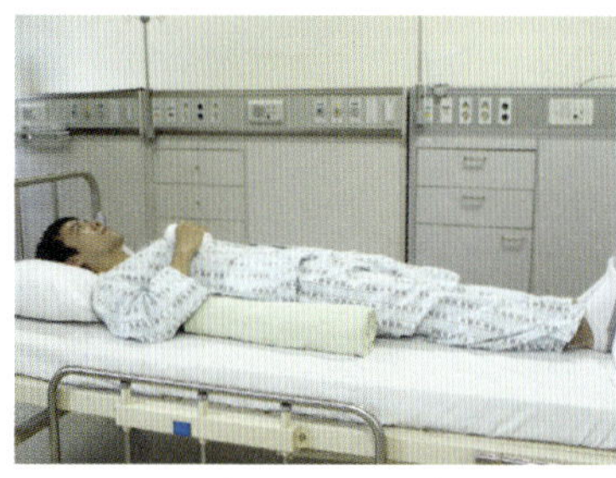
그림 7-20. 넓적다리큰돌기(대전자, grater trochanter) 두루마리

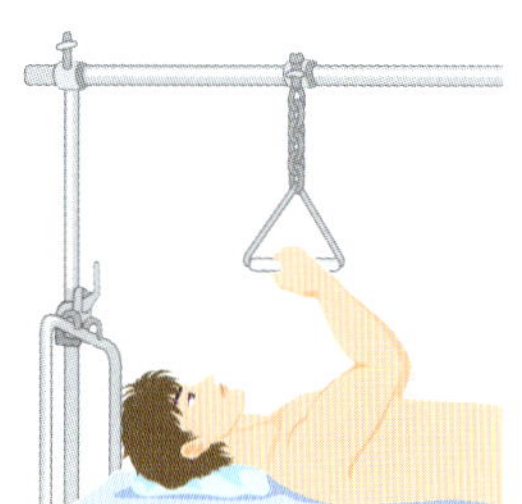
그림 7-21. trapeze

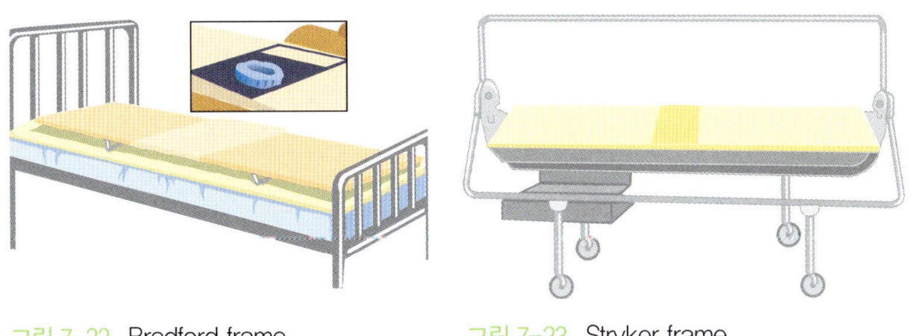

그림 7-22. Bradford frame

그림 7-23. Stryker frame

3 체위

목 적

- 자세를 편안하고 바르게 유지한다.
- 근육의 수축을 방지한다.
- 배액을 촉진한다.
- 호흡을 용이하게 한다.

1) 바로누운자세(앙와위, supine position)

목 적

- 모든 체위의 기본, 휴식 또는 수면, 척추마취 후, 척추손상, 피부견인 시 적용한다.

준비물

- 작은 베개(6개 이상), 발지지대, 넓적다리큰돌기(대전자) 두루마리(2개), hand roll(필요시), 수건 또는 패드(필요한 만큼)

방 법

절차	이론적 근거
1. 물과 비누로 40~60초 동안 손위생을 실시한다(또는 알코올이 첨가된 손소독제를 사용하여 20초 이상 손소독을 실시).	• 미생물의 전파를 방지한다.
2. 대상자에게 간호사 자신을 소개한다.	
3. 손소독제로 손위생을 실시한다.	• 대상자와의 신체접촉 전 미생물의 전파를 방지한다.

절차	이론적 근거
4. 대상자의 이름, 등록번호, 생년월일 중 두 가지를 개방형으로 묻고 대답을 들은 후 대상자의 입원팔찌와 대조하여 대상자(이름, 등록번호)가 정확한지 확인하며 환자리스트(또는 처방지)와도 대조하여 대상자를 재확인한다.	• 안전한 간호를 위해 대상자를 정확히 확인하기 위함이다.
5. 대상자에게 목적과 절차를 설명한다.	
6. 대상자가 똑바로 눕도록 돕는다(그림 7-24). 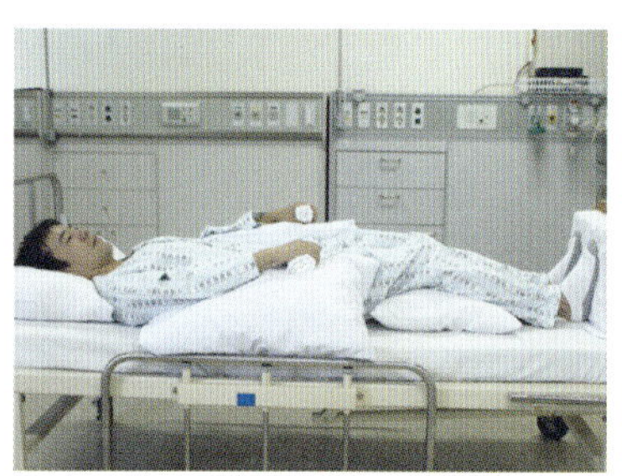 그림 7-24. 바로누운자세(앙와위)	
7. 대상자의 머리와 어깨를 베개로 지지해 준다. 환자의 목을 지지하기 위해 베고 있는 베개가 약간 어깨 밑으로 내려오게 한다.	• 베개는 목의 과도신전을 예방한다. 그러나 너무 높은 베개를 사용하면 목이 굽힘(굴곡)되어 경축이 생길 가능성이 있다.
8. 허리를 지지해 주기 위해 작은 패드나 수건을 말아서 사용한다.	• 요추만곡을 지지하고 요추의 굽힘(굴곡)이 예방된다.
9. 무릎에서 발목까지 다리 밑을 작은 베개로 지지해 준다.	
10. 넓적다리(넙다리, 대퇴)의 넓적다리큰돌기(대전자)에서 슬와부까지의 길이로 양측으로 넓적다리큰돌기(대전자) 두루마리를 넣는다.	• 넓적다리큰돌기(대전자) 두루마리는 넓적다리(넙다리, 대퇴)의 바깥돌림을 방지하기 위함이다.
11. 대상자가 무의식 상태이거나 한쪽 팔에 마비가 있으면 팔꿈치 이하에 베개를 대어 부종을 예방하고 대상자가 손가락이나 팔에 굴곡장애가 있을 위험이 있다면 hand roll을 사용하여 손가락의 굽힘(굴곡)이나 경축을 예방한다.	• 엄지의 외전과 네 손가락의 폄(신전)을 예방하기 위함이다.
12. 발지지대나 베개를 발치에 대어준다.	• 발바닥쪽굽힘을 예방하기 위함이다.
13. 발꿈치에 압력이 주어지는 것을 방지하기 위해 발목 밑에 작은 패드를 대준다.	
14. 물과 비누로 40~60초 동안 손위생을 실시한다(또는 알코올이 첨가된 손소독제를 사용하여 20초 이상 손소독을 실시).	
15. 수행한 내용을 기록한다.	

유의사항

- 슬와(오금) 동맥이 폐색될 우려가 있으므로 베개를 무릎 바로 아래 놓는 것은 좋지 않다.
- 양쪽 발전체를 받치고 윗 침구가 발가락을 누르는 것을 방지하기 위해 발지지대의 높이가 발가락보다 길어야 한다.

2) 배횡와위(Dorsal recumbent position)

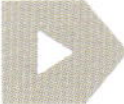

목 적

- 휴식 또는 수면, 척추마취 후, 척추손상, 여성의 도뇨, 복부촉진 시 적용한다.

준비물

- 작은 베개(1개 이상)

방 법

절차	이론적 근거
1~5.까지 1) 바로누운자세(앙와위)와 동일하다.	
6. 머리에 베개 하나를 베고 등을 바닥에 대고 눕게 한다.	
7. 양팔을 옆에 놓거나 머리 위에 올린다.	
8. 두 다리를 약간 벌리고 발바닥이 침상에 놓여지게 하고 무릎을 구부린다(그림 7-25). 그림 7-25. 배횡와위	• 배(복부)를 이완시키기 위함이다.
9. 물과 비누로 40~60초 동안 손위생을 실시한다(또는 알코올이 첨가된 손소독제를 사용하여 20초 이상 손소독을 실시).	• 미생물의 전파를 방지한다.
10. 수행결과를 간호기록지에 기록한다.	

3) 엎드린자세(복와위, prone position)

목 적

• 체위변경, 등 마사지, 척추검사, 등에 외상을 입은 경우, 상복부 및 기관의 분비물 제거 시 적용한다.

준비물

• 베개(3개 이상), 수건 또는 패드(필요시)

방 법

절차	이론적 근거
1~5.까지 1) 바로누운자세(앙와위)와 동일하다.	
6. 대상자를 엎드리게 한 후 척추가 일직선 상태를 유지하고 있는지 확인한다(그림 7-26). 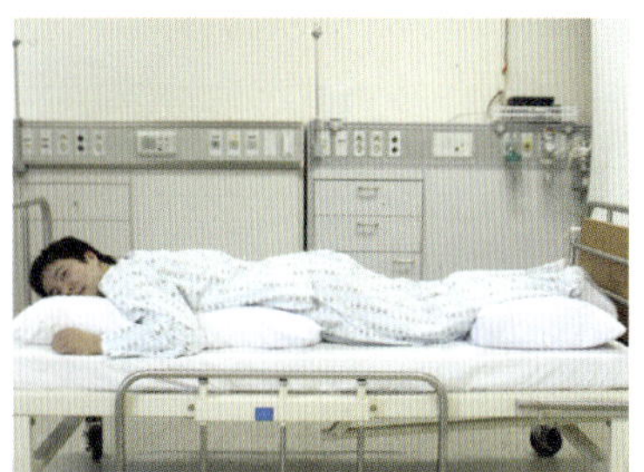 그림 7-26. 엎드린자세(복와위)	
7. 대상자의 머리를 한쪽으로 향하도록 돌리고 작은 베개로 지지해 준다.	• 경추의 굽힘(굴곡)이나 과신전을 예방하기 위함이다.
8. 작은 베개를 양쪽 어깨 밑에 두고 양쪽 팔을 외전시킨다. 그리고 양쪽 팔이 올바른 각도를 유지하도록 팔꿈치를 굴곡시킨다.	• 가슴이 잘 팽창되어서 숨쉬는 것이 용이하다.
9. 손가락들은 기능적인 자세를 취하게 하고 손목은 신전시킨다.	
10. 가로막(횡격막)과 엉덩뼈 극 사이에 작은 베개나 넓적다리(넙다리, 대퇴)의 넓적다리큰돌기(대전자)에서 슬와부까지의 길이로 양측으로 넓적다리큰돌기(대전자) 두루마리를 놓는다. 여성은 유방 위와 아래에 놓거나 남성은 음낭 위쪽에 작은 베개를 놓는다.	• 요추 과신전을 예방하고 여성인 경우 유방으로 인한 압박도 제거된다. 남성인 경우 음낭 주위가 받는 압력을 완화해 준다.
11. 무릎의 바로 위쪽과 아래쪽의 다리 밑에 작은 패드를 대어 무릎이 받는 압력을 완화시킨다.	
12. 무릎아래 발등 사이에 베개를 대주어 발가락이 침요에 닿지 않게 하거나, 침요와 침상 발치대 사이에 있게 하여 되도록 발과 다리가 직각에 가깝도록 해준다.	• 무릎이 약간 굴절되어 편안하고 발의 발바닥쪽굽힘을 예방한다.

13. 물과 비누로 40~60초 동안 손위생을 실시한다(또는 알코올이 첨가된 손소독제를 사용하여 20초 이상 손소독을 실시).	• 미생물의 전파를 방지한다.
14. 수행결과를 간호기록지에 기록한다.	

4) 옆누움자세(측와위, lateral decubitus position)

목 적

• 체위변경, 등 마사지, 기관 분비물의 배출 시 적용한다.

준비물

• 작은 베개(5개 이상), 큰 베개, hand roll(필요시), 수건(필요시)

방 법

절차	이론적 근거
1~5.까지 1) 바로누운자세(앙와위)와 동일하다.	
6. 대상자가 옆으로 눕도록 돕는다.	
7. 머리와 어깨 밑에 베개를 놓아 척추가 일직선이 되게 한다(그림 7-27). 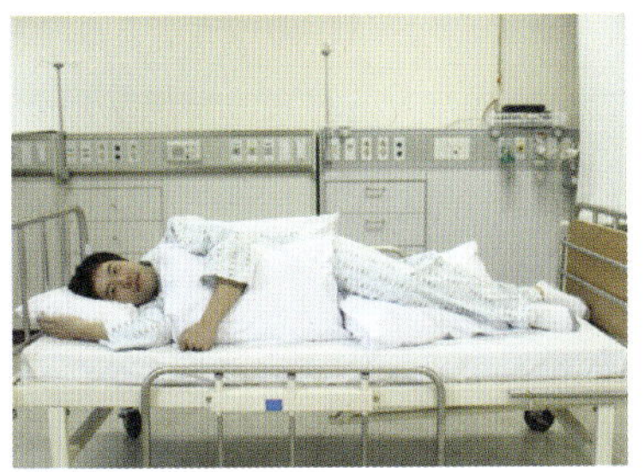 그림 7-27. 옆누움자세(측와위)	• 베개를 놓음으로써 척추의 측위 굴곡과 목 근육의 긴장을 예방할 수 있다.
8. 아래쪽 어깨를 머리 쪽으로 약간 굽혀 무게가 어깨에만 가지 않도록 한다.	
9. 가슴에 큰 베개를 대주어 지지한다.	• 팔의 안쪽돌림과 어깨의 내향(내전)을 예방하고 가슴의 팽창도 용이하게 한다.
10. 손가락들은 기능적인 자세를 취하게 하고 손목은 신전시킨다. 필요한 경우 손에는 hand roll을 대준다.	
11. 대상자의 아래쪽에 있는 다리를 일직선으로 펴고, 위에 있는 다리는 무릎을 약간 구부려 앞으로 나오게 해서 베개로 위에 있는 다리 전체와 발을 지지해 주어야 한다.	• 대상자가 균형을 유지하고 볼기(둔부)의 뒤틀림을 방지하고 압력을 완화시킬 수 있다.

12. 허리 밑에 공간이 많이 있으면 베개나 수건으로 지지하여 허리가 뜨지 않도록 한다.	
13. 등 뒤에 베개를 대주어 대상자가 넘어가지 않도록 한다.	
14. 아래쪽에 위치한 발의 복사뼈에도 작은 패드를 대어주면 좋다.	
15. 물과 비누로 40~60초 동안 손위생을 실시한다(또는 알코올이 첨가된 손소독제를 사용하여 20초 이상 손소독을 실시).	• 미생물의 전파를 방지한다.
16. 수행결과를 간호기록지에 기록한다.	

5) 반엎드린자세(심즈자세, sims position, lateral recumbent position)

목 적

• 체위변경, 배액 촉진, 관장, 항문검사, 등 마사지, 직장약 투여 시 적용한다.

준비물

• 베개(3개 이상), 수건이나 모래주머니

방 법

절차	이론적 근거
1~5.까지 1) 바로누운자세(앙와위)와 동일하다.	
6. 대상자를 옆으로 하여 가슴이 닿게 엎드려 눕도록 돕는다(그림 7-28). 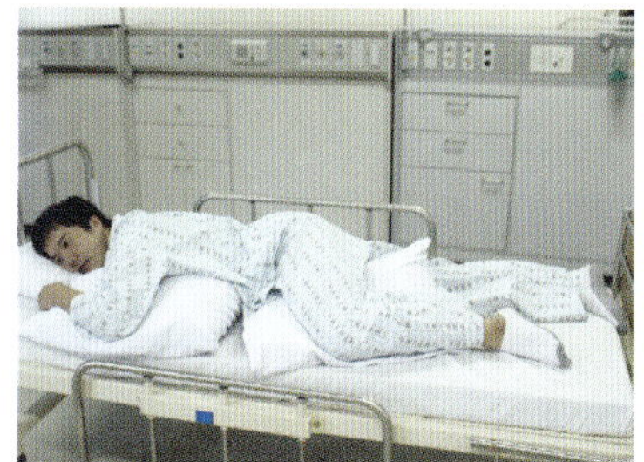 그림 7-28. 반엎드린자세(심즈자세)	• 반엎드린자세(심즈자세)는 무게중심이 어깨와 볼기(둔부) 앞면에 있는 것을 제외하고는 옆누움자세(측와위)와 유사하다.
7. 작은 베개를 대상자의 머리 밑에 놓는다.	
8. 아래쪽에 있는 팔을 등 뒤로 놓아 눌리지 않도록 한다.	• 전박의 겨드랑(액와) 쪽 신경과 혈관의 손상을 예방한다.

9. 위쪽 팔을 몸체에서 떼고 팔꿈치를 굴곡시킨 후 수건을 대어준다.	• 어깨의 안쪽돌림과 내향(내전)을 예방한다.
10. 양손에는 수건을 말아 hand roll을 대어준다.	
11. 어깨와 볼기(둔부)가 같은 높이에 있는지 확인한다.	• 척추의 비틀림이 있는지 확인하기 위함이다.
12. 위쪽 다리의 서혜부에서 발까지 아래에 베개를 대어준다.	• 볼기(둔부)의 안쪽돌림과 내향(내전)을 예방한다.
13. 발의 자세는 족배 굴곡 상태가 되도록 모래주머니나 수건을 말아 발 아래쪽을 지지한다.	• 발바닥쪽굽힘을 예방한다.
14. 물과 비누로 40~60초 동안 손위생을 실시한다(또는 알코올이 첨가된 손소독제를 사용하여 20초 이상 손소독을 실시).	• 미생물의 전파를 방지한다.
15. 수행결과를 간호기록지에 기록한다.	

6) 반좌위자세(semi-Fowler position)

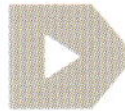

목 적

• 호흡곤란, 배농관의 배액, 흉곽수술 후, 심장수술 후, 심장질환의 경우 적용한다.

준비물

• 작은 베개(6개 이상), 넓적다리큰돌기(대전자) 두루마리 2개, 발지지대, 수건(필요한 만큼)

방 법

절차	이론적 근거
1~5.까지 1) 바로누운자세(앙와위)와 동일하다.	
6. 침대 머리를 올리기 전에 대상자의 무릎을 약간 구부리고 대상자의 골반이 침대가 접히는 부분에 놓여있는지 확인한다(그림 7-29). 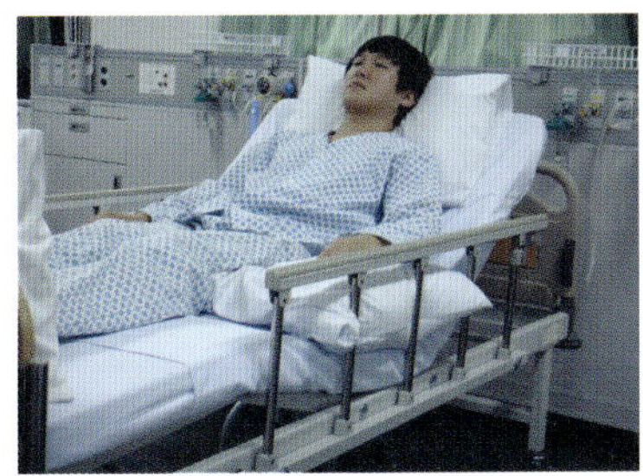 그림 7-29. 반좌위자세	• 무릎을 구부리면 침대머리를 올렸을 때 미끄러져 내리는 것이 예방된다.

7. 침대 머리를 45° 혹은 60° 정도 높인다.	
8. 작은 베개나 roll을 요추 부분에 놓는다.	
9. 작은 베개를 머리 밑에 놓는다.	• 목의 굴곡성 경축을 예방한다.
10. 어깨가 잡아당겨지지 않도록 전박을 올려주며 손과 전박이 자연스런 신체선열을 이루도록 베개로 지지한다.	• 어깨의 탈구와 손목의 굴곡성 경축을 예방한다.
11. 팔꿈치와 함께 손을 약간 올려서 지지한다.	• 손의 부종을 예방한다.
12. 무릎에서 발목 사이에 적당한 크기의 베개를 놓는다. 슬와 혈관의 압박을 피하고 무릎 부위가 꺾이지 않도록 한다.	• 하지순환장애와 무릎 경축 및 발뒤꿈치의 압박을 완화시켜준다.
13. 양측에 넓적다리(넙다리, 대퇴)의 바깥돌림을 예방하기 위해 넓적다리큰돌기(대전자) 두루마리를 대어준다.	
14. 대상자의 발을 발지지대를 이용하여 지지해준다.	• 발바닥쪽굽힘을 예방한다.
15. 물과 비누로 40~60초 동안 손위생을 실시한다(또는 알코올이 첨가된 손소독제를 사용하여 20초 이상 손소독을 실시).	• 미생물의 전파를 방지한다.
16. 수행결과를 간호기록지에 기록한다.	

7) 무릎가슴자세(knee chest position, genu pectoral position)

목 적

• 산후운동, 자궁의 위치 교정, 월경통의 완화, 골창자(직장) 및 대장 검사 시 적용한다.

방 법

절차	이론적 근거
1~5.까지 1) 바로누운자세(앙와위)와 동일하다.	
6. 무릎을 꿇은 자세로 넓적다리(넙다리, 대퇴)는 다리와 직각이 되게 한다(그림 7-30). 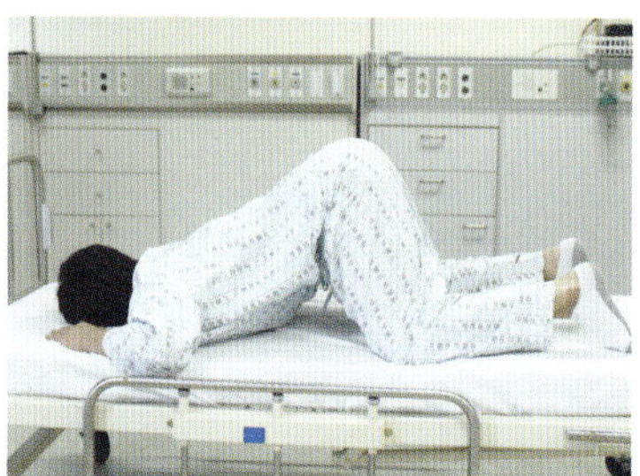 그림 7-30. 무릎가슴자세	• 무릎을 구부리면 침대머리를 올렸을 때 미끄러져 내리는 것이 예방된다.
7. 머리와 가슴 윗부분은 침요에 대고 팔은 앞으로 펴서 팔꿈치에서 굽힌다.	
8. 머리는 옆으로 돌리고 체중을 무릎과 가슴에 의지하게 한다.	

9. 춥거나 부끄러워하지 않도록 잘 덮어준다.	
10. 물과 비누로 40~60초 동안 손위생을 실시한다(또는 알코올이 첨가된 손소독제를 사용하여 20초 이상 손소독을 실시).	• 미생물의 전파를 방지한다.
11. 수행결과를 간호기록지에 기록한다.	

8) 골반내진자세(하늘자전거자세, lithotomy position)

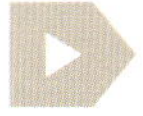

목 적

• 방광경 검사, 질 검사, 자궁경부 및 직장검사, 회음부 검사 시 적용한다.

방 법

절차	이론적 근거
1~5.까지 1) 바로누운자세(앙와위)와 동일하다.	
6. 대상자를 진찰대(주로 산부인과 진찰대) 위에 똑바로 눕게 한다(그림 7-31). 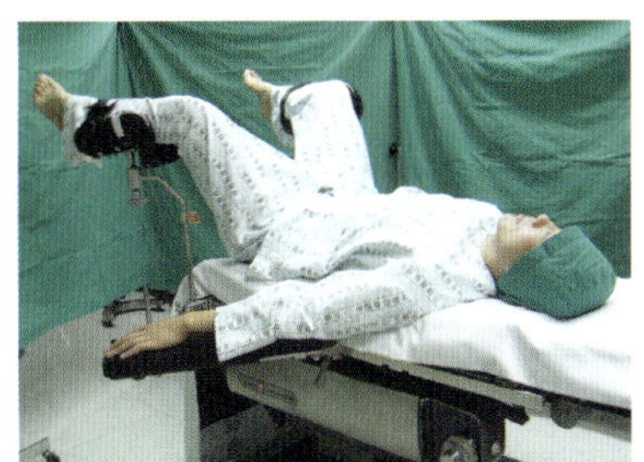 그림 7-31. 골반내진자세(하늘자전거자세)	
7. 볼기(둔부)를 진찰대 하단에 오게 하고, 대상자를 배횡와위로 해준다.	
8. 진찰대 양면에 있는 발 거는 다리지지대에 대상자의 다리를 올리고 고정 장치를 잠근다.	
9. 물과 비누로 40~60초 동안 손위생을 실시한다(또는 알코올이 첨가된 손소독제를 사용하여 20초 이상 손소독을 실시).	• 미생물의 전파를 방지한다.
10. 수행결과를 간호기록지에 기록한다.	

9) 트렌델렌부르크자세(trendelenburg position)

목 적

- 상 배(복부) 검사, 쇼크의 치료 시 적용한다.

방 법

절차	이론적 근거
1~5.까지 1) 바로누운자세(앙와위)와 동일하다.	
6. 대상자를 바로 눕게 한다.	
7. 침상 발치를 전체적으로 45° 높여서 머리와 볼기(둔부)를 다리보다 낮춘다.	• 심장과 머리쪽으로 혈액량을 일시적으로 증가시키기 위함이다.
8. 물과 비누로 40~60초 동안 손위생을 실시한다(또는 알코올이 첨가된 손소독제를 사용하여 20초 이상 손소독을 실시).	• 미생물의 전파를 방지한다.
9. 수행결과를 간호기록지에 기록한다.	

10) 변형된 트렌델렌부르크자세(Modified Trendelenburg position)

목 적

- 쇼크의 치료, 하지출혈, 질 세척 시 적용한다.

방 법

절차	이론적 근거
1~5.까지 1) 바로누운자세(앙와위)와 동일하다.	
6. 등을 대고 바로 눕게 한다.	
7. 침상의 발치를 45° 정도 높여준다(그림 7-32).	• 트렌델렌부르크자세보다 좀 더 편안한 자세이다.

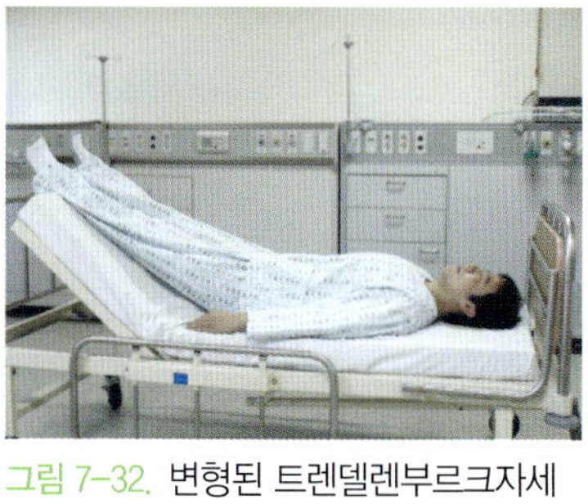

그림 7-32. 변형된 트렌델렌부르크자세

8. 물과 비누로 40~60초 동안 손위생을 실시한다(또는 알코올이 첨가된 손소독제를 사용하여 20초 이상 손소독을 실시). 9. 수행결과를 간호기록지에 기록한다.	• 미생물의 전파를 방지한다.

유의사항

- 장시간의 트렌델렌부르크자세는 위 내용물 역류, 가로막(횡격막) 압박 등의 합병증을 초래할 수 있으므로 상복부 검사나 쇼크 치료 시에 머리와 볼기(둔부)만 다리보다 낮게 위치하도록 변형된 트렌델렌부르크자세를 취해준다.

11) 잭나이프자세(잭나이프위, jack knife position)

(1) 복부 잭나이프자세(abdominal jack knife position)

목 적

- 항문수술 시 적용한다.

방 법

절차	이론적 근거
1~5.까지 1) 바로누운자세(앙와위)와 동일하다. 6. 대상자를 엎드리게 하고 팔은 머리 위로 올리게 한다(그림 7-33). 7. 넓적다리(넙다리, 대퇴) 부위를 올려서 대상자의 머리와 다리를 볼기(둔부)보다 낮춘다.	
8. 물과 비누로 40~60초 동안 손위생을 실시한다(또는 알코올이 첨가된 손소독제를 사용하여 20초 이상 손소독을 실시). 9. 수행결과를 간호기록지에 기록한다. 그림 7-33. 복부 잭나이프자세	• 미생물의 전파를 방지한다.

(2) 등 잭나이프자세(back jack knife position)

목 적

• 방광경 검사, 요도 소식자(probe) 삽입 시 적용한다.

방 법

절차	이론적 근거
1~5.까지 1) 바로누운자세(앙와위)와 동일하다.	
6. 대상자의 어깨가 상승되게 하여 등을 대고 눕게 한다(그림 7-34).	
7. 넓적다리(넙다리, 대퇴)를 배(복부)에 직각이 되게 구부린다.	
8. 다리를 넓적다리(넙다리, 대퇴)에 직각이 되게 구부린다.	
9. 물과 비누로 40~60초 동안 손위생을 실시한다(또는 알코올이 첨가된 손소독제를 사용하여 20초 이상 손소독을 실시).	• 미생물의 전파를 방지한다.
10. 수행결과를 간호기록지에 기록한다. 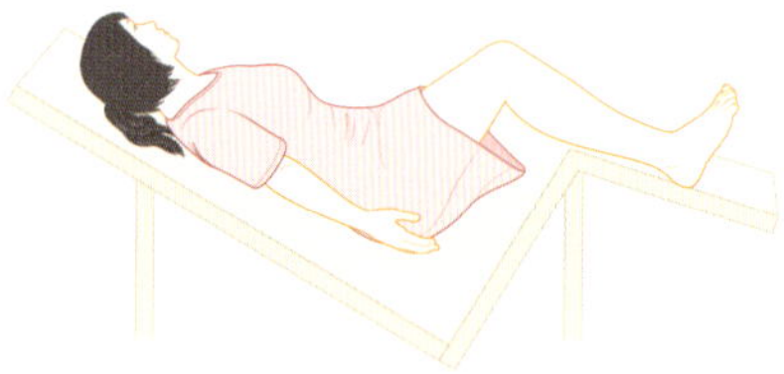 그림 7-34. 등 잭나이프자세	

(3) 옆누운 잭나이프자세(lateral jack knife position)

절차	이론적 근거
1~5.까지 1) 바로누운자세(앙와위)와 동일하다.	
6. 대상자를 침상가에 옆누움자세(측와위)로 눕게 한다(그림 7-35). 그림 7-35. 옆누운 잭나이프자세	
7. 대상자의 양쪽 무릎을 가능한 한 가슴에 닿도록 끌어올려 척추 사이가 넓어지도록 한다.	• 척추 사이가 벌어져 요추천자 시 바늘이 쉽게 삽입되게 하기 위함이다.
8. 물과 비누로 40~60초 동안 손위생을 실시한다(또는 알코올이 첨가된 손소독제를 사용하여 20초 이상 손소독을 실시).	• 미생물의 전파를 방지한다.
9. 수행결과를 간호기록지에 기록한다.	

실습보고서

안 위

년 월 일

학년 : 번호 : 이름 :

1. 빈 침상을 만들 때 사용하는 물품을 순서대로 서술하시오.

2. 침상을 만들 때 발바닥쪽굽힘을 예방하기 위한 방법을 서술하시오.

3. Stryker frame은 어느 상태의 대상자에게 사용하며 어떤 점에 유의해야 하는지 서술하시오.

4. 바로누운자세(앙와위)에서 다리의 바깥돌림을 막기 위한 방법을 서술하시오.

5. 반좌위자세를 이용하는 시기와 지지할 부위를 서술하시오.

6. 체위별 적용 가능한 치료처치 및 검사를 서술하시오.

CHAPTER

8

개인위생

개인위생은 건강과 안녕을 증진시키는 중요한 요소이다. 적절한 개인위생을 독립적으로 수행할 수 있는 능력은 감염과 질병을 예방하고, 대상자의 건강 유지, 긍정적인 자아상 확립과 정서적 안녕을 증진시킬 수 있다. 그러므로 대상자를 청결하게 유지시키는 것은 편안함을 제공하고 회복속도를 빠르게 하며 합병증을 예방해 준다.

1 구강간호

1) 일반 구강간호

▶ 목 적

- 의식 있는 대상자의 구강 청결을 유지한다.
- 건강한 치아보존 및 잇몸의 혈액순환을 촉진한다.
- 구취제거, 식욕촉진 및 기분을 상쾌하게 한다.

▶ 성취 목표

- 대상자의 구강 청결 및 구강 내 감염과 질병을 예방 및 유지한다.
- 일반 구강간호를 수행한다.

▶ 준비물

- 대상자에게 적합한 칫솔, 치약, 물과 컵, 곡반, 투약트레이, 휴지나 세수 수건, 장갑, 입술용 보습제나 오일, 면봉, 구강세정제(필요시), 치실이나 치간칫솔(필요시)

방 법

절차	이론적 근거
1. 물과 비누로 40~60초 동안 손위생을 실시한다(또는 알코올이 첨가된 손소독제를 사용하여 20초 이상 손소독을 실시)(그림 8-1). 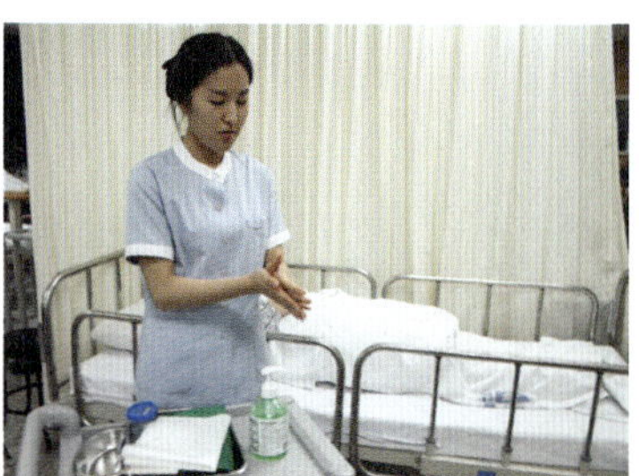 그림 8-1. 손을 씻는다.	• 미생물의 전파를 방지한다.
2. 필요한 물품을 트레이에 준비한다(그림 8-2). 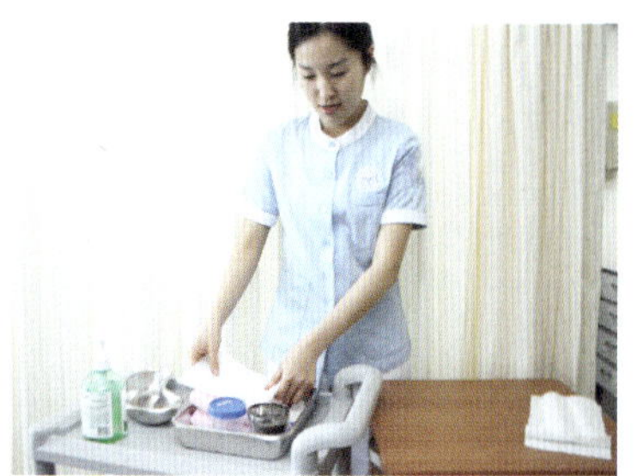 그림 8-2. 필요한 물품을 준비한다.	
3. 준비한 물품을 가지고 대상자에게 가서 간호사 자신을 소개한다.	
4. 손소독제로 손위생을 실시한다.	• 대상자와의 신체접촉 전 미생물의 전파를 방지한다.
5. 대상자의 이름, 등록번호, 생년월일 중 두 가지를 개방형으로 묻고 대답을 들은 후 대상자의 입원팔찌와 대조하여 대상자(이름, 등록번호)가 정확한지 확인하며 환자리스트(또는 처방지)와도 대조하여 대상자를 재확인한다(그림 8-3). 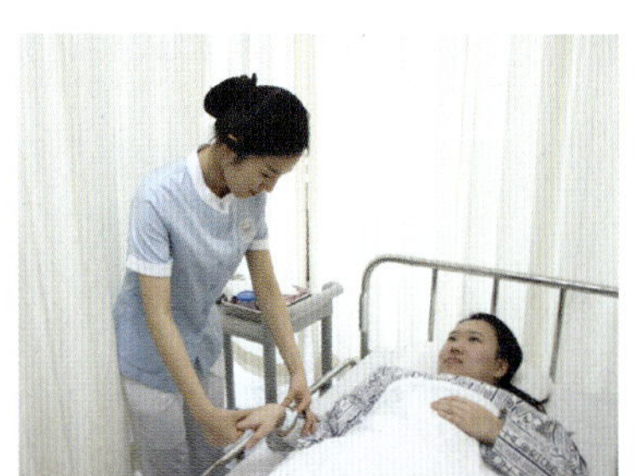 그림 8-3. 이름, 생년월일 또는 등록번호를 입원팔찌와 대조하여 확인한다.	• 안전한 간호를 위해 대상자를 정확히 확인하기 위함이다.
6. 대상자에게 양치하는 목적과 절차를 설명하고 협조를 요청한다.	

절차	이론적 근거
7. 병실 문을 닫고 커튼 또는 스크린을 친다.	• 환자의 신체적 · 정신적 안위를 위해 사생활을 보호한다.
8. 침상 위 탁자에 준비물을 놓는다.	
9. 금기사항이 없다면 침대 머리 쪽을 올리거나 반좌위자세(semi-Fowler position)를 취하게 하고, 누워있는 환자는 옆누움자세(측와위)를 취하게 한 다음 침상난간을 낮춘다.	• 간호사의 좋은 신체선열 유지와 근육 긴장을 예방하고 환자의 폐로 물이 흡인(aspiration)되는 것을 방지한다.
10. 가슴 위에 수건을 놓는다.	• 환의가 젖는 것을 방지하기 위한다.
11. 머리를 간호사 쪽으로 약간 돌리게 하고 장갑을 착용한다.	• 체액의 미생물의 전파를 방지한다.
12. 칫솔에 물을 적신 후 치약을 소량 묻혀서 다음과 같은 방법으로 이를 닦는다.	• 습기는 치아의 표면 위로 치약이 골고루 분포하게 한다.
a. 치아 바깥 면은 칫솔모를 잇몸선에 45°로 위치시켜 수 초간 진동을 주다가 치관 쪽으로 둥글리듯이 한 번에 2~3개의 치아면을 5~10회 반복하여 닦는다(그림 8-4). 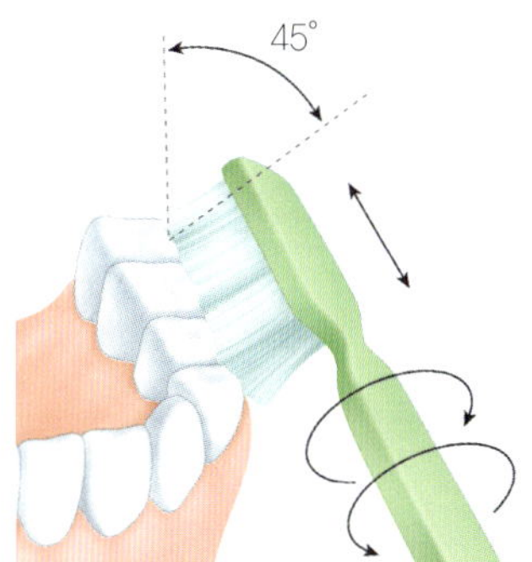 그림 8-4. 치아 닦는 법	• 45° 각도는 치아의 표면에 칫솔모가 잘 닿아서 잇몸을 마사지하며 치태를 효과적으로 제거한다.
b. 치아의 어금니 안쪽 면은 치아와 45°를 유지하여 진동 후 잇몸에서 치관(crown) 쪽으로 회전하듯이 닦는다.	
c. 치아 전치부의 안쪽에 칫솔을 수직으로 세우고 칫솔의 앞쪽 1/2을 이용하여 전후 운동으로 진동을 주다가 치관 쪽으로 부드럽게 닦는다.	
d. 저작하는 면은 전후 운동으로 움직이면서 닦는다.	
e. 대상자에게 혀를 내밀게 하고 뒤에서 혀끝 쪽으로 부드럽게 솔질한다.	• 죽은 조직과 백태를 제거하고 미생물의 수를 감소시킨다.
f. 칫솔모는 둥글고 부드러운 것을 사용하며 3~4개월마다 혹은 칫솔이 마모되는 즉시 교체하도록 한다.	• 뻣뻣한 칫솔로 너무 오래 닦으면 치아의 법랑질(에나멜질)이 벗겨질 수 있다.
13. 컵의 물로 입안을 헹구게 하고 곡반의 오목한 부분을 대상자의 턱에 대고 뱉게 한다(그림 8-5).	

절차	이론적 근거
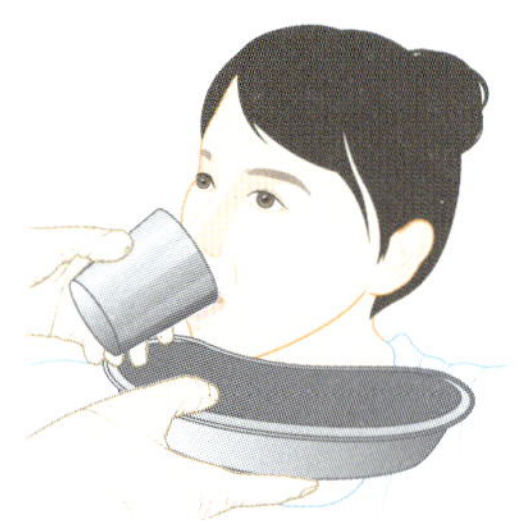 그림 8-5. 컵의 물로 입안을 헹구게 한다.	
14. 필요하면 치실과 치간 칫솔을 사용한다(그림 8-6). 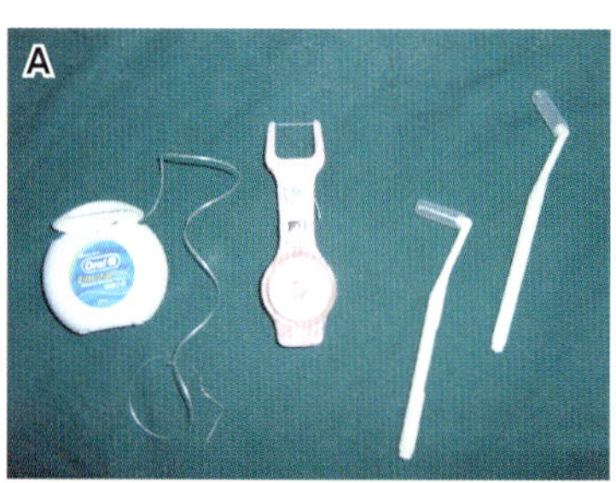 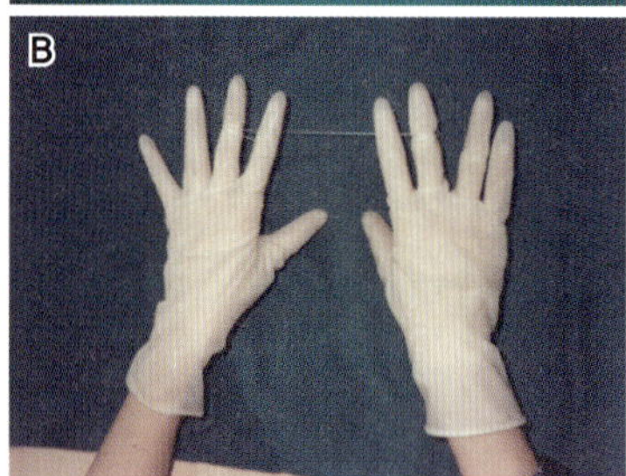 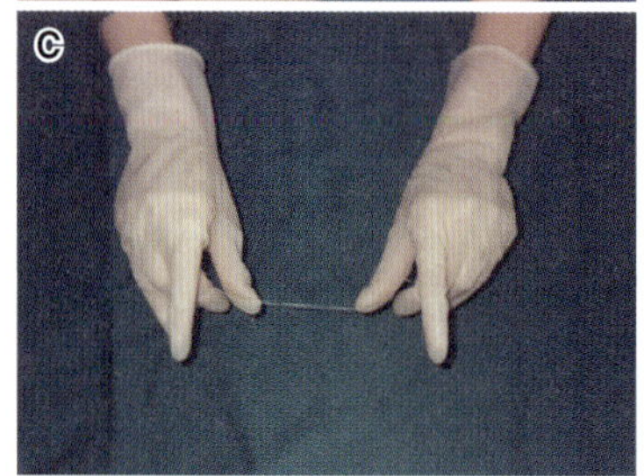 그림 8-6. 치간 칫솔과 치실 이용	• 치실 및 치간 칫솔은 치아 사이의 음식찌꺼기를 제거한다.
15. 대상자가 원하면 구강세정제를 사용한다.	
16. 곡반을 치우고 수건으로 턱과 입주변을 닦아준다.	
17. 입술 보습제나 오일을 면봉에 묻혀 입술에 발라준다(그림 8-7).	• 입술의 건조와 균열을 예방한다.

절차	이론적 근거
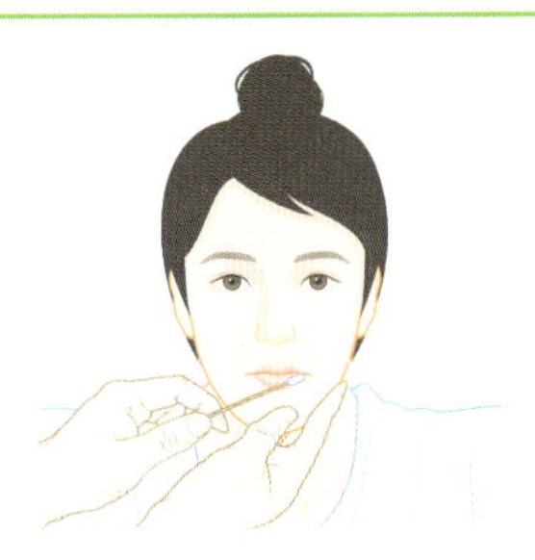 그림 8-7. 면봉에 오일을 묻혀 입술에 발라준다.	
18. 장갑을 벗고 손소독제로 손위생을 실시한 후 대상자의 주변을 정리하고 편안하게 해준다.	
19. 사용한 물품을 정리한다.	
20. 물과 비누로 40~60초 동안 손위생을 실시한다(또는 알코올이 첨가된 손소독제를 사용하여 20초 이상 손소독을 실시).	• 미생물의 전파를 방지한다.
21. 구강의 염증, 부종 등 사정 결과와 수행한 내용을 기록한다.	

유의사항

- 대상자가 할 수 있다면 스스로 하는 것을 권장한다.
- 너무 오래 닦거나 강한 칫솔질은 법랑질(에나멜질)을 마모시키므로 주의한다.
- 칫솔모는 둥글고 부드러우며 표면이 수평인 것을 사용하고 3~4개월마다 혹은 마모되는 즉시 교체하도록 한다.

2) 특별 구강간호

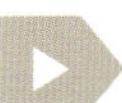

목 적

- 무의식 대상자의 상기도 감염을 예방한다.
- 구강청결, 구취제거 및 혈액순환을 촉진한다.
- 구강 내 습기를 유지하여 구강감염을 예방하고 병변을 치료한다.

성취 목표

- 무의식 대상자의 구강 내 감염과 상기도 감염을 예방한다.
- 무의식 대상자나 쇠약한 대상자의 구강청결, 구취제거 및 혈액순환을 촉진시키는 간호를 수행한다.
- 구강 내 습기를 유지하여 구강감염을 예방한다.
- 특별구강간호를 절차에 따라 수행한다.

준비물

- 컵, 함수용액(물, 멸균 생리식염수), 곡반, 트레이, 구강간호세트(멸균 드레싱 세트), 휴지나 세수 수건, 장갑, 거즈, 설압자, 흡인장치가 있는 카테터, 멸균 생리식염수 또는 0.02% 클로르헥시딘 수용액, 멸균솜, 펜라이트, 입술 보습제나 오일, 치실이나 치간칫솔(필요시), 흡인기와 흡인관

방 법

절차	이론적 근거
1. 물과 비누를 사용하여 40~60초 동안 손위생을 실시한다(그림 8-8). 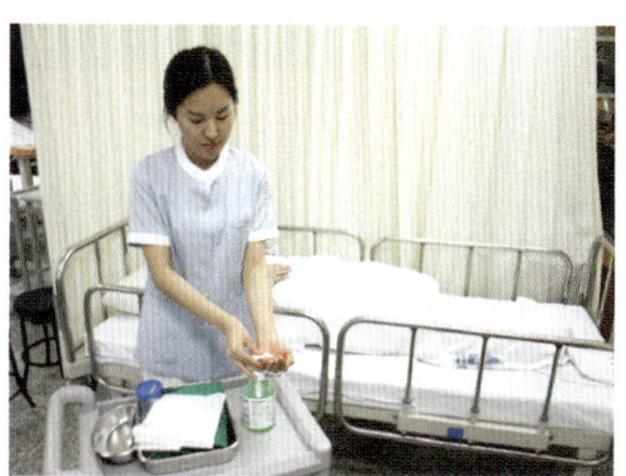 그림 8-8. 손을 씻는다.	• 미생물의 전파를 방지한다.
2. 필요한 물품을 트레이에 준비한다(그림 8-9). 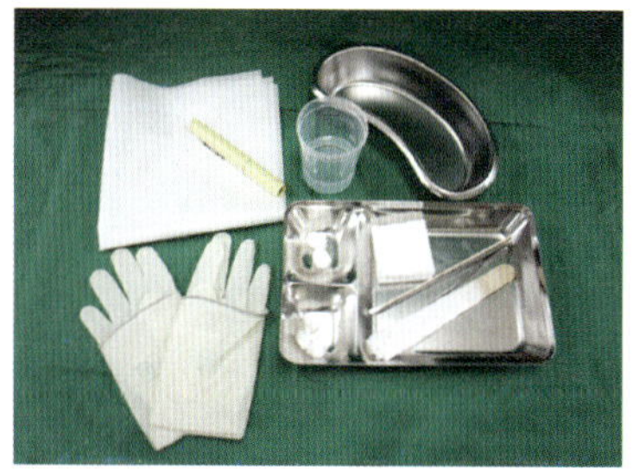 그림 8-9. 필요한 물품을 준비한다.	
3. 필요시 흡인기와 흡인관을 준비하여 연결해 놓는다.	• 분비물을 스스로 제거할 수 없는 경우 폐의 흡인을 방지하기 위함이다.
4. 준비한 물품을 가지고 대상자에게 가서 의식이 없는 대상자라 하더라도 간호사 자신을 소개한다.	
5. 손소독제로 손위생을 실시한다.	• 대상자와의 신체접촉 전 미생물의 전파를 방지한다.
6. 보호자의 도움을 받아 대상자의 이름, 등록번호, 생년월일 중 두 가지를 개방형으로 묻고 대답을 들은 후 대상자의 입원팔찌와 대조하여 대상자(이름, 등록번호)가 정확한지 확인하며 환자리스트(또는 처방지)와도 대조하여 대상자를 재확인한다(그림 8-10).	• 안전한 간호를 위해 대상자를 정확히 확인하기 위함이다.

절차	이론적 근거
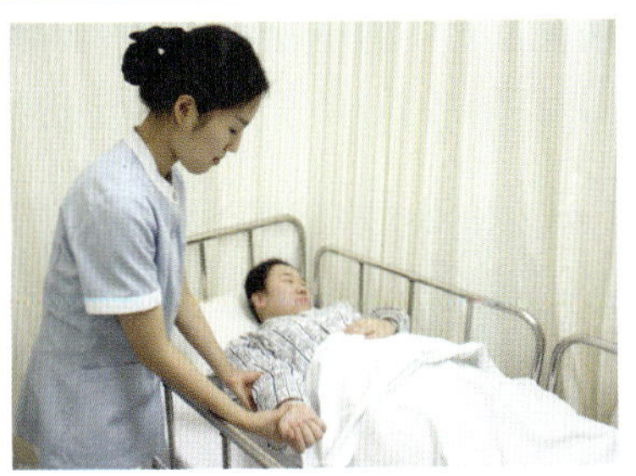 그림 8-10. 이름, 생년월일 또는 등록번호를 입원팔찌와 대조하여 확인한다.	
7. 의식이 없는 대상자일지라도 양치하는 목적과 절차를 설명한다(그림 8-11).	• 의식이 없는 대상자에게도 절차 설명이 필요하다.
8. 병실 문을 닫고 커튼 또는 스크린을 친다.	• 환자의 신체적 · 정신적 안위를 위해 사생활을 보호한다.
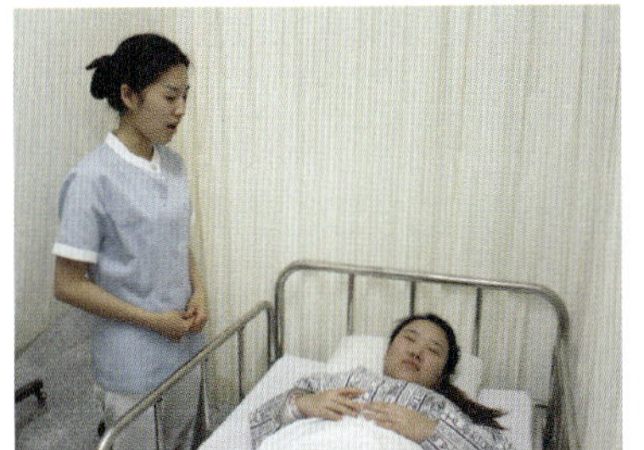 그림 8-11. 목적과 방법을 설명한다.	
9. 침상 위 탁자에 준비물을 놓는다.	
10. 거즈로 감은 설압자를 만든다(그림 8-12). 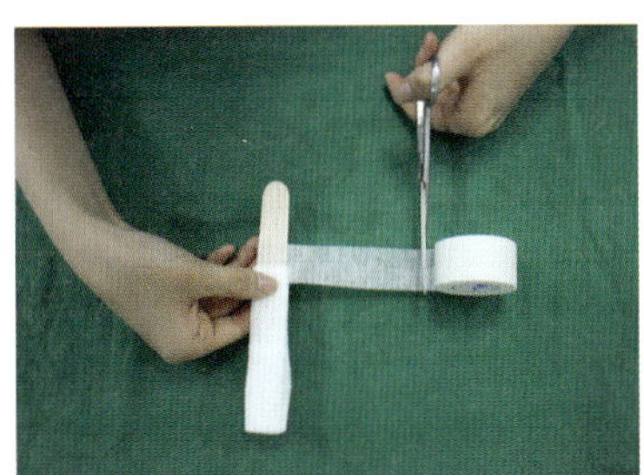 그림 8-12. 거즈로 싼 설압자를 준비한다.	
11. 간호사와 가까운 쪽 침상난간을 내리고(그림 8-13) 대상자를 반좌위자세(semi-Fowler position)에서 고개를 옆으로 돌리거나 불가능하다면 옆누운자세(측위)로 눕히거나 침대를 적어도 30° 이상 올린다.	• 구강 함수액이 입 밖으로 잘 배출되어 폐로 흡인되는 것을 방지한다.

절차	이론적 근거
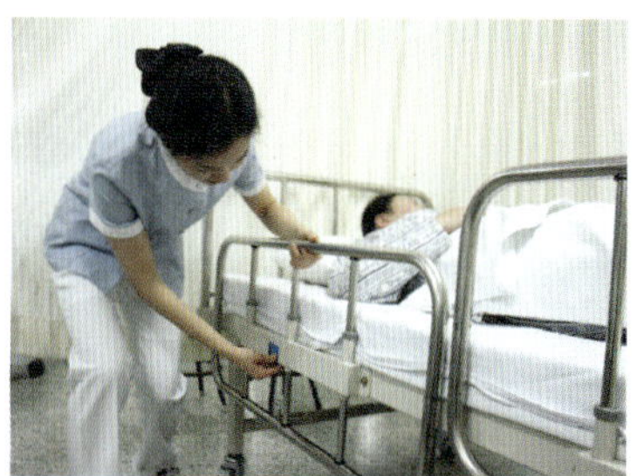 그림 8-13. 간호사와 가까운 쪽 침상난간을 내린다.	
12. 대상자의 턱 밑에 수건이나 휴지를 놓고 대상자의 턱 아래에 곡반을 댄다.	
13. 일회용 장갑을 착용한다.	
14. 대상자가 무의식일 경우 구강인두관이나 한쪽 끝을 거즈로 감은 설압자를 구강 안으로 턱을 아래로 부드럽게 잡아당기면서 삽입한다(그림 8-14). 힘을 가해서는 안 된다. 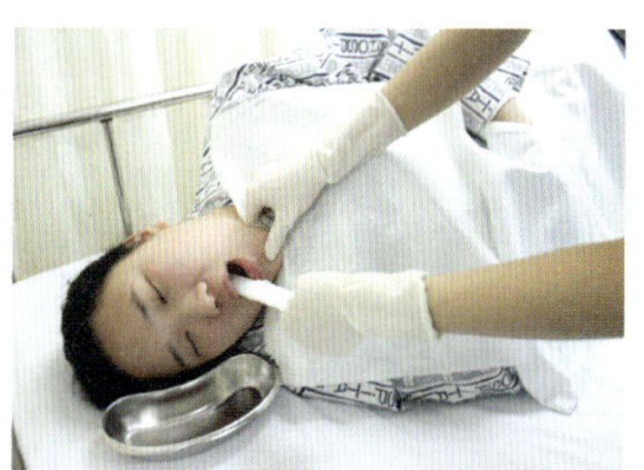 그림 8-14. 턱을 아래로 당기고 설압자를 이용하여 구강을 관찰한다.	• 설압자는 구강을 벌어지게 하여 쉽게 구강세척을 하도록 돕는다.
15. 겸자를 이용하여 멸균솜에 멸균 생리식염수 또는 클로르헥시딘 0.02% 수용액을 묻혀 부드럽게 치아를 닦는다. 한 번 사용한 솜은 버린다(그림 8-15). 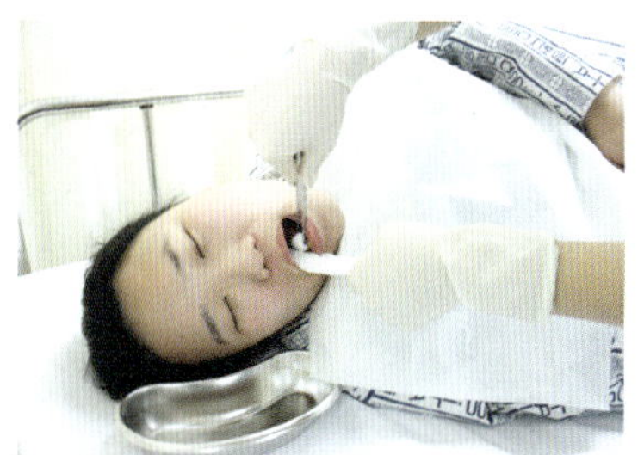 그림 8-15. 겸자를 이용하여 멸균솜으로 치아를 닦는다.	
16. 치아의 안쪽과 혀도 항균용액을 묻힌 소독솜으로 부드럽게 닦는다.	
17. 구강함수액으로 입안을 골고루 닦는다. 세척할 대상자의 분비물이 많으면 흡인기를 이용하여 도관(카테터)으로 흡입한다.	• 구강함수액이 입 밖으로 잘 배출되어 폐로 흡인되는 것을 방지한다.

절차	이론적 근거
18. 구강을 펜라이트로 비추어 소독솜이 남아 있는지 확인한다(그림 8-16). 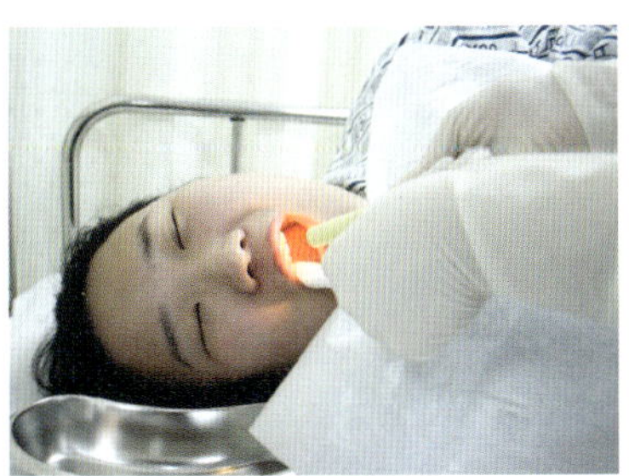 그림 8-16. 펜라이트로 솜이 남아 있는지 확인하고 구강 상태를 관찰한다.	
19. 구강상태를 관찰한 후 설압자를 제거한다.	
20. 곡반을 치우고 수건으로 턱과 입 주변을 닦아준다.	
21. 입술에 보습제 혹은 오일을 발라준다(그림 8-17). 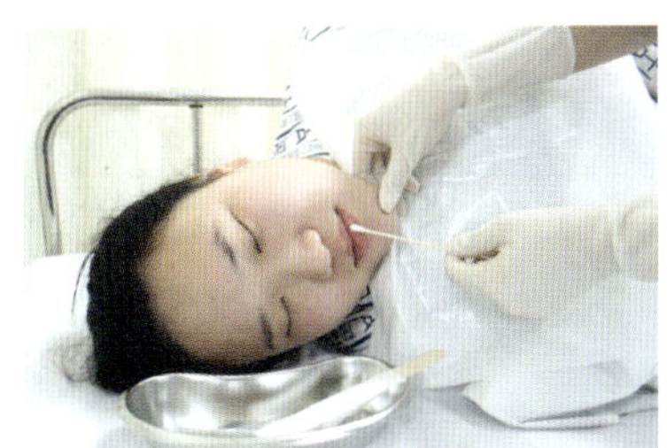 그림 8-17. 면봉으로 오일을 발라준다.	• 입술이 건조해서 균열되는 것을 예방한다.
22. 장갑을 벗고 손소독제로 손위생을 실시한다.	
23. 대상자를 편안하게 해주고 주변을 정리한다.	
24. 사용한 물품을 정리한다.	
25. 물과 비누로 40~60초 동안 손위생을 실시한다(또는 알코올이 첨가된 손소독제를 사용하여 20초 이상 손소독을 실시).	• 미생물의 전파를 방지한다.
26. 구토 반사, 잇몸 출혈, 점막 건조, 궤양 등 사정 결과와 수행한 내용을 기록한다.	

유의사항

- 구강함수용액이 기도로 들어가거나 솜이 구강 안에 남아 있지 않도록 주의한다. 특히 과산화수소수를 사용할 경우 삼키지 않도록 주의한다.
- 구강함수용액으로 과산화수소는 치아의 법랑질(에나멜질)을 손상시킬 수 있어 생리식염수가 더 추천된다.

3) 의치간호

목 적

- 의치를 깨끗이 하여 대상자의 구강청결을 돕는다.
- 의치의 관찰을 통해 의치의 손상여부를 확인한다.

성취 목표

- 의치간호를 수행한다.
- 수행한 내용을 기록한다.

준비물

- 치약, 생리식염수나 의치세정제, 부드러운 칫솔 또는 의치전용 칫솔, 물컵, 거즈, 의치보관용기, 장갑, 수건, 곡반

방 법

절차	이론적 근거
1. 물과 비누로 40~60초 동안 손위생을 실시한다(또는 알코올이 첨가된 손소독제를 사용하여 20초 이상 손소독을 실시)(그림 8-8).	• 미생물의 전파를 방지한다.
2. 필요한 물품을 준비한다.	
3. 준비한 물품을 가지고 대상자에게 가서 간호사 자신을 소개한다.	
4. 손소독제로 손위생을 실시한다.	• 대상자와의 신체접촉 전 미생물의 전파를 방지한다.
5. 대상자의 이름, 등록번호, 생년월일 중 두 가지를 개방형으로 묻고 대답을 들은 후 대상자의 입원팔찌와 대조하여 대상자(이름, 등록번호)가 정확한지 확인하며 환자리스트(또는 처방지)와도 대조하여 대상자를 재확인한다.	• 안전한 간호를 위해 대상자를 정확히 확인하기 위함이다.
6. 대상자에게 의치 세척의 목적과 절차를 설명한다.	
7. 병실 문을 닫고 커튼 또는 스크린을 친다	• 환자의 신체적 · 정신적 안위를 위해 사생활을 보호한다.
8. 의치를 닦을 세면대 밑에 수건을 깐다.	• 의치는 물에 젖으면 매우 미끄럽다. 떨어지면 깨지므로 밑에 수건을 깔아 의치의 손상을 방지한다.
9. 장갑을 착용한다.	• 미생물의 전파를 방지한다.
10. 의치를 빼달라고 대상자에게 요청한다. 대상자가 의치를 뺄 수 없으면 거즈로 의치를 싼 후 잘 잡고 앞니의 윗부분을 위 아래로 약간 움직여서 뺀다.	• 거즈는 의치가 미끄러지는 것을 방지한다.

수행	근거
11. 수건이 깔린 세면대에 의치를 가지고 가서 칫솔에 치약을 묻혀 잘 닦는다.	• 의치에도 음식물 찌꺼기가 낄 수 있으며, 이는 세균의 번식을 가져오므로 의치를 청결하게 하는 것은 중요하다.
12. 의치를 흐르는 찬물이나 미온수로 잘 닦는다(그림 8-18). 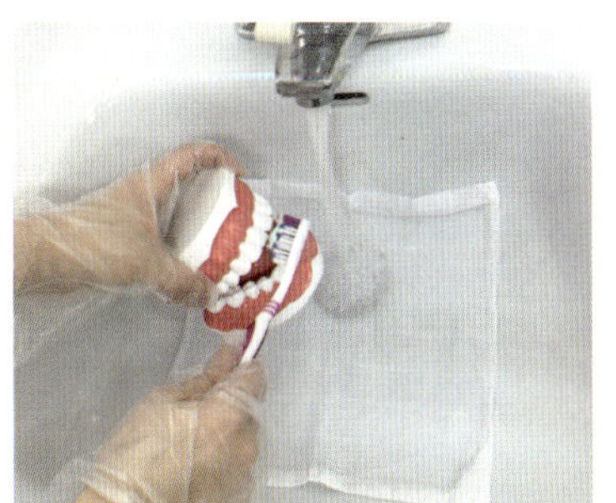 그림 8-18. 의치 닦는 법	• 뜨거운 물이나 너무 찬물은 의치의 변형이나 손상을 초래할 수 있다.
13. 대상자에게 의치를 가져다주고 스스로 끼도록 하거나 의치를 끼워준다.	
14. 대상자가 의치를 끼지 않을 경우, 물이 담긴 불투명하고 뚜껑이 있는 용기에 넣어 이름표를 부착하고 안전하게 보관한다.	• 의치를 물에 담가두면 의치의 뒤틀림을 예방한다.
15. 장갑을 벗고 손소독제로 손위생을 실시한다.	
16. 대상자의 주변을 정리하고 편안하게 해준다.	
17. 사용한 물품을 정리한다.	
18. 물과 비누로 40~60초 동안 손위생을 실시한다(또는 알코올이 첨가된 손소독제를 사용하여 20초 이상 손소독을 실시).	• 미생물의 전파를 방지한다.
19. 구강점막의 자극 부위 등 사정 결과와 수행한 내용을 기록한다.	

2 목욕

1) 침상목욕

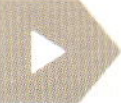

목 적

- 거동이 제한된 대상자의 피부에 있는 세균, 분비물, 때를 제거하여 피부를 청결하게 한다.
- 신체의 냄새를 제거한다.
- 혈액순환을 촉진한다.
- 근육의 긴장을 완화하고 편안감을 준다.
- 피부상태를 관찰한다.

성취 목표

- 거동이 제한된 대상자의 피부상태를 청결하게 수행하여 피부를 보호하고 이차적인 피부감염을 예방하는 간호를 수행한다.
- 혈액순환을 촉진하는 간호를 수행한다.

준비물

- 대야, 비누, 작은 수건, 중간 수건, 큰 수건, 물(성인의 경우 43~46℃, 소아인 경우 38~40℃), 목욕담요, 고무포, 로션이나 오일, 빗, 새 환의 및 새 홑이불, 세탁물 주머니, 장갑, 변기, 면봉

방 법

절차	이론적 근거
1. 물과 비누로 40~60초 동안 손위생을 실시한다(또는 알코올이 첨가된 손소독제를 사용하여 20초 이상 손소독을 실시).	• 미생물의 전파를 방지한다.
2. 목욕에 필요한 물품을 준비한다(그림 8-19). 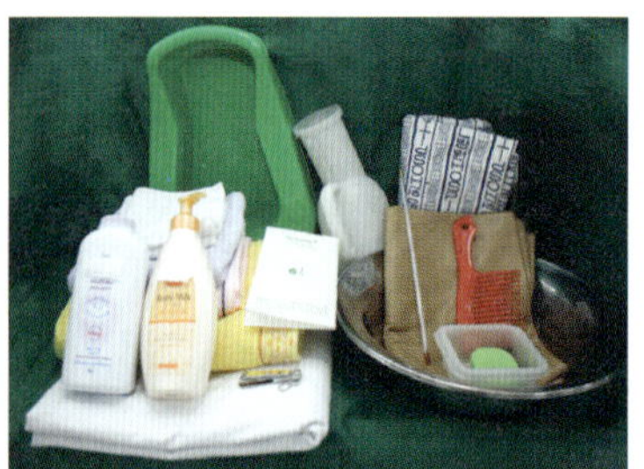 그림 8-19. 필요한 물품을 준비한다.	
3. 병실의 온도와 조명을 조절하여 편안한 환경을 만든다.	• 대상자의 체온소실을 예방하고 한기를 느끼지 않도록 한다.
4. 준비한 물품을 가지고 대상자에게 가서 간호사 자신을 소개한다.	
5. 손소독제로 손위생을 실시한다.	• 대상자와의 신체접촉 전 미생물의 전파를 방지한다.
6. 대상자의 이름, 등록번호, 생년월일 중 두 가지를 개방형으로 묻고 대답을 들은 후 대상자의 입원팔찌와 대조하여 대상자(이름, 등록번호)가 정확한지 확인하며 환자리스트(또는 처방지)와도 대조하여 대상자를 재확인한다.	• 안전한 간호를 위해 대상자를 정확히 확인하기 위함이다.
7. 대상자에게 목욕의 목적과 절차를 설명하고 협조를 요청한다.	
8. 창문과 병실 문을 닫고 스크린이나 커튼을 친다.	• 대상자의 신체적, 정신적 안위를 위한 사생활을 보호한다.
9. 대상자의 자가간호능력을 사정한다.	• 독립심, 운동범위, 자존감의 증진을 위한다.

절차	이론적 근거
10. 목욕 전에 변기를 준비하여 용변을 보도록 돕는다.	• 목욕 도중에 따뜻한 물이 신체에 닿으면 대상자의 장이나 방광을 자극할 수 있으므로 용변을 보지 않도록 하여 환자가 편안하게 목욕을 할 수 있다.
11. 침대를 간호하기 편한 높이로 조절한다.	• 간호사의 신체선열과 안전을 보호한다.
12. 목욕담요를 덮어주고 윗 침요를 벗겨 세탁물 주머니에 넣는다(그림 8-20). 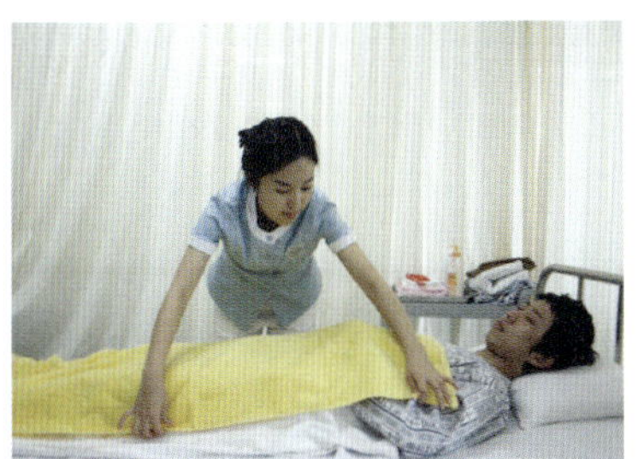 그림 8-20. 목욕담요를 덮어준다.	• 목욕담요는 대상자의 불필요한 노출을 방지하고 보온을 유지한다.
13. 밑홑이불 위에 방수포를 깔고 환의를 벗긴다(그림 8-21). a. 대상자가 정맥도관을 가지고 있으면 정맥도관이 없는 팔부터 벗기고 수액의 연결관을 잠근 다음, 정맥수액병이나 수액백, 연결관을 소매를 통해 조심스럽게 빼낸 후 다시 제 위치에 걸어둔다. 수액의 주입속도를 정해진 속도대로 다시 조절한다. 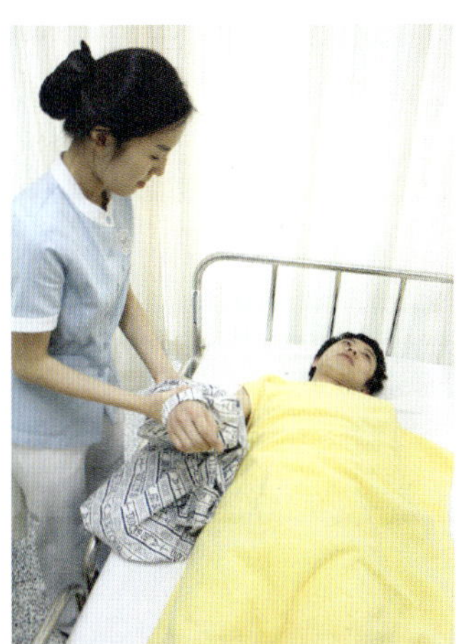 그림 8-21. 환의를 벗긴다.	
14. 홑이불 대신 목욕수건을 덮는다.	
15. 세수수건을 턱 아래에 펼친다. 베개는 제거하고, 목욕수건을 접어 대상자의 머리 아래에 대준다(그림 8-22).	

절차	이론적 근거
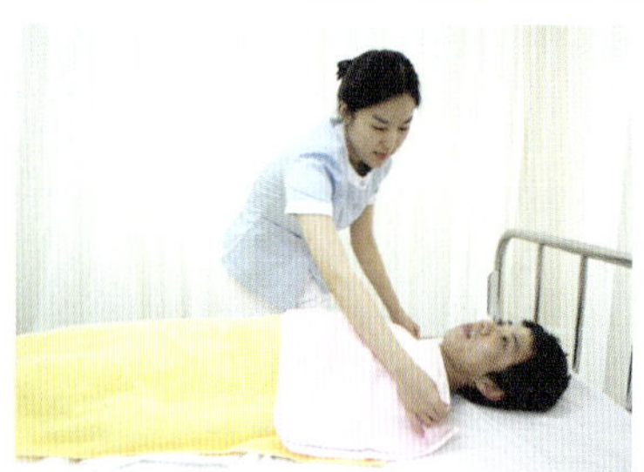 그림 8-22. 가슴 위에 수건을 놓는다.	
16. 작은 수건으로 목욕장갑을 만들어(그림 8-23) 비누를 사용하지 않고 눈을 안쪽에서 바깥쪽으로 닦아준다. 다른 쪽 눈은 목욕장갑의 다른 쪽을 사용하여 닦는다.	• 안쪽에서 바깥쪽으로 닦는 것은 분비물이 비루관으로 이동되는 것을 방지한다. 다른 면을 이용하여 눈을 닦는 것은 오염 물질의 전파를 막는다.

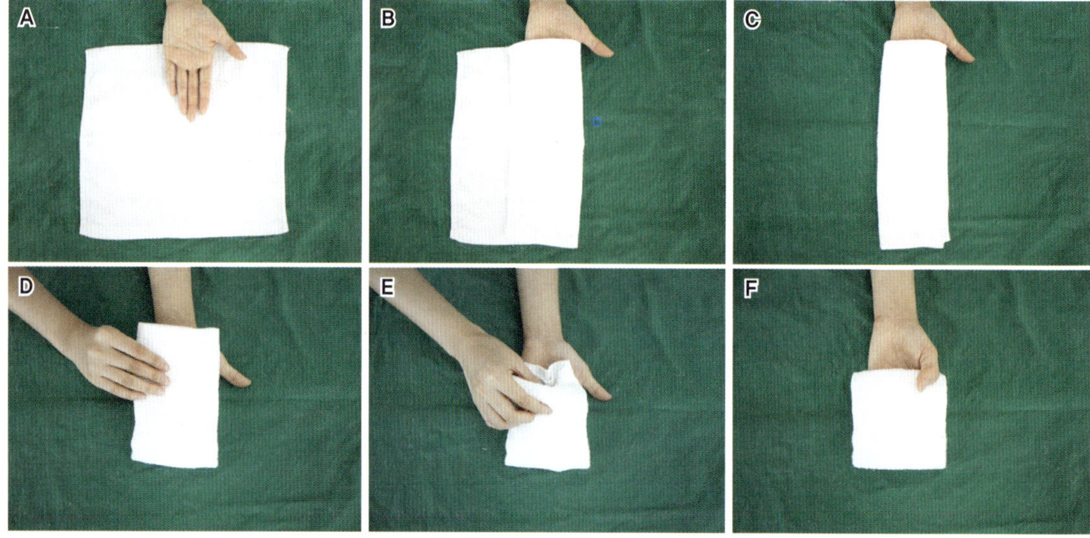

그림 8-23. 목욕장갑을 만든다(A~F).

절차	이론적 근거
17. 대상자의 한 쪽 이마, 뺨, 코, 입, 턱, 귀, 목을 닦는다. 다른 쪽도 같은 순서로 닦는다.	• 대상자가 원하면 비누를 쓸 수 있다. 그러나 비누는 피부를 건조하게 할 수 있으므로 잘 헹구어 낸다.
18. 간호사로부터 멀리 있는 대상자의 한쪽 팔을 노출시킨 후 그 밑에 수건을 놓는다. 손목 쪽에서 팔 쪽으로 물로 닦은 후 비누로 문지르고 다시 물로 잘 닦는다. 반대편 팔도 닦는다(그림 8-24).	• 손목 쪽에서 팔 쪽으로 닦는 것은 말초 부위에서 몸의 중심부로 닦는 것으로 정맥 귀환을 돕는다.

절차	이론적 근거
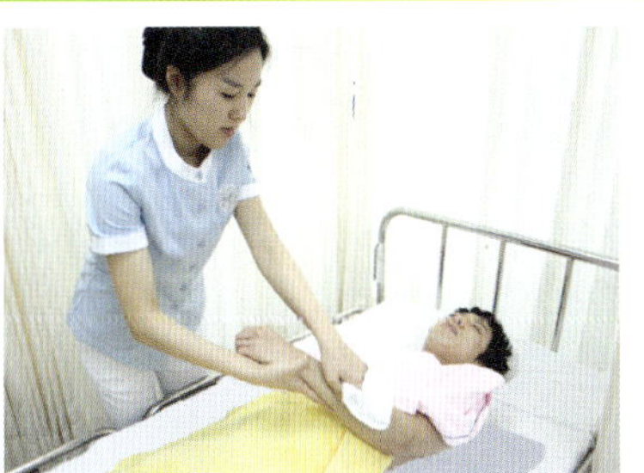 그림 8-24. 손목 쪽에서 팔 쪽으로 닦는다.	
19. 대야에 물을 떠서 간호사로부터 멀리 있는 대상자의 손을 물에 담그고 비누와 물로 잘 닦고 건조시킨다(그림 8-25).	• 물에 손을 담그면 편안감과 이완감이 증가하며 손톱이 부드러워지고, 피부와 손톱에 있는 이물질을 제거하기 쉽다.
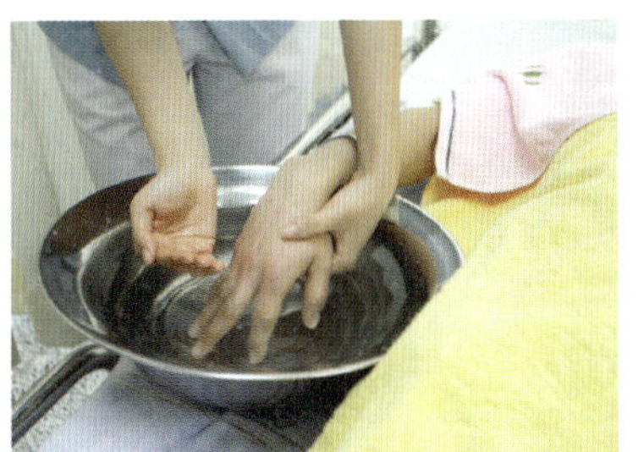 그림 8-25. 손을 대야에 담가 손가락 사이를 닦는다.	
20. 대상자의 가슴에 1개의 수건을 턱 밑부터 가슴까지 덮고 또 하나의 수건은 가슴부터 복부에 놓는다.	• 수건을 잘 덮는 것은 대상자의 프라이버시를 지켜주며 보온을 유지시켜 준다.
21. 덮어놓은 수건 밑에 목욕장갑을 넣어 대상자의 가슴을 닦고 다음에 복부를 피부결대로 가로로 닦고 건조시킨다(그림 8-26).	• 피부자극을 감소하기 위한다.
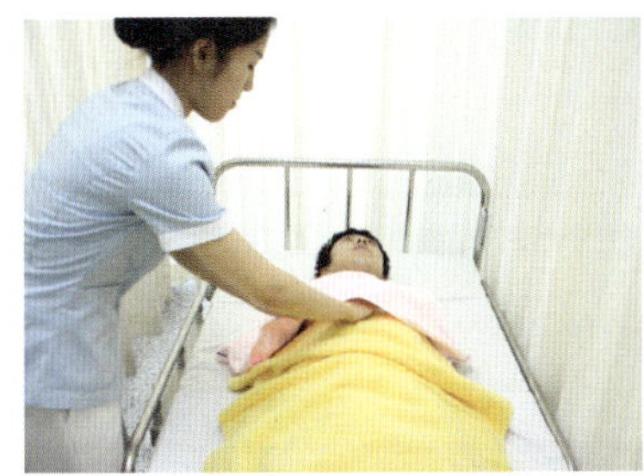 그림 8-26. 수건 밑에 목욕 장갑을 넣어 가슴을 닦는다.	
22. 큰 수건을 간호사로부터 먼 쪽에 있는 대상자의 다리 밑에 놓고 다리를 노출하여 발목부터 넓적다리(넙다리, 대퇴)쪽으로 닦고 건조시킨다.	• 발목에서 넓적다리(넙다리, 대퇴)쪽으로 닦는 것은 정맥의 귀환을 촉진시킨다.
23. 대야에 물을 떠서 대상자의 발을 담그고 발가락까지 잘 닦고 건조시킨다(그림 8-27).	• 물에 발을 담그는 것은 긴장감을 줄여주고 편안함을 제공한다.

절차	이론적 근거
그림 8-27. 발을 담그고 발가락까지 잘 닦고 건조시킨다.	• 당뇨병이나 말초혈관장애가 있는 경우에는 피부가 연화되어 감염이 촉진될 수 있으므로 주의해야 한다.
24. 다른 쪽 다리도 반대편 쪽처럼 잘 닦는다.	
25. 대상자의 등과 볼기(둔부)가 노출되도록 엎드린자세(복와위, prone position)나 옆누움자세(측와위, lateral decubitus position)로 눕게 한다.	
26. 등과 볼기(둔부)를 잘 씻고 건조시킨다(그림 8-28).	• 볼기(둔부)의 피부상태에 변화가 있다면 욕창의 위험이 있으므로 피부 관찰을 잘 해야 한다.

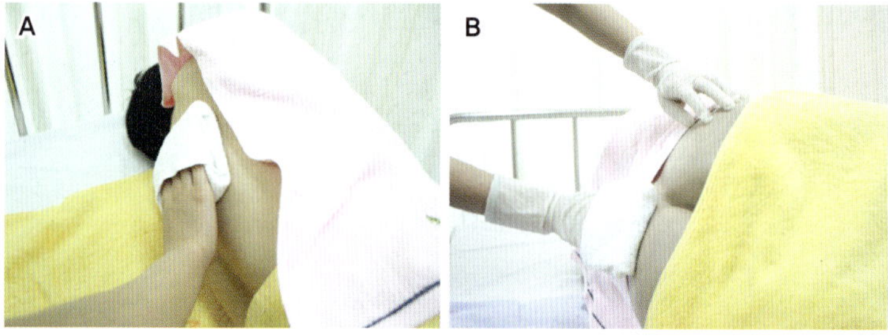

그림 8-28. A: 옆누움자세(측와위)로 눕게 한 후 등을 닦는다. B: 볼기(둔부)를 잘 씻고 건조시킨다.

절차	이론적 근거
27. 로션으로 등 마사지를 한다.	
28. 깨끗한 물로 갈아놓고 목욕수건을 새 것으로 바꾼다.	
29. 회음부를 잘 닦는다. 대상자가 원하면 스스로 하게 한다.	
30. 머리를 잘 빗겨주고 새 환의로 갈아입힌다.	
31. 필요하면 면봉으로 귀에 들어간 물을 닦아준다.	
32. 손소독제로 손위생을 실시한 후 침상을 깨끗이 갈고 대상자를 편안하게 한다.	
33. 사용한 물품을 다 치우고 제자리에 정돈한다.	
34. 물과 비누로 40~60초 동안 손위생을 실시한다(또는 알코올이 첨가된 손소독제를 사용하여 20초 이상 손소독을 실시).	• 미생물의 전파를 감소시킨다.
35. 뼈 돌출 부위의 발적 등 피부 사정 결과와 시행된 목욕의 종류(전신 침상목욕, 부분목욕, 샤워) 등 수행한 내용을 기록한다.	

유의사항

- 목욕 중에도 간호사는 대상자의 상태변화를 항상 관찰해야 한다.
- 회음부는 등 마사지를 하기 전에 닦아도 된다.

2) 샤워나 욕조목욕

목 적

- 움직일 수 있는 대상자를 청결히 한다.
- 혈액순환을 돕는다.
- 관절 가동범위 운동을 하게 한다.
- 신체적, 정신적 이완을 제공한다.

성취 목표

- 샤워 및 욕조목욕을 절차에 따라 수행한다.
- 수행결과를 기록한다.

준비물

- 목욕수건이나 목욕장갑, 큰 수건, 세면도구, 비누, 새 환의, 빗, 슬리퍼, 미끄럼 방지 매트(필요시 목욕용 의자), '사용 중' 표지

방 법

절차	이론적 근거
1. 대상자의 상태를 사정한 후 물과 비누로 40~60초 동안 손위생을 실시한다(또는 알코올이 첨가된 손소독제를 사용하여 20초 이상 손소독을 실시).	• 대상자의 독립심과 자존감 증진을 위해 가능한 한 대상자가 할 수 있는 만큼 스스로 능력을 발휘하도록 하면서 미생물의 전파를 방지한다.
2. 목욕에 필요한 물품을 준비한다.	
3. 준비한 물품을 가지고 대상자에게 가서 간호사 자신을 소개한다.	
4. 손소독제로 손위생을 실시한다.	• 대상자와의 신체접촉 전 미생물의 전파를 방지한다.
5. 대상자의 이름, 등록번호, 생년월일 중 두 가지를 개방형으로 묻고 대답을 들은 후 대상자의 입원팔찌와 대조하여 대상자(이름, 등록번호)가 정확한지 확인하며 환자리스트(또는 처방지)와도 대조하여 대상자를 재확인한다.	• 안전한 간호를 위해 대상자를 정확히 확인하기 위함이다.

절차	이론적 근거
6. 대상자에게 샤워나 욕조목욕의 목적과 절차를 설명한다.	
7. 욕조에 미끄럼 방지 매트를 깐다.	• 대상자의 낙상을 예방한다.
8. 목욕에 필요한 물품을 사용하기에 편리한 곳에 잘 정돈해 놓는다.	
9. 필요에 따라 몸을 씻거나 쉬도록 목욕용 의자를 마련해 준다.	• 대상자의 상태를 고려하고 피로감을 감소시킨다.
10. 목욕 중 간호사에게 도움을 요청하는 방법을 알린다.	• 어지럽거나 너무 피로하면 바로 도움을 요청할 수 있도록 교육한다.
11. 욕실문 밖에 '사용 중' 팻말을 붙인 후 욕실문을 닫는다.	• 대상자의 프라이버시를 지켜준다.
12. 욕조에 물을 1/3~1/2 정도 받은 후 물의 온도를 40~43℃로 맞춘다. 샤워를 하는 경우 샤워기를 틀어주고 대상자가 샤워기 밑에 서기 전에 물의 온도를 맞춘다.	• 적당한 물의 온도는 화상을 방지하고 편안함과 이완감을 준다.
13. 대상자가 욕조에 들어가거나 나올 때 넘어지지 않도록 욕실 난간을 붙잡는 법을 알려준다.	• 대상자의 안전을 고려한다.
14. 20분 이상 머물지 않게 하며 매 5분마다 간호사의 도움이 필요한지 확인한다.	• 따뜻한 물은 말초혈관 이완으로 혈류량이 감소되어 순간적인 현기증(실신)의 가능성이 있으므로 응급상황에 대비한 빠른 대처를 하기 위함이다.
15. 대상자가 목욕이 끝났음을 알리면 욕실로 돌아오고 들어가기 전에 노크를 한다.	
16. 불안정한 대상자를 위해서는 대상자가 욕조에서 나오기 전에 물을 뺀다. 대상자의 어깨에 큰 수건을 덮어준다. 대상자가 욕조 밖으로 나오는 것과 몸의 물기를 닦는 것을 도와준다. 대상자가 약하고 안정되지 못하면 반드시 추가적인 보조 인력을 계획하도록 한다.	• 낙상을 방지한다. 물이 빠지면 대상자는 오한을 느낄 수 있으므로 보온을 유지하기 위함이다.
17. 새 환의로 갈아입게 한 후 병실로 안전하게 들어가 편안하게 누울 수 있도록 돕는다.	
18. 물과 비누로 손위생을 실시한 후 다음 사람을 위하여 욕조를 깨끗이 닦고 주변 물품을 잘 정돈해 놓는다.	• 욕조가 더러우면 균의 오염이 될 수 있다. 항상 청결함을 유지하도록 해야 한다.
19. 벗은 환의와 사용한 수건 등은 세탁물 주머니에 넣는다.	
20. 목욕실 문 밖에 '비어 있음' 팻말을 붙인다.	
21. 물과 비누로 40~60초 동안 손위생을 실시한다(또는 알코올이 첨가된 손소독제를 사용하여 20초 이상 손소독을 실시).	
22. 목욕 후 대상자의 상태, 목욕시간, 발적 등 피부 사정 결과와 수행한 내용을 기록한다.	

유의사항

- 대상자의 안전에 유의해야 한다.
- 노인과 어린이는 뜨거운 물로 인해 화상을 입지 않도록 주의한다.
- 목욕하는 동안 관절 가동범위 운동을 관찰한다.

3 등 마사지

목 적

- 신체적 · 정신적 편안감과 이완을 제공한다.
- 대상자의 혈액순환을 자극한다.
- 근육긴장을 완화시킨다.
- 불면증을 완화시킨다.

성취 목표

- 등 마사지를 절차에 따라 수행한다.
- 수행결과를 기록한다.
- 등 마사지를 통해 혈액순환을 증진시킨다.

준비물

- 목욕담요, 로션이나 오일, 큰 수건, 베개, 대야, 온수

방 법

절차	이론적 근거
1. 물과 비누로 40~60초 동안 손위생을 실시한다(또는 알코올이 첨가된 손소독제를 사용하여 20초 이상 손소독을 실시).	• 미생물의 전파를 방지한다.
2. 필요한 물품을 준비한다(그림 8-29). 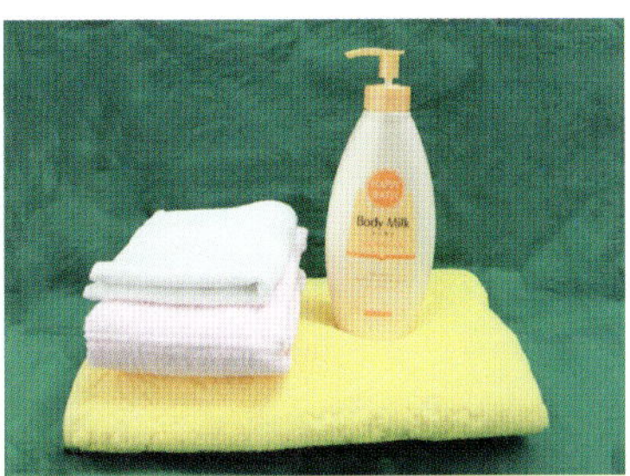 그림 8-29. 필요한 물품을 준비한다.	

절차	이론적 근거
3. 준비한 물품을 가지고 대상자에게 가서 간호사 자신을 소개한다.	
4. 손소독제로 손위생을 실시한다.	• 대상자와의 신체접촉 전 미생물의 전파를 방지한다.
5. 대상자의 이름, 등록번호, 생년월일 중 두 가지를 개방형으로 묻고 대답을 들은 후 대상자의 입원팔찌와 대조하여 대상자(이름, 등록번호)가 정확한지 확인하며 환자리스트(또는 처방지)와도 대조하여 대상자를 재확인한다.	• 안전한 간호를 위해 대상자를 정확히 확인하기 위함이다.
6. 대상자에게 등 마사지의 목적과 절차를 설명한다.	• 등 마사지 절차에 대한 불안감을 완화시키기 위함이다.
7. 창문과 병실문을 닫고 스크린이나 커튼을 친다.	• 대상자의 신체적, 정신적 안위를 위한 사생활을 보호한다.
8. 등과 볼기(둔부) 밑에 방수포 또는 목욕수건을 깐다.	
9. 대상자를 간호사 쪽으로 가까이 옮겨 가능한 한 엎드린자세(복와위)나 옆누움자세(측와위)를 취하게 한다. 마사지 할 부분(등, 어깨, 위팔(상박), 볼기(둔부))만 노출시키고 목욕담요를 덮어준다(그림 8-30). 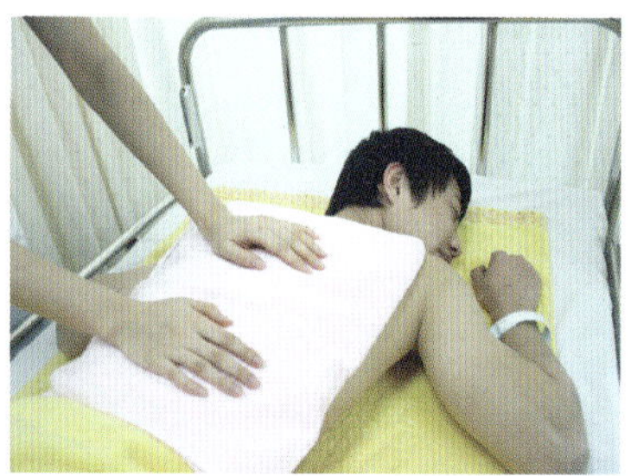 그림 8-30. 편안한 체위를 취해주고 등과 볼기(둔부)를 노출시킨다.	• 불필요한 노출을 막고 보온을 유지한다.
10. 큰 수건을 대상자 아래에 펼쳐 놓는다.	
11. 수건을 이용하여 등을 잘 닦는다(그림 8-31). 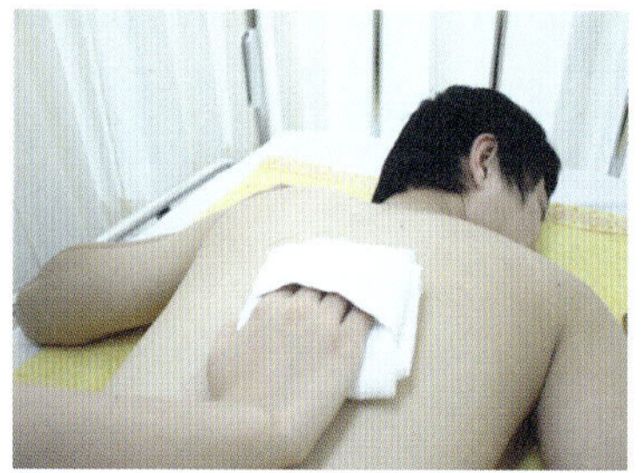 그림 8-31. 따뜻한 물수건으로 등을 잘 닦는다.	
12. 간호사의 손에 윤활제(로션이나 오일)를 충분히 바른 후 따뜻해지도록 잠시 기다린다(그림 8-32).	• 로션은 마찰 시 윤활제 역할을 하는데 차가운 로션은 근육을 수축시켜 마사지의 효과를 감소시킨다.

절차	이론적 근거
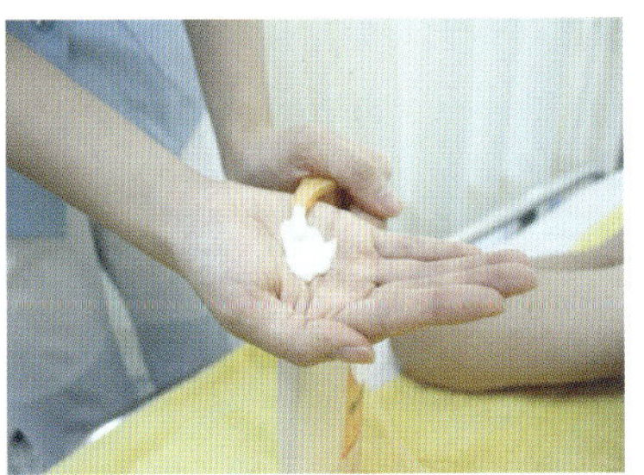 그림 8-32. 손바닥에 로션을 덜어 간호사의 손으로 따뜻하게 한다.	
13. 경찰법을 이용하여 엉치(뼈)(천골) 부위에서 척추 양옆을 따라 어깨 쪽으로 압력을 주면서 바깥쪽으로 회전하여 상박을 돌아 아래로 길고 둥글게 손바닥을 피부에 완전히 밀착시키면서 문지른다. 이때 간호사의 체중을 이용하여 8회 정도 계속한다(그림 8-33).	• 피부표면을 손바닥으로 문지르는 것이 경찰법(effleurage)이며, 모든 마사지의 시작과 끝은 경찰법이다. 체중의 이동은 효율적인 힘을 생산하며, 율동적 마사지는 진정효과를 가져온다.
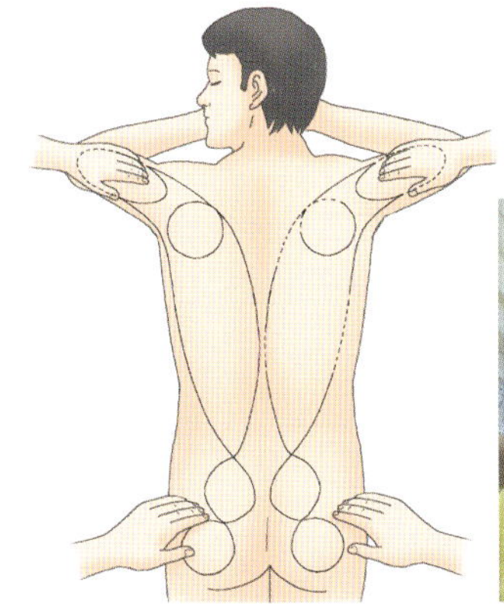 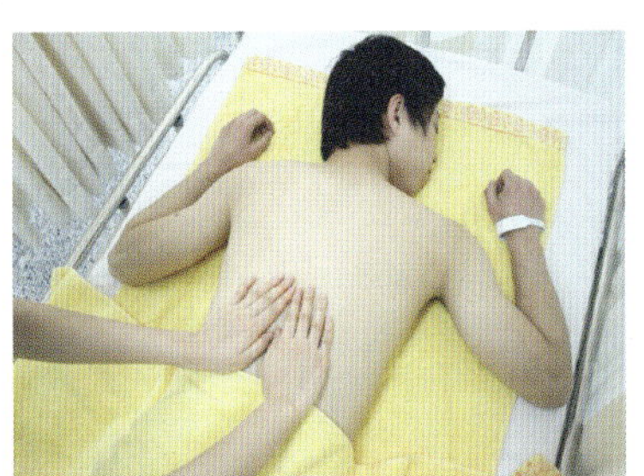 그림 8-33. 경찰법	
14. 엄지와 나머지 손가락 사이로 피부를 빠른 속도로 집어올려 반죽하듯이 주무른다. 척추를 따라 올라가면서 주무르고 목과 어깨근육, 등 전체를 주무른다(2회)(그림 8-34).	• 반죽하듯이 주무르는 방법은 유날법(petrissage)이라고 한다.
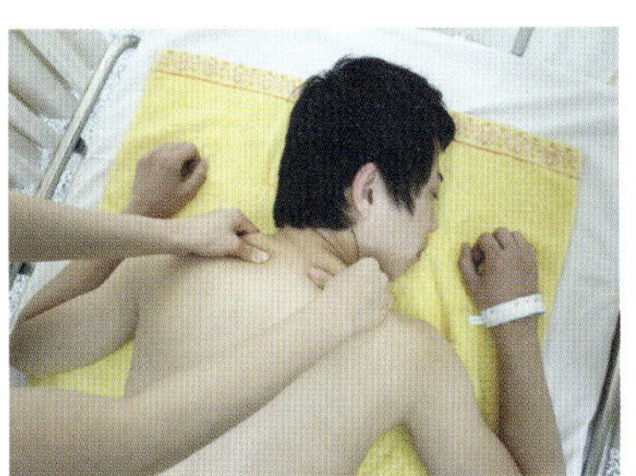 그림 8-34. 유날법	

절차	이론적 근거
15. 척추의 가시돌기(극돌기, spinous process)의 양 옆을 경추부터 아래로 엄지손가락으로 깊고 둥글게 문지른다(2회)(그림 8-35). 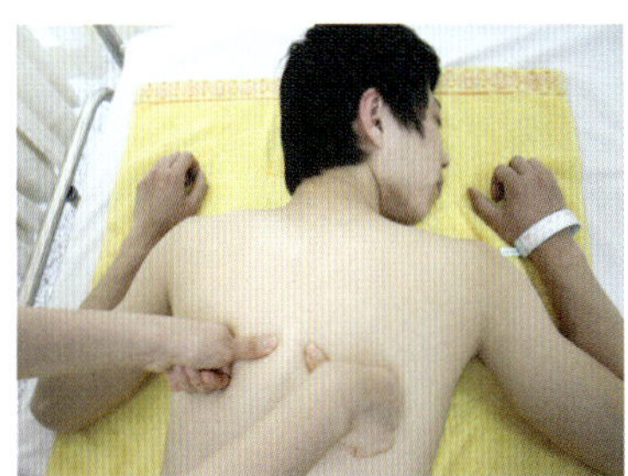 그림 8-35. 지압법	• 엄지나 다른 손가락 끝으로 문지르는 연속적인 환형동작을 지압법(friction)이라고 한다.
16. 손의 측면이나 손가락으로 등을 두드린다(2회)(그림 8-36).	• 두드리는 방법은 경타법(tapotement)이다. 경타법에는 hacking(손의 측면으로 치는 법), clapping(컵모양으로 구부려 치는 법), tapping(손끝으로 치는 법), beating(주먹쥐고 치는 법) 등 여러 방법이 있다.

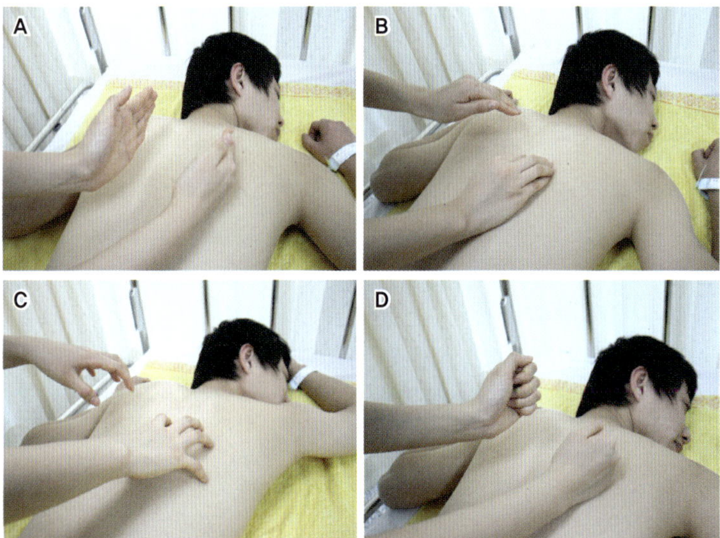

그림 8-36. A: 손의 측면으로 등을 두드린다(경타법 – hacking).
B: 컵모양으로 구부려 등을 두드린다(경타법 – clapping).
C: 손 끝으로 등을 두드린다(경타법 – tapping).
D: 주먹쥐고 등을 두드린다(경타법 – beating).

절차	이론적 근거
17. 대상자에게 마사지를 끝낼 것이라고 말하면서 경찰법을 8회 한 후 마사지를 끝낸다. 효과적인 등 마사지 시간은 3~5분 정도이다(그림 8-37).	

절차	이론적 근거
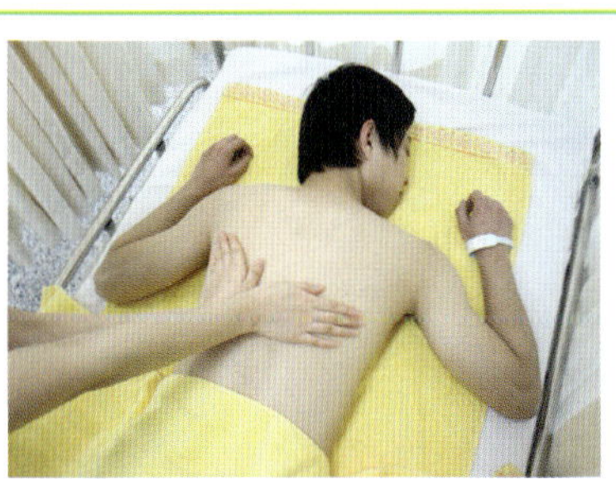 그림 8-37. 경찰법	
18. 대상자의 피부를 관찰하고 수건으로 등을 닦은 후 로션을 바른다.	
19. 손소독제로 손위생을 실시한 후 환의를 갈아입게 하거나 필요하면 도와준다.	
20. 수건을 치우고 침상정리를 하고 대상자를 편안하게 해준다.	
21. 사용한 물품을 정리한다.	
22. 물과 비누로 40~60초 동안 손위생을 실시한다(또는 알코올이 첨가된 손소독제를 사용하여 20초 이상 손소독을 실시).	• 미생물의 전파를 감소시킨다.
23. 마사지 시간, 대상자의 반응, 피부상태 등 사정 결과와 수행한 내용을 기록한다.	

유의사항

- 대상자의 상태를 파악하면서 마사지를 한다.
- 급성 전신질환, 피부병이나 피부손상 전염병, 척추나 등의 수술, 갈비뼈(늑골)골절 색전증이 우려되는 급성 순환장애, 폐색전증이 있을 때는 등 마사지를 금한다.

4 회음부 간호

1) 일반 회음부 간호

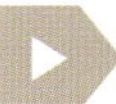 목 적

- 회음부의 청결을 유지하고 냄새를 없앤다.
- 회음부의 감염발생을 감소시킨다.
- 대상자의 안위를 증진한다.

성취 목표

- 회음부 간호를 절차에 따라 수행한다.
- 회음부 감염발생위험을 감소시킬 수 있다.
- 수행내용을 기록한다.

준비물

- 43~46℃의 온수, 대야, 비누, 물수건, 목욕담요, 방수포, 침상용변기, 스크린이나 침상 커튼, 일회용 장갑, 수건, 작은 수건

방 법

절차	이론적 근거
1. 물과 비누로 40~60초 동안 손위생을 실시한다(또는 알코올이 첨가된 손소독제를 사용하여 20초 이상 손소독을 실시한다).	• 미생물의 전파를 방지한다.
2. 필요한 물품을 준비한다(그림 8-38). 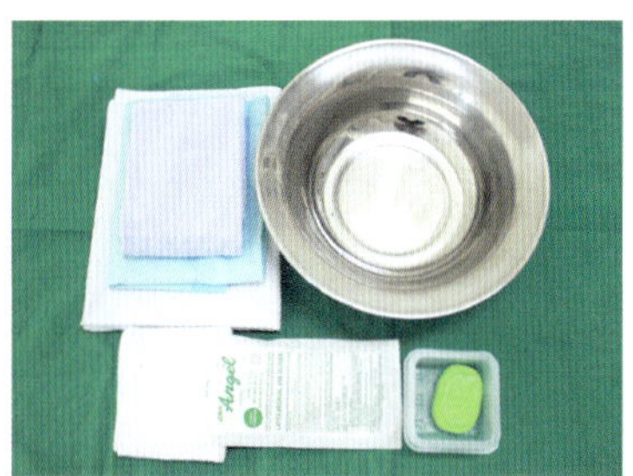 그림 8-38. 필요한 물품을 준비한다.	
3. 준비한 물품을 가지고 대상자에게 가서 간호사 자신을 소개한다.	
4. 손소독제로 손위생을 실시한다.	• 대상자와의 신체접촉 전 미생물의 전파를 방지한다.
5. 대상자의 이름, 등록번호, 생년월일 중 두 가지를 개방형으로 묻고 대답을 들은 후 대상자의 입원팔찌와 대조하여 대상자(이름, 등록번호)가 정확한지 확인하며 환자리스트(또는 처방지)와도 대조하여 대상자를 재확인한다.	• 안전한 간호를 위해 대상자를 정확히 확인하기 위함이다.
6. 대상자에게 회음부 간호의 목적과 방법을 설명하고 협조를 구한다.	
7. 병실문을 닫고 스크린이나 커튼을 친다(그림 8-39).	• 환자의 신체적, 정신적 안위를 위한 사생활을 보호한다.

절차	이론적 근거
그림 8-39. 병실문을 닫고 커튼을 친다.	
8. 방수포를 침상 위에 펴고 간호사 가까이 대상자를 옮겨 놓는다(그림 8-40).	• 침상이 젖는 것을 방지한다.
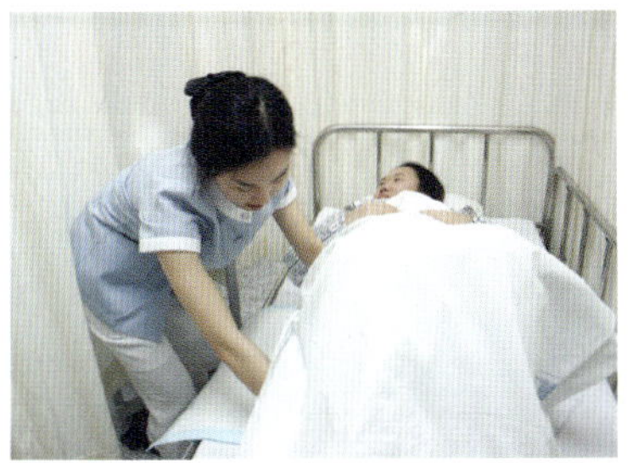 그림 8-40. 방수포를 볼기(둔부)를 밑에 깔아 준다.	
9. 침상용 변기를 이용하여 목욕 전에 용변을 보도록 한다.	
10. 목욕담요를 펴고 윗 침구를 걷어낸다.	
11. 여자인 경우	
a. 배횡와위를 취하게 한 후 회음부를 노출하고 목욕담요 끝으로 다리를 감싸준다(그림 8-41).	• 보온을 유지하고 불필요한 노출로 인한 대상자의 불안을 감소시킨다.
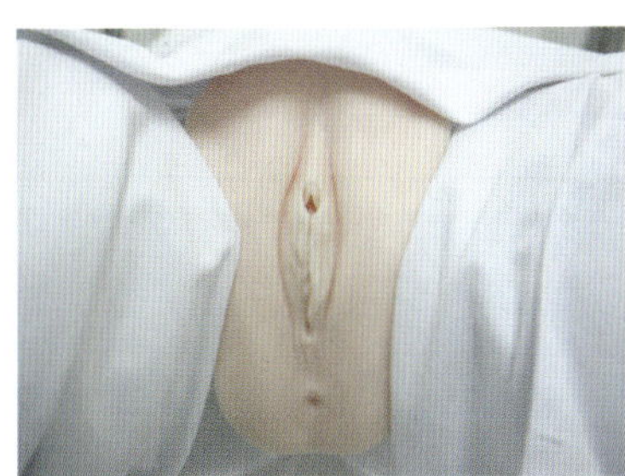 그림 8-41. 회음부를 노출하고 목욕담요 끝으로 다리를 감싸준다.	
b. 물이 담긴 대야를 다리 사이에 놓는다.	
c. 장갑을 착용한다.	
d. 목욕수건으로 장갑을 만들어 회음부를 물과 비누로 닦는다.	

절차	이론적 근거
e. 음순을 벌려 대음순과 소음순을 목욕장갑의 한 면을 이용하여 각각 닦는다. 이때 요도에서 항문 쪽으로 닦는다(그림 8-42).	• 감염위험을 최소화하기 위함이다.

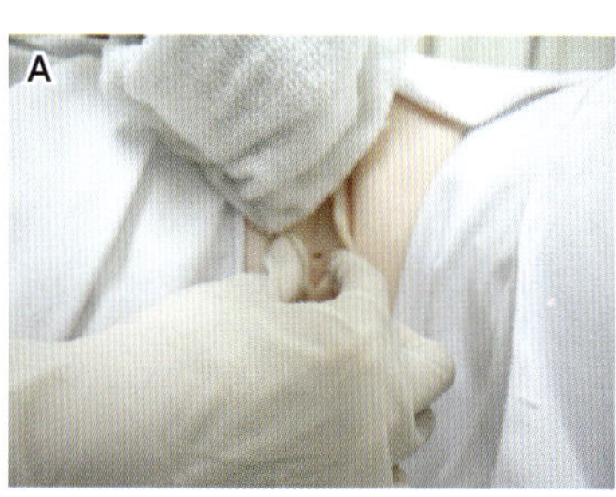

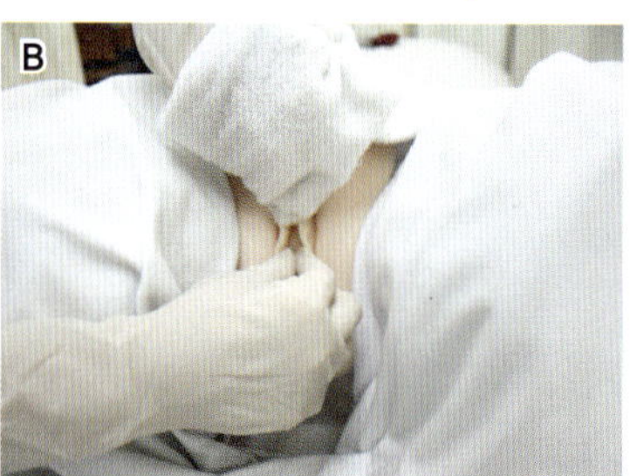

그림 8-42. A: 음순을 벌려 대음순을 닦는다. B: 요도에서 항문 쪽으로 닦는다.

12. 남자인 경우

a. 바로누운자세(앙와위)를 취하고 무릎을 약간 구부리게 하고 고관절을 약간 바깥돌림(외회전)시킨다(그림 8-43).

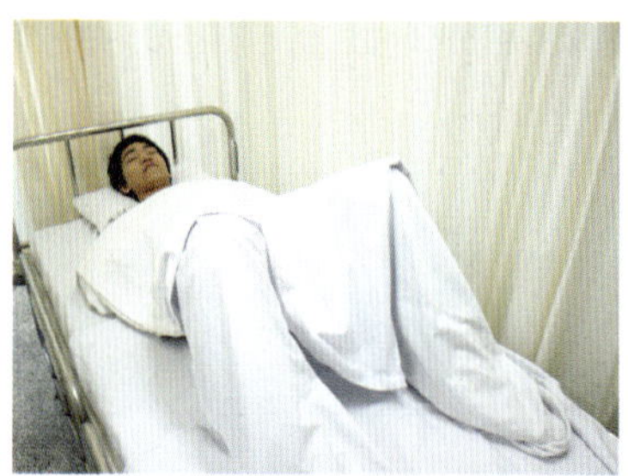

그림 8-43. 무릎을 약간 구부리게 하고 목욕담요 끝으로 다리를 감싸준다.

b. 물이 담긴 대야를 다리 사이에 놓는다.

c. 장갑을 착용한다.

d. 음경을 잡고 포경수술을 안한 사람은 포피를 약간 뒤쪽으로 잡아당긴다.

• 포피를 뒤쪽으로 잡아당기는 것은 귀두와 귀두 쪽 표피사이의 치구를 제거하여 박테리아 성장을 차단하기 위함이다.

e. 음경과 음낭을 물과 비누로 잘 닦는다(그림 8-44).

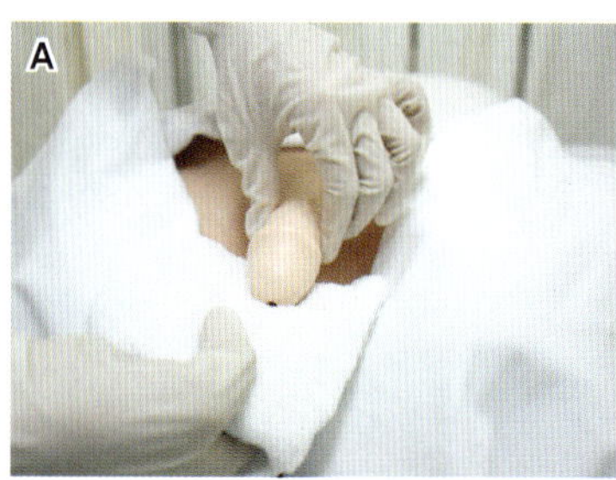

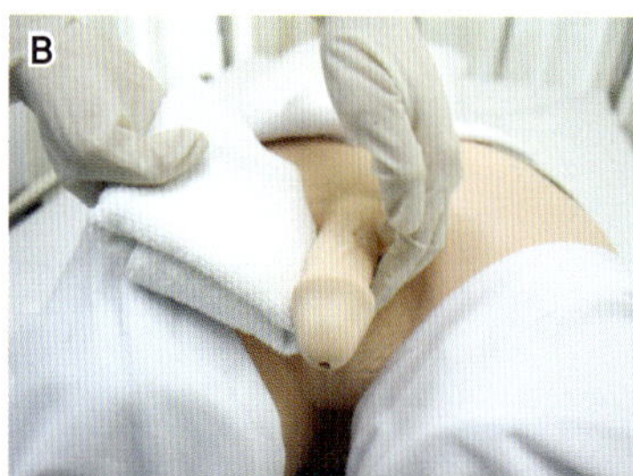

그림 8-44. A: 귀두에서 둥글게 원을 그리며 닦는다. B: 음경체를 물과 비누로 잘 닦는다.

절차	이론적 근거
13. 새 물로 비누기를 완전히 헹군 후 깨끗한 수건으로 닦아 물기를 제거한다. 14. 옆누움자세(측와위)로 눕게 한 후 요도 쪽에서 항문 쪽으로 닦아내리며 항문을 닦고 헹군 후 건조시킨다. 15. 장갑을 벗은 후 손소독제로 손위생을 실시한다. 16. 대상자를 편안하게 하고 물품을 정리한다.	
17. 물과 비누로 40~60초 동안 손위생을 실시한다(또는 알코올이 첨가된 손소독제를 사용하여 20초 이상 손소독을 실시).	• 미생물의 전파를 감소시킨다.
18. 발적, 부종, 분비물 등 사정 결과와 시행한 내용을 기록한다.	

유의사항

• 대상자의 프라이버시를 지키는 것에 유의한다.

2) 특별 회음부 간호

목 적

• 회음부의 상처 치유를 돕는다.
• 월경 중에도 청결을 유지하고 냄새를 제거한다.

성취 목표

• 특별 회음부 간호를 절차에 따라 수행한다.
• 수행한 결과를 기록한다.

준비물

• 멸균장갑, 소독 솜, 곡반, 방수포, 목욕담요, 회음패드, 드레싱 세트(겸자(forceps), bowl), 멸균거즈, 스크린이나 커튼

방 법

절차	이론적 근거
1. 물과 비누로 40~60초 동안 손위생을 실시한다(또는 알코올이 첨가된 손소독제를 사용하여 20초 이상 손소독을 실시한다).	• 미생물의 전파를 방지한다.
2. 필요한 물품을 준비한다(그림 8-45).	

절차	이론적 근거
그림 8-45. 필요한 물품을 준비한다.	
3. 준비한 물품을 가지고 대상자에게 가서 간호사 자신을 소개한다.	
4. 손소독제로 손위생을 실시한다.	• 대상자와의 신체접촉 전 미생물의 전파를 방지한다.
5. 대상자의 이름, 등록번호, 생년월일 중 두 가지를 개방형으로 묻고 대답을 들은 후 대상자의 입원팔찌와 대조하여 대상자(이름, 등록번호)가 정확한지 확인하며 환자리스트(또는 처방지)와도 대조하여 대상자를 재확인한다.	• 안전한 간호를 위해 대상자를 정확히 확인하기 위함이다.
6. 대상자에게 회음부 간호의 목적과 방법을 설명하고 협조를 구한다.	
7. 병실 문을 닫고 스크린이나 커튼을 친다.	
8. 방수포를 침상 위에 편다.	• 침상이 젖는 것을 방지한다.
9. 목욕담요를 펴고 윗 침구를 걷어낸다.	
10. 여자인 경우	
a. 배횡와위를 취하게 한 후 회음부를 노출하고 목욕담요를 마름모 모양으로 펴 끝으로 다리를 감싸준다.	• 보온유지와 불필요한 노출로 인한 대상자 불안 감소한다.
b. 다리 사이에 드레싱 세트를 열어 놓는다.	
c. 곡반을 회음부 가까이에 둔다.	
d. 장갑을 착용한다.	
e. 겸자로 소독 솜을 들어 한 손으로 대음순, 소음순, 요도의 순서로 위에서 아래쪽으로(요도 쪽에서 항문 쪽으로)닦는다. 매번 솜은 한 번만 닦고 곡반에 버린다(그림 8-46).	• 항문 쪽에서 미생물이 요도나 질 쪽으로 이동하는 것은 예방한다.
f. 마른 거즈로 회음부를 닦아내리며 건조시킨다(그림 8-47).	
g. 대상자를 옆누움자세(측와위)로 취한 후 요도에서 항문 쪽으로 닦아 내리며 건조시킨다.	

절차	이론적 근거

그림 8-46. A: 대음순을 닦는다. B: 소음순을 닦는다. C: 요도에서 항문으로 닦는다.

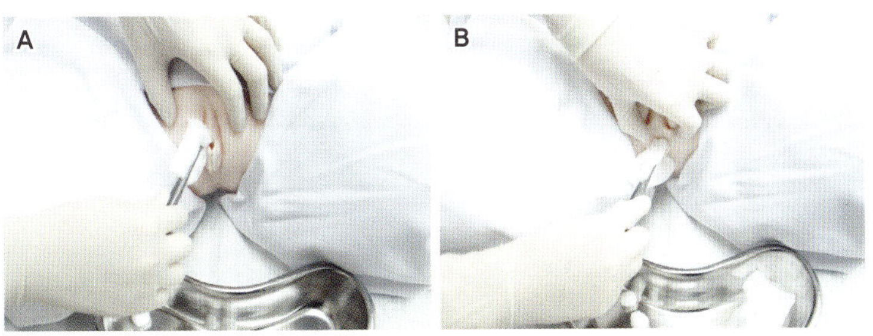

그림 8-47. A: 소독거즈로 대음순을 닦아 건조시킨다. B: 소독거즈로 요도에서 항문 쪽으로 닦아 건조시킨다.

11. 남자인 경우
    a. 바로누운자세(앙와위)를 취하고 무릎을 구부리게 하고 엉덩관절(고관절)을 약간 바깥돌림(외회전)시킨다.
    b. 다리 사이에 방수포를 펴고 드레싱 세트를 연다.
    c. 장갑을 착용한다.
    d. 한 손으로 음경을 잡고 다른 한 손으로는 소독 솜을 겸자로 집어 귀두를 부드럽게 원형으로 닦고 음경체를 닦은 후 음경과 음낭 사이를 잘 닦는다(그림 8-48).
    e. 멸균거즈로 회음부와 요도에서 항문 쪽으로 닦아 내리며 건조시킨다(그림 8-49).
12. 마지막으로 소독 솜으로 항문을 닦고 멸균거즈로 닦아 건조시킨다.
13. 장갑을 벗은 후 손소독제로 손위생을 실시한다.
14. 대상자 주변을 잘 정돈하고 편안하게 해준다.
15. 물과 비누로 40~60초 동안 손위생을 실시한다(또는 알코올이 첨가된 손소독제를 사용하여 20초 이상 손소독을 실시).
16. 홍반, 종창, 분비물, 부종, 압통이 있는 부위, 회음부 상태 등 사정 결과와 수행한 내용을 기록한다.

절차	이론적 근거

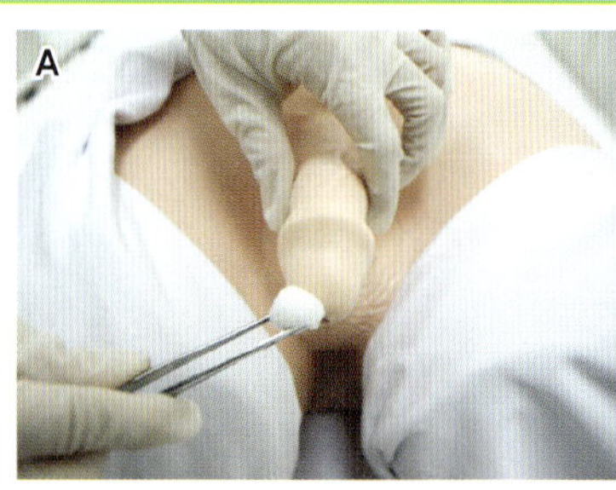

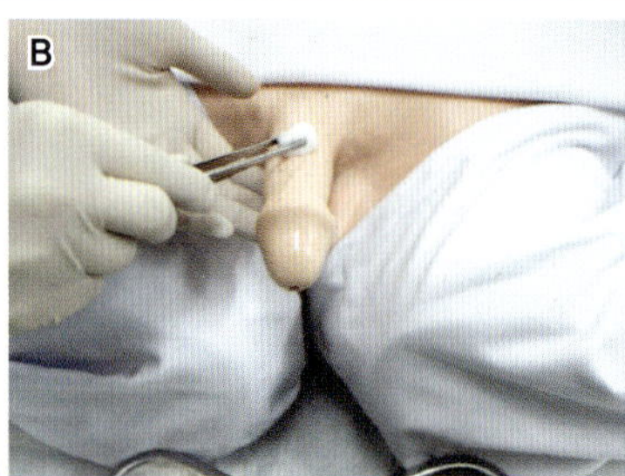

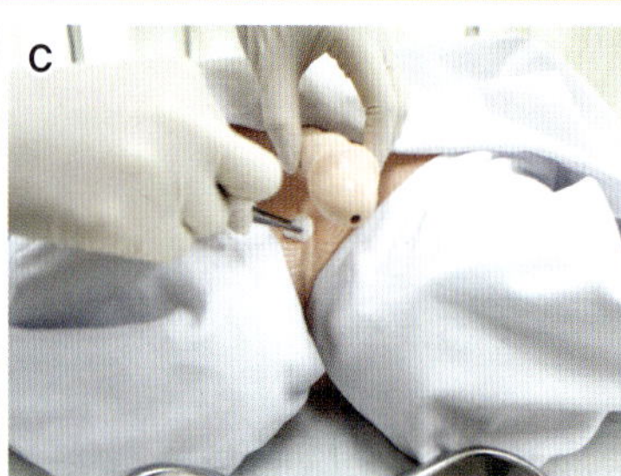

그림 8-48. A: 귀두를 부드럽게 원형으로 닦는다. B: 음경체를 닦는다. C: 음경과 음낭 사이를 잘 닦는다.

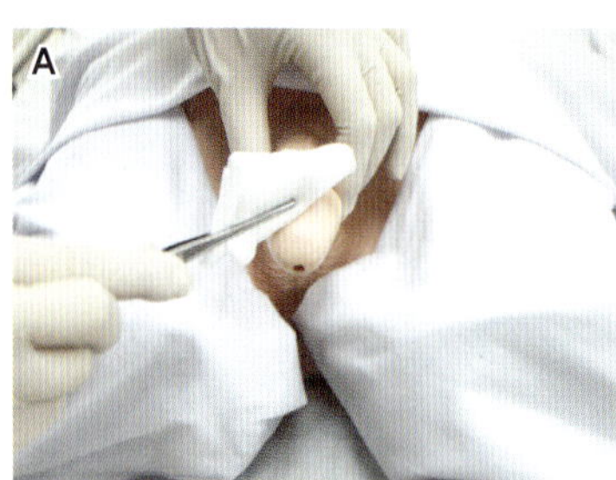

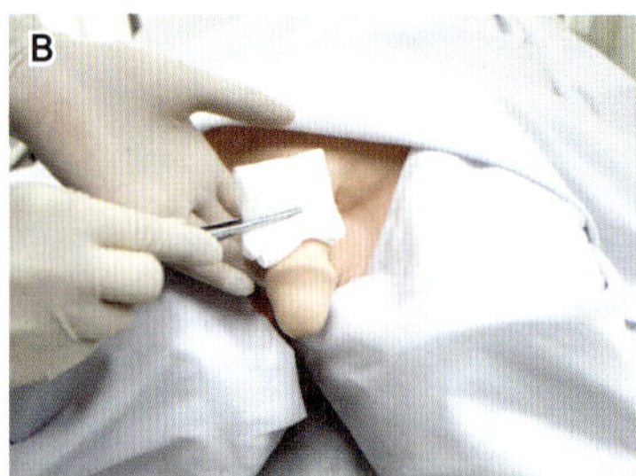

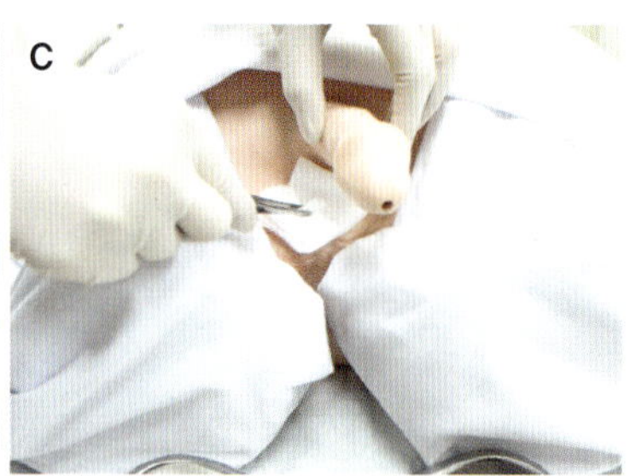

그림 8-49. A: 마른 소독거즈로 귀두를 닦아 건조시킨다. B: 마른 소독거즈로 음경체를 닦아 건조시킨다. C: 마른 소독거즈로 음경과 음낭 사이를 잘 닦아 건조시킨다.

유의사항

- 대상자의 프라이버시를 지키는 것에 유의한다.

5 침상세발

목 적

- 두피와 모발을 청결하게 하고 편안감을 준다.
- 두피의 혈액순환을 돕는다.

성취 목표

- 침상세발을 절차에 따라 수행한다.
- 수행한 결과를 기록한다.

준비물

- 목욕담요, 세수수건, 작은 수건, 방수포, 세발대, 빗, 물주전자나 100cc 계량컵, 샴푸나 비누, 필요시 여분의 세숫대야, 솜, 헤어드라이어, 약 40℃의 온수

방 법

절차	이론적 근거
1. 대상자의 자가간호능력을 사정한 후 물과 비누로 40~60초 동안 손위생을 실시한다(또는 알코올이 첨가된 손소독제를 사용하여 20초 이상 손소독을 실시).	• 대상자의 독립심과 자존감 증진을 위해 가능한 한 대상자가 할 수 있는 만큼 스스로 능력을 발휘하도록 하면서 미생물의 전파를 방지한다.
2. 침상세발에 필요한 물품을 준비한다(그림 8-50). 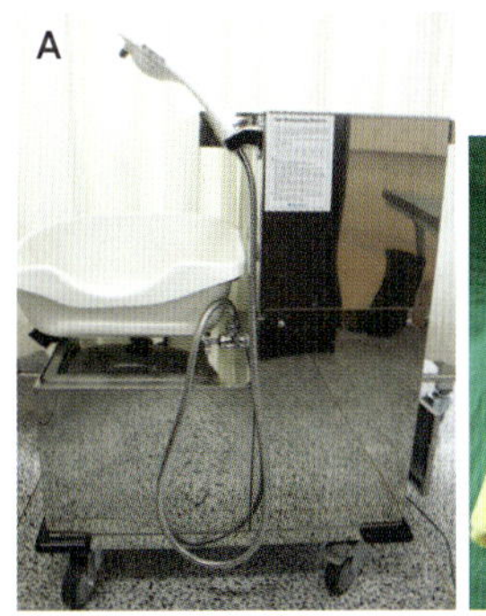 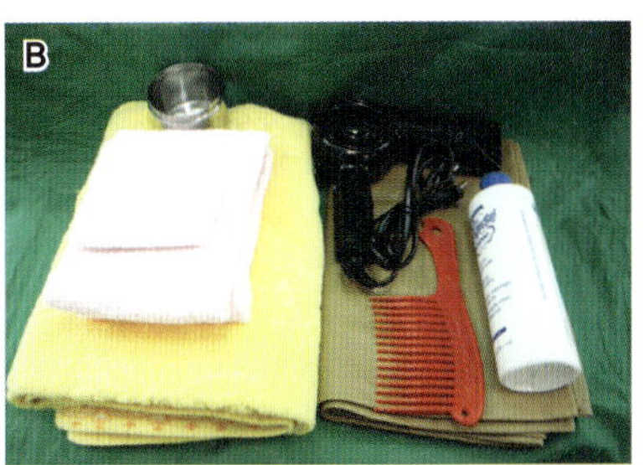 그림 8-50. 필요한 물품을 준비한다.	
3. 준비한 물품을 가지고 대상자에게 가서 간호사 자신을 소개한다.	
4. 손소독제로 손위생을 실시한다.	• 대상자와의 신체접촉 전 미생물의 전파를 방지한다.
5. 대상자의 이름, 등록번호, 생년월일 중 두 가지를 개방형으로 묻고 대답을 들은 후 대상자의 입원팔찌와 대조하여 대상자(이름, 등록번호)가 정확한지 확인하며 환자리스트(또는 처방지)와도 대조하여 대상자를 재확인한다.	• 안전한 간호를 위해 대상자를 정확히 확인하기 위함이다.
6. 대상자에게 침상세발의 목적과 방법을 설명한다.	
7. 병실 문을 닫고 스크린이나 커튼을 친다.	
8. 목욕담요를 덮어주고 윗침구를 제거한다(그림 8-51). 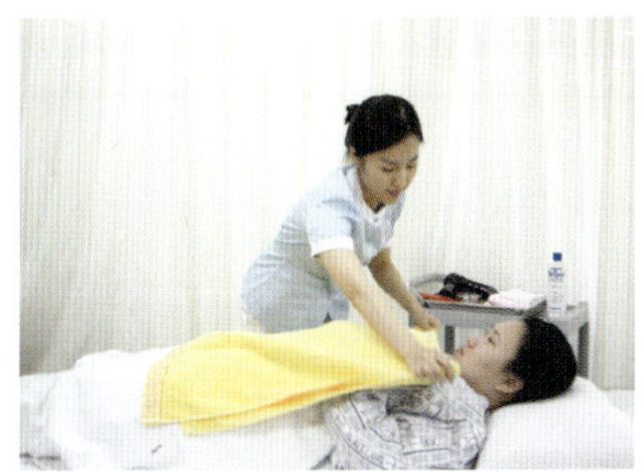 그림 8-51. 목욕담요를 덮어준다.	• 프라이버시를 유지하고 보온한다.

절차	이론적 근거
9. 대상자의 상의 단추를 2~3개 열고 목 안쪽으로 접어 넣는다(그림 8-52). 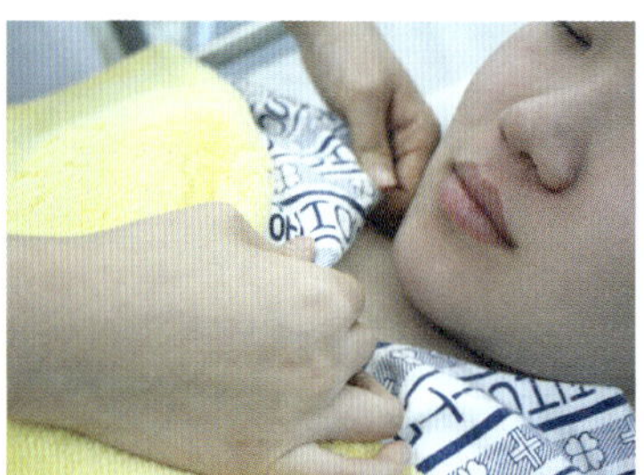 그림 8-52. 상의 단추를 2개 정도 열고 목 안쪽으로 접어 넣는다.	• 환의가 젖는 것을 예방한다.
10. 대상자의 상체를 들고 베개를 상체의 허리부분에 댄다. 보조자는 대상자의 머리를 지지해 준다.	
11. 그 위에 방수포를 깔고 세발대를 놓는다(그림 8-53). 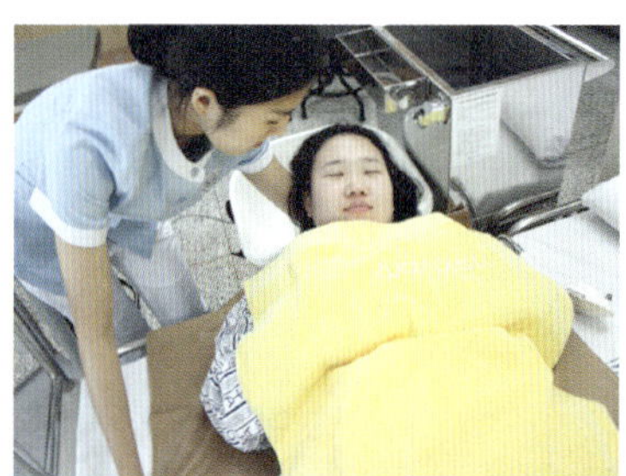 그림 8-53. 방수포를 깔아준다.	
12. 양동이 위치를 세발대와 맞춘다.	
13. 대상자의 목과 어깨 주위를 목욕수건으로 감싼다(그림 8-54). 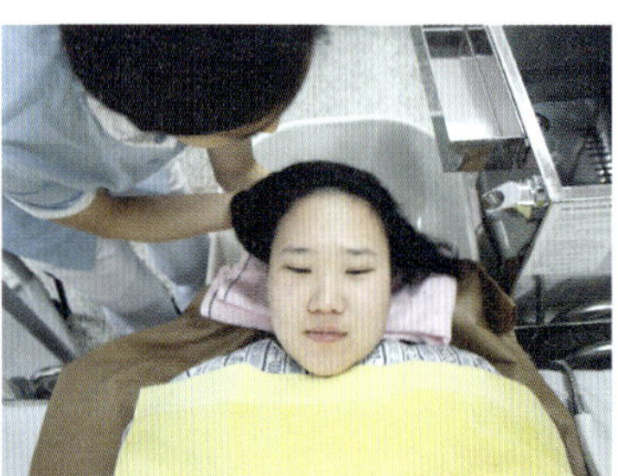 그림 8-54. 수건으로 목 부위 밑에 대어준다.	• 목을 지지하여 불편함을 감소하고 등 뒤쪽으로 물이 흘러내리는 것 방지한다.
14. 머리를 풀어 리본이나 핀을 제거하고 빗으로 빗는다(그림 8-55).	• 이물질을 제거해 주고 미생물의 전파를 감소시킨다.

절차	이론적 근거
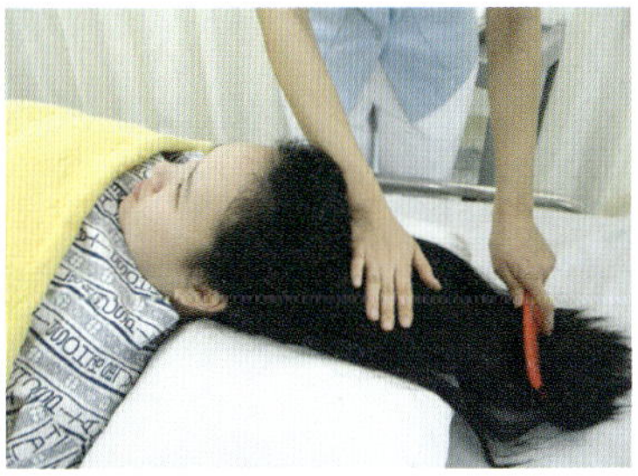 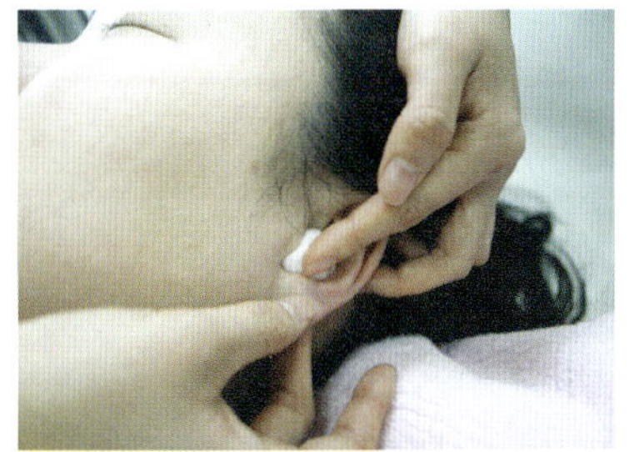 그림 8-55. 빗으로 머리를 정돈한다.	
15. 솜으로 양쪽 귀를 막는다(그림 8-56). 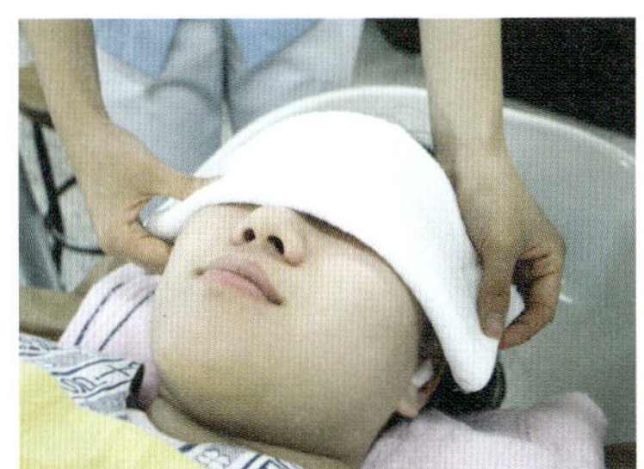 그림 8-56. 솜으로 귀를 막는다.	• 귀에 물이 들어가는 것을 막는다.
16. 대상자가 원한다면 작은 수건을 접어 눈을 가린다(그림 8-57). 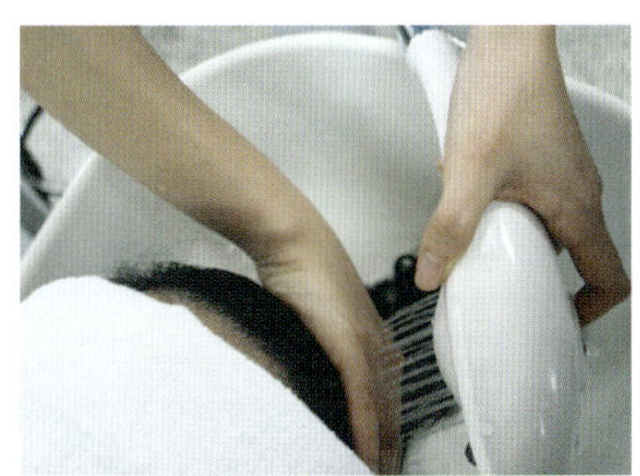 그림 8-57. 작은 수건으로 눈을 가린다.	• 눈에 물이 들어가는 것을 방지한다.
17. 대상자의 머리에 물을 조심스럽게 붓는다(그림 8-58). 그림 8-58. 머리에 물의 온도를 확인하면서 붓는다.	• 모발이 적당하게 물이 적셔져야 샴푸의 거품이 잘 난다.

절차	이론적 근거
18. 삼푸를 손바닥에 묻혀 거품을 낸 후 손가락 끝으로 두피를 마사지하며 씻는다(그림 8-59). 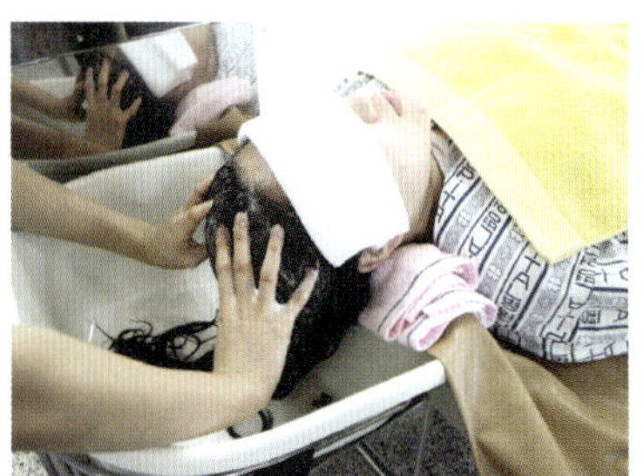 그림 8-59. 샴푸를 묻혀 손가락 끝으로 두피를 마사지한다.	• 손톱이 두피에 닿아 손상되지 않도록 해야 한다.
19. 머리에 물을 부어 거품이 없어질 때까지 완전히 헹군다(그림 8-60). 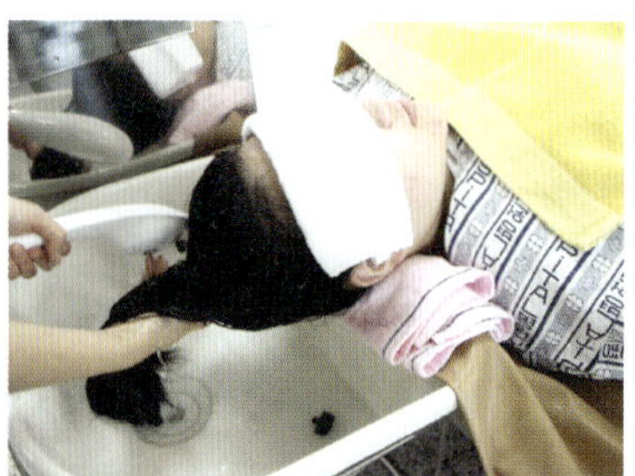 그림 8-60. 완전히 헹군다.	• 남아있는 샴푸는 모발과 두피를 건조시키고 자극요인이 된다.
20. 수건으로 물기를 닦아주고 빗으로 머리를 빗는다(그림 8-61). 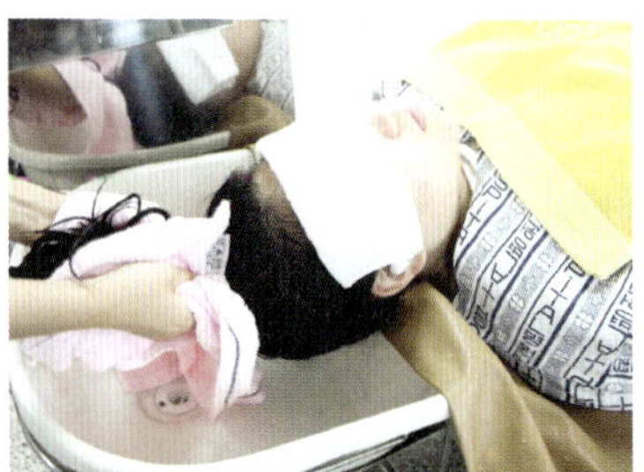 그림 8-61. 수건으로 물기를 닦아준다.	
21. 세발대와 방수포를 제거하고 대상자를 편안하게 눕힌다.	
22. 대상자의 머리를 헤어드라이어로 잘 말리고 다시 머리를 빗어 단정하게 해준다(그림 8-62).	

절차	이론적 근거
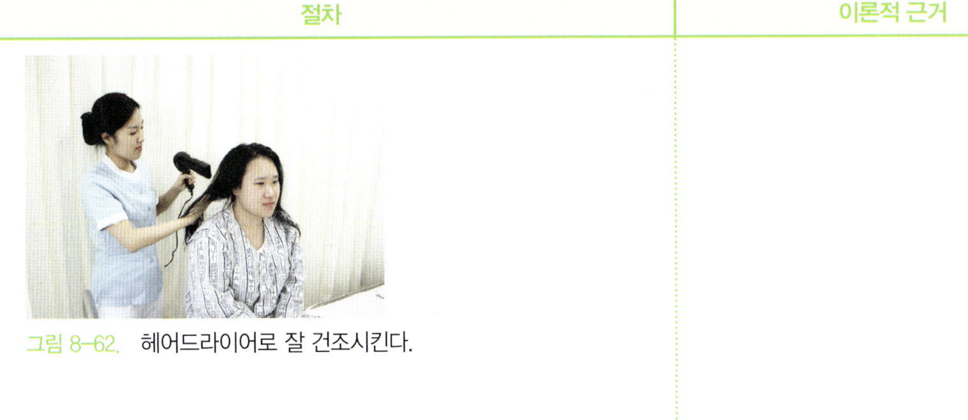 그림 8-62. 헤어드라이어로 잘 건조시킨다.	
23. 환의와 침구가 젖었으면 교환하고 손소독제로 손위생을 실시한다.	
24. 사용한 물품을 치우고 주변을 정돈한다.	
25. 물과 비누로 40~60초 동안 손위생을 실시한다(또는 알코올이 첨가된 손소독제를 사용하여 20초 이상 손소독을 실시).	• 미생물의 전파를 감소시킨다.
26. 두피상태, 모발상태, 병소 등 사정 결과와 수행한 내용을 기록한다.	

실습보고서

구강간호

년 월 일

학년 : 번호 : 이름 :

1. 일반 구강간호를 수행하는 목적에 대하여 기술하시오.

2. 특별 구강간호를 제공할 때 솜이나 구강 함수액이 기도로 넘어가지 않도록 예방하는 방법에 대하여 기술하시오.

3. 특별 구강간호는 적용 대상자의 예를 쓰시오.

4. 특별 구강간호를 시행할 때 대상자의 고개를 옆으로 돌리는 이유를 설명하시오.

5. 특별 구강간호를 시행할 때 많은 양의 용액을 사용하지 않아야 하는 이유를 설명하시오.

6. 의치 간호 시 주의할 점과 의치의 보관방법을 기술하시오.

실습보고서

목 욕

년 월 일

학년 : 번호 : 이름 :

1. 침상목욕의 순서를 바르게 나열하시오.

2. 침상목욕의 목적을 기술하시오.

3. 목욕 시 사지를 닦을 때 말초부위에서 몸의 중심부를 향하여 길고 단단하게 문지르는 이유를 기술하시오.

4. 침상목욕을 하는 동안 내과적 무균법을 적용하는 예를 기술하시오.

5. 침상목욕 시 신체역학을 적용하는 예를 기술하시오(2가지 이상).

6. 욕조목욕 시 대상자의 안전을 위해 주의할 점을 기술하시오.

실습보고서
등 마사지

년 월 일

학년 : 번호 : 이름 :

1. 등 마사지의 목적을 기술하시오.

2. 등 마사지 동작에 대한 각각의 이름을 기술하시오.

a. 손바닥으로 문지르는 동작

b. 근육을 주무르는 동작

c. 손가락 끝으로 둥글게 마사지하는 동작

d. 두드리는 동작

3. 등 마사지를 금기해야 하는 대상자와 그 이유를 기술하시오.

실습보고서

회음부 간호

년 월 일

학년 : 번호 : 이름 :

1. 일반 회음부 간호 시 사정해야 할 내용은 무엇인지 기술하시오.

2. 일반 회음부 간호 시 유의할 사항은 무엇인지 기술하시오.

3. 특별 회음부 간호의 목적을 기술하시오.

4. 유치도관(폴리도뇨관)을 삽입하고 있는 여자 대상자의 회음부 간호절차에 대하여 기술하시오.

실습보고서

침상세발

년 월 일

학년 : 번호 : 이름 :

1. 침상세발의 목적을 기술하시오.

2. 침상세발을 할 때 사정해야 할 내용은 무엇인지 기술하시오.

3. 침상세발을 할 때 유의할 사항은 무엇인지 기술하시오.

CHAPTER

9

안 전

1 낙상방지 간호

안전이란 위험이나 손상이 없는 상태로서 Maslow는 안전의 요구를 생리적 요구 다음으로 기본이 되는 요구라고 하였다. 건강관리 기관과 지역사회의 안전한 환경은 대상자의 생존을 위해 꼭 필요하므로, 간호사는 대상자의 안전을 위협하는 위험한 환경과 대상자를 사정해야 하고 필요할 때에는 조정해야 할 책임이 있다.

병원환경에서 자주 발생하는 낙상을 방지하기 위한 간호는 환자 안전의 중요한 부분이다. 신체의 움직임을 제한하는 장치인 신체보호대(restraint)는 대상자를 안전하게 보호하기 위한 방법으로 보호대라고도 한다.

낙상방지를 위한 간호는 취약한 환자들에 대한 안전간호의 중요한 부분이다. 침대나 의자 또는 바퀴의자(휠체어)에서 낙상하기 쉽기 때문에 안전은 낙상 예방교육과 대상자의 주변 환경을 잘 정돈하는 세심한 배려를 하는 것에서 시작된다.

1) 안전지침

- 모든 입원환자와 보호자에게 낙상 위험 요인 및 예방법을 교육한다.
- 침대의 높이조절, 침상난간의 크기와 높이, 호출벨과 침대 사용법 등에 관해 환자나 보호자에게 교육한다.
- 침대의 높이는 낮게 한다.
- 환자가 다니는 길에 있는 가구나 튀어나온 장비기구 치우고 바닥에 물기가 있으면 신속하게 닦는다.
- 환자에게 수행될 절차들과 이미 수행된 절차들, 대상자의 반응을 포함한 간호수행계획을 명확하게

전달한다.

- 미끄러운 바닥에는 미끄럼방지 매트를 깐다.
- 낙상위험이 있는 환자의 행동들과 즉각적으로 보고되어야 할 행동들을 사정한다.

2) 낙상위험도 사정

낙상위험도는 나이가 많은 노인일수록 높아지나 이외에도 과거 낙상 경험이 있거나 걸음걸이나 가동성(mobility)의 문제, 약물 복용, 기립저혈압, 감각손상, 암, 심혈관계, 신경계 · 뇌혈관계 질환과 같은 특정 진단들도 위험을 가중시킨다. 다음 각 항목을 질문하여 사정하거나, 각 기관에서 사용하는 낙상위험 사정 도구(Morse 낙상위험 사정 도구, 보바스기념병원의 낙상위험 사정 도구)를 이용하여 낙상위험 정도를 판단한다(표 9-1, 표 9-2).

- 환자의 나이(65세 이상)
- 대상자의 동반 질병과 상태를 사정한다: 동반 질병의 수, 손상된 인지능력, 실금이나 다뇨/긴박뇨, 청각의 손실, 기립성저혈압 혹은 어지럼(현기증), 비정상 보행, 하지근력감소, 피로, 환자이송지원의 필요성, 뇌졸중 과거력, 말초감각 여부
- 대상자의 최근 낙상경험, 이전의 낙상들을 사정한다(낙상 시의 증상, 이전의 낙상, 낙상장소, 낙상 시 활동, 낙상시간, 낙상 후 외상).
- 대상자의 약물사용에 대해 파악한다(항우울제, 항경련제, 항고혈압제, 항히스타민제, 항파킨슨약, 항정신병약, 항불안제, 이뇨제, 수면제, 혈당강하제 등을 포함한 약물 복용 이력 사정).
- 환경적 장애물을 가지고 있는지 확인한다(정맥주사, 산소튜브, 좁은 통로, 기타 부착된 장비).
- 대상자의 보행을 사정한다.

표 9-1. Morse(1997)의 낙상위험 사정 도구(Morse fall scale, MFS)

구분	척도	점수	날짜			
			/	/	/	/
1. 낙상 경험(3개월 이내)	있음	25				
	없음	0				
2. 이차적인 진단(부진단)	주진단 외 부진단 있음(완치된 것은 제외)	15				
	주진단만 있음	0				
3. 보행 보조	가구를 잡고 보행함(IV pole 포함)	30				
	목발/지팡이/보행기 사용함	15				
	사용 안 함/ABR/Bed ridden/바퀴의자(휠체어) 사용/사람의 도움 필요	0				
4. 정맥수액요법/ 헤파린 록	있음	20				
	없음	0				

구분	척도	점수	날짜			
			/	/	/	/
5. 보행/이동	사람이나 가구의 도움 없이는 걸을 수 없는 사람/시선 및 균형 유지 불가능/의족 착용/파킨슨 보행	20				
	균형 및 시선 유지되나 보폭이 좁거나 기력이 저하됨	10				
	정상 보행(시선, 균형, 보폭유지)/ABR/Bed ridden	0				
6. 정신상태 및 이행도	의식 명료하지 않거나 자신의 기능수준을 지키지 않음	15				
	의식 명료하며 자신의 기능수준을 알고 지킴	0				
총점						

※ 결과해석
0~24점: 낙상 위험성이 거의 없음(No risk)
25~50점: 낙상 위험성이 낮음(Low risk)
51≤점: 낙상 위험성이 높음(High risk)
(단, 기준점은 의료기관, 시설의 종류에 따라 다르게 적용할 수 있음)

표 9-2. 병원간호사회 간호안전관리지침(2005)에 소개된 보바스기념병원의 낙상위험 사정 도구

구분	척도	점수	날짜			
			/	/	/	/
나이	60세 미만	0				
	60~70세	1				
	70~80세	2				
	80세 이상	3				
낙상 과거력	없음	0				
	지난 1년 이내 낙상	1				
	지난 1~5개월 이내 낙상	2				
	지난 4주 이내 낙상	3				
활동수준	와상상태	0				
	1명 이상의 많은 도움으로 바퀴의자(휠체어) 이동 가능	1				
	1명의 약간의 도움으로 바퀴의자(휠체어) 이동 가능	5				
	보조도구나 한 사람의 도움으로 보행 가능	8				
의식상태	지남력 있음 × 3(시간, 장소, 사람)	0				
	사정 못함(uncheckable)	2				

구분	척도		점수	날짜			
				/	/	/	/
	지남력 있음 × 2(사람, 장소)		4				
	지남력 있음 × 1(사람)		6				
	지남력 없음		8				
의사소통	정상		0				
	청력상실		1				
	언어장애		2				
	청력 및 언어장애		3				
위험요인	수면장애, 배뇨장애, 시력장애, 어지러움, 우울, 흥분, 불안						
	없음		0				
	1~2개		1				
	3개		2				
	4개 이상		3				
관련 질환	뇌졸중, 고혈압이나 저혈압, 치매, 파킨슨질환, 골다공증, 신장장애, 근골격계 질환(관절염 포함), 발작장애						
	없음		0				
	1~2개		1				
	3개		2				
	4개 이상		3				
약물	A: 고혈압제, 이뇨제, 강심제 B: 최면진정제, 항우울제, 항불안제, 항파킨슨제제, 항전간제						
	A: 0개	B: 0~2개	0				
	A: 1~3개	B: 0~2개	1				
	A: 0개	B: 3~6개	2				
	A: 1~3개	B: 3~6개	3				
합계							
간호사 서명							

※ 고위험군: 15점 이상, 개인간병고려: 20점 이상

3) 낙상예방 간호

대상자의 낙상 예방을 위해 낙상위험도를 사정하고 안전한 환경 조성과 침대난간 올리기, 낙상 예방 방법에 대한 환자 교육을 실시한다.

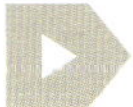

목 적

- 낙상을 예방한다.
- 손상 위험을 감소시킨다.

준비물

- 낙상위험 사정 도구, 낙상안전지침(낙상 교육 자료), 몸에 맞는 환자복, 발에 맞는 신발 등 대상자 준비와 환경 준비

낙상위험사정

번호	수 행 항 목	잘함 3	보통 2	부족 1
1	물과 비누로 40~60초 동안 손위생을 실시한다(또는 알코올이 첨가된 손소독제를 사용하여 20초 이상 손소독을 실시).			
2	필요한 물품을 준비한다.			
3	준비한 물품을 가지고 대상자에게 간호사 자신을 소개한다.			
4	손소독제로 손위생을 실시한다.			
5	대상자의 이름, 등록번호, 생년월일 중 두 가지를 개방형으로 묻고 대답을 들은 후 대상자의 입원 팔찌와 대조하여 대상자(이름, 등록번호)가 정확한지 확인하여 환자리스트(또는 처방지)와도 대조하여 대상자를 재확인한다.			
6. 낙상위험도 평가(Morse Fall Scale, MFS)				
6-1	낙상 경험 여부를 확인한다.			
6-2	낙상으로 인한 이차적 진단 여부를 확인한다.			
6-3	보행 보조기구를 확인한다.			
6-4	정맥수액요법이나 헤파린 록을 확인한다.			
6-5	걸음걸이를 확인한다.			
6-6	의식상태를 확인한다.			
6. 낙상위험도 평가(Bobath Memorial Hospital Fall Risk Assessment Scale, BMFRAS)				
6-1	나이를 확인한다.			
6-2	낙상 과거력을 확인한다.			

번호	수 행 항 목	잘함 3	보통 2	부족 1
6-3	활동수준을 확인한다.			
6-4	의식상태를 확인한다.			
6-5	의사소통 장애를 확인한다.			
6-6	기타 위험요인을 확인한다.			
6-7	관련질환을 확인한다.			
6-8	약물복용을 확인한다.			
7	낙상예방을 위한 대상자 질문에 대한 응답 및 교육을 실시한다. (필요시) 낙상주의 안내문을 제공하고 팔찌 부착.			
8	대상자에게 불편감이 있는지 확인한다.			
9	사용한 물품을 정리한다.			
10	물과 비누로 손위생을 실시한다(또는 알코올이 첨가된 손소독제를 사용하여 20초 이상 손소독을 실시).			
11	수행 결과를 기록한다. 1) 사정내용(낙상위험도 평가점수) 2) 수행내용 3) 교육내용			
	합계			

4) 낙상위험대상자 간호

낙상위험도에 따라 낙상 예방간호를 실시한다. 대상자가 낙상 고위험군의 경우 안전한 환경 조성, 침대난간 올리기, 낙상예방 방법에 대한 대상자 교육뿐만 아니라 낙상위험 표지까지 부착하여 누구나 쉽게 알 수 있게 한다.

목 적

- 낙상을 예방한다.
- 손상 위험을 감소시킨다.

준비물

- 낙상위험 사정 도구, 낙상위험 표지, 낙상안전지침(낙상교육자료)

방 법

절차	이론적 근거
1. 물과 비누로 40~60초 동안 손위생을 실시한다(또는 알코올이 첨가된 손소독제를 사용하여 20초 이상 손소독을 실시).	• 미생물의 전파를 방지한다.
2. 낙상교육자료와 낙상위험표지 등 물품을 준비한다.	
3. 대상자에게 간호사 자신을 소개한다.	• 이름, 직책을 소개하여 대상자의 불안을 감소시킨다.
4. 손소독제로 손위생을 실시한다.	• 대상자와의 신체접촉 전 미생물의 전파를 방지한다.
5. 대상자의 이름, 등록번호, 생년월일 중 두 가지를 개방형으로 묻고 대답을 들은 후 대상자의 입원팔찌와 대조하여 대상자(이름, 등록번호)가 정확한지 확인하며 환자리스트(또는 처방지)와도 대조하여 대상자를 재확인한다.	• 안전한 간호를 위해 대상자를 정확히 확인하기 위함이다.
6. 치료 및 간호계획을 설명하고 대상자가 낙상의 위험에 노출되어 있음을 교육한다.	• 대상자의 협력을 촉진한다.
7 병실문을 닫고 커튼 또는 스크린을 설치해서 프라이버시를 제공한다.	• 대상자의 자존감을 유지시킨다.
8. 침상에서 대상자가 다니는 통로는 대상자의 건강한 쪽에 있도록 한다.	• 환자가 침대 밖으로 나오거나 침대 안에서 움직이는 능력을 증진한다.
9. 침상의 아래공간을 비워 놓는다.	• 환자가 쉽고 안전하게 침대에서 왕래하게 한다.
10. 대상자에게 간호사 호출벨과 침대 작동 시스템에 대해 설명해준다.	• 환자는 환경에 대해서 잘 알게 되고 잘 적응할 수 있게 된다.
11. 낙상위험이 있는 환자는 침상난간을 사용한다.	
a. 환자나 가족에게 침상난간 사용법을 알려주고 침대에서 스스로 움직일 수 있게 해준다.	• 환자나 가족의 협조를 구한다.
b. 기관의 규칙에 따라 침상난간을 적용한다.	
1) 의존적이고 덜 움직이는 환자는 양쪽에 침상난간을 사용한다.	• 침상난간은 환자 스스로 움직일 수 있는 능력이 감소했을 때 신체보호대로 사용된다.
2) 독립적으로 움직이는 환자들은 아래쪽은 비워두고 위쪽의 침상난간을 사용한다.	• 침대에서 나올 때 안전하게 나올 수 있게 한다.
12. 환경적인 중재를 제공한다.	
1) 기구, 부속품 등을 정리한다.	• 대상자가 기구나 부속품에 걸리거나 부딪쳐 낙상할 수 있기 때문이다.
2) 화장실을 갈 때 장애물을 제거한다.	• 장애물에 걸려서 낙상할 수 있기 때문이다.

절차	이론적 근거
3) 물, 액체 등이 떨어지면 빨리 닦아낸다.	• 미끄러져 낙상할 수 있기 때문이다.
4) 반짝거림이 없는 적절한 바닥의 밝기가 필요하다.	• 노인들의 시력변화로 인해 눈부심이 있기 때문에 밝기의 조절로 낙상을 감소시킨다.
5) 수면 전 반드시 배뇨를 하게 한다.	• 야간에 배뇨를 위해 침대에서 내려오다 낙상이 많이 발생하므로 예방하기 위해서이다.
6) 보조기구를 사용한다(워커, 지팡이, 침상변기).	• 침대 밖으로 이동할 때 보행을 지지해 준다.
13. 낙상 고위험군을 위한 중재를 제공한다.	
1) 누구나 볼 수 있게 낙상 고위험 환자임을 표시한다: '낙상 위험' 팔찌나 낙상위험 표지 부착	• 낙상 위험대상자임을 쉽게 알 수 있어 모든 의료제공자가 더 주의를 기울일 수 있다.
2) 환자의 일정을 확인하여 낙상방지를 위한 간호를 한다.	• 화장실 이용 시 주의, 보행벨트 사용을 통해 낙상예방을 한다. 바퀴의자(휠체어)를 통해 환자를 안전하게 이동시킨다.
14. 환자와 보호자에게 낙상교육을 제공한다.	
15. 물과 비누로 40~60초 동안 손위생을 실시한다(또는 알코올이 첨가된 손소독제를 사용하여 20초 이상 손소독을 실시).	• 미생물의 전파를 방지한다.
16. 수행결과를 기록한다.	

5) 기립저혈압, 예방 간호

기립저혈압으로 인한 낙상 사고 발생 예방을 위해 기립저혈압 여부를 사정하고 기립저혈압 예방을 위한 간호를 실시한다.

목 적

• 환자가 오랫동안 누워 있다가 일어설 때는 기립저혈압 때문에 어지러울 수 있으므로 서서히 일어서도록 한다.
• 손상 위험을 감소시킨다.

준비물

• 탄력 스타킹, 운동화, 청진기와 혈압기

방 법

절차	이론적 근거
1. 물과 비누로 40~60초 동안 손위생을 실시한다(또는 알코올이 첨가된 손소독제를 사용하여 20초 이상 손소독을 실시).	• 미생물의 전파를 방지한다.
2. 물품을 준비한다.	
3. 대상자에게 간호사 자신을 소개한다.	
4. 손소독제로 손위생을 실시한다.	• 대상자와의 신체접촉 전 미생물의 전파를 방지한다.
5. 대상자의 이름, 등록번호, 생년월일 중 두 가지를 개방형으로 묻고 대답을 들은 후 대상자의 입원팔찌와 대조하여 대상자(이름, 등록번호)가 정확한지 확인하며 환자리스트(또는 처방지)와도 대조하여 대상자를 재확인한다.	• 안전한 간호를 위해 대상자를 정확히 확인하기 위함이다.
6. 대상자에게 기립저혈압의 위험성과 예방 방법에 대해 설명한다.	
7 병실문을 닫고 커튼 또는 스크린을 설치해서 프라이버시를 제공한다.	• 대상자의 자존감을 유지시킨다.
6. 보행을 하기 전 기립저혈압의 과거력과 대상자의 상태를 사정한다.	• 이는 어느 대상자에게서나 올 수 있으나 노인이나 부동 대상자에게서 더 흔하다.
7. 누워 있는 대상자의 혈압을 측정한다.	• 기립 전 혈압을 측정하기 위함이다.
8. 대상자와 함께 절차를 검토한다.	
9. 의사 처방이 있다면 탄력 스타킹을 신게 한다.	• 탄력 스타킹은 혈액 정체를 감소하고, 정맥 귀환을 증진시키도록 돕는다.
10. 침상 높이를 낮게 조정한다.	• 대상자의 발이 바닥에 닿을 수 있고, 어지러움이 있을 때 낮은 침대가 더 안전하다.
11. 서서히 침상 머리를 올려 반좌위자세(semi-Fowler position)로 만든다.	• 대상자 체위를 더 천천히 변경하게 되어 기립 혈압하강의 영향을 감소시킨다.
12. 대상자를 침상가로 이동시키고 침상가에 다리를 내려, dangling을 하면서 수분 동안 앉아 있도록 도와준다.	• 잠시 동안 dangling을 하면 기립저혈압의 영향을 감소시킨다.
13. 혈압을 측정하고, 어지럼(현기증), 창백, 두통, 실신, 무기력증 등을 관찰한다.	• 기립저혈압: 수축기압이 20~30mmHg 이상, 이완기혈압이 10~20mmHg 이상 하강
14. 기립저혈압의 증상이 없다면 서서히 대상자가 설 수 있도록 돕고 보행을 시작하거나 의자로 옮긴다.	
15. 물과 비누로 40~60초 동안 손위생을 실시한다(또는 알코올이 첨가된 손소독제를 사용하여 20초 이상 손소독을 실시).	• 미생물의 전파를 방지한다.
16. 사정 결과와 수행결과를 기록한다.	

2 신체 보호대

신체 보호대는 대상자가 팔, 다리, 신체 또는 머리를 자유롭게 움직이지 못하게 하거나 움직이는 능력을 감소시키는 도수적 방법이나 물리적/기계적 장치, 재료 또는 장비이다. 이는 신체 움직임을 제한하고, 환자 안전을 위해 부득이하게 취해지는 신체적 억제 조치이다. 대상자에게 맞는 신체보호대를 선택하여 적용하며, 대상자와 가족에게 신체 보호대 적용의 필요성과 절차를 충분히 설명하여 불안감을 감소시키고 협조를 얻을 수 있도록 한다.

목 적

- 대상자의 낙상으로 인한 손상 위험성을 감소시킨다.
- 견인, 정맥주입, 비위관 영양, 유치도뇨관과 같은 간호행위를 방해하는 것을 예방한다.
- 혼돈이나 섬망이 있는 대상자가 생명유지장치를 제거하지 못하도록 한다.
- 대상자가 자신이나 타인에게 해를 끼칠 위험성을 감소시킨다.

준비물

- 신체 보호대(필요에 따라 적절한), 패드

방 법

절차	이론적 근거
1. 물과 비누로 40~60초 동안 손위생을 실시한다(또는 알코올이 첨가된 손소독제를 사용하여 20초 이상 손소독을 실시).	• 미생물의 전파를 방지한다.
2. 신체 보호대의 필요성 여부를 사정한다.	• 꼭 필요한 경우에만 사용하여 신체 보호대 사용을 최소화한다. • 1) 대상자가 견인, 정맥주입, 비위관 영양 등의 치료를 방해할 때 다른 방법으로 해결할 수 없는 경우, 2) 혼돈이나 섬망이 있는 대상자가 자해를 시도할 경우, 3) 배뇨 카테터, 배액관, 생명 유지에 필요한 기구들을 제거하려 할 경우, 4) 대상자가 타인에게 손상을 입히려 할 경우
3. 신체 보호대 적용에 대한 기관의 정책을 확인한다. 1) 신체 보호대 적용 목적, 신체 보호대의 종류, 부위, 적용 기간에 대한 의사의 처방을 확인한다. 2) 신체 보호대 사용 정책에는 종류에 따른 신체 보호대 적용 지침이 제시되어 있다. 3) 신체 보호대 적용에 대한 서명된 동의서를 받는다.	• 신체 보호대 적용을 위해서는 의사의 처방이 있어야 하며, 여러 유형 중 최소한으로 억제할 수 있는 유형을 적용해야 한다.

절차	이론적 근거
4. 신체 보호대 제품의 사용 방법을 숙지하고, 적절한 크기의 신체 보호대를 선택한다.	• 신체 보호대를 부적절하게 적용할 경우 손상이나 사망을 초래할 수 있다.
5. 대상자에게 간호사 자신을 소개한다	
6. 손소독제로 손위생을 실시한다.	• 대상자와의 신체접촉 전 미생물의 전파를 방지한다.
7. 대상자의 이름, 등록번호, 생년월일 중 두 가지를 개방형으로 묻고 대답을 들은 후 대상자의 입원팔찌와 대조하여 대상자(이름, 등록번호)가 정확한지 확인하며 환자리스트(또는 처방지)와도 대조하여 대상자를 재확인한다.	• 안전한 간호를 위해 대상자를 정확히 확인하기 위함이다.
8. 대상자와 가족에게 신체 보호대를 사용하는 이유와 방법을 설명하고 동의를 구한다. 신체 보호대는 필요한 경우 일시적으로만 사용할 것임을 알린다.	• 대상자 및 가족의 신체 보호대 사용에 대한 불안과 신체 보호대 사용에 대한 부정적인 감정을 조절하고 완화시킨다.
9. 신체 보호대가 적용되는 부위의 피부 상태를 사정한다.	• 대상자의 피부통합성을 사정한다.
10. 침대 높이를 적절하게 조절하고, 간호사가 있는 쪽 침상 난간을 내린다.	
11. 프라이버시를 유지하며 필요한 경우 대상자를 덮어준다.	• 대상자의 자존감을 유지시킬 수 있다.
12. 대상자가 편안하고 적절한 신체 정렬을 유지하도록 한다.	• 신경혈관계의 장애나 구축을 방지한다.
13. 신체 보호대 사용 전에 뼈 돌출부위나 피부에 패드를 대어준다.	• 사지에 사용하는 신체 보호대는 손가락 2개 정도가 들어갈 수 있는 여유가 있어야 하며, 신체 보호대에 의해 발생하는 피부나 조직의 마찰과 압박을 감소시킨다.
14. 필요에 따라 신체 보호대를 적절히 사용하며 정맥주입관이나 투석 Shunt 등의 치료적 기구 바로 위나 시술 부위에는 적용하지 않는다.	• 정맥주입관이나 다른 치료적인 기구들이 막히거나 빠질 수 있다.
A. 재킷(조끼) 보호대(Jaket restrait) 1) 옷이나 환의 위에 신체보호대를 적용한다. 2) 재킷 신체보호대는 앞과 뒤에 라벨이 표시되어 있다. 3) 제품에 따라 대상자의 앞에서 혹은 뒤에서 매듭을 한다. 4) 대상자의 안위 수준에 맞춘다. 5) 바퀴의자(휠체어)에 앉아있는 대상자에 적용 시 끈을 팔꿈치 아래로 내려 바퀴의자(휠체어) 뒤쪽에 끈을 고정한다(그림 9-1).	• 재킷 보호대는 침대에 눕거나 기댈 때, 바퀴의자(휠체어)나 의자에 앉아있을 때 떨어지는 것을 방지한다. • 적절하게 적용하여 질식을 예방하고 옷이나 환의 위에 착용하여 피부 마찰을 감소시킨다.

절차	이론적 근거
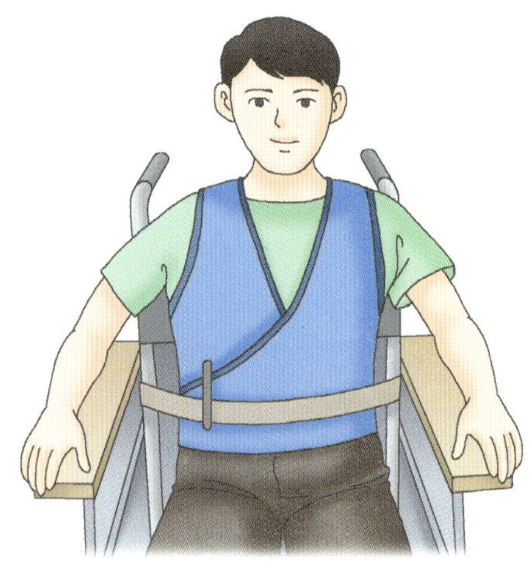 그림 9-1. 재킷 보호대	
B. 벨트 보호대(belt restrait) 1) 대상자의 옷이나 환자복 위에 적용한다. 2) 대상자의 허리 주위에 신체보호대를 적용하며, 신체보호대를 적용하는 동안 옷의 앞과 뒤에 주름이 있어서는 안 된다. 3) 벨트에 있는 구멍을 통해 끈을 꺼낸다. 4) 벨트가 가슴 위나 복부 위를 가로지르지 않도록 한다(그림 9-2).	• 운반차나 바퀴의자(휠체어)로 환자가 이동할 때 대상자의 안전을 위하여 사용한다. • 조끼 보호대와 같이 지남력(방향감)이 상실된 혼돈환자들이 침대나 의자에서 떨어지는 것을 방지하기 위하여 사용한다. • 대상자의 배(복부)나 가슴부위를 너무 조이게 착용하는 것은 대상자의 호흡에 영향을 미치므로 피해야 한다.
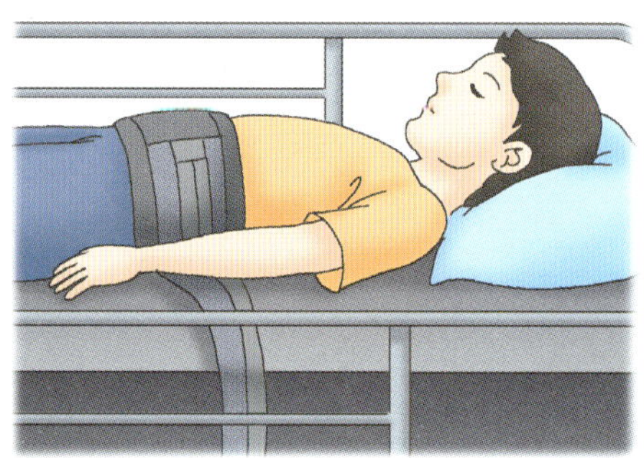 그림 9-2. 벨트 보호대	
C. 사지 보호대(Limb restraint or clove hitch) 1) 하나 또는 모든 사지를 움직이지 못하게 만드는 장치로 상품화된 사지 보호대는 양털이나 패딩이 된 부드러운 천으로 만들어져 있다. 삼각건을 접어서 만든 사지 보호대는 피부에 닿는 부분에 패드를 대준다. 2) 신체 보호대의 부드러운 부위를 손목과 발목의 피부 쪽에 대고 끈으로 편안하게 둘러싼다(그림 9-3).	• 사지를 움직이지 못하게 하여 대상자의 낙상이나 치료 장치(정맥관, 배뇨카테터)의 갑작스러운 제거로 생기는 손상을 예방하기 위한 것이다. • 신체 보호대를 너무 단단하게 적용하면 순환장애가 생긴다.

절차	이론적 근거
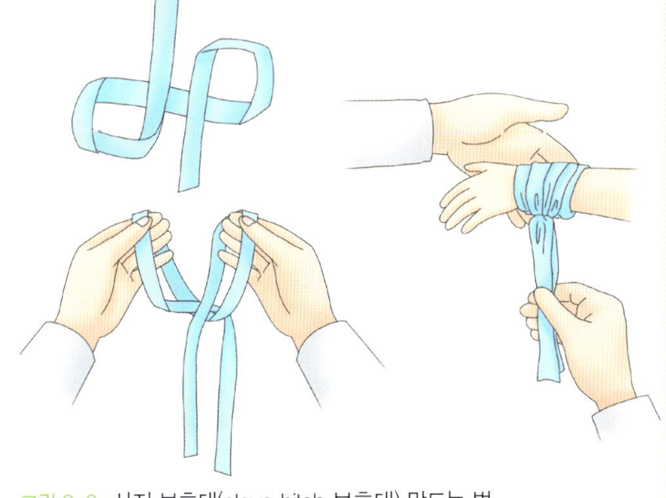 그림 9-3. 사지 보호대(clove hitch 보호대) 만드는 법	
D. 장갑 보호대(mitten restraint) 1) 대상자의 손을 억제하기 위해 적용한다. 2) 손을 장갑 속에 넣고, 장갑의 끝부분은 손목 위에 적용한다. 일반적으로 헝겊, 그물, 혹은 거즈로 만든다(그림 9-4). 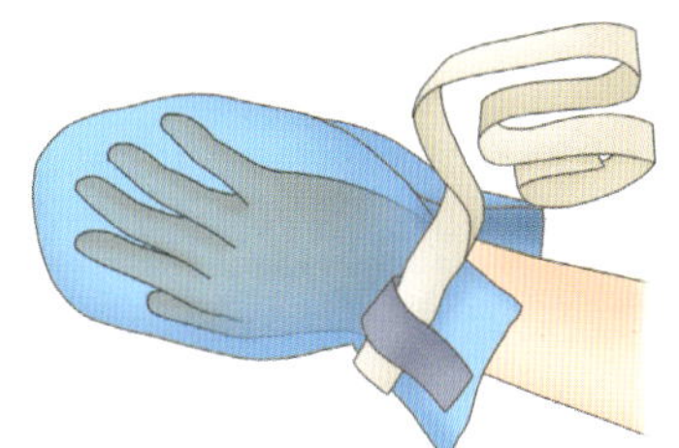 그림 9-4. 장갑 보호대(mitten restraint)	• 혼돈환자가 정맥주사나 드레싱을 제거하지 못하도록 하거나, 가려움증 등의 증상으로 인해 피부를 긁어서 스스로 손상을 입히지 않도록 한다. • 사지 보호대보다는 움직임이 더 많이 허용된다.
E. 팔꿈치 보호대(elbow restraint) 1) 팔꿈치 굴곡을 방지하기 위해 적용한다. 2) 면소재로 만들며, 설압자를 넣어서 신체 보호대를 만들어 적용한다(그림 9-5).	• 영아나 소아 환자가 수술 상처나 습진과 같은 피부질환이 있을 때 긁지 못하도록 팔꿈치를 움직이지 못하게 한다.

절차	이론적 근거
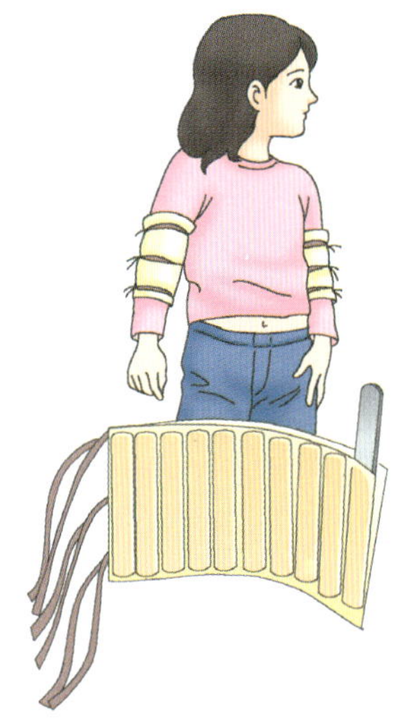 그림 9-5. 팔꿈치보호대(elbow restraint)	
F. 전신 보호대(mummy restraint) 1) 영아의 몸 전체를 담요나 홑이불로 감싸서 전신을 움직이지 못하게 한다. 2) 담요나 시트를 침대 위에 놓고 한쪽 모서리는 중심쪽으로 접어 놓는다. 3) 접혀진 모서리 부위에 영아의 어깨를 놓고 다리는 반대쪽 모서리로 향하게 하여 영아를 담요 위에 눕힌다. 4) 영아의 오른쪽 팔을 똑바로 펴서 몸쪽으로 붙이고 영아의 오른쪽 담요를 단단히 당겨 오른쪽 어깨를 감싼 후 몸의 왼쪽 아래에 담요를 넣는다. 5) 왼쪽 팔을 똑바로 펴서 몸쪽으로 붙이고 담요의 왼쪽 부분을 단단히 당겨 왼쪽 어깨와 가슴을 감싼 후 몸의 오른쪽 아래에 담요를 넣는다. 6) 아래쪽 모서리는 접어서 몸쪽으로 당겨 단단히 고정한다(그림 9-6).	• 영아의 머리에 정맥주사를 하거나 목 부위에서 채혈할 때 사용한다.

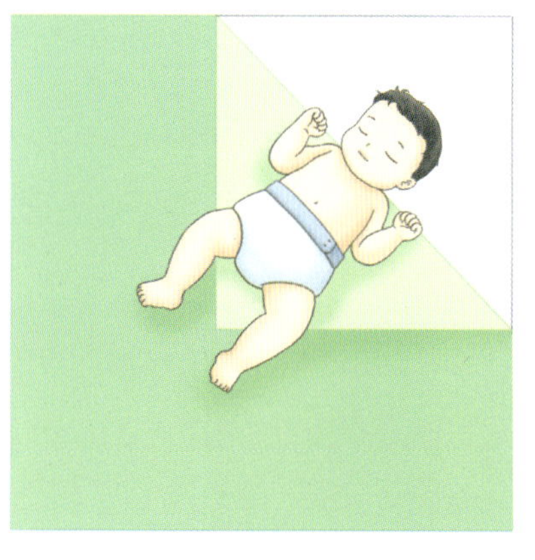
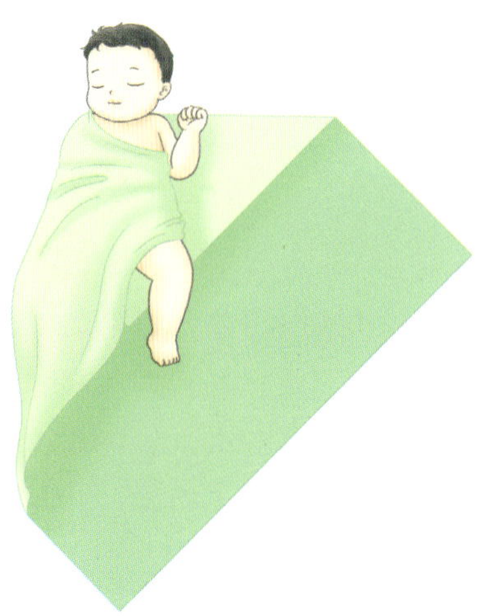
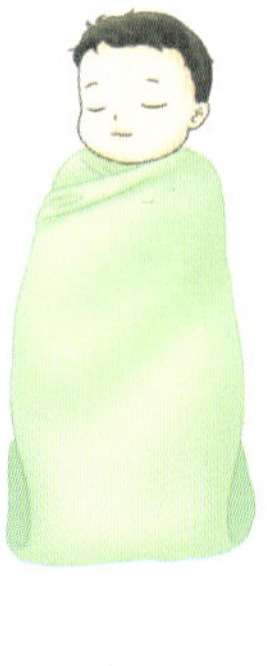

그림 9-6. 전신 보호대(mummy restraint)

절차	이론적 근거
15. 신체 보호대는 빠르게 풀 수 있는 버클을 이용하여 침상 틀에 고정한다. 신체 보호대의 끈은 쉽게 풀리지 않는 매듭으로 묶지는 않는다(매듭을 한다면 빨리 잘 풀리는 매듭법으로 한다).	• 매듭은 잡아당길 때 신체 보호대가 조여져서는 안 되며, 응급 상황에서 쉽게 풀 수 있어야 한다. • 신체 보호대를 침상 난간에 고정하면 침상 난간을 내릴 경우 대상자에게 손상을 줄 수 있다.
16. 신체 보호대는 손가락 2개 정도가 들어갈 정도의 여유를 두고 고정한다.	• 단단하게 조이면 압박이 되어 순환장애를 초래한다. 압박 여부를 확인하여 신경혈관계 손상을 예방한다.
17. 신체 보호대 적용의 적절성, 신체 보호대를 적용한 부위의 피부 통합성, 맥박, 체온, 피부색과 감각 등은 적어도 2시간마다 사정하거나 기관 정책에 따른다.	• 적절한 사정은 질식, 피부 손상, 순환장애와 같은 합병증을 예방한다.
18. 적어도 2시간마다 30분씩 신체 보호대를 풀어 놓는다. 대상자가 폭력적이고 치료 지시를 잘 따르지 않는다면 한 번에 1개의 신체 보호대만 제거하고 신체 보호대를 제거하는 동안 다른 건강관리자의 도움을 받는다. 이때 대상자가 혼자 남겨져서는 안 된다.	• 신체 보호대를 제거하는 동안 대상자의 체위변경과 관절범위운동, 배설을 시행하고, 음식물이나 음료는 제공한다.
19. 손이 닿는 부위에 호출벨을 둔다.	• 응급사항이나 필요시 호출하기 쉽도록 한다.
20. 침대나 의자의 바퀴는 잠겨 있어야 한다. 침대는 낮게 유지되어야 한다.	• 대상자가 밖으로 나가려고 할 때 잠긴 바퀴는 침대나 의자가 움직이지 못하게 한다. 대상자가 떨어지더라도 침대가 낮게 유지되면 손상의 기회가 줄어든다.
21. 대상자를 일정한 간격을 두고 정서적으로 지지하고 적절한 감각자극을 제공하며 필요시 오리엔테이션을 한다.	• 대상자의 불안을 감소시킬 수 있다.
22. 물과 비누로 40~60초 동안 손위생을 실시한다(또는 알코올이 첨가된 손소독제를 사용하여 20초 이상 손소독을 실시).	• 미생물의 전파를 방지된다.
23. 신체 보호대 사용과 관련된 다음 사항을 기록한다. 1) 사용한 신체 보호대의 적용 목적, 종류, 적용 부위 2) 신체 보호대 적용시간 및 종료시간 3) 적용 부위의 피부 통합성, 순환, 산소화, 체위 유지와 관련된 구체적인 사정 내용 4) 신체 보호대 적용 전과 후의 환자의 행동, 지남력의 정도 5) 억제대 적용 전 시도한 신체 보호대 대안들과 대상자의 반응 6) 환자나 보호자의 신체 보호대 사용에 대한 동의 여부	• 적절한 기록은 대상자의 간호에 도움이 된다.

절차	이론적 근거
신체보호대 사용 시 고려할 점 • 신체보호대를 사용할 때와 사용하지 않을 때의 결과를 고려한다. • 정확한 지침에 따라 정확한 규격의 신체보호대를 사용하고 적용한다. • 기관의 신체보호대 사용에 대한 문서화된 규칙에 따른다. • 신체보호대를 침상난간이 아니라 침대 틀에 고정한다. • 2시간마다 30분씩 신체보호대를 풀어준다. • 신체보호대 계속 사용 여부에 대해 8시간마다 재사정한다. • 신체보호대 적용 전 시도된 다른 보호방법들과 이에 대한 환자의 반응을 기록한다.	

유의사항

- 신체 보호대가 감독의 대용으로 사용될 수 없다. 혼미한 대상자의 경우에 신체 보호대의 사용이 낙상의 증가와 관련이 있다.
- 응급 시 신체 보호대를 자를 수 있는 가위를 항상 가지고 있어야 한다.
- 재킷 보호대는 호흡곤란, 질식과 같은 심각한 손상을 가져올 수 있으므로 너무 조이지 않도록 주의한다.

실습보고서

낙상 방지법

년 월 일

학년 : 번호 : 이름 :

1. 낙상 위험 요인을 열거하시오.

2. 낙상예방간호를 열거하시오.

3. 보행 사정을 실시하시오.

4. 복용 약물을 사정하시오.

실습보고서

신체 보호대

년 월 일

학년 : 번호 : 이름 :

1. 신체 보호대를 사용하는 목적을 열거하시오.

2. 신체 보호대 사용 시 고려해야 할 사항을 설명하시오.

3. 신체 보호대를 사용하면 안 되는 경우를 열거하시오.

4. 장갑 보호대를 적용하는 경우를 설명하시오.

5. 신체 보호대를 적용하고 있을 때 사정해야 할 내용을 설명하시오.

6. 신체 보호대를 적용하고 난 후 기록해야 할 내용을 열거하시오.

CHAPTER

10

활동과 운동

운동과 동작은 근육의 강도와 긴장도, 관절 기능을 유지할 뿐만 아니라, 욕창 예방, 호흡기능, 순환기능, 소화기능, 배설기능을 증진시키며 신체적 · 정신적 편안함을 제공한다. 그러나 스스로 움직일 수 없는 대상자는 부동(immobilization)으로 인해 다양한 건강 문제를 겪게 되며, 체위 변경, 이동 또는 보행 시 간호사의 도움이 필요하다.

이러한 상황에서 신체역학(body mechanics)의 원리를 활용하여 적절한 신체정렬(body alignment)과 균형을 유지하면서 조정된 동작을 적용하면, 대상자를 안전하고 편안하게 움직이거나 보행하도록 도울 수 있다. 동시에 간호사는 효율적으로 간호를 수행할 수 있으며, 신체 손상의 위험을 줄일 수 있다.

1 신체역학

1) 신체정렬 유지

목 적

- 균형을 유지하고 적절한 근육군을 안전하고 효율적으로 사용한다.
- 필요한 에너지 요구량을 감소시킨다.
- 피로를 감소시킨다.
- 손상위험을 감소시킨다.

방 법

절차	이론적 근거
1. 물과 비누로 40~60초 동안 손위생을 실시한다(또는 알코올이 첨가된 손소독제를 사용하여 20초 이상 손소독을 실시).	• 미생물의 전파를 방지한다.
2. 간호중재를 수행하기 전에 수행하기 적합한 높이인지 평가한다. a. 가능한 범위의 높이인지를 평가한다. b. 일할 때 편안한 높이를 설정한다. c. 만일 낮은 위치에서 일을 한다면 무릎을 구부려야 한다(그림 10-1).	• 보통 허리와 엉덩관절(고관절) 사이의 높이로 한다. • 허리를 굽히면 허리 삠(염좌)을 유발하게 되고, 높으면 근육의 과신전으로 허리손상을 초래할 수 있다. • 침대 높이는 바닥에서 45.7cm이다.

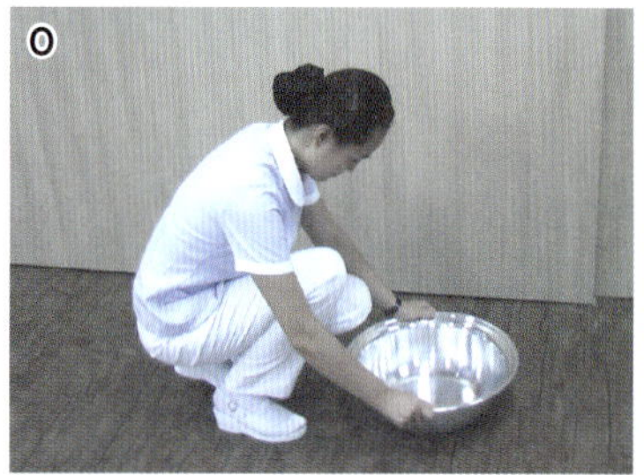

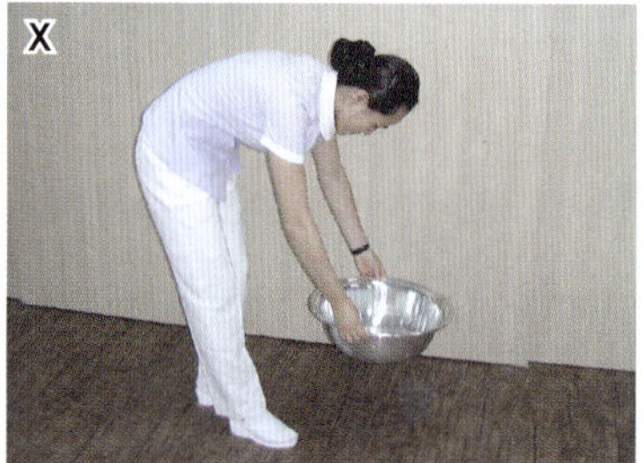

그림 10-1. 낮은 위치에서 간호 시 간호사의 자세

절차	이론적 근거
d. 높은 위치에서 작업을 할 경우 발받침으로 높이를 조정한다.	
3. 바닥에 다리를 벌리고 서서 한 발을 다른 발보다 약간 앞에 놓아 기저면을 유지한다.	
4. 머리를 똑바로 세우고, 발을 고정시켜 두 다리에 체중을 분산시킨다.	• 다리의 강한 근육을 이용하여 물건을 들기 위함이다.
5. 무릎을 약간 구부린다.	
6. 배에 힘을 주고 볼기(둔부)를 잡아당겨 척추선열을 곧게 한다.	• 등을 보호하는 체위를 취한다.
7. 가능한 한 자신의 몸 가까이에서 물체를 들도록 한다.	• 중력중심 가까이 물체를 드는 것은 근육의 과신전으로 인한 손상을 방지한다.
8. 가능한 한 물체를 드는 대신 밀고 끌거나 굴린다.	• 밀거나 끄는 것이 들어올리는 것보다 에너지 요구량이 적어 효율적이다.
9. 물과 비누로 40~60초 동안 손위생을 실시한다(또는 알코올이 첨가된 손소독제를 사용하여 20초 이상 손소독을 실시).	• 미생물의 전파를 방지한다.

2) 조정된 동작

방법

절차	이론적 근거
1. 물과 비누로 40~60초 동안 손위생을 실시한다(또는 알코올이 첨가된 손소독제를 사용하여 20초 이상 손소독을 실시).	• 미생물의 진파를 빙지한다.
2. 필요한 물품을 준비한다.	
3. 준비한 물품을 가지고 대상자에게 간호사 자신을 소개한다.	
4. 손소독제로 손위생을 실시한다.	• 대상자와의 신체접촉 전 미생물의 전파를 방지한다.
5. 대상자의 이름, 등록번호, 생년월일 중 두 가지를 개방형으로 묻고 대답을 들은 후 대상자의 입원팔찌와 대조하여 대상자(이름, 등록번호)가 정확한지 확인하며 환자리스트(또는 처방지)와도 대조하여 대상자를 재확인한다.	• 안전한 간호를 위해 대상자를 정확히 확인하기 위함이다.
6. 대상자에게 목적과 절차를 설명한다.	
7. 대상자를 옮기거나 돌려 눕힐 때 다른 사람의 도움을 청한다.	• 요통 환자의 과반수 이상이 대상자를 들거나 돌리는 동작에서 통증이 발생하며, 요추근의 근(육)과도긴장(근육좌상)이 허리손상의 대부분을 차지한다.
8. 대상자를 이동하기 전에 과부담을 분배하는 근육동작을 계획한다. a. 동작 전에 분명한 활동계획을 세운다. b. 산소를 이용하여 에너지를 증가시키는 심호흡을 한다. c. 동작 전에 사용될 근육(가로막(횡격막))에 저항하는 근육(복부근)을 긴장시킨다. d. 숨을 내쉬고 동작의 주요 근육군(배(복부)과 볼기(둔부))를 움직인다.	
9. 대상자를 이동할 때는 가장 크고 강한 근육을 사용한다	• 손가락이나 허리근육은 손상받기 쉬우므로 위팔두갈래근(상완이두근), 넓적다리네갈래근(대퇴사두근), 볼기근(둔근)을 사용한다.
10. 갑작스러운 동작은 피하고 근육 사용을 부드럽게 하기 위하여 휴식과 동작을 번갈아 조정한다.	• 근육의 긴장을 피하고 더 효율적으로 동작하기 위함이다.
11. 물과 비누로 40~60초 동안 손위생을 실시한다(또는 알코올이 첨가된 손소독제를 사용하여 20초 이상 손소독을 실시).	• 미생물의 전파를 방지한다.
12. 수행결과를 간호기록지에 기록한다.	

유의사항

- 대상자와 접촉하기 전과 후에 항상 손위생을 실시한다.
- 간호사의 과부담을 사정하여 도움을 청한다.
- 서두르지 말고 서서히 진행한다.
- 신체균형과 신체정렬을 유지한다.
- 큰 근육과 체중을 이용하여 손상을 최소화한다.

2 대상자의 체위변경과 이동돕기

목 적

- 안위를 증진시킨다.
- 치료와 간호에 적합한 체위를 제공한다.
- 부적합한 동작으로 인한 손상을 예방한다.
- 피부통합성을 유지한다.

1) 침상 머리 쪽으로 옮기기

(1) 환자 옮기기

방 법

절차	이론적 근거
1. 물과 비누로 40~60초 동안 손위생을 실시한다(또는 알코올이 첨가된 손소독제를 사용하여 20초 이상 손소독을 실시).	• 미생물의 전파를 방지한다.
2. 대상자에게 간호사 자신을 소개한다.	
3. 손소독제로 손위생을 실시한다.	• 대상자와의 신체접촉 전 미생물의 전파를 방지한다.
4. 대상자의 이름, 등록번호, 생년월일 중 두 가지를 개방형으로 묻고 대답을 들은 후 대상자의 입원팔찌와 대조하여 대상자(이름, 등록번호)가 정확한지 확인하며 환자리스트(또는 처방지)와도 대조하여 대상자를 재확인한다.	• 안전한 간호를 위해 대상자를 정확히 확인하기 위함이다.
5. 대상자의 상태를 파악하고 대상자에게 절차에 대해 설명한다.	
6. 침상머리를 수평으로 낮추어 간호사의 허리손상을 방지하고 일하기 편안한 높이로 침대높이를 조절한다.	

절차	이론적 근거
7. 반대편 침상난간이 올려진 상태에서 간호사 쪽 침상난간을 내린다.	
8. 베개를 빼서 침대 머리 판에 세워서 대 놓는다.	• 이동 시에 대상자 머리가 침대 머리 판에 부딪치는 것을 방지하기 위함이다.
9. 대상자의 팔을 가슴 위에 교차시키고 무릎을 구부려 발바닥이 침요에 닿게 한다.	• 마찰을 방지하고 대상자 체중을 양발에 지탱하고 대상자의 다리에 있는 큰 근육군을 사용하여 운동의 힘을 증가시킨다.
10. 간호사의 한 팔은 대상자 어깨 밑에, 다른 한 팔은 넓적다리(넙다리, 대퇴) 밑에 넣는다.	
11. 간호사는 침대 가까이 서서 무릎을 약간 구부린다.	
12. 양발을 벌리고 한 발은 약간 앞쪽으로 놓고, 체중을 뒤쪽 발에 싣는다.	
13. 간호사 체중을 뒤쪽 발에서 앞쪽 발로 옮기며 침상머리 쪽으로 대상자를 움직인다.	• 체중을 이용하여 들어올리는 힘을 덜어준다.
a. 협조가 가능한 경우: 대상자가 침상난간(side rail)이나 침상머리를 잡고 발을 침상에 대고 무릎을 굽힌다. 신호를 하여 대상자가 발바닥으로 침대를 밀면서(rocking motion) 머리 쪽으로 이동할 때 간호사는 대상자를 위로 당겨서 움직이는 것을 도와준다(그림 10-2). 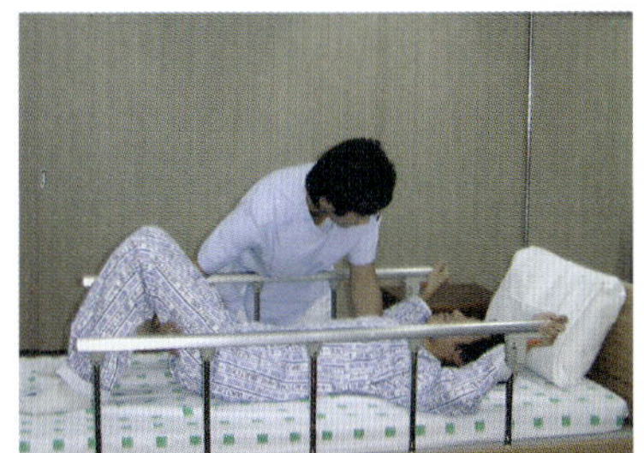 그림 10-2. 침상머리 쪽으로 옮기기(협조 가능)	• 대상자의 주 근육군을 이용하여 위쪽으로 이동하게 된다.
b. 협조가 불가능한 경우: 대상자의 팔을 가슴 위에 포개어 놓고, 간호사의 손을 어깨와 허리나 볼기(둔부) 밑에 넣고 침대 쿠션을 이용하여 세 번 정도 리듬 있게 위로 반동(bouncing)을 준다. 위로 반동할 때를 맞추어 머리 쪽으로 대상자를 이동한다.	• 물체의 타성(momentum)과 강한 근육을 사용하여 대상자를 최소의 노력으로 쉽게 움직이게 한다. 흔드는 동작(rocking motion)이나 반동력(bouncing)은 다른 이동에도 적용하면 매우 효과적이다.

절차	이론적 근거
c. Pull Maneuver: [그림 10-3]과 같이 1인 간호사가 환자의 종골, 넓적다리(넙다리, 대퇴), 볼기(둔부), 가슴, 어깨, 머리 부위 순으로 환자를 간호사 쪽으로 끌어온다(1→ 2→ 3). 그리고 나서 침대 반대편으로 돌아가 환자가 침상머리 쪽으로 올 때까지 같은 행위를 반복한다(4→ 5→ 6).	• Pull maneuver는 침대 또는 평평한 곳에서 환자의 위치를 변경하는 데 이용되며, 이는 대상자에게 효과적이고, 간호사에게도 안전한 방법이다. Pull maneuver를 이용할 때는 간호사의 중력의 중심(center of gravity)이 기저면의 앞쪽에 가깝도록 해야 한다.
d. 롤러패드 사용: 대상자 밑에 롤러패드(easy slide)를 머리에서 볼기(둔부)까지 깐 후에 어깨와 넓적다리(넙다리, 대퇴) 밑에 손을 넣고 침상 위로 밀면 쉽게 밀려간다.	• 롤러패드(easy slide)는 마찰력을 감소시켜 대상자의 이동에 필요한 힘을 증가시킨다.

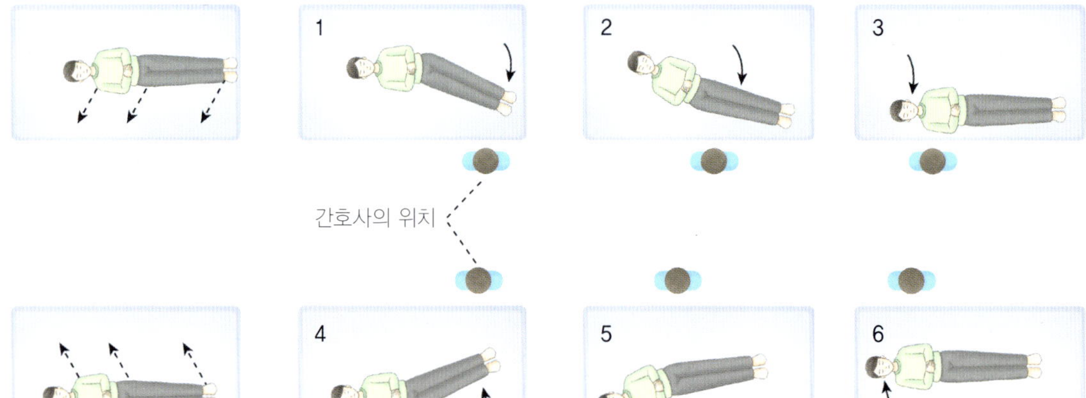

그림 10-3. 1인 간호사의 Pull maneuver (1~6)

14. 베개를 다시 베도록 하고, 신체정렬을 맞추어 체위를 편안하게 해준다.	
15. 침상높이를 조절하고 침상난간을 올린다.	
16. 물과 비누로 40~60초 동안 손위생을 실시한다(또는 알코올이 첨가된 손소독제를 사용하여 20초 이상 손소독을 실시).	• 미생물의 전파를 방지한다.
17. 수행결과를 간호기록지에 기록한다.	

(2) 두 사람이 옮기기

준비물

- 반홑이불, 롤러패드(easy slide)

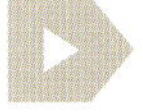

방 법

절차	이론적 근거
1~9.까지 1)의 환자 옮기기 1~9와 동일하다.	
a. 방법 1 : 간호사는 대상자 어깨와 넓적다리(넙다리, 대퇴) 아래 손을 넣고 보조자는 맞은편에서 같은 방법으로 간호사의 손을 잡는다.	
b. 방법 2 : 한 명의 간호사는 침상 머리 가까이 서서 한 팔은 대상자 머리와 먼 쪽의 어깨 밑에, 가까운 쪽 손은 대상자 팔 아래 넣는다. 다른 간호사는 맞은 편 침상 중간에 서서 대상자의 허리와 넓적다리(넙다리, 대퇴) 아래에 팔을 넣는다.	• 대상자의 머리 지지는 과신전(hyperextension)을 예방한다.
c. 방법 3 : 대상자가 사용하고 있는 반홑이불을 꺼내 펴서 어깨선과 볼기(둔부) 선상의 홑이불을 마주 잡는다. 가능한 한 대상자 몸 가까이 홑이불을 말아 올려 팽팽히 잡는다(그림 10-4). 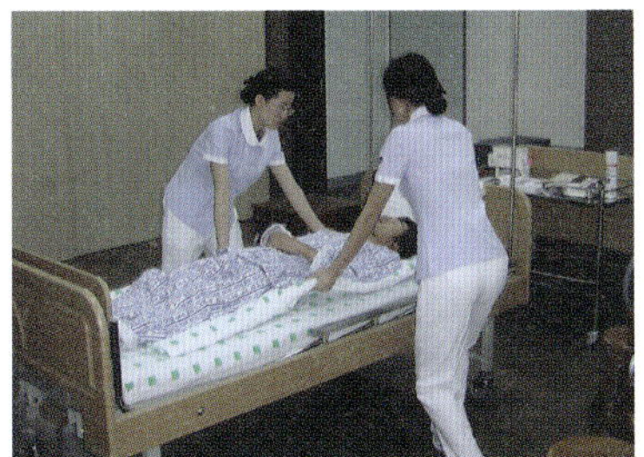 그림 10-4. 두 사람이 옮기기	
10. 대상자는 무릎을 굽혀 간호사를 돕도록 한다. 양옆 간호사는 체중을 뒤쪽 발에 싣고 흔드는 동작(뒤쪽 발에서 앞발로)으로 조정하여 대상자를 침상 머리 쪽으로 옮긴다.	
11. 모든 사람이 동작을 일정하게 조정하며 이동 시 뒤쪽 발에서 앞쪽 발로 체중을 옮긴다.	
12. 대상자 체위를 편안하게 해준다.	
13. 물과 비누로 40~60초 동안 손위생을 실시한다(또는 알코올이 첨가된 손소독제를 사용하여 20초 이상 손소독을 실시).	
14. 수행결과를 간호기록지에 기록한다.	

2) 바로누운자세(앙와위)에서 옆누움자세(측와위)로 돌려 눕히기

방 법

절차	이론적 근거
1~7.까지 1)의 환자 옮기기 1~7과 동일하다.	
8. 대상자의 머리와 어깨 밑에 한 팔을 넣고 다른 팔은 등 밑에 넣어 대상자의 상체를 간호사 쪽으로 옮긴다.	
9. 같은 방법으로 볼기(둔부)와 다리를 간호사 쪽으로 옮긴다.	
10. 대상자의 팔은 가슴 위에 올려놓고 간호사와 가까운 쪽 다리를 먼 쪽 다리 위에 포개어 놓는다.	
11. 침상난간을 올리고 간호사는 반대편 침상으로 가서 간호사 편의 침상난간을 내린다.	
12. 간호사로부터 멀리 있는 쪽의 대상자 어깨와 볼기(둔부) 위에 간호사의 손을 놓고 간호사 쪽으로 대상자를 돌린다.	
13. 적합한 신체정렬을 유지할 수 있는 체위를 취해준다.	
14. 침상높이를 조절하고 침상난간을 올린다.	
15. 물과 비누로 40~60초 동안 손위생을 실시한다(또는 알코올이 첨가된 손소독제를 사용하여 20초 이상 손소독을 실시).	• 미생물의 전파를 방지한다.
16. 수행결과를 간호기록지에 기록한다.	

3) 바로누운자세(앙와위)에서 엎드린자세(복와위)로 돌려 눕히기

방 법

절차	이론적 근거
1~10.까지 2)의 바로누운자세(앙와위)에서 엎드린자세(복와위)로 돌려 눕히기 1~10과 동일하다. 이때 대상자를 간호사 쪽으로 더 가깝게 옮겨놓아야 하며, 대상자의 팔을 가슴에 올려놓는 대신 위로 쭉 펴게 한다.	• 돌려 눕혀졌을 때 대상자가 침상중심에 있게 된다.
11. 간호사 쪽 침상가에 머리, 가슴, 발에 대어줄 베개를 준비한다.	
12. 베개 위로 대상자를 굴린다. 팔이 몸 아래에 눌리지 않도록 한다.	
13. 적합한 신체정렬을 유지할 수 있는 체위를 취해주고, 침상높이를 조절하며 침상난간을 올린다.	
14. 물과 비누로 40~60초 동안 손위생을 실시한다(또는 알코올이 첨가된 손소독제를 사용하여 20초 이상 손소독을 실시).	• 미생물의 전파를 방지한다.
15. 수행결과를 간호기록지에 기록한다.	

4) 침대에서 운반차로 옮기기

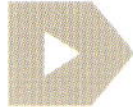

준비물

- 운반차, 롤러패드 혹은 미끄럼판(sliding board)

(1) 세 사람의 운반

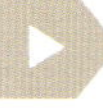

방 법

절차	이론적 근거
1~5.까지 1) 환자 옮기기 1~5와 동일하다.	
6. 운반차(stretcher car)를 침대와 직각(90°)으로 놓고 바퀴를 고정한다.	
7. 운반차에 맞추어 침대 높이를 조절한다.	• 같은 높이일 때 더 쉽고 더 안전하게 옮길 수 있다.
8. 침대는 편평하게 하고 간호사 쪽 침상난간을 내린다.	
9. 대상자를 이동하는 쪽에 머리 쪽부터 키 큰 순서대로 서서 한 사람은 대상자 머리와 어깨를, 다른 한 사람은 볼기(둔부)를, 세 번째 사람은 넓적다리(넙다리, 대퇴)와 발목을 잡는다. 이때 가장 힘이 센 사람이 대상자의 볼기(둔부) 위치에 서서 가장 무거운 부분을 지지한다. 그림 10-5. 세 사람이 운반차로 옮기기	• 대상자를 들 때 대상자의 신체정렬을 유지하고 대상자의 체중을 골고루 배분시킨다(그림 10-5).
10. 대상자의 팔은 가슴 위에 교차시켜 놓는다.	
11. 세 사람은 다리를 앞뒤로 넓게 벌리고 무릎을 구부린다.	• 지지면을 넓게 해주고 중력의 중심을 낮추어 허리 삠(염좌)을 감소시킨다.
12. 대상자 등 밑으로 간호사의 팔을 넣어 대상자 몸을 잡는다.	• 운반차로 옮기기 전에 안전하게 잡기 위함이다.
13. 셋을 세면서 대상자를 간호사 가슴에 가까이 당겨서 든다.	
14. 다시 셋을 세면서 대상자와 함께 돌아서 운반차로 발을 옮긴다.	• 구령에 따라 같이 움직이며 대상자의 신체정렬을 맞추게 한다.

절차	이론적 근거
15. 신호에 의해 무릎과 볼기(둔부)를 굴곡시켜 운반차 가운데에 대상자를 조심스럽게 내려놓는다.	
16. 대상자 신체정렬을 확인하고 운반차의 안전띠를 매고 난간을 올린다.	• 운반 도중 대상자의 안전을 유지하기 위함이다.
17. 물과 비누로 40~60초 동안 손위생을 실시한다(또는 알코올이 첨가된 손소독제를 사용하여 20초 이상 손소독을 실시).	• 미생물의 전파를 방지한다.
18. 수행결과를 간호기록지에 기록한다.	

(2) 홑이불 이용

방 법

절차	이론적 근거
1~5.까지 세 사람 운반 1~5와 동일하다.	
6. 침대는 편평하게 하고 간호사 쪽 침상난간을 내린 후 운반차를 침대와 나란히 붙여놓고 운반차 바퀴를 고정시킨다.	
7. 간호사 및 보조자 2~4명이 침대와 운반차 양옆에 선다. 3명의 경우 두 간호사는 운반차 편에 서고, 다른 한 사람은 반대편 침대 옆에서 보조한다(그림 10-6).	

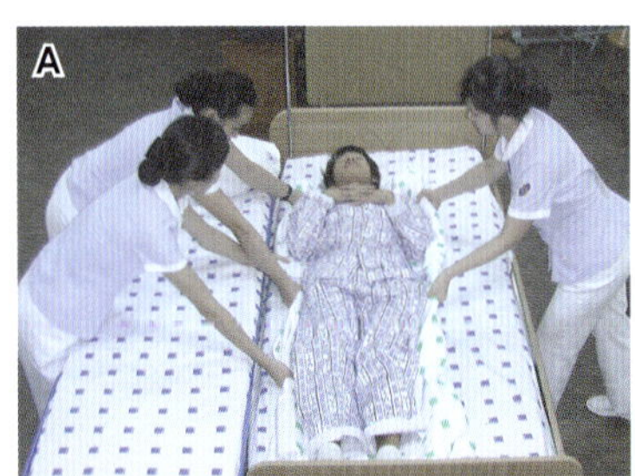

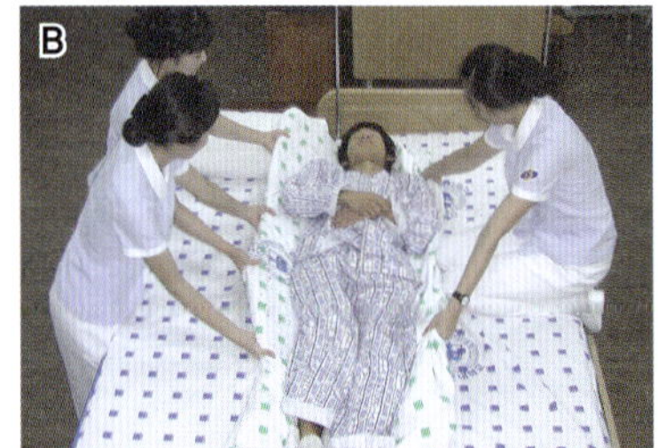

그림 10-6. 침대에서 운반차로 옮기기(A~B)

절차	이론적 근거
8. 베개는 침상에서 운반차로 옮겨 놓으며 대상자의 팔은 가슴위에 교차시킨다.	
9. 반홑이불을 대상자 몸 가까이 옆까지 말아 쥔다.	• 몸과 가까우면 힘이 적게 든다.
10. 신호에 맞추어 대상자를 운반차 위로 이동시킨다.	
11. 대상자의 신체정렬을 확인하고 운반차의 안전띠를 매고 침상 난간을 올린다.	
12. 물과 비누로 40~60초 동안 손위생을 실시한다(또는 알코올이 첨가된 손소독제를 사용하여 20초 이상 손소독을 실시).	• 미생물의 전파를 방지한다.
13. 수행결과를 간호기록지에 기록한다.	

(3) 롤러패드 혹은 미끄럼판 사용

방 법

절차	이론적 근거
1~7.까지 4)의 홑이불 이용 1~7과 동일하다. 이때 침대를 편편하게 하고 운반차보다는 약간 높게 하면 기울기를 이용하여 대상자 이동에 용이하다. 반대로 침대로 옮길 때는 운반차보다 침대가 낮도록 한다.	
8. 침대 옆에 선 보조자가 대상자의 어깨와 볼기(둔부)를 앞으로 당겨 옆누움자세(측와위)가 되도록 지지한다.	
9. 간호사는 대상자 등 쪽에 롤러패드를 침대와 운반차에 걸쳐 키에 맞추어 길게 놓는다.	
10. 보조자는 롤러패드 위로 대상자를 다시 돌려 바로누운자세(앙와위)로 눕히고, 팔은 가슴 위에 모으고, 대상자의 턱을 목쪽으로 굽힘(굴곡)하게 한다.	• 옮기는 동안에 목의 과신전과 손상을 방지하기 위함이다.
11. 한 간호사의 신호에 맞춰 세 사람이 동시에 대상자를 롤러패드 위로 미끄러지게 하여 운반차로 이동시킨다. 운반차 편에 선 사람은 대상자의 어깨와 허리를, 다른 사람은 볼기(둔부)와 넓적다리(넙다리, 대퇴)를 살짝 들면서 운반차로 당기고 침대 쪽에 선 보조자는 대상자의 어깨와 볼기(둔부)를 운반차를 향하여 손바닥으로 민다.	
12. 롤러패드를 대상자 밑에서 제거하고 침상난간을 즉시 올리며 신체정렬을 맞춘다.	• 운반차는 폭이 좁으므로 낙상의 위험이 크다.
13. 운반차에서 침대로 옮길 때는 위의 절차와 반대로 적용한다.	
14. 물과 비누로 40~60초 동안 손위생을 실시한다(또는 알코올이 첨가된 손소독제를 사용하여 20초 이상 손소독을 실시).	• 미생물의 전파를 방지한다.
15. 수행결과를 간호기록지에 기록한다.	

5) 침대에 걸터앉히기

방 법

절차	이론적 근거
1~5.까지 환자 옮기기 1~5와 동일하다.	
6. 대상자의 상태를 파악한 후 절차를 설명한다.	• 체위변경으로 활력징후가 변화할 수 있으며, 협조를 구하기 위함이다.

절차	이론적 근거
7. 침대높이를 가장 낮게 낮춘다.	
8. 대상자가 곧게 앉을 때까지 침상 머리를 30° 정도 올린다. 다른 방법은 대상자를 옆누움자세(측와위)로 하여 무릎을 굽힌 상태에서 대상자를 돌린다.	
9. 대상자 허리 앞에 선다. 간호사는 한 팔을 대상자 팔 밑으로 넣어 등을 잡는다. 다른 팔로는 대상자 무릎을 잡는다.	
10. 간호사는 한 발을 침대 가까이 놓고, 다른 발은 침대에서 멀리 놓는다.	• 이는 대상자 다리를 침대 밖으로 내려놓을 때 돌리기 동작을 용이하게 한다.
11. 침대 가장자리로 대상자의 다리를 돌리고 대상자 몸체를 일으켜 세우는 것을 한 동작으로 한다. 당기는 동작에서는 넓적다리근(대퇴근)을 지렛대 동작으로 사용하고, 간호사는 앞쪽 발에서 뒤쪽 발로 체중을 이동시킨다(그림 10-7). 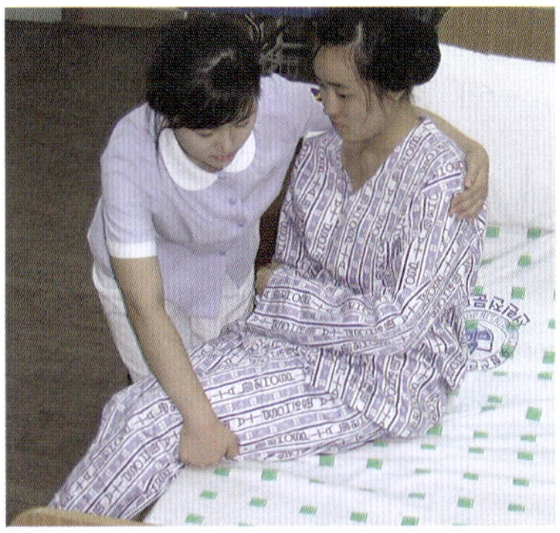 그림 10-7. 침대에 걸터앉히기	
12. 대상자 무릎을 간호사의 무릎으로 밀고, 대상자 팔 아래를 잡아서 안정성을 유지한다.	
13. 대상자가 어지러움과 가벼운 두통을 호소하거나 창백한지 사정한다.	
14. 다음 단계로 가기 전 대상자가 안정될 때까지 잠깐 멈춘다.	• 체위성 저혈압으로 쓰러지는 것을 예방한다.
15. 대상자는 바퀴의자(휠체어)로 옮겨가거나 보행 전에 침대에 앉은 채 수분 동안 다리를 흔든다(dangling).	
16. 물과 비누로 40~60초 동안 손위생을 실시한다(또는 알코올이 첨가된 손소독제를 사용하여 20초 이상 손소독을 실시).	• 미생물의 전파를 방지한다.
17. 수행결과를 간호기록지에 기록한다.	

6) 침대에서 바퀴의자(휠체어)로 옮기기

준비물

- 바퀴의자(휠체어) 혹은 의자, 신발, 보행벨트(필요시), 수건, 미끄럼판 등

방 법

절차	이론적 근거
1~5.까지 환자 옮기기 1~5와 동일하다.	
6. 물과 비누로 40~60초 동안 손위생을 실시한다(또는 알코올이 첨가된 손소독제를 사용하여 20초 이상 손소독을 실시).	• 미생물의 전파를 방지한다.
7. 필요한 물품을 준비한다.	
8. 준비한 물품을 가지고 대상자에게 간호사 자신을 소개한다.	
9. 손소독제로 손위생을 실시한다.	• 대상자와의 신체접촉 전 미생물의 전파를 방지한다.
10. 대상자의 이름, 등록번호, 생년월일 중 두 가지를 개방형으로 묻고 대답을 들은 후 대상자의 입원팔찌와 대조하여 대상자(이름, 등록번호)가 정확한지 확인하며 환자리스트(또는 처방지)와도 대조하여 대상자를 재확인한다.	• 안전한 간호를 위해 대상자를 정확히 확인하기 위함이다.
11. 대상자에게 목적과 절차를 설명한다.	
12. 대상자의 상태를 파악한 후 절차를 설명한다.	
13. 의자나 바퀴의자(휠체어)는 대상자의 건측에 침상과 45~90°에 위치하도록 한다. 바퀴의자(휠체어)는 발판은 올려두고 바퀴를 잠그고 의자는 움직이지 않도록 한다.	
14. 침대가에 앉힌다(침대에 걸터앉히기 절차 참조). 대상자가 안정을 취할 때까지 다리를 흔든다(dangling).	
15. 대상자에게 미끄러지지 않는 신발을 신게 한다.	• 미끄러운 신발이나 슬리퍼는 대상자의 낙상위험을 증가시킨다.
16. 대상자는 몸을 앞으로 기울여 간호사의 어깨를 붙잡도록 한다. 간호사는 대상자의 겨드랑(액와) 밑이나 등 주위에 손을 놓거나 대상자의 보행벨트를 붙잡고 발을 약간 옆으로 벌려 대상자 앞에 놓는다(그림 10-8).	

절차	이론적 근거
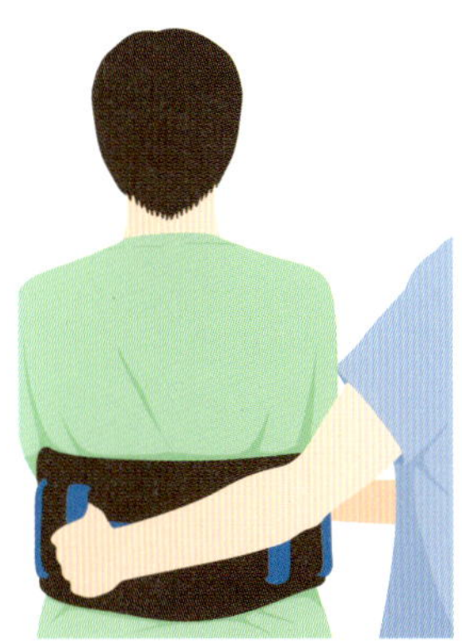 그림 10-8. 대상자의 보행벨트 붙잡는 법	
17. 셋을 세면서 대상자의 강한 발부터 딛도록 하여 내려서는 것을 도와주고 대상자를 바퀴의자(휠체어) 쪽으로 돌린다(그림 10-9). 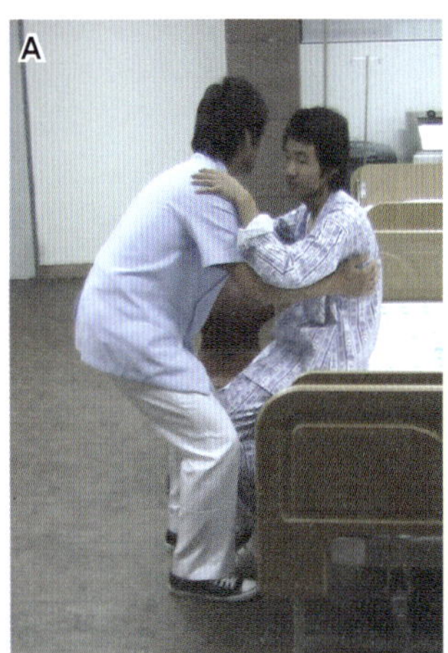 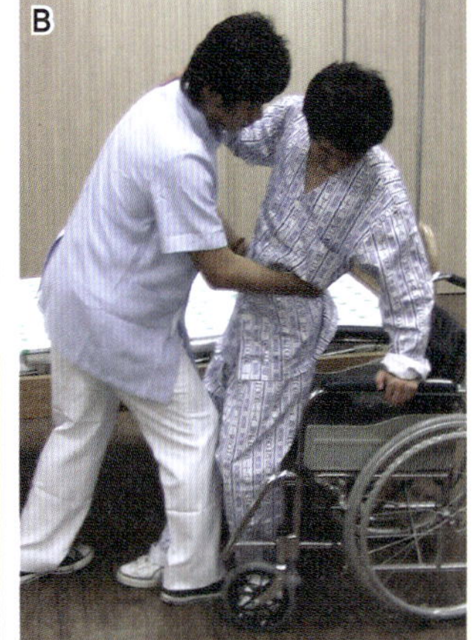 그림 10-9. 바퀴의자(휠체어)로 돌려 앉히는 방법(A~B)	
18. 대상자의 체중을 앞쪽 발에서 뒤쪽 발로 옮기면서 다리와 팔의 관절을 구부려 바퀴의자(휠체어)로 몸을 낮추며 동시에 간호사도 앞쪽 발로 체중을 옮기면서 무릎을 굽혀 대상자를 의자에 서서히 앉힌다. 이렇게 의자에 앉을 때 가능하면 대상자가 의자 팔걸이를 잡는다.	• 환자의 중력중심과 간호사의 중력중심이 좀 더 가까워지도록 함이다.
19. 압력 받는 부위가 없도록 의자에서 체위를 취하게 한다. 만일 순환장애가 있다면 다리를 올려놓는다. 바퀴의자(휠체어)의 발판을 내려 발을 올려 놓는다.	• 다리를 올려 정맥혈복귀를 증진시키기 위함이다.
20. 물과 비누로 40~60초 동안 손위생을 실시한다(또는 알코올이 첨가된 손소독제를 사용하여 20초 이상 손소독을 실시).	• 미생물의 전파를 방지한다.
21. 수행결과를 간호기록지에 기록한다.	

7) 미끄럼판 사용하는 법

방 법

절차	이론적 근거
1~15.까지 침대에서 바퀴의자(휠체어)로 옮기기 1~15과 동일하다.	
16. 일어설 수 없는 대상자는 타월이나 운반대 혹은 미끄럼판(sliding board)을 이용하여 이동한다. 미끄럼판을 의자 위에서부터 대상자 볼기(둔부) 밑으로 밀어 넣는다.	
17. 대상자는 손으로 자신의 몸무게를 받치면서 볼기(둔부)가 미끄러지도록 하여 의자까지 이동한다.	
18. 물과 비누로 40~60초 동안 손위생을 실시한다(또는 알코올이 첨가된 손소독제를 사용하여 20초 이상 손소독을 실시).	• 미생물의 전파를 방지한다.
19. 수행결과를 간호기록지에 기록한다.	

8) 통나무 굴리기 식 적용

준비물

• 베개, 수건, 담요, 굴릴 때 사용할 홑이불

방 법

절차	이론적 근거
1. 물과 비누로 40~60초 동안 손위생을 실시한다(또는 알코올이 첨가된 손소독제를 사용하여 20초 이상 손소독을 실시).	• 미생물의 전파를 방지한다.
2. 필요한 물품을 준비한다.	
3. 준비한 물품을 가지고 대상자에게 간호사 자신을 소개한다.	
4. 손소독제로 손위생을 실시한다.	• 대상자와의 신체접촉 전 미생물의 전파를 방지한다.
5. 대상자의 이름, 등록번호, 생년월일 중 두 가지를 개방형으로 묻고 대답을 들은 후 대상자의 입원팔찌와 대조하여 대상자(이름, 등록번호)가 정확한지 확인하며 환자리스트(또는 처방지)와도 대조하여 대상자를 재확인한다.	• 안전한 간호를 위해 대상자를 정확히 확인하기 위함이다.
6. 대상자에게 목적과 절차를 설명한다.	
7. 체위변경을 위한 통나무 굴리기(log rolling) 식에 대한 의사 처방을 확인한다.	

절차	이론적 근거
8. 절차를 쉽고 안전하게 하기 위해 적어도 세 사람의 간호사가 있어야 한다.	
9. 물과 비누로 40~60초 동안 손위생을 실시한다(또는 알코올이 첨가된 손소독제를 사용하여 20초 이상 손소독을 실시).	• 미생물의 전파를 방지한다.
10. 대상자에게 간호사 자신을 소개한다.	
11. 대상자의 이름, 등록번호, 생년월일 중 두 가지를 개방형으로 묻고 대답을 들은 후 대상자의 입원팔찌와 대조하여 대상자(이름, 등록번호)가 정확한지 확인하여 환자리스트(또는 처방지)와도 대조하여 대상자를 재확인한다.	• 안전한 간호를 위해 대상자를 정확히 확인하기 위함이다.
12. 두 사람은 침대가에 서고, 세 번째 간호사는 반대편 침대가에 선다(그림 10-10). 침상 머리 쪽에 선 사람이 조정 동작의 책임을 진다.	

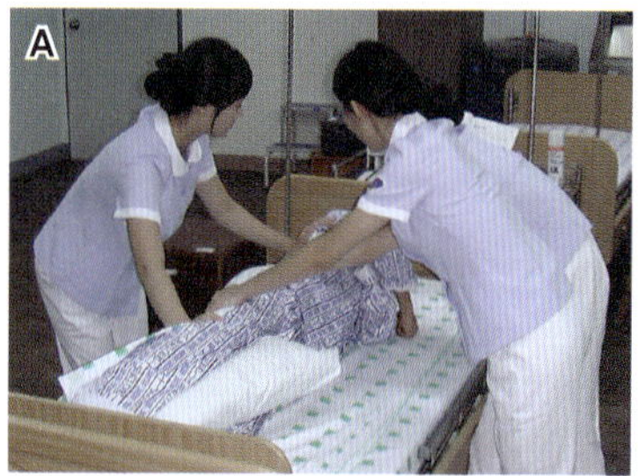
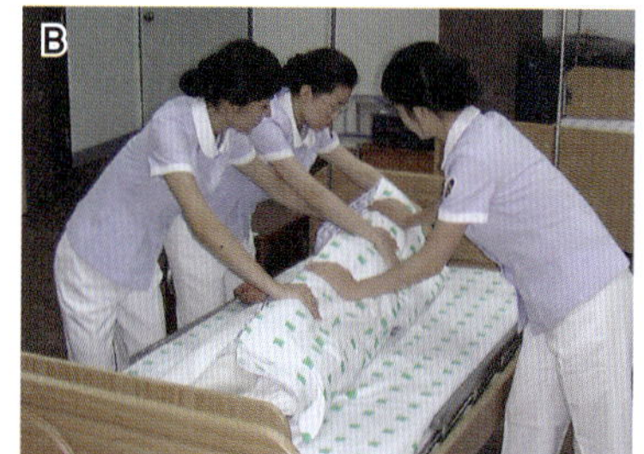

그림 10-10. 통나무 굴리기 식(A~B)

절차	이론적 근거
13. 이동하기 위한 올바른 체위를 취한다.	
a. 머리 쪽 간호사: 한 팔은 대상자 머리를, 다른 팔은 어깨와 목을 지지한다.	
b. 두 번째 간호사: 한 손은 대상자의 다른 어깨를 잡고, 다른 손과 팔은 대상자 무릎 주위를 잡는다.	
c. 세 번째 간호사: 반대편 침대 옆에서 반홑이불을 단단히 잡아 몸체를 지지한다.	• 이는 대상자의 신체정렬을 유지한다.
14. 머리 쪽 간호사가 신호를 하면 하나의 조정된 동작으로 대상자를 이동시킨다.	• 적합한 신체정렬을 유지하고, 신체의 모든 부분이 동시에 움직인다. 그렇지 않으면 대상자의 목과 척추에 손상을 줄 수 있다.
15. 베개, 수건, 담요로 체위에 따른 신체정렬을 유지시킨다.	
16. 대상자 체위는 의사 처방에 따르지만, 자주 변경시킨다.	• 최소 2시간마다 체위를 변경한다.
17. 대상자 이동방법, 피부와 관절운동 상태, 절차, 사용한 보조기구 등을 기록한다.	
18. 물과 비누로 40~60초 동안 손위생을 실시한다(또는 알코올이 첨가된 손소독제를 사용하여 20초 이상 손소독을 실시).	• 미생물의 전파를 방지한다.
19. 수행결과를 간호기록지에 기록한다.	

유의사항

- 동작 시에 자신의 신체정렬과 신체균형을 유지하여 근육의 과신전이나 골격과 관절의 손상을 받지 않도록 한다.
- 신체역학의 원리를 적용하여 효과적인 동작을 수행하도록 한다.
- 침대나 의자 바퀴를 고정하고 신발 등이 미끄러지지 않도록 주의한다.
- 가능성을 평가하여 도구를 사용하거나 반드시 도움을 청한다.
- 이동 시에 대상자의 신체정렬에 유의하여 관절에 손상을 받지 않도록 해준다.
- 기능적 자세나 신체정렬을 유지하기 위한 적합한 보조기구를 적용한다.

3 운동범위 운동(Range of Motion Exercise: ROM Exercise)

목 적

- 관절 기능을 증진한다.
- 근위축(muscular atrophy)을 예방하고 근긴장도와 근력을 유지하고 증진한다.
- 장기간 침상 안정이나 부동으로 인한 합병증을 예방한다.
- 관절 구축을 방지한다.
- 안위를 증진한다.
- 보행을 위한 준비를 한다.

준비물

- 관절각도기

1) 수동적 운동범위(ROM) 운동 수행

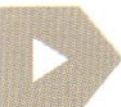

방 법

절차	이론적 근거
1. 물과 비누로 40~60초 동안 손위생을 실시한다(또는 알코올이 첨가된 손소독제를 사용하여 20초 이상 손소독을 실시).	• 미생물의 전파를 방지한다.
2. 대상자에게 간호사 자신을 소개한다.	
3. 손소독제로 손위생을 실시한다.	• 대상자와의 신체접촉 전 미생물의 전파를 방지한다.

절차	이론적 근거
4. 대상자의 이름, 등록번호, 생년월일 중 두 가지를 개방형으로 묻고 대답을 들은 후 대상자의 입원팔찌와 대조하여 대상자(이름, 등록번호)가 정확한지 확인하며 환자리스트(또는 처방지)와도 대조하여 대상자를 재확인한다.	• 안전한 간호를 위해 대상자를 정확히 확인하기 위함이다.
5. 대상자에게 목적과 절차에 대해 설명한다.	
6. 가능한 한 침대에 반듯하게 등을 대고 누운 체위를 취한다.	
7. 사지는 노출시킨다.	
8. 모든 관절을 서서히 부드럽게 당긴다[표 10-1 관절범위(능동적) 운동 참조].	
9. 필요한 부위의 운동을 연속하도록 한다.	
10. 모든 관절은 적어도 하루에 2번씩 각 관절을 2~5회 운동을 시행한다.	
11. 가능한 한 능동적 운동을 격려한다.	• 수동적 운동은 근육 유지가 아니고 관절 구축만을 예방한다.
12. 대상자가 통증이나 불편감을 호소하면 중단한다.	
13. ROM 운동을 수행하는 능력을 재사정하고 적합한 계획을 세운다.	
14. 각 부위에 따른 적절한 관절범위운동을 수행한다.	
① 목운동	
a. 대상자 목 밑에 한 손을 대고 다른 손은 이마에 놓는다. 목을 뒤로 젖힌다(신전). 가능한 한 목을 충분히 뒤로 젖힌다(과신전, 그림 10-11-1).	• ROM 하는 동안 관절이 지지되어야 한다. 이 동작은 과신전 자세에서 경추관절을 움직인다. 과신전(hyperextension)은 관절부위 사이의 각이 정상 혹은 평균 범위보다 크거나 180° 보다 크게 움직이는 것이다.
b. 목 밑에 한 손을 대고 다른 손으로 머리 뒤를 받쳐 턱이 가슴에 닿도록 운동시킨다(굴곡, 그림 10-11-2).	• 경추관절의 굴곡자세이다. 굴곡(flexion)은 연접부위 각이 이완되거나 구부리게 움직이는 것이다.
c. 머리 양측을 손으로 지지하여 귀가 어깨에 닿도록 옆으로 기울인다(측방굴곡).	
d. 머리 양측을 손으로 지지하여 머리를 좌우로 돌린다(회전).	• 경추관절의 회전동작(rotation)이다.

절차	이론적 근거
② 어깨와 팔운동	
a. 팔꿈치와 손목을 잡고 팔을 펴서 머리까지 올린다(굴곡).	• 부동환자는 보통 견관절이 신전된 상태로 있게 된다.
b. 올린 팔을 내려 신체 옆에 곧게 붙인다(신전, 그림 10-11-3).	• 신전(extension)은 신체부분이 해부학적 자세나 곧은 선을 유지하는 자세이다. 이 동작은 주관절은 신전, 견관절은 굴곡시키는 것이다.
c. 대상자가 엎드린자세(복와위)나 앉은자세(좌위)를 취할 수 있으면 팔을 옆에서 뒤쪽으로 가게 한다(과신전, 그림 10-11-4).	• 어깨를 과신전시킨다.
d. 대상자를 바로 눕히고, 팔꿈치를 어깨수준으로 올려 직각이 되게 하고 한 손으로 고정시킨다. 다른 손으로 손목을 잡고 전박만 움직이도록 하여 손은 손바닥이 앞을 향하게 머리 쪽으로 올렸다가(바깥돌림(외회전), 그림 10-11-5), 손바닥이 뒤를 향하게 다리 쪽으로 내리게 한다(안쪽돌림(내회전) 그림 10-11-6).	• 어깨를 바깥돌림(외회전), 안쪽돌림(내회전)시키는 것이다. 바깥돌림(외회전, external rotation)은 외부쪽으로 돌리는 동작이고, 안쪽돌림(내회전, internal rotation)은 내부 쪽으로 돌리는 동작이다.

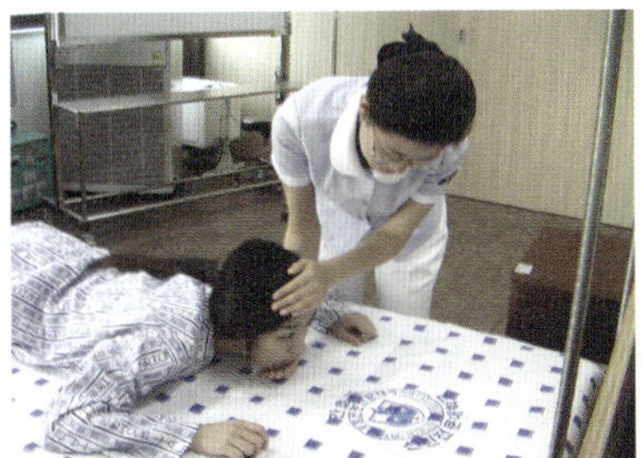
그림 10-11-1. 목의 과신전

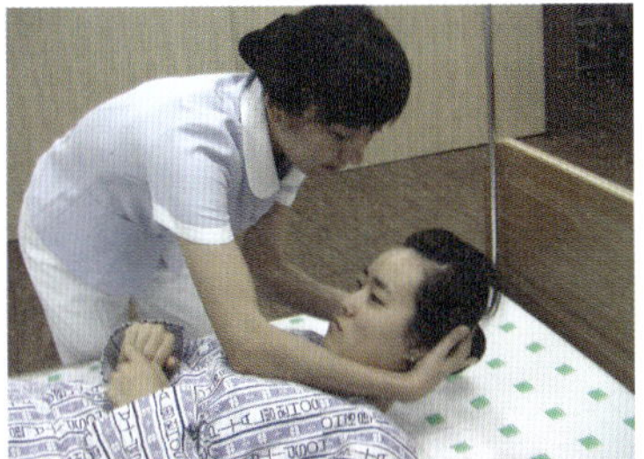
그림 10-11-2. 목의 굽힘(굴곡)

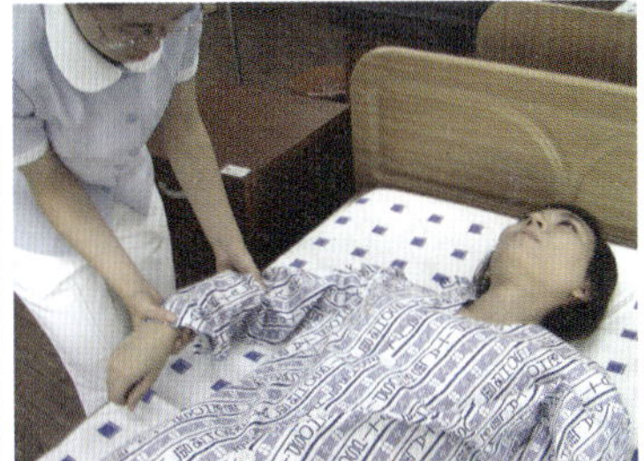
그림 10-11-3. 어깨의 폄(신전)

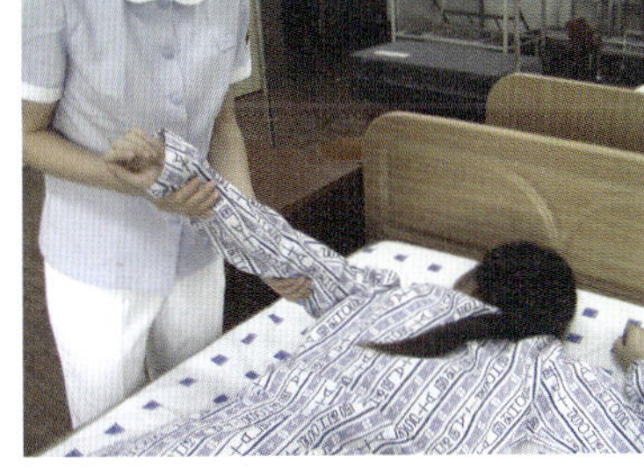
그림 10-11-4. 어깨 과신전

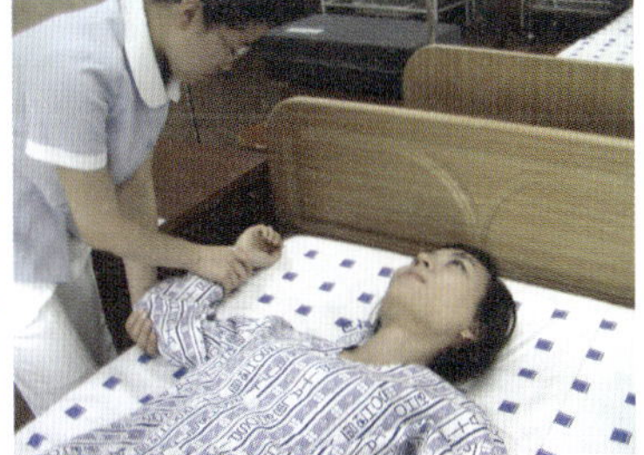
그림 10-11-5. 어깨 바깥돌림(외회전)

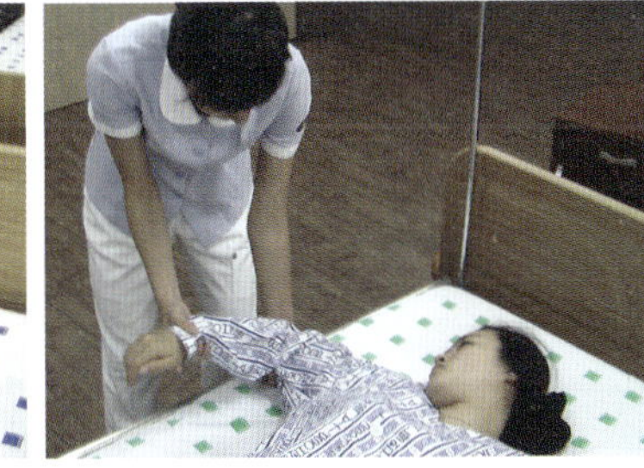
그림 10-11-6. 어깨 안쪽돌림(내회전)

e. 대상자가 서거나, 침대가에 앉을 수 있으면 팔꿈치와 손목을 지지하고 어깨를 완전히 원형으로 돌린다(휘돌림).	• 어깨를 원으로 돌리는 휘돌림 동작(circumduction)이다. 이 동작은 견관절과 엉덩관절(고관절)에서만 가능하고, 침대에 누워 있는 대상자는 이 운동을 제한받는다.

절차	이론적 근거
f. 팔을 몸의 측면에 놓고 위팔(상박)을 한 손으로 고정시키고 아래팔(전박)을 머리 쪽으로 구부렸다(굴곡, 그림 10-11-7), 편다(신전).	• 이 동작은 주관절 굴곡, 신전운동이다.
g. 침대 위에 팔을 놓고 위팔(상박)을 한 손으로 고정시키고 다른 한 손으로는 손바닥을 잡고 손바닥이 위로 오게 아래팔(전박)을 제쳤다(회외전, 그림 10-11-8), 손바닥이 침대를 향하게 엎어놓는다(회내전, 그림 10-11-9).	• 주관절의 회외전(supination), 회내전(pronation) 운동이다.
h. 팔을 옆에 펴놓고 손목과 팔꿈치를 지지하며 몸으로부터 밖으로 팔을 가져갔다가(외전, 그림 10-11-10), 다시 가슴 위에 오도록 가로놓는다.	• 어깨의 외전과 내전운동이다. 외전(abduction)은 몸 중심으로부터 먼 쪽으로 가는 동작이고, 내전(adduction)은 몸의 중심 쪽으로 오는 동작이다.
③ 손목과 손가락운동	
a. 침대에 팔을 놓고 하부아래팔(전박)을 지지하고 손을 펴서 잡고 손목을 내 아래팔(전박) 쪽으로 기울인 다음(굴곡, 그림 10-11-11) 외 아래팔(전박) 쪽으로 젖힌다(신전-과신전, 그림 10-11-12).	• 손목관절의 폄(신전), 굽힘(굴곡), 과신전 운동이다. • 운동하는 동안 관절운동을 제한하여 손상을 방지하도록 지지한다.
b. 아래팔(전박)을 잡고 손을 바깥쪽으로 돌렸다가(외회전, 그림 10-11-13) 안쪽으로 돌린다(내회전, 그림 10-11-14).	• 이 동작은 손목의 바깥돌림(외회전)과 안쪽돌림(내회전) 운동이다.

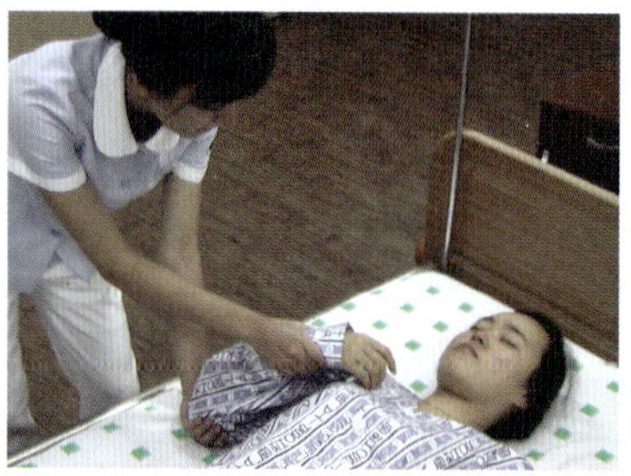
그림 10-11-7. 팔꿈치 굽힘(굴곡)

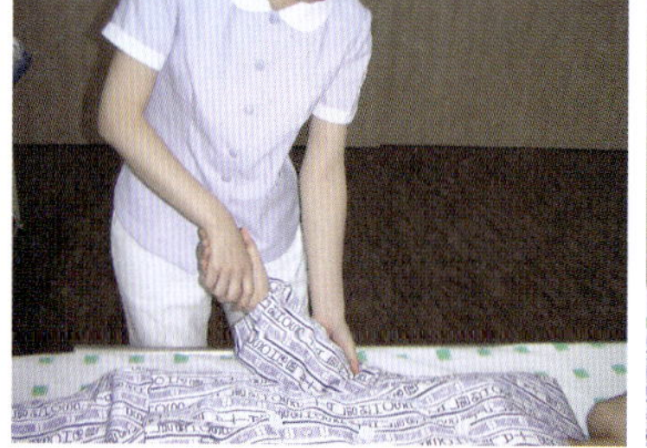
그림 10-11-8. 팔꿈치 회외전

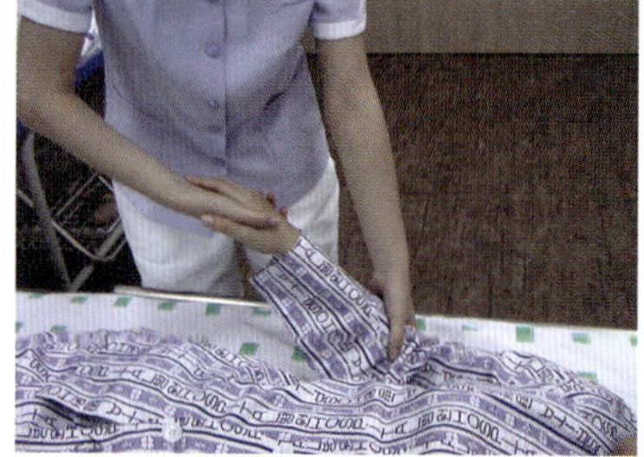
그림 10-11-9. 팔꿈치 회내전

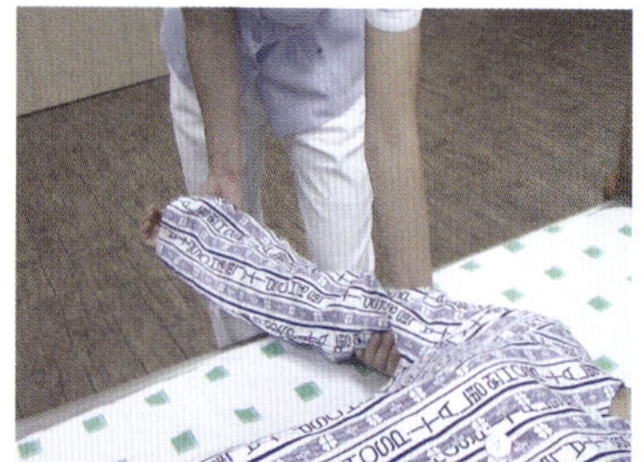
그림 10-11-10. 어깨 외전

절차	이론적 근거
c. 손목을 엄지 쪽으로 구부렸다가(내전 혹은 노뼈(요골) 측굴), 새끼손가락 쪽으로 구부린다(외전 혹은 자뼈(척골) 측굴, 그림 10-11-15).	• 이는 손목의 내전(혹은 노뼈(요골) 측굴)과 외전(혹은 자뼈(척골) 측굴) 동작이다.

절차	이론적 근거
d. 손목과 손 뒤를 지지하고 엄지와 손가락을 손바닥 쪽으로 구부렸다가(굴곡, 그림 10-11-16), 다시 펴서 뒤로 젖힌다(신전-과신전, 그림 10-11-17).	• 손가락 관절의 굴곡, 신전운동이다. 부동환자는 영구적인 굴곡경축이 오게 되므로 신전운동의 ROM은 손가락의 유연성 유지에 도움을 준다.
e. 엄지를 다른 모든 손가락 끝과 마주댄다(그림 10-11-18).	• 엄지손가락 관절의 대립운동(opposition)이다.
f. 손목을 지지하고 엄지와 손가락을 모두 모아 쥐었다가(내전, 그림 10-11-19), 손가락 사이로 간호사의 손가락을 넣어 편다(외전, 그림 10-11-20).	• 이 동작은 손가락의 외전과 모음(내전)이다.

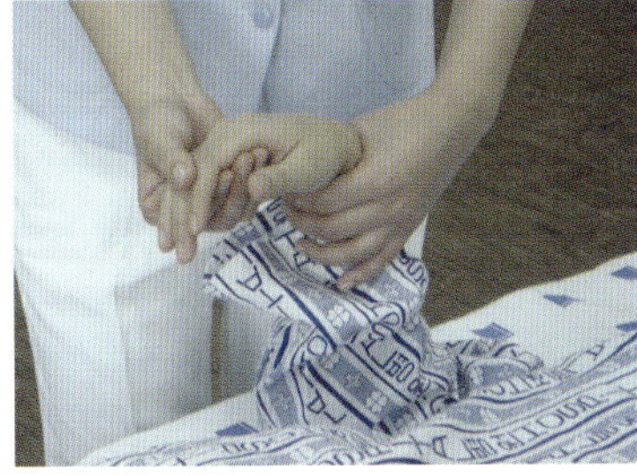
그림 10-11-11. 손목 굽힘(굴곡)

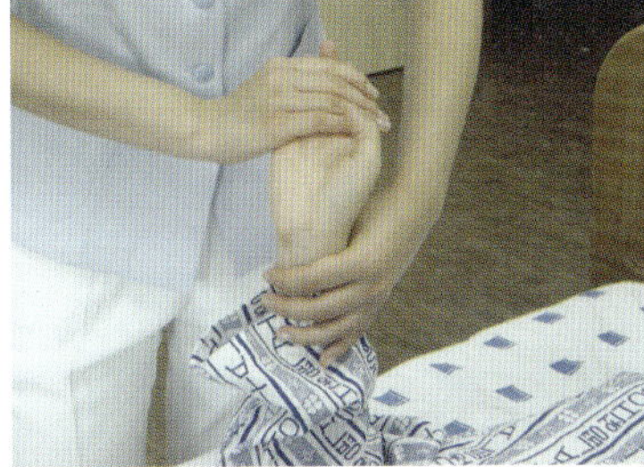
그림 10-11-12. 손목 과다폄(과신전)

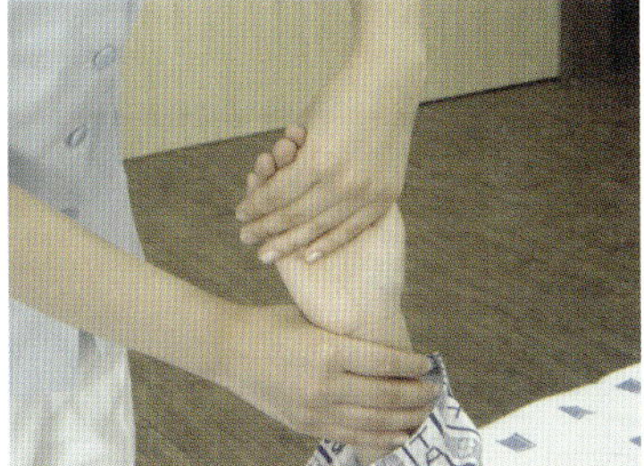
그림 10-11-13. 손목 바깥돌림(외회전)

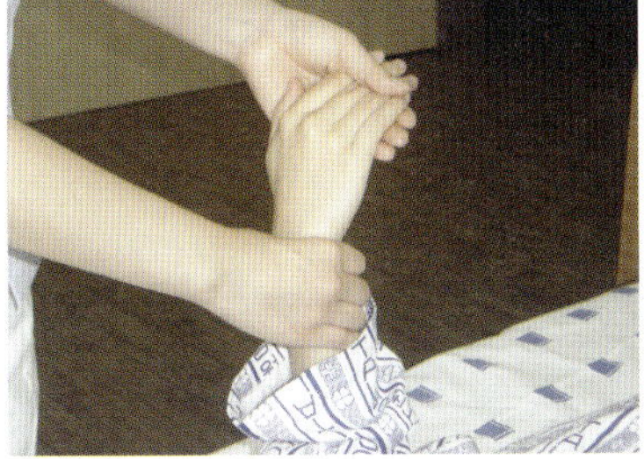
그림 10-11-14. 손목 안쪽돌림(내회전)

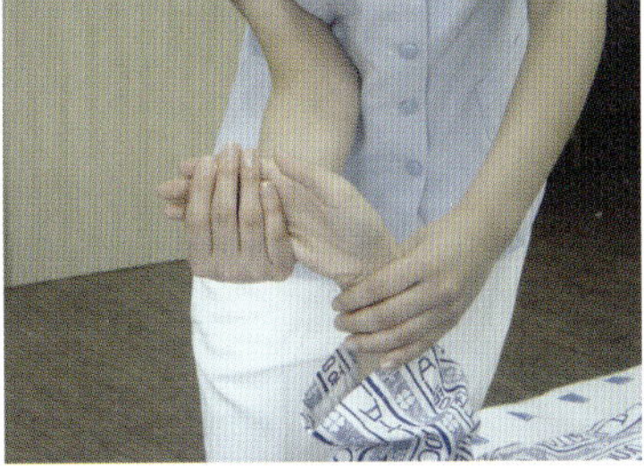
그림 10-11-15. 손목 측굴

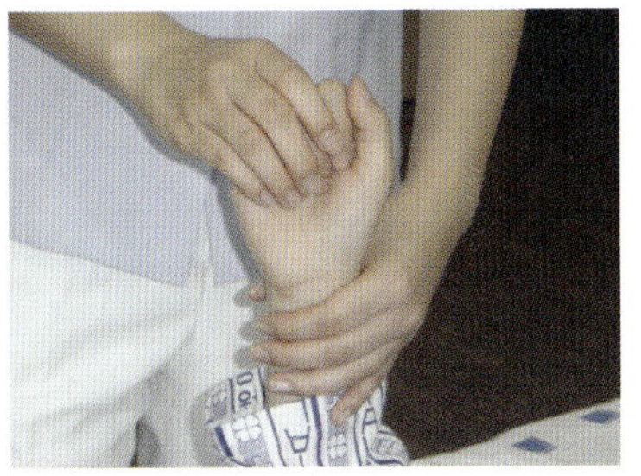
그림 10-11-16. 손가락 굽힘(굴곡)

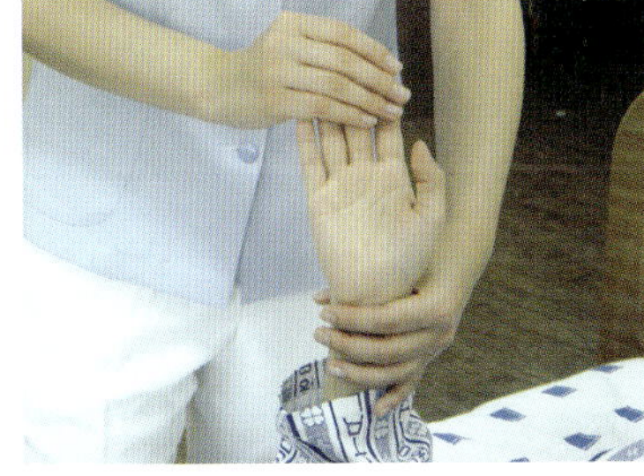
그림 10-11-17. 손가락 폄(신전)

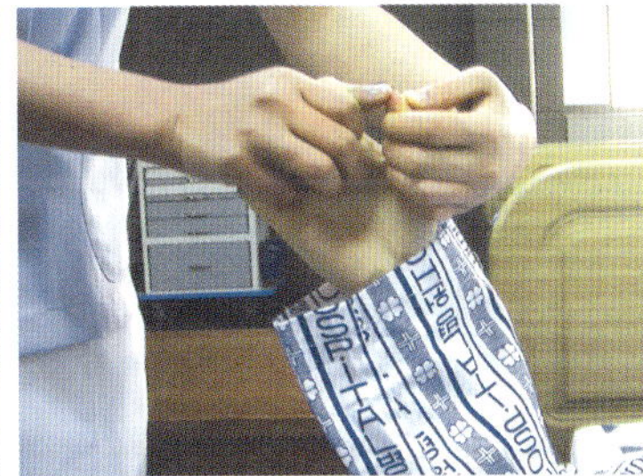
그림 10-11-18. 손가락 대립

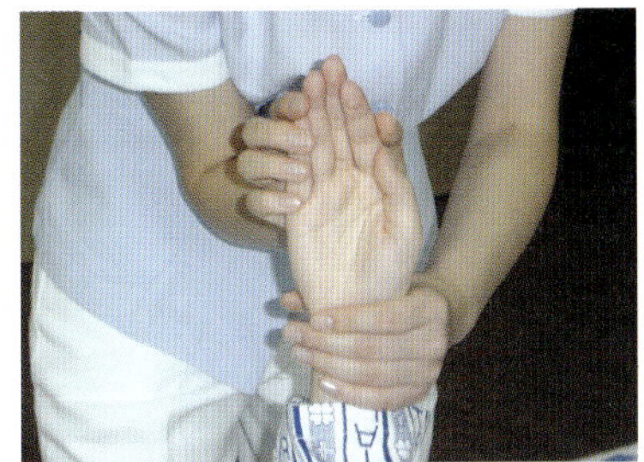
그림 10-11-19. 손가락 모음(내전)

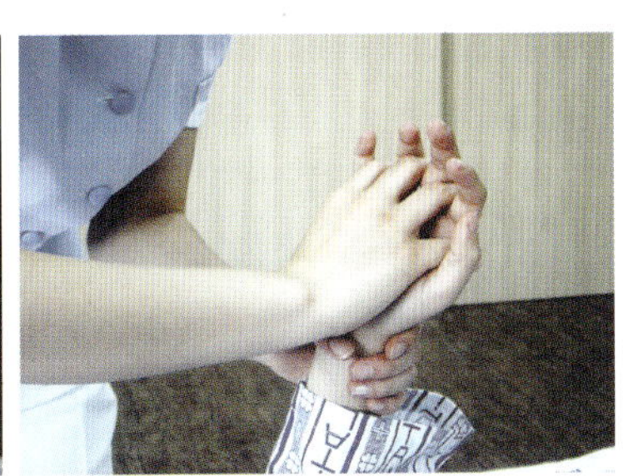
그림 10-11-20. 손가락 외전

절차	이론적 근거
④ 엉덩관절(고관절)과 다리운동	
a. 대상자를 반듯이 눕히고 무릎과 발목을 지지하고 다리를 펴서 옆으로 보냈다가(외전, 그림 10-11-21), 다시 몸 중심 쪽으로 오게 한다(내전, 그림 10-11-22).	• 이 움직임은 다리의 외전과 내전운동이다.
b. 무릎 밑과 발목을 지지하고 무릎을 굽혀 외부 쪽으로 젖혔다가(외회전, 그림 10-11-23) 내부 쪽으로 젖힌다(내회전, 그림 10-11-24).	• 이 운동은 고관절의 엉덩관절(고관절)의 바깥돌림(외회전)과 안쪽돌림(내회전)의 교대 운동이다(바로누운자세(앙와위)에서는 엉덩관절(고관절) 바깥돌림(외회전)이 오기 쉽다).
c. 대상자를 바로 눕히고 한 손은 무릎 밑에 다른 한 손은 발목 밑에 놓는다. 무릎을 머리 쪽으로 구부리게 밀었다(굴곡, 그림 10-11-25) 편다(신전).	• 무릎과 엉덩관절(고관절)의 굽힘(굴곡)과 폄(신전)운동이다. 의자에 앉거나 무릎을 세우고 앉는 것은 굴곡상태이다. 옆누움자세(측와위)와 반좌위자세(semi-Fowler position) 체위에서 엉덩관절(고관절)을 굽힘(굴곡), 폄(신전)으로 움직이게 된다. 굴곡, 자세는 자주 신전으로 변화시켜야 한다.
d. 복위로 눕혀서 무릎과 발목을 지지하여 다리를 뒤쪽으로 든다(과신전, 그림 10-11-26).	• 엉덩관절(고관절)의 과신전 자세이다.
e. 대상자가 설 수 있으면 몸무게를 한 다리로 싣고 다른 다리를 들어 원으로 돌린다(휘돌림).	• 이 운동은 엉덩관절(고관절)의 휘돌림 운동이다. 누워 있는 대상자는 할 수 없다.

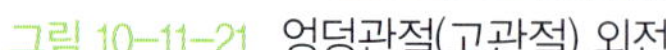
그림 10-11-21. 엉덩관절(고관절) 외전

그림 10-11-22. 엉덩관절(고관절) 모음(내전)

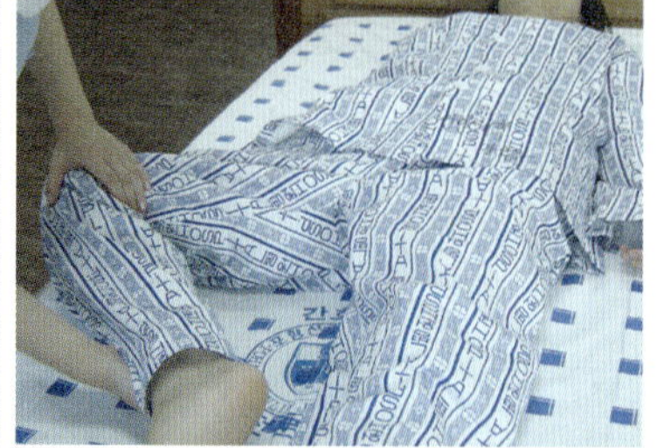
그림 10-11-23. 엉덩관절(고관절) 바깥돌림(외회전)

절차	이론적 근거

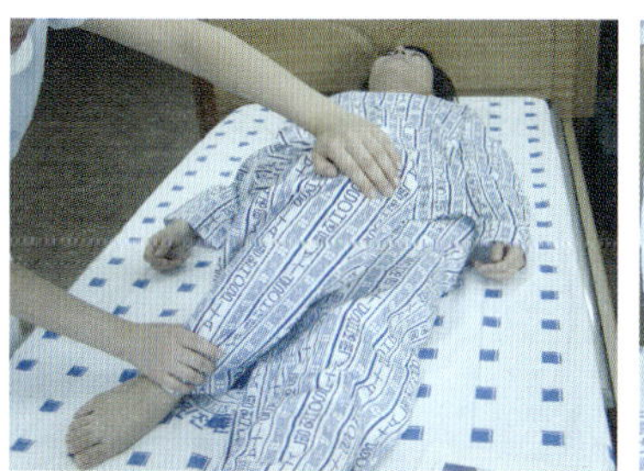
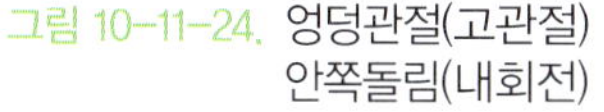
그림 10-11-24. 엉덩관절(고관절) 안쪽돌림(내회전)

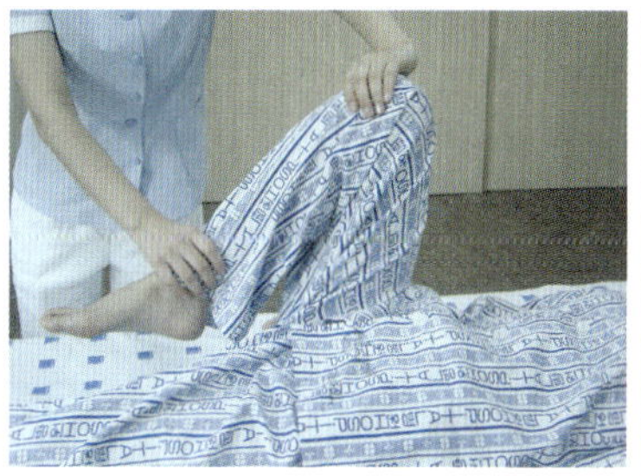
그림 10-11-25. 엉덩관절(고관절) 굽힘(굴곡)

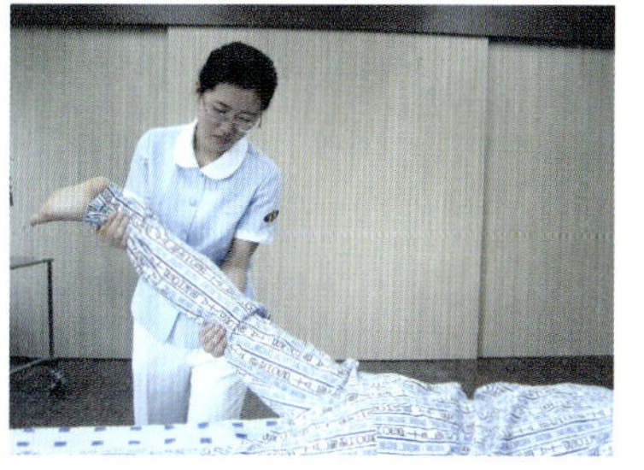
그림 10-11-26. 엉덩관절(고관절) 과신전

⑤ 발목과 발가락 운동

a. 한 손은 발꿈치를 지지하고 다른 손은 발목이 자유로이 움직이도록 다리 하부를 지지한다.
발꿈치를 잡아당겨 발끝이 머리 쪽을 향하게 한다한다(발등쪽굽힘(족배굴곡, dorsal flexion), 그림 10-11-27). 다음은 발을 뻗어 발끝이 아래를 향하게 한다(발바닥쪽굽힘(족저굴곡, plantar flexion), 그림 10-11-28).
- 장딴지근(calf muscle)을 쥐면 불편감을 주고 손상을 줄 수도 있다.
- 이 운동은 발등쪽굽힘(족배굴곡)과 발바닥쪽굽힘(족저굴국)의 동작이다.
- 이 동작은 서고 걷는 능력을 유지할 수 있게 해준다.

b. 발목과 발바닥을 잡고, 몸의 중심 쪽으로 돌렸다가(내번, 그림 10-11-29), 발바닥을 잡고 바깥쪽으로 돌린다(외번, 그림 10-11-30).
- 이 운동은 발목의 내번과 외번의 운동이다.

c. 침대에 발꿈치를 대고, 족저궁 부위를 쥐고 발가락을 구부렸다 편다(그림 10-11-31, 10-11-32).
- 발가락 관절의 굽힘(굴곡)과 폄(신전)운동과 과신전운동이다.

d. 양 손으로 발가락을 모두 모아 쥐었다가 편다(그림 10-11-33, 10-11-34).
- 이는 발가락의 외전과 모음(내전)운동이다.

⑥ 허리운동

a. 대상자를 앉혀서 허리를 구부리도록 도와주고(굴곡, 그림 10-11-35), 엎드린자세(복와위)로 눕히고 어깨를 침대로부터 배만 바닥에 대고 활형이 되도록 들게 한다(과신전, 그림 10-11-36).
- 이는 척추관절의 굽힘(굴곡)-폄(신전) 운동과 과신전 자세이다.

15. 물과 비누로 40~60초 동안 손위생을 실시한다(또는 알코올이 첨가된 손소독제를 사용하여 20초 이상 손소독을 실시).
- 미생물의 전파를 방지한다.

16. 수행결과를 간호기록지에 기록한다.

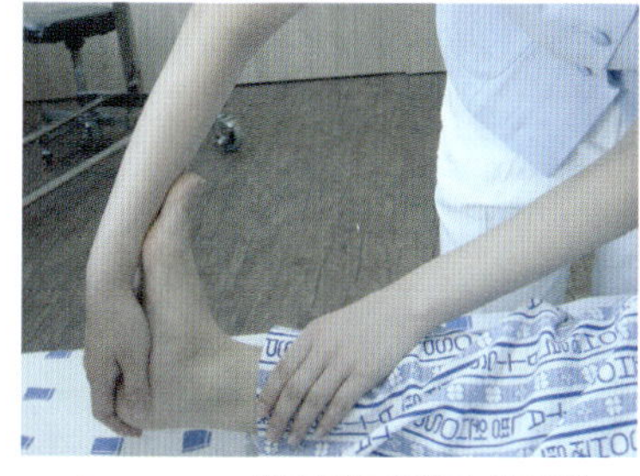
그림 10-11-27. 발등쪽굽힘(족배굴곡)

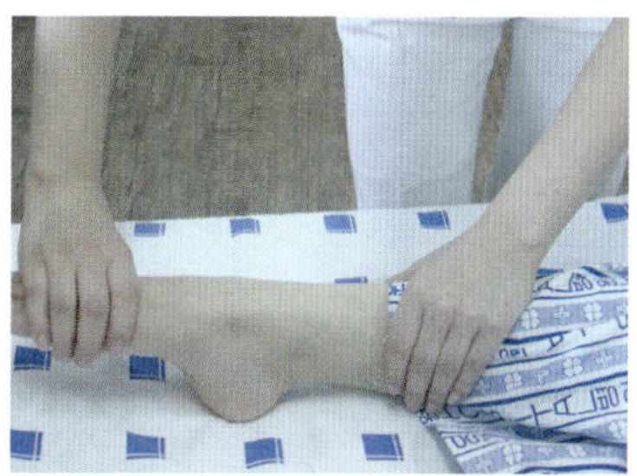
그림 10-11-28. 발바닥쪽굽힘(족저굴곡)

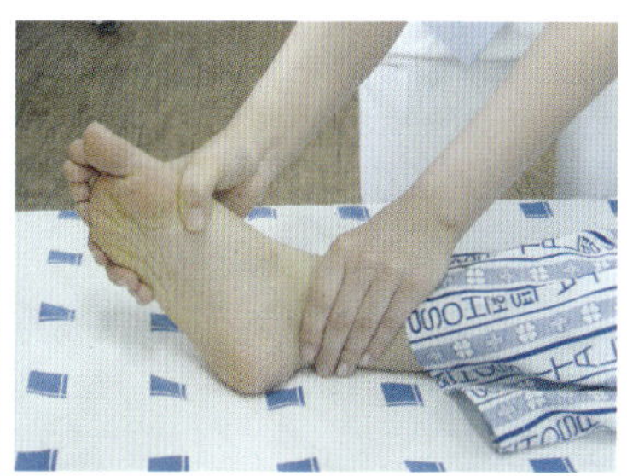
그림 10-11-29. 발목 내반

절차	이론적 근거

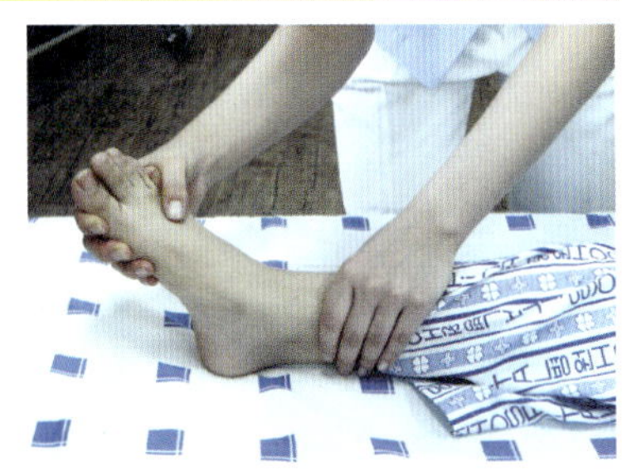
그림 10-11-30. 발목 외반

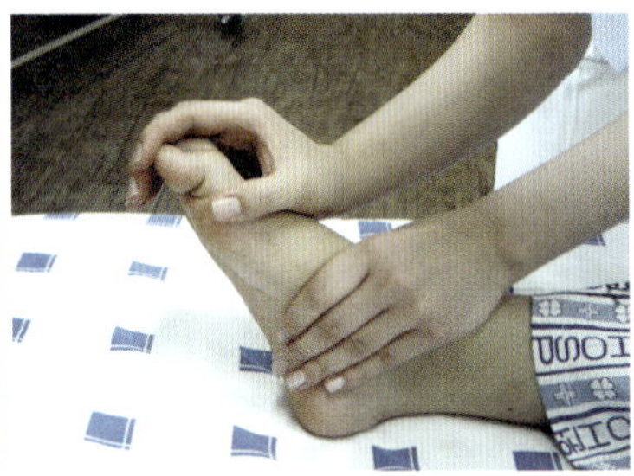
그림 10-11-31. 발가락 굽힘(굴곡)

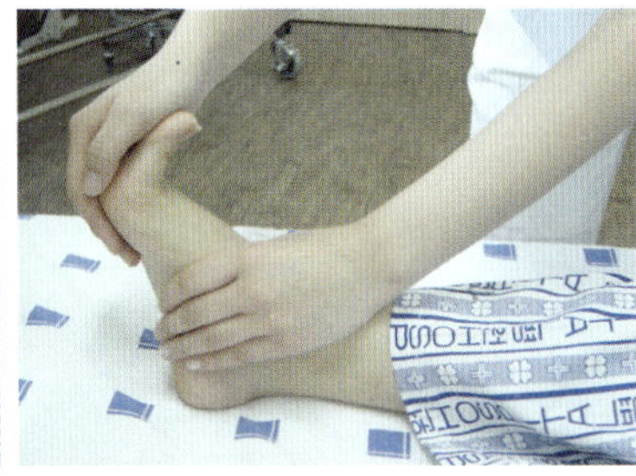
그림 10-11-32. 발가락 과신전

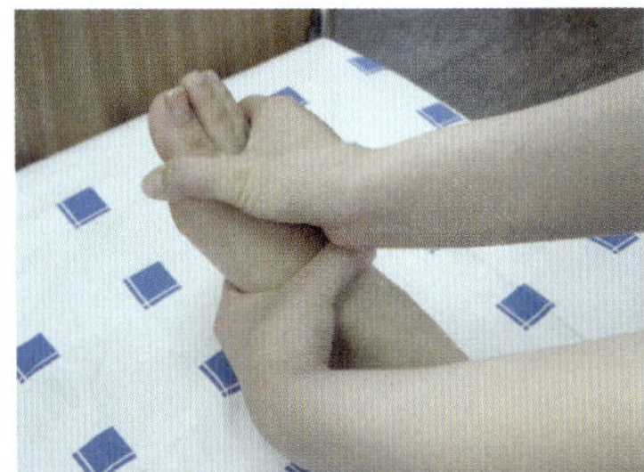
그림 10-11-33. 발가락 모음(내전)

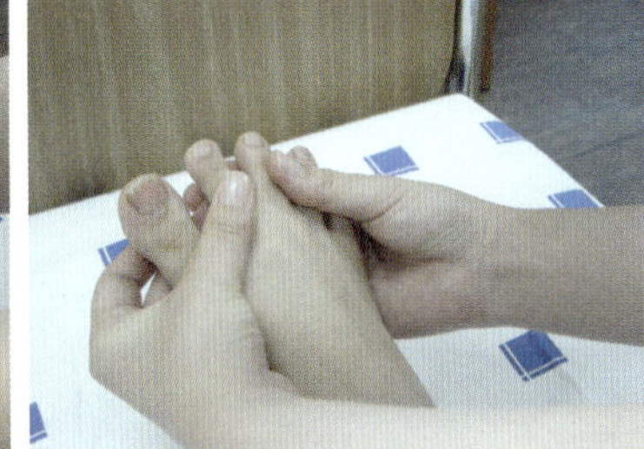
그림 10-11-34. 발가락 외전

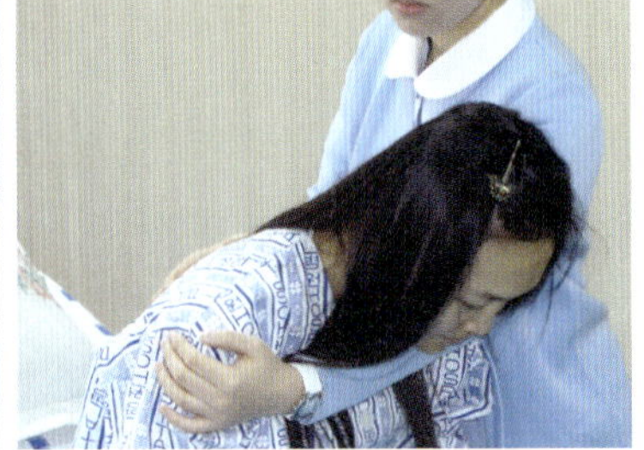
그림 10-11-35. 허리굴곡

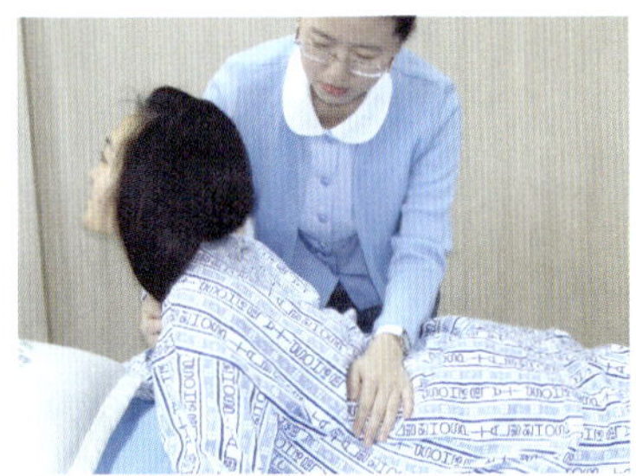
그림 10-11-36. 허리 과신전

2) 능동적 운동범위(ROM) 운동 교육

준비물

• 운동화

방 법

절차	이론적 근거
1. 물과 비누로 40~60초 동안 손위생을 실시한다(또는 알코올이 첨가된 손소독제를 사용하여 20초 이상 손소독을 실시).	• 미생물의 전파를 방지한다.
2. 대상자에게 간호사 자신을 소개한다.	
3. 손소독제로 손위생을 실시한다.	• 대상자와의 신체접촉 전 미생물의 전파를 방지한다.
4. 대상자의 이름, 등록번호, 생년월일 중 두 가지를 개방형으로 묻고 대답을 들은 후 대상자의 입원팔찌와 대조하여 대상자(이름, 등록번호)가 정확한지 확인하며 환자리스트(또는 처방지)와도 대조하여 대상자를 재확인한다.	• 안전한 간호를 위해 대상자를 정확히 확인하기 위함이다.
5. 대상자에게 목적과 절차를 설명한다.	
6. 대상자가 수행할 운동을 시범한다(표 10-1).	
7. 대상자가 수행하는 운동을 관찰한다.	
8. 필요하면 운동 시범을 보이면서 도와준다.	
9. 나타나는 모든 문제점을 교정한다.	
10. 통증이 발생되지 않는 가능한 만큼의 운동범위(ROM) 운동을 하도록 격려한다.	
11. 물과 비누로 40~60초 동안 손위생을 실시한다(또는 알코올이 첨가된 손소독제를 사용하여 20초 이상 손소독을 실시).	• 미생물의 전파를 방지한다.
12. 수행결과를 간호기록지에 기록한다.	

유의사항

- 대상자 상황에 따른 관절운동 범위를 평가하여 손상이 가지 않도록 한다.
- 능동적 운동범위(ROM) 운동 시는 알맞은 체위를 맞추고 올바른 신체정렬을 유지한다.
- 운동범위(ROM) 운동은 모든 관절에 골고루 적합하게 적용되어야 한다.

표 10-1 운동범위(능동) 운동

관절	ROM운동
목	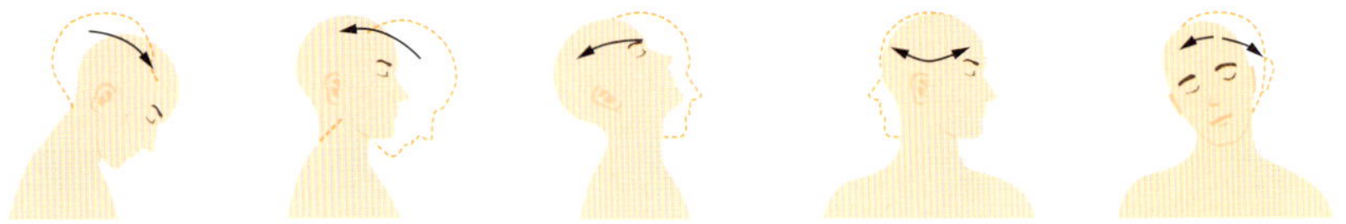 굽힘(굴곡), 폄(신전), 과신전, 회전, 측굴
견갑골	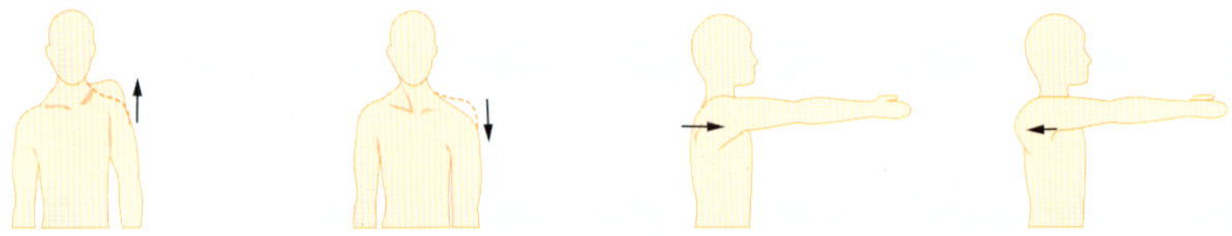 상승, 하강, 내밀다, 들여밀다
어깨	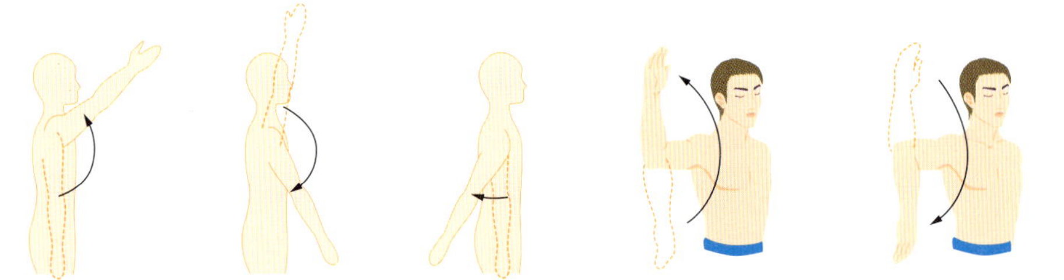 굽힘(굴곡), 폄(신전), 과신전, 바깥돌림(외회전), 안쪽돌림(내회전) 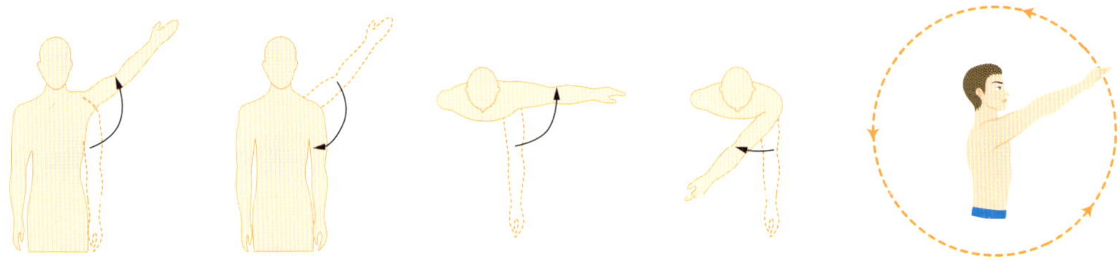 외전, 모음(내전), 수평외전, 수평내전, 휘돌림
팔꿈치-아래팔(전박)	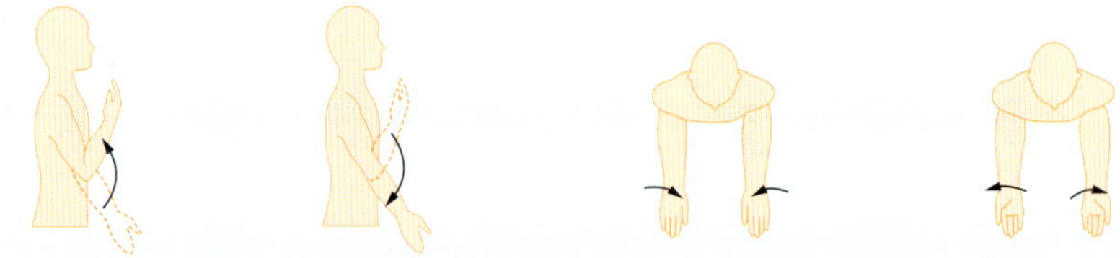 굽힘(굴곡), 폄(신전), 회내전, 회외전
손목	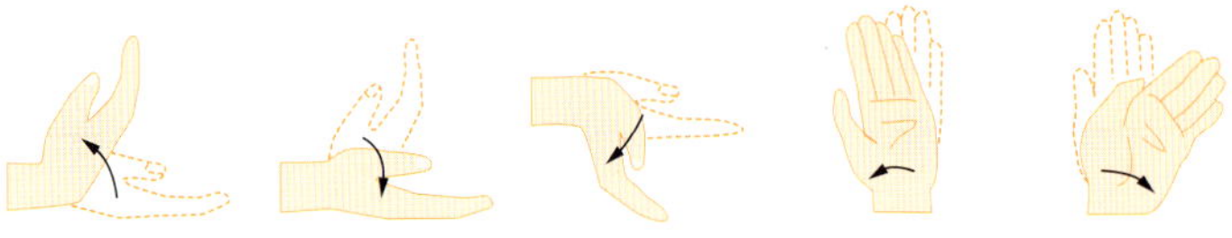 굽힘(굴곡), 폄(신전), 과신전, 요골측굴, 척골측굴

관절	ROM운동				
손가락	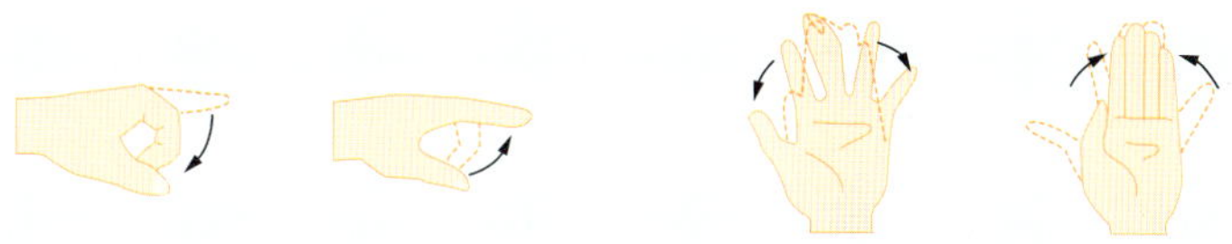 굽힘(굴곡)	폄(신전)	외전	모음(내전)	
엄지손가락	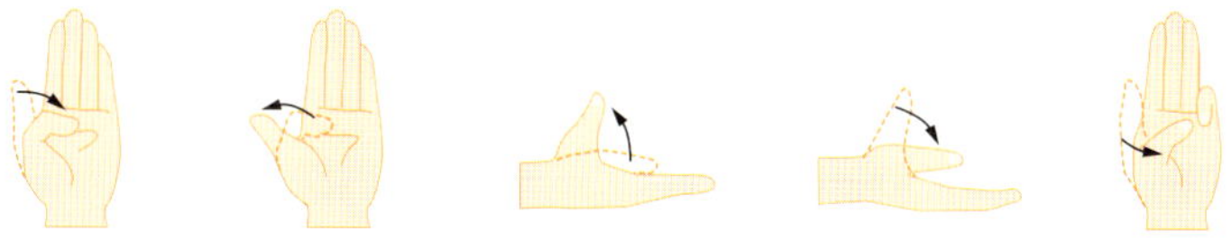 굽힘(굴곡)	폄(신전)	외전	모음(내전)	대립
볼기(둔부)	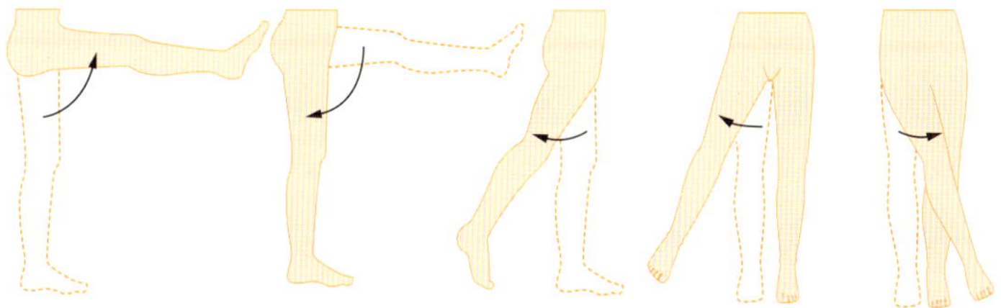 굽힘(굴곡)	폄(신전)	과신전	외전	모음(내전)
볼기(둔부)-무릎	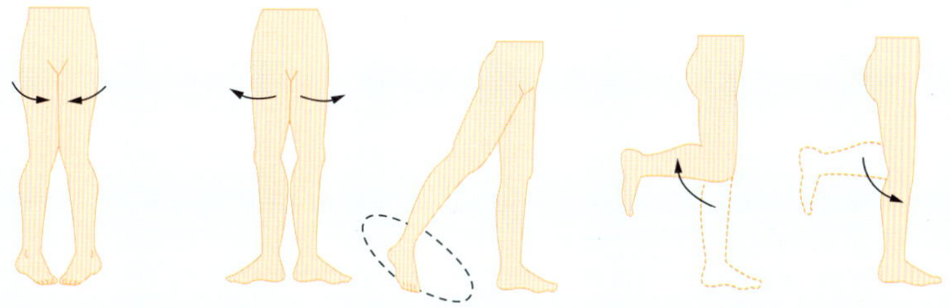 안쪽돌림(내회전)	바깥돌림(외회전)	순환동작	굽힘(굴곡)	폄(신전)
발목	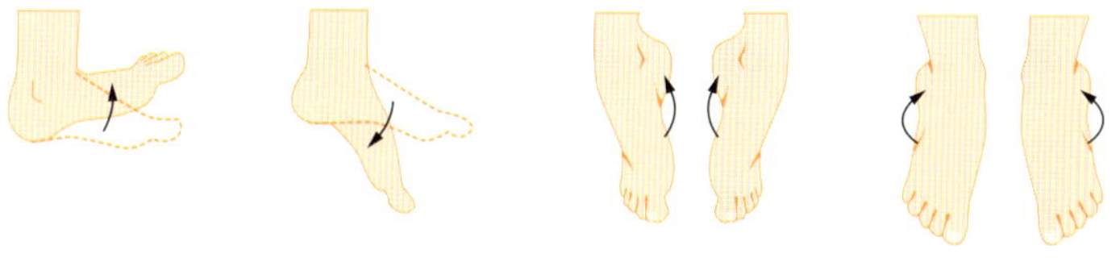 발등쪽굽힘(족배굴곡)	발바닥쪽굽힘(족저굴곡)	내번	외번	
발가락	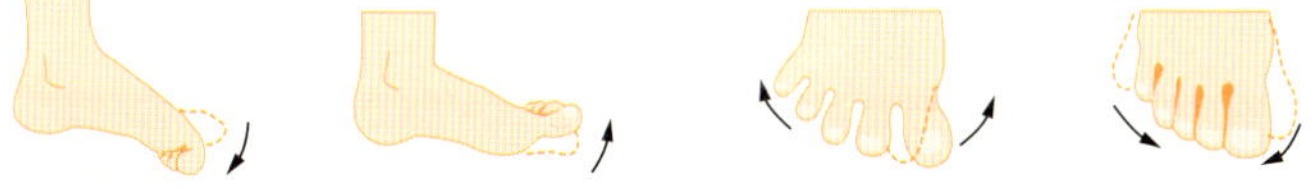 굽힘(굴곡)	신전-과신전	외전	모음(내전)	
허리	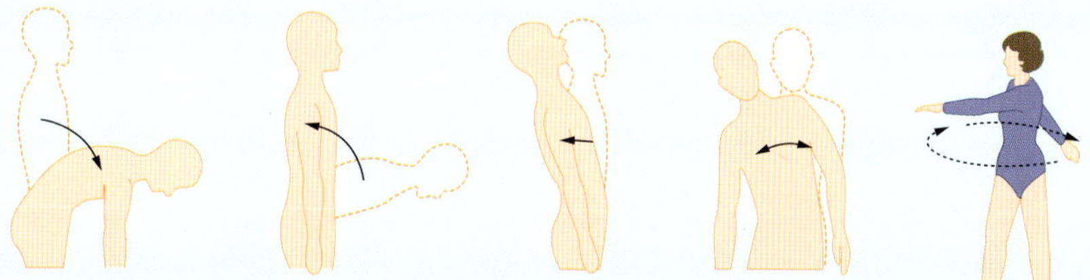 굽힘(굴곡)	폄(신전)	과신전	측굴	회전

4 보행돕기

목 적

- 신체적, 정신적 안녕감을 증진시킨다.
- 동작에 대한 내구력을 증가시킨다.
- 입원 기간을 단축시킨다.
- 걸을 수 있는 능력을 얻어 독립된 생활을 되찾는다.
- 복벽근과 엉덩허리근(장요근)의 긴장도를 증가시켜 장 마비를 예방한다.
- 다리 순환을 증가시켜 혈전성 정맥염을 예방한다.
- 순환과 근수축을 증가시켜 치유를 증진시킨다.

1) 한 사람이 보행돕기

준비물

- 운동화, 안전벨트

방 법

절차	이론적 근거
1. 대상자의 보행문제, 체위성 저혈압 등의 상태를 사정하고 특별한 의사 처방에 대한 것을 확인한다.	
2. 물과 비누로 40~60초 동안 손위생을 실시한다(또는 알코올이 첨가된 손소독제를 사용하여 20초 이상 손소독을 실시).	• 미생물의 전파를 방지한다.
3. 대상자에게 간호사 자신을 소개한다.	
4. 손소독제로 손위생을 실시한다.	• 대상자와의 신체접촉 전 미생물의 전파를 방지한다.
5. 대상자의 이름, 등록번호, 생년월일 중 두 가지를 개방형으로 묻고 대답을 들은 후 대상자의 입원팔찌와 대조하여 대상자(이름, 등록번호)가 정확한지 확인하며 환자리스트(또는 처방지)와도 대조하여 대상자를 재확인한다.	• 안전한 간호를 위해 대상자를 정확히 확인하기 위함이다.
6. 대상자에게 목적과 절차에 대해 설명한다.	
7. 침상을 낮게 내린 후 대상자가 침상가에 앉도록 도와준다.	
8. 어지러움이나 현기증을 사정한다. 대상자가 어지러움 없이 설 수 있을 때까지 앉은자세(좌위)로 앉아 있도록 한다.	• 장기간 침상안정을 하는 대상자에서 체위성 저혈압이 일어나기 쉽다.
9. 대상자가 서는 것을 도와주고 균형을 유지하는지 살핀다. 대상자가 비틀거리면 보행벨트를 착용시킨다.	• 대상자가 허약하다면 지지해 주어서 낙상을 방지해야 한다.

절차	이론적 근거
10. 간호사는 안정되게 대상자 허리를 잡고, 다른 손으로는 대상자 상박 안쪽 겨드랑(액와) 부위를 지지한다(그림 10-12). 일반적으로 허약한 쪽에 서서 지지하며, 편마비 환자는 손상받지 않은 쪽에 서서 지지한다. 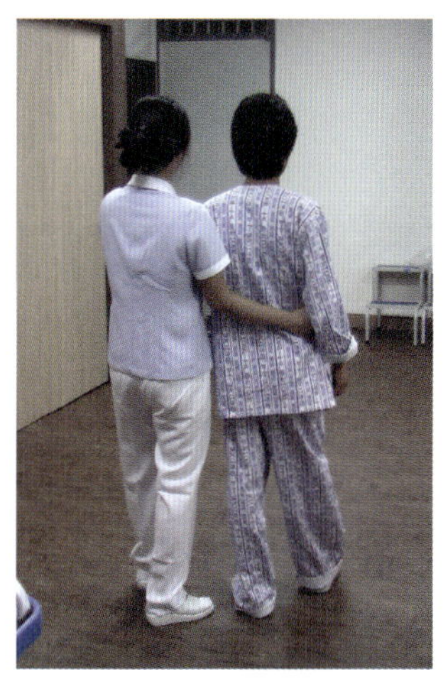 그림10-12. 한 사람이 보행 돕기	• 편마비 환자의 손상받은 무력한 쪽은 잡아주고 지지하는 데 충분한 근력이 없기 때문이다.
11. 간호사와 대상자는 서로 반대편 발을 앞으로 해서 보행을 지지한다.	
12. 발을 맞추어 걸으며 약한 쪽 다리가 먼저 나가도록 한다.	
13. 물과 비누로 40~60초 동안 손위생을 실시한다(또는 알코올이 첨가된 손소독제를 사용하여 20초 이상 손소독을 실시).	• 미생물의 전파를 방지한다.
14. 혈압을 측정하고 어지러움, 현기증, 창백 등을 관찰하여 기록한다.	

2) 두 사람이 보행돕기

준비물

• 운동화

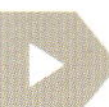

방 법

절차	이론적 근거
1. 물과 비누로 40~60초 동안 손위생을 실시한다(또는 알코올이 첨가된 손소독제를 사용하여 20초 이상 손소독을 실시).	• 미생물의 전파를 방지한다.

절차	이론적 근거
2. 대상자에게 간호사 자신을 소개한다.	
3. 손소독제로 손위생을 실시한다.	• 대상자와의 신체접촉 전 미생물의 전파를 방지한다.
4. 대상자의 이름, 등록번호, 생년월일 중 두 가지를 개방형으로 묻고 대답을 들은 후 대상자의 입원팔찌와 대조하여 대상자(이름, 등록번호)가 정확한지 확인하며 환자리스트(또는 처방지)와도 대조하여 대상자를 재확인한다.	• 안전한 간호를 위해 대상자를 정확히 확인하기 위함이다.
5. 목적과 절차에 대해 설명한다.	• 대상자의 협조를 구하기 위함이다.
6. 침대를 낮게 내린 후 대상자가 침상가에 앉도록 도와준다.	
7. 어지러움이나 현기증을 사정한다. 대상자가 어지러움 없이 설 수 있을 때까지 앉은자세(좌위)로 앉아 있도록 한다.	• 장기간 침상안정을 하는 대상자에서 체위성 저혈압이 일어나기 쉽다.
8. 2명의 간호사는 대상자 옆에 서서 대상자 가까이 있는 팔을 대상자의 허리를 껴안듯이 잡고 반대쪽 팔은 각각 대상자의 아래팔(전박)을 잡아 지지한다(그림 10-13). 보행벨트를 한 경우 한 손으로는 벨트를 잡고 다른 손으로는 대상자의 위팔 아래쪽을 잡는다. 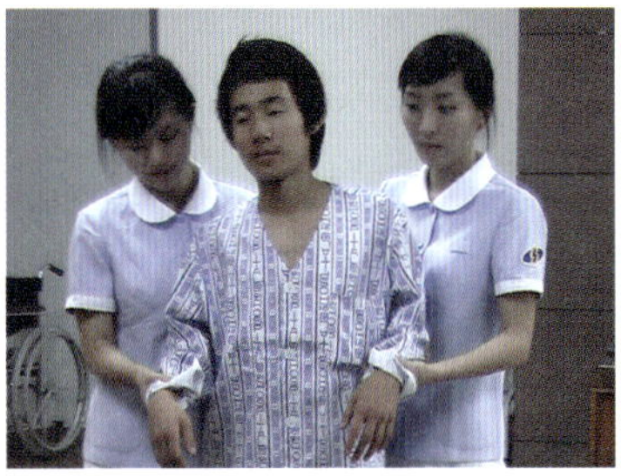 그림 10-13. 두 사람이 보행 돕기	
9. 대상자가 바른 체위를 유지하도록 하고 똑바로 전면을 보도록 격려한다.	• 아래를 보면 현훈(vertigo)이 증가될 수 있다.
10. 걸음걸이를 위해 매번 발을 들도록 요청한다. 발을 끌지 않도록 한다.	
11. 대상자가 걸을 수 있고 피로하지 않은 상태에서 다시 돌아올 수 있는 정도로 걷도록 한다.	
12. 물과 비누로 40~60초 동안 손위생을 실시한다(또는 알코올이 첨가된 손소독제를 사용하여 20초 이상 손소독을 실시).	• 미생물의 전파를 방지한다.
13. 수행결과를 간호기록지에 기록한다.	

3) 보행기 사용

준비물

• 운동화, 보행기

방 법

절차	이론적 근거
1. 물과 비누로 40~60초 동안 손위생을 실시한다(또는 알코올이 첨가된 손소독제를 사용하여 20초 이상 손소독을 실시).	• 미생물의 전파를 방지한다.
2. 필요한 물품을 준비한다.	
3. 준비한 물품을 가지고 대상자에게 간호사 자신을 소개한다.	
4. 손소독제로 손위생을 실시한다.	• 대상자와의 신체접촉 전 미생물의 전파를 방지한다.
5. 대상자의 이름, 등록번호, 생년월일 중 두 가지를 개방형으로 묻고 대답을 들은 후 대상자의 입원팔찌와 대조하여 대상자(이름, 등록번호)가 정확한지 확인하며 환자리스트(또는 처방지)와도 대조하여 대상자를 재확인한다.	• 안전한 간호를 위해 대상자를 정확히 확인하기 위함이다.
6. 대상자에게 목적과 절차를 설명한다.	
7. 대상자가 서는 것을 도와준다.	
8. 대상자는 보행기의 위쪽 손잡이를 잡도록 한다(그림 10-14).	
9. 바닥에 보행기 4발이 모두 닿도록 하면서 대상자가 보행기를 앞으로 이동하게 한다. 한쪽 다리가 약한 경우에는 건강한 다리에 체중을 두고 약한 다리는 보행기와 함께 앞으로 이동하게 한다. 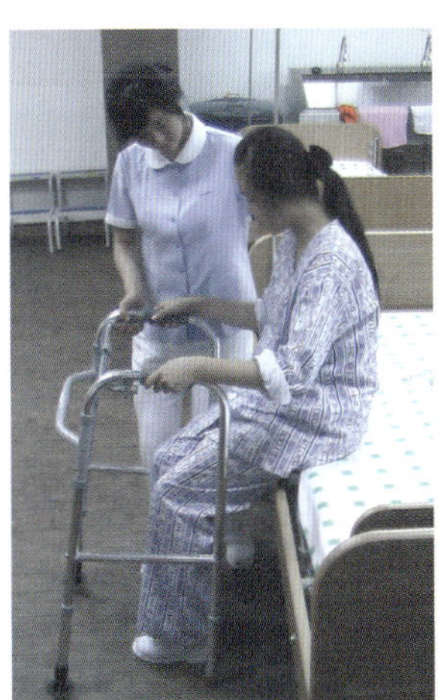 그림 10-14. 보행기 사용	

절차	이론적 근거
10. 보행기가 안정된 상태에서 한 다리씩 차례로 이동시켜 보행기 안으로 몸이 들어가도록 한다.	
11. 걸을 때 발을 끌지 않고 들도록 해야 한다.	
12. 물과 비누로 40~60초 동안 손위생을 실시한다(또는 알코올이 첨가된 손소독제를 사용하여 20초 이상 손소독을 실시).	• 미생물의 전파를 방지한다.
13. 수행결과를 간호기록지에 기록한다.	

4) 지팡이 사용

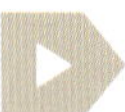

준비물

운동화, 지팡이

방 법

절차	이론적 근거
1. 물과 비누로 40~60초 동안 손위생을 실시한다(또는 알코올이 첨가된 손소독제를 사용하여 20초 이상 손소독을 실시).	
2. 대상자에게 간호사 자신을 소개한다.	
3. 손소독제로 손위생을 실시한다.	• 대상자와의 신체접촉 전 미생물의 전파를 방지한다.
4. 대상자의 이름, 등록번호, 생년월일 중 두 가지를 개방형으로 묻고 대답을 들은 후 대상자의 입원팔찌와 대조하여 대상자(이름, 등록번호)가 정확한지 확인하며 환자리스트(또는 처방지)와도 대조하여 대상자를 재확인한다.	• 안전한 간호를 위해 대상자를 정확히 확인하기 위함이다.
5. 지팡이가 대상자를 충분히 지지해 줄 수 있는지를 사정한다.	
6. 보행을 위해 지팡이를 사용하는 목적을 설명하고 질문에 대답한다. 지팡이 길이는 바닥에서 큰돌기(대전자)까지이며, 팔꿈치가 20~30° 정도 굽힘(굴곡)되는지를 확인한다.	• 지팡이가 너무 짧으면 몸무게를 지탱할 수 없고, 척추 손상을 받게 된다.
7. 적합한 운동화와 양말을 신도록 도와준다.	
8. 바닥에 반듯이 서도록 도와준다(그림 10-15).	

절차	이론적 근거
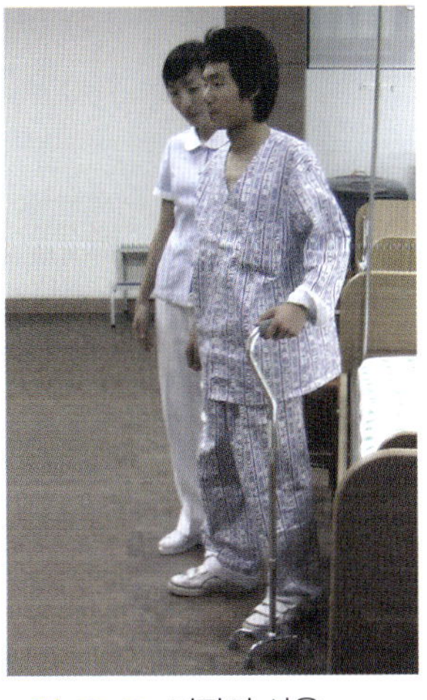 그림 10-15. 지팡이 사용	
9. 신체의 강한 쪽으로 지팡이를 잡는다.	
10. 첫 발을 떼기 전에 대상자는 균형을 유지하고 먼저 어지러움이 없는지를 판단한다.	
11. 지팡이를 10~30cm 정도 앞으로 옮긴 후 체중이 지팡이와 강한 다리에 의해 지탱되는 동안 약한 쪽 다리를 이동시킨다.	• 이 절차는 체중이 먼저 강한 다리와 지팡이에 분산되고 그 다음은 약한 다리와 지팡이에 분산되도록 하는 것이다.
12. 체중이 지팡이와 약한 쪽 다리에 의해 지탱되는 동안 지팡이 앞쪽으로 강한 다리를 옮긴다. 약한 다리에 약간의 지지만 필요한 경우에는 체중이 건강한 다리에 의해 지탱되는 동안 약한 다리와 지팡이를 앞으로 동시에 이동시킨다.	
13. 걸을 때 대상자의 약한 쪽 옆에서 동행해 준다. 균형을 잃어 지지를 할 때는 간호사의 손과 팔을 대상자 겨드랑(액와) 밑에 살짝 넣고 다른 손은 대상자 팔을 잡아 지지해 준다.	• 만일 대상자가 균형을 잃으면 약한 쪽을 지지해 주는 것이 가장 효과적이다.
14. 완전히 걸을 수 있을 때까지 간호사가 동행한다.	
15. 이상징후가 나타나면 침대까지 돌아오도록 도와주며, 편안한 체위를 취하도록 해준다.	
16. 보행에 대한 대상자 반응을 사정한다.	
17. 물과 비누로 40~60초 동안 손위생을 실시한다(또는 알코올이 첨가된 손소독제를 사용하여 20초 이상 손소독을 실시).	• 미생물의 전파를 방지한다.
18. 수행 과정 동안 균형유지 능력, 보행시간과 거리 등을 기록한다.	

유의사항

- 보행하기 전에 반드시 대상자의 신체사정을 한다.
- 보행할 수 있도록 신체적 훈련을 해야 한다.
- 보조기구는 대상자 체격에 잘 맞추어야 한다.
- 보행하는 동안 간호사는 절차 수행을 철저히 관찰해야 한다.
- 보행 시 이상증상이나 징후가 나타나면 즉시 중단한다.

5 목발걸음

1) 근육강화운동 교육

목 적

- 하지 손상 시에 보행능력을 증진시킨다.
- 근력을 증진시킨다(팔과 다리).
- 보행기능으로 안녕감을 증진시킨다.
- 관절 가동력을 증진시킨다.

준비물

- 책(필요시), 판자

방 법

절차	이론적 근거
1. 물과 비누로 40~60초 동안 손위생을 실시한다(또는 알코올이 첨가된 손소독제를 사용하여 20초 이상 손소독을 실시).	• 미생물의 전파를 방지한다.
2. 대상자에게 간호사 자신을 소개한다.	
3. 손소독제로 손위생을 실시한다.	• 대상자와의 신체접촉 전 미생물의 전파를 방지한다.
4. 대상자의 이름, 등록번호, 생년월일 중 두 가지를 개방형으로 묻고 대답을 들은 후 대상자의 입원팔찌와 대조하여 대상자(이름, 등록번호)가 정확한지 확인하며 환자리스트(또는 처방지)와도 대조하여 대상자를 재확인한다.	• 안전한 간호를 위해 대상자를 정확히 확인하기 위함이다.
5. 대상자에게 운동의 합리적 근거를 설명한다.	• 대상자의 안전을 보장하고 쉽게 보행하기 위함이다.
6. 대상자가 연습할 운동을 시범 보인다.	

절차	이론적 근거
7. 아래와 같은 운동을 한 시간에 2~3번 반복하다가 점차 10~15번씩 하도록 한다. ① 넓적다리네갈래근(대퇴사두근) 강화운동 a. 무릎 밑을 침대에 대항하여 밀거나, 뒷꿈치를 침대에서 들어 올려 다리를 과신전시키도록 한다. b. 다섯을 세는 동안 근육을 수축하였다가, 또 다섯을 세는 동안 이완시키도록 한다. ② 볼기근(둔근) 강화운동 a. 다섯을 세는 동안 볼기(둔부) 양쪽에 힘을 주었다가 다섯을 세는 동안 이완시키도록 한다. ③ 앉은자세(좌위)에서 미는 위팔(상지) 강화운동 a. 대상자는 침대에 앉아서 팔을 옆에 놓는다. b. 손 밑에 책, 판자 혹은 단단한 것을 놓고 손으로 밀어 볼기(둔부)를 침대에서 들어올리도록 한다(이 운동은 의자에 앉아서도 할 수 있다). ④ 엎드린자세(복와위)에서 미는 위팔(상지) 강화운동 a. 침대에 엎드린자세(복와위)로 눕도록 한다. b. 침대에 두 손바닥을 어깨에 가까이 하도록 한다. c. 윗몸을 일으킬 수 있게 팔을 뻗쳐 밀도록 한다.	
8. 운동 수행능력을 평가하고 야기되는 문제를 교정한다.	
9. 대상자가 운동을 지속적으로 하여 증가되는 힘을 사정한다.	
10. 물과 비누로 40~60초 동안 손위생을 실시한다(또는 알코올이 첨가된 손소독제를 사용하여 20초 이상 손소독을 실시).	• 미생물의 전파를 방지한다.
11. 수행결과를 간호기록지에 기록한다.	

2) 목발 크기 계측

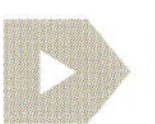

준비물

• 운동화, 줄자

방 법

절차	이론적 근거
1. 물과 비누로 40~60초 동안 손위생을 실시한다(또는 알코올이 첨가된 손소독제를 사용하여 20초 이상 손소독을 실시).	• 미생물의 전파를 방지한다.
2. 대상자에게 간호사 자신을 소개한다.	
3. 손소독제로 손위생을 실시한다.	• 대상자와의 신체접촉 전 미생물의 전파를 방지한다.
4. 대상자의 이름, 등록번호, 생년월일 중 두 가지를 개방형으로 묻고 대답을 들은 후 대상자의 입원팔찌와 대조하여 대상자(이름, 등록번호)가 정확한지 확인하며 환자리스트(또는 처방지)와도 대조하여 대상자를 재확인한다.	• 안전한 간호를 위해 대상자를 정확히 확인하기 위함이다.
5. 대상자에게 절차와 목적에 대해 설명한다.	
6. 대상자에게 목발 사용 시 신발을 신게 한다.	
7. 침대에 반듯이 누워 팔을 옆에 붙이도록 한다.	
8. 겨드랑(액와)부터 발꿈치 옆으로 15cm 떨어진 곳까지의 길이를 잰다.	
9. 손잡이는 팔꿈치가 30° 굴곡되도록 맞춘다.	
10 목발을 팔 밑에 넣고 서도록 말한다.	
11. 대상자 겨드랑(액와)과 목발 액와대 사이의 길이를 측정한다. 겨드랑(액와)과 목발 사이에 손가락 2개의 여유 공간이 있어야 한다(그림 10-16).	• 목발의 길이가 올바르게 맞지 않거나 잘못 사용하면 팔신경얼기(상완신경총, brachial plexus)의 손상으로 팔의 마비가 올 수 있다.
12. 물과 비누로 40~60초 동안 손위생을 실시한다(또는 알코올이 첨가된 손소독제를 사용하여 20초 이상 손소독을 실시).	• 미생물의 전파를 방지한다.
13. 수행결과를 간호기록지에 기록한다.	

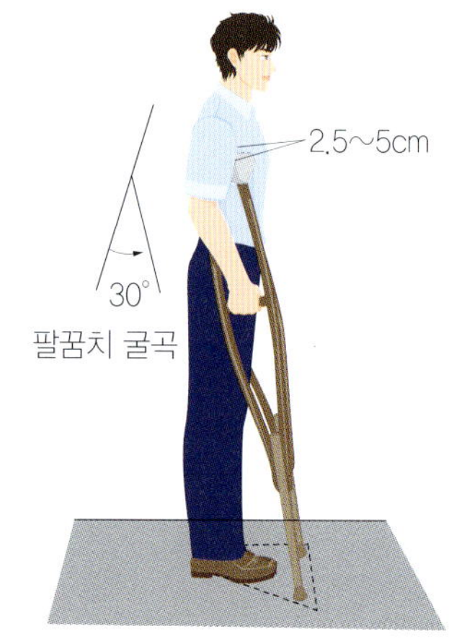

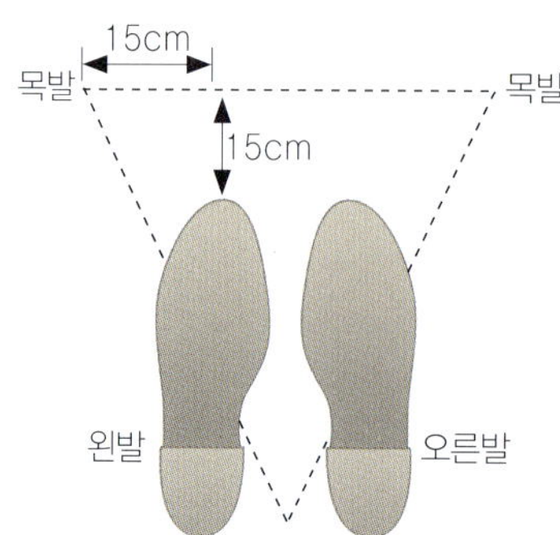

그림 10-16. 목발 크기 계측

3) 목발걸음법 교육

준비물

• 운동화, 목발

방 법

절차	이론적 근거
① 4점 보행	
1. 물과 비누로 40~60초 동안 손위생을 실시한다(또는 알코올이 첨가된 손소독제를 사용하여 20초 이상 손소독을 실시).	• 미생물의 전파를 방지한다.
2. 준비한 물품을 가지고 대상자에게 간호사 자신을 소개한다.	
3. 손소독제로 손위생을 실시한다.	• 대상자와의 신체접촉 전 미생물의 전파를 방지한다.
4. 대상자의 이름, 등록번호, 생년월일 중 두 가지를 개방형으로 묻고 대답을 들은 후 대상자의 입원팔찌와 대조하여 대상자(이름, 등록번호)가 정확한지 확인하며 환자리스트(또는 처방지)와도 대조하여 대상자를 재확인한다.	• 안전한 간호를 위해 대상자를 정확히 확인하기 위함이다.
5. 대상자에게 절차에 대해 합리적 근거를 설명한다. a. 이 보행은 느리지만 매우 안정적이다. b. 이 보행은 두 다리에 체중을 교대로 옮기고 실을 수 있을 때 가능하다.	
6. 대상자에게 목발-발 순서를 시범 보인다(그림 10-17). a. 오른쪽 목발을 10~15cm 앞으로 내민다. b. 왼쪽 발을 앞으로 내민다. c. 왼쪽 목발을 10~15cm 앞으로 내민다.	

오른쪽 목발 이동　왼쪽 발 이동　왼쪽 목발 이동　오른쪽 발 이동

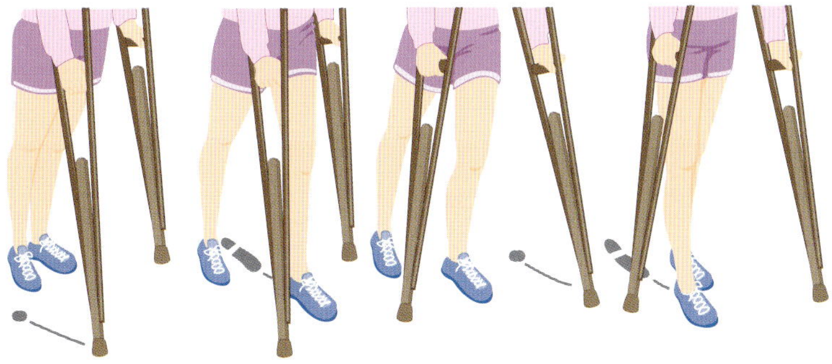

그림 10-17. 4점 보행

d. 오른쪽 발을 앞으로 내민다.

절차	이론적 근거
7. 목발 보행을 연습하도록 도와준다. 필요시 균형 맞추는 것을 돕도록 한다.	
8. 수행 과정을 사정하고 잘못 수행하는 것을 교정해 준다.	
9. 물과 비누로 40~60초 동안 손위생을 실시한다(또는 알코올이 첨가된 손소독제를 사용하여 20초 이상 손소독을 실시).	• 미생물의 전파를 방지한다.
10. 수행결과를 간호기록지에 기록한다.	
② 3점 보행	
1. 물과 비누로 40~60초 동안 손위생을 실시한다(또는 알코올이 첨가된 손소독제를 사용하여 20초 이상 손소독을 실시).	• 미생물의 전파를 방지한다.
2. 준비한 물품을 가지고 대상자에게 간호사 자신을 소개한다.	
3. 손소독제로 손위생을 실시한다.	• 대상자와의 신체접촉 전 미생물의 전파를 방지한다.
4. 대상자의 이름, 등록번호, 생년월일 중 두 가지를 개방형으로 묻고 대답을 들은 후 대상자의 입원팔찌와 대조하여 대상자(이름, 등록번호)가 정확한지 확인하며 환자리스트(또는 처방지)와도 대조하여 대상자를 재확인한다.	• 안전한 간호를 위해 대상자를 정확히 확인하기 위함이다.
5. 대상자에게 절차에 대해 합리적 근거를 설명한다. a. 이 보행은 한 쪽 다리가 체중을 실을 수 없거나 약한 경우 건강한 쪽 다리가 체중을 전부 지탱할 수 있을 때 수행할 수 있다. b. 이 보행은 4점 보행보다 상당히 빠르며, 강한 팔 힘과 균형 유지가 필요하다.	
6. 대상자에게 목발-발 순서를 시범 보인다(그림 10-18). a. 양쪽 목발과 약한 다리를 앞으로 이동시킨다. b. 건강한 다리를 앞으로 이동시킨다. 양쪽 목발 약한 발 이동 / 건강한 발 이동 그림 10-18. 3점 보행	• 양쪽 목발이 약한 다리를 지지한다.
7. 목발 보행을 연습하도록 도와준다. 필요시 균형 맞추는 것을 돕도록 한다.	

절차	이론적 근거
8. 수행 과정을 사정하고 잘못 수행하는 것을 교정해 준다.	
9. 물과 비누로 40~60초 동안 손위생을 실시한다(또는 알코올이 첨가된 손소독제를 사용하여 20초 이상 손소독을 실시).	• 미생물의 전파를 방지한다.
10. 수행결과를 간호기록지에 기록한다.	
③ 2점 보행	
1. 물과 비누로 40~60초 동안 손위생을 실시한다(또는 알코올이 첨가된 손소독제를 사용하여 20초 이상 손소독을 실시).	
2. 준비한 물품을 가지고 대상자에게 간호사 자신을 소개한다.	
3. 손소독제로 손위생을 실시한다.	• 대상자와의 신체접촉 전 미생물의 전파를 방지한다.
4. 대상자의 이름, 등록번호, 생년월일 중 두 가지를 개방형으로 묻고 대답을 들은 후 대상자의 입원팔찌와 대조하여 대상자(이름, 등록번호)가 정확한지 확인하며 환자리스트(또는 처방지)와도 대조하여 대상자를 재확인한다.	• 안전한 간호를 위해 대상자를 정확히 확인하기 위함이다.
5. 대상자에게 절차에 대해 합리적 근거를 설명한다. a. 이 절차는 4점 보행보다 빠르지만 균형 유지는 더 필요하다.	
6. 대상자에게 목발-발 순서를 시범 보인다(그림 10-19). a. 오른발과 왼쪽 목발이 동시에 나간다. b. 왼발과 오른쪽 목발이 동시에 나간다.	
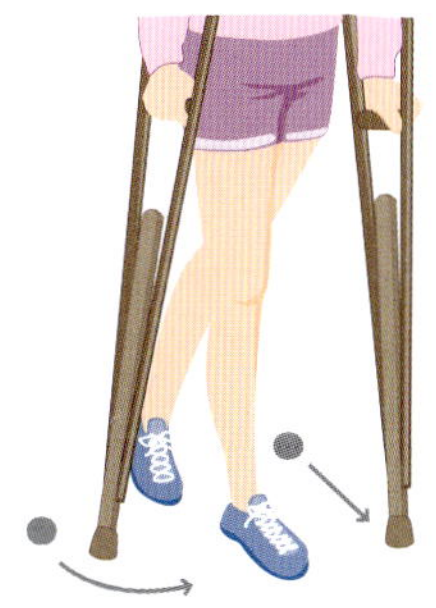 오른발 · 왼쪽 목발 이동 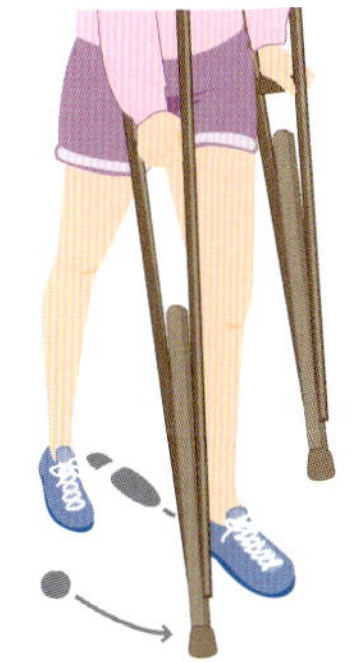 왼발 · 오른쪽 목발 이동 그림 10-19. 2점 보행	
7. 목발 보행을 연습하도록 도와준다. 필요시 균형 맞추는 것을 돕도록 한다.	
8. 수행 과정을 사정하고 잘못 수행하는 것을 교정해 준다.	
9. 물과 비누로 40~60초 동안 손위생을 실시한다(또는 알코올이 첨가된 손소독제를 사용하여 20초 이상 손소독을 실시한다).	• 미생물의 전파를 방지한다.
10. 수행결과를 간호기록지에 기록한다.	

절차	이론적 근거
④ 스윙 보행	
1. 물과 비누로 40~60초 동안 손위생을 실시한다(또는 알코올이 첨가된 손소독제를 사용하여 20초 이상 손소독을 실시).	• 미생물의 전파를 방지한다.
2. 필요한 물품을 준비한다.	
3. 준비한 물품을 가지고 대상자에게 간호사 자신을 소개한다.	
4. 손소독제로 손위생을 실시한다.	• 대상자와의 신체접촉 전 미생물의 전파를 방지한다.
5. 대상자의 이름, 등록번호, 생년월일 중 두 가지를 개방형으로 묻고 대답을 들은 후 대상자의 입원팔찌와 대조하여 대상자(이름, 등록번호)가 정확한지 확인하며 환자리스트(또는 처방지)와도 대조하여 대상자를 재확인한다.	• 안전한 간호를 위해 대상자를 정확히 확인하기 위함이다.
6. 대상자에게 절차에 대해 합리적 근거를 설명한다. a. 이 보행은 보통 하지 마비 대상자에게 수행하며 대상자는 의족을 사용하기도 한다.	
7. 대상자에게 목발-발 순서를 시범 보인다(그림 10-20). a. 두 목발을 앞으로 내디디면서 몸무게를 다리에서 손잡이 쪽으로 이동한다. b-1. 목발까지 스윙(swing-to) : 몸을 그네처럼 흔들어 목발 위치까지 다리를 가져다 놓는다. b-2. 목발 넘어 스윙(swing-through) : 몸을 그네처럼 흔들어 목발을 지나서 다리를 가져다 놓는다. c. 목발을 몸 앞으로 가져다 놓고 반복한다.	
8. 목발 보행을 연습하도록 도와준다. 필요시 균형 맞추는 것을 돕도록 한다.	
9. 수행 과정을 사정하고 잘못 수행하는 것을 교정해 준다.	
10. 물과 비누로 40~60초 동안 손위생을 실시한다(또는 알코올이 첨가된 손소독제를 사용하여 20초 이상 손소독을 실시한다).	• 미생물의 전파를 방지한다.
11. 수행결과를 간호기록지에 기록한다.	

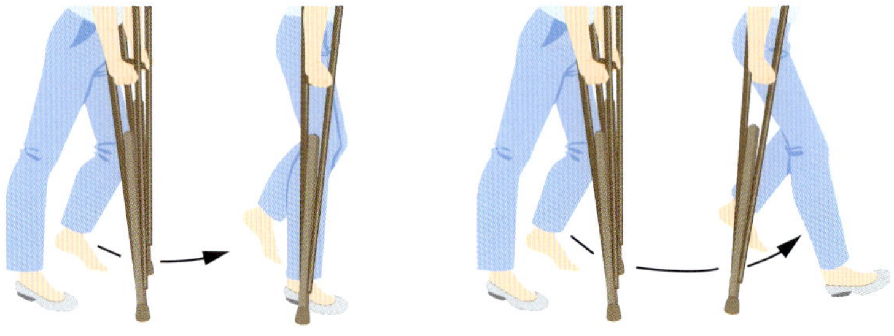

그림 10-20. 스윙보행

4) 목발로 계단 오르내리기

준비물

• 운동화, 목발, 계단

방 법

절차	이론적 근거
1. 물과 비누로 40~60초 동안 손위생을 실시한다(또는 알코올이 첨가된 손소독제를 사용하여 20초 이상 손소독을 실시).	• 미생물의 전파를 방지한다.
2. 필요한 물품을 준비한다.	
3. 준비한 물품을 가지고 대상자에게 간호사 자신을 소개한다.	
4. 손소독제로 손위생을 실시한다.	• 대상자와의 신체접촉 전 미생물의 전파를 방지한다.
5. 대상자의 이름, 등록번호, 생년월일 중 두 가지를 개방형으로 묻고 대답을 들은 후 대상자의 입원팔찌와 대조하여 대상자(이름, 등록번호)가 정확한지 확인하며 환자리스트(또는 처방지)와도 대조하여 대상자를 재확인한다.	• 안전한 간호를 위해 대상자를 정확히 확인하기 위함이다.
6. 대상자에게 목적과 절차에 대해 합리적 근거를 설명한다.	
7. 대상자가 곧게 서지 못하거나 지지를 요할 때는 보행벨트를 착용시킨다.	
8. 3점 보행의 절차를 시범 보인다.	
계단 내려오기	
a. 계단 위에서 삼각위로 선다. 이때 간호사는 대상자의 약한 다리 쪽 계단 아래에 선다.	
b. 목발을 다음 계단에 내려놓는다. 이때 건강한 다리로 체중을 지탱한다(그림 10-21).	
c. 목발 손잡이에 체중을 싣고 목발 놓은 계단에 건강한 다리를 옮겨 딛는다.	
d. 절차를 익힐 때까지 반복한다.	
계단 올라가기	
a. 계단 아래에서 삼각위로 선다. 이때 간호사는 대상자의 약한 쪽 다리 뒤쪽에 선다.	
b. 건강한 다리를 계단에 올려 딛는다. 이때 목발과 약한 다리로 체중을 지탱한다(그림 10-22).	

절차	이론적 근거
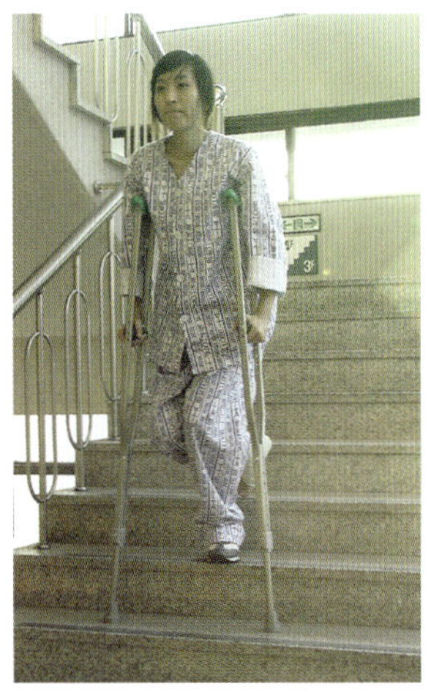 그림 10-21. 계단 내려오기 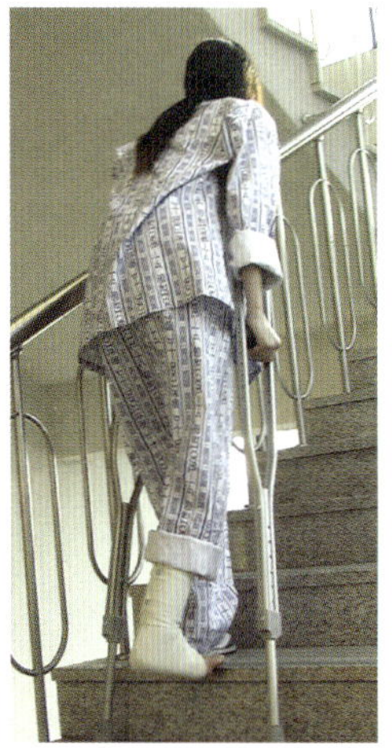 그림 10-22. 계단 올라가기	
c. 건강한 다리에 체중을 싣고 약한 다리와 목발도 들어 그 계단에 올린다.	
d. 절차를 익힐 때까지 반복한다.	
9. 적합한 균형을 맞추도록 하고 필요시 돕도록 한다. 수행 과정을 평가하고 잘못 수행 시 교정해 준다.	
10. 물과 비누로 40~60초 동안 손위생을 실시한다(또는 알코올이 첨가된 손소독제를 사용하여 20초 이상 손소독을 실시).	
11. 목발 보행의 시간과 거리, 균형상태, 환자의 상태 등을 기록한다.	

유의사항

- 목발 사용 전에 목적과 방법을 교육한다.
- 목발에 필요한 근육강화 훈련을 충분히 시킨다.
- 목발은 대상자 체격에 잘 맞고 기능적이어야 한다.
- 목발 마비의 위험성과 후유증을 설명해 준다.
- 고무패드와 조임 나사를 점검하여 사용 중 손상을 받지 않도록 한다.

5) 의자에 앉고 서는 방법

준비물

- 운동화, 목발, 의자

방 법

절차	이론적 근거
1. 물과 비누로 40~60초 동안 손위생을 실시한다(또는 알코올이 첨가된 손소독제를 사용하여 20초 이상 손소독을 실시).	• 미생물의 전파를 방지한다.
2. 필요한 물품을 준비한다.	
3. 준비한 물품을 가지고 대상자에게 간호사 자신을 소개한다.	
4. 손소독제로 손위생을 실시한다.	• 대상자와의 신체접촉 전 미생물의 전파를 방지한다.
5. 대상자의 이름, 등록번호, 생년월일 중 두 가지를 개방형으로 묻고 대답을 들은 후 대상자의 입원팔찌와 대조하여 대상자(이름, 등록번호)가 정확한지 확인하며 환자리스트(또는 처방지)와도 대조하여 대상자를 재확인한다.	• 안전한 간호를 위해 대상자를 정확히 확인하기 위함이다.
6. 대상자에게 목적과 절차를 설명한다.	
7. 대상자의 건강한 다리가 의자 앞면의 중앙에 닿게 선다.	
8. 건강한 다리 쪽 손에 목발을 모아 쥔다. 하반신 마비와 같이 양 다리가 모두 약한 경우 좀 더 힘이 있는 쪽 손에 목발을 모아 쥔다(그림 10-23). 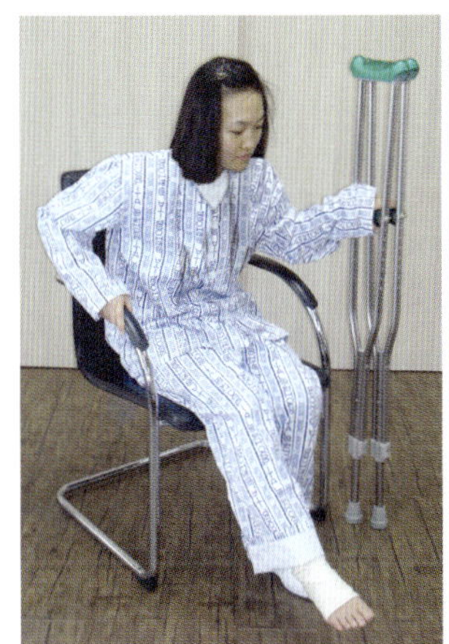 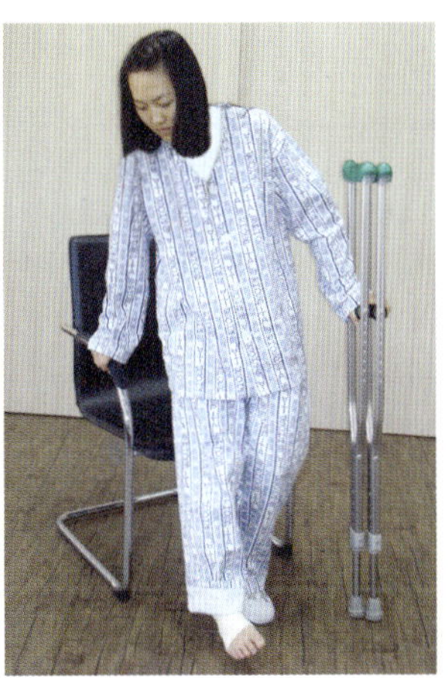 그림 10-23. 의자에 앉고 서는 방법	
9. 건강한 다리와 목발로 체중을 지탱하면서 다른 손으로 의자의 팔걸이를 잡고 의자에 서서히 앉는다.	
10. 설 때는 상체를 앞으로 기울이면서 건강한 다리와 목발에 체중을 싣고 약한 쪽 손은 팔걸이를 잡고 서서히 일어난다. 완전히 일어난 후 걷기 전에 삼각위를 확인한다.	
11. 물과 비누로 40~60초 동안 손위생을 실시한다(또는 알코올이 첨가된 손소독제를 사용하여 20초 이상 손소독을 실시).	• 미생물의 전파를 방지한다.
12. 수행결과를 간호기록지에 기록한다.	

실습보고서

활동과 운동

년 월 일

학년 : 번호 : 이름 :

1. 기본적인 신체균형의 원리를 서술하시오.

2. 체위에 따른 신체정렬을 서술하시오.

3. 신체역학을 적용한 조정된 동작의 기초적 원리를 서술하시오.

4. 대상자 이동 시 올바른 신체역학 사용과 유의할 사항을 서술하시오.
   - 옮기기:
   - 돌리기:
   - 들기:

5. 체위와 신체정렬을 맞추기 위해 사용되는 보조적 기구들을 서술하시오.

6. 대상자 이동 시 간호사의 과부담을 덜어주기 위한 방안을 서술하시오.

7. 각 관절에서 볼 수 있는 운동범위(ROM)의 종류와 내용을 서술하시오.

8. 수동적 운동범위(ROM) 운동의 방법과 유의사항을 서술하시오.

9. 대상자 보행을 돕는 데 필요한 절차와 주의할 점을 서술하시오.

10. 보행을 돕는 기구와 올바른 사용법을 서술하시오.

11. 목발걸음 시 목발 준비와 사전 준비를 서술하시오.

12. 목발걸음의 종류와 적용방법을 서술하시오.

CHAPTER 11 영 양

적절한 영양소를 섭취하는 것은 인간의 기본적인 생리적 요구 중의 하나이다. 건강한 사람에서 음식 및 수분 섭취와 배설 균형은 자연스럽게 이루어진다. 그러나 질병이나 상해를 겪고 있는 동안 혹은 회복기간에 있다 할지라도 영양과 수분 균형의 유지가 어려워질 수 있다. 간호사는 대상자와의 계속적인 상호작용을 통하여 음식 및 수분 섭취의 요구를 충족시키도록 도와주며, 불균형에서 오는 위험을 사정하기 위해 대상자의 섭취배설량(intake and output)을 정확히 관찰 · 기록할 책임이 있다.

1 섭취배설량 관리

목 적

- 대상자의 수분 섭취배설량을 정확히 측정하여 체액균형을 사정한다.

준비물

- 수분 섭취배설량 기록표, 눈금이 있는 컵, 소변기, 필요시 대변기, 볼펜, 손소독제

방 법

절차	이론적 근거
1. 물과 비누로 40~60초 동안 손위생을 실시한다(또는 알코올이 첨가된 손소독제를 사용하여 20초 이상 손소독을 실시).	• 미생물의 전파를 방지한다.

절차	이론적 근거
2. 섭취배설량 관리를 위해 필요한 물품을 관리한다.	
3. 준비한 물품을 가지고 대상자에게 간호사 자신을 소개한다.	
4. 대상자의 이름, 등록번호, 생년월일 중 두 가지를 개방형으로 묻고 대답을 들은 후 대상자의 입원팔찌와 대조하여 대상자(이름, 등록번호)가 정확한지 확인하며 환자리스트(또는 처방지)와도 대조하여 대상자를 재확인한다.	• 안전한 간호를 위해 대상자를 정확히 확인하기 위함이다.
5. 대상자에게 수분 섭취배설량(I/O)을 측정하는 목적과 방법, 기록방법을 설명하고 협조를 구한다. 배설량은 소 · 대변기를 이용해서 측정함을 설명한다.	
6. 준비된 I/O 기록지와 환자팔찌를 확인한 후 환자가 보기 쉬운 곳에 둔다.	• 대상자가 쉽게 사용할 수 있다.
7. 수분 섭취량 측정	
a. I/O 기록지에 섭취한 물과 수분이 함유된 음식물의 종류와 양을 기록한다. 섭취된 모든 양(우유, 주스, 커피, 미음, 국, 아이스크림 등)을 포함한다(눈금있는 컵 지정). 병원에서 제공되는 식사는 병원의 표준 수분 비율표에 따라 기록한다.	• 병원의 표준 음식 공급량을 기준으로 표준 수분 비율표로 된 수분량을 환산해서 I/O 기록지에 기록한다.

예

시간	종류	양
오전 8시	밥	1/2그릇
오전 10시	국	1/2그릇
오전 12시	물	100cc

b. 식간, 약과 함께 마신 물의 양도 기록한다. 소아의 경우 도관(카테터)의 개방상태를 유지하기 위해 사용한 관류액을 포함한다. 세척 시 사용한 용액도 포함한다.

c. 매 근무시간 끝에 총량을 계산하여 I/O 기록지에 기록하고 밤번 간호사는 보통 아침 6시를 기준으로 24시간 I/O를 기록한다.

경구량, 비경구량, 혈액을 따로 기록하고 합산한다. 항생제를 희석하여 주는 경우, 희석된 용액의 총량을 정맥주입량에 포함한다. 또한 위장관 영양액, 복막투석 시 주입량도 포함한다.

예

시간	종류	양
오전 8시	소변	300cc
오전 10시	대변	1회
오전 12시	소변	250cc

절차	이론적 근거
8. 배설량 측정 a. 배뇨 후 소변을 소변기에 담아 양을 측정하여 침상 옆에 있는 I/O 기록지에 시간과 양을 기록한다. 대변은 횟수를 적고, 설사는 측정 가능한 경우 양을 cc로 기록한다. 기저귀는 중량을 측정한다. b. 각 근무시간 종료 시 유치도뇨를 한 대상자의 소변주머니를 비워서 소변량을 기록한다. 소변주머니의 눈금이 정확치 않은 경우는 소변기에 담아 정확히 측정한다. c. 구토, 코위관흡인량, 상처배액량, 흉관(chest tube)의 배액량 등을 측정하여 cc로 기록한다. d. 실금을 하였을 경우는 실금 횟수를 기입하고 심한 발한의 경우 환의 및 홑이불의 교환 횟수를 간호기록지에 기록한다. 예) '실금 3회', '홑이불 2회 교환' e. 매 근무시간 끝에 8시간마다 배설한 수분량을 계산하여 I/O 기록지에 기록한다.	

성명: 박○		나이: 51	성별: 남		병실번호: 2682			병동: 6층 내과		
날짜	시간	섭취량				배설량				
		구강	비경구	수혈	총계	총계	소변	배액	흡인	토물	배변
	D	500	400	400			600				
	E	500	400	400			300				
	N	500	200	200			350	160			1
	총계	1,500	1,000	1,000	2,500	1,560	1,250	310			
	D	550	400	400			500	100			
	E										
	N										
	총계										

절차	이론적 근거
f. 밤번 간호사는 보통 아침 6시를 기준으로 24시간 동안의 섭취배설량의 총합계를 계산하여 기록한다.	• 총 섭취배설량은 수분 균형의 변화를 반영한다.
g. 총 섭취배설량의 차이가 심할 경우 불감성 소실(insensible loss)을 감안하여 최근 며칠 동안의 섭취배설량을 비교 · 확인한다.	• 1일 불감성 소실량은 보통 500~1,000mL이다.
h. 체중의 변화, 탈수 및 체액 저류의 증상을 사정하여 보고하고 기록한다.	• 성인의 경우 소변량은 1시간에 30mL 이하(1일 총 400~500mL 이하)이면 보고한다.
9. 물과 비누로 40~60초 동안 손위생을 실시한다(또는 알코올이 첨가된 손소독제를 사용하여 20초 이상 손소독을 실시).	• 미생물의 전파를 방지한다.

2 식사 돕기

목 적

- 스스로 식사할 수 없는 대상자에게 식사를 할 수 있도록 도와준다.
- 깨끗하고 식욕을 촉진하는 상차림과 편안한 환경조성으로 식욕을 자극한다.

준비물

- 음식이 준비된 식판, 물컵, 수저, 수건, 냅킨 등

방 법

절차	이론적 근거
1. 물과 비누로 40~60초 동안 손위생을 실시한다(또는 알코올이 첨가된 손소독제를 사용하여 20초 이상 손소독을 실시).	
2. 식사돕기를 위해 필요한 물품을 준비한다.	
3. 준비한 물품을 가지고 대상자에게 간호사 자신을 소개한다.	
4. 손소독제로 손위생을 실시한다.	• 대상자와의 신체접촉 전 미생물의 전파를 방지한다.
5. 대상자의 이름, 등록번호, 생년월일 중 두 가지를 개방형으로 묻고 대답을 들은 후 대상자의 입원팔찌와 대조하여 대상자(이름, 등록번호)가 정확한지 확인하며 환자리스트(또는 처방지)와도 대조하여 대상자를 재확인한다.	• 안전한 간호를 위해 대상자를 정확히 확인하기 위함이다.
6. 매 상황에 따라 손소독제로 손위생을 시행한다.	
1) 식사 전 배설요구를 확인하고 필요시 용변을 보도록 한다.	
2) 식사 전 대상자에게 손을 씻도록 하고 필요시 구강간호(칫솔질 등)를 하도록 돕는다.	• 손씻기는 위생을 유지시키며 구강청결은 식욕을 촉진한다.
3) 조명과 환기를 유지시키고 불쾌한 냄새를 제거하며, 변기 등 불쾌감을 주는 물건들을 치운다.	
4) 식사하기 편한 자세(앉은자세(좌위), 반좌위자세 또는 옆누움자세(측와위))를 취하게 한다.	• 앉은자세(좌위)나 반좌위자세를 취하면 중력의 도움을 받아 음식물을 삼키기 쉽다.
5) 의치나 안경이 필요하면 착용하게 한다.	
6) 간호사는 손을 씻고 수건이나 냅킨을 대상자 앞에 편다.	
7) 대상자가 식사할 때 필요하면 도와준다. 고형식과 수분은 번갈아 제공하고 식사시간을 충분히 준다.	• 식사에 대한 자율성을 증진하고 소화를 용이하게 한다.

절차	이론적 근거
8) 음식은 식욕을 자극하기 위해 따뜻한 것은 따뜻하게, 찬 것은 차게 준비한다.	
7. 대상자로 하여금 식사를 마치는 것을 결정하게 한다.	• "간호사-대상자" 관계를 증진시키는 기회가 된다.
8. 식사 후 소화를 돕기 위해 편안한 체위를 취하게 한다.	
9. 식사 후 섭취량, 식욕상태, 저작능력 등을 기록한다.	• 대상자의 상태를 평가하는 자료가 된다.
10. 소화에 문제가 있는 대상자는 30분 후에 재확인한다.	
11. 물과 비누로 40~60초 동안 손위생을 실시한다(또는 알코올이 첨가된 손소독제를 사용하여 20초 이상 손소독을 실시).	• 미생물의 전파를 방지한다.
12. 수행결과를 간호기록지에 기록한다.	

유의사항

- 식사를 돕는 것은 대상자와 간호사가 대화를 나눌 수 있는 좋은 시간이 된다.
- 간호사는 대상자에게 음식을 먹도록 하고 필요시 직접 도와주어야 하므로 권장음식 및 금기음식 등에 관한 지식이 필요하다.
- 통증이 심한 경우 식사 30분 전에 처방된 진통제를 투여한다.
- 처치나 투약으로 인해 식욕을 방해받지 않도록 한다.
- 식사 돕기는 대상자의 자존감 및 독립심을 증진하는 것에 초점을 둔다.

3 코위관 삽입 및 경관 영양

대상자의 코안(비강)을 통하여 영양관을 위장관내에 삽입하여 영양액을 공급하고 약물을 투여한다. 또한 관 삽입을 통해 위장관 내의 내용물이나 가스를 제거하기도 한다.

1) 코위관 삽입

목 적

- 코위관을 통하여 영양액 혹은 약물을 공급한다.
- 위장 내용물을 제거한다.
- 상부 위장관 출혈 여부 및 활동성 출혈의 지속 여부, 위산의 양, 위장 용적 등을 확인한다.
- 상부 위장관 출혈 시 축적된 혈액과 핏덩이(blood clot)를 흡인하고, 차가운 생리식염수로 세척한다.

준비물

- 코위관(Levin tube) 12~18Fr., 쟁반(tray), 수용성 윤활제와 거즈, 50cc 주사기, 곡반, 비자극성 반창고, 조절기 또는 겸자, 수건, 물 한 컵과 빨대, 클립, 청진기, 장갑, 펜라이트(penlight), 휴지, pH 시험지, 손소독제, 간호기록지

방 법

절차	이론적 근거
1. 물과 비누로 40~60초 동안 손위생을 실시한다(또는 알코올이 첨가된 손소독제를 사용하여 20초 이상 손소독을 실시).	• 미생물의 전파를 방지한다.
2. 처방을 확인한 후 필요한 물품을 준비한다(그림 11-1). 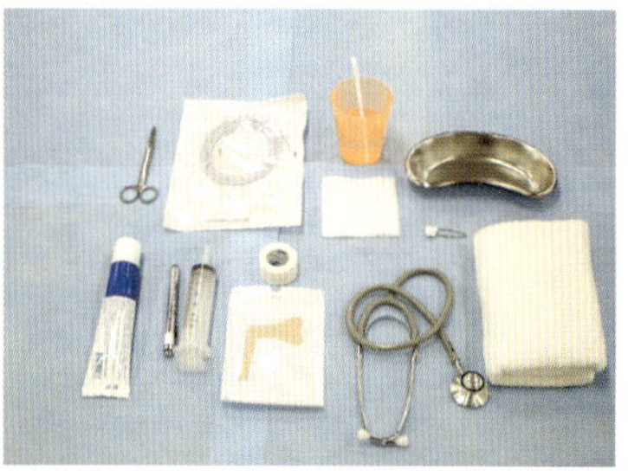 그림 11-1. 준비물품	
3. 대상자에게 간호사 자신을 소개한다.	
4. 손소독제로 손위생을 실시한다.	• 대상자와의 신체접촉 전 미생물의 전파를 방지한다.

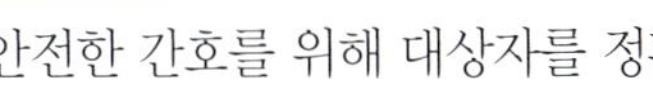

절차	이론적 근거
5. 대상자의 이름, 등록번호, 생년월일 중 두 가지를 개방형으로 묻고 대답을 들은 후 대상자의 입원팔찌와 대조하여 대상자(이름, 등록번호)가 정확한지 확인하며 환자리스트(또는 처방지)와도 대조하여 대상자를 재확인한다.	• 안전한 간호를 위해 대상자를 정확히 확인하기 위함이다.
6. 목적과 절차를 설명한 후 프라이버시를 위해 스크린을 친다.	• 설명은 대상자의 협조를 용이하게 한다.
7. 가능하면 환자를 편한 자세로 앉게 한다.	• 앉은자세(좌위)는 중력으로 영양관이 쉽게 하부로 내려가게 한다.
8. 무의식 환자의 경우 옆으로 눕히고 목이 신전(extension)되지 않도록 한다.	• 의식이 없는 대상자는 우측위를 취하게 한다.
9. NEX(Nose–Ear lobe–Xiphisternum) 측정법을 이용하여 미리 삽입할 관의 길이를 측정한다(그림 11–2, 3, 4). • NEX 측정법: 한쪽 관 끝을 코의 위치에 두고 귀바퀴를 지나 흉골칼돌기(검상돌기)에 이르는 길이를 측정한다. 반창고로 표시한다.	• 이 길이는 관이 위까지 도달하는 길이로 성인 남성의 경우 45~55cm 정도이다.
10. 펜라이트로 코안(비강)상태를 사정하고 콧구멍(비공)을 교대로 막으면서 코안(비강)의 공기흐름을 확인한다(그림 11–5).	• 공기흐름이 좋은 쪽이 관 삽입이 용이하다.

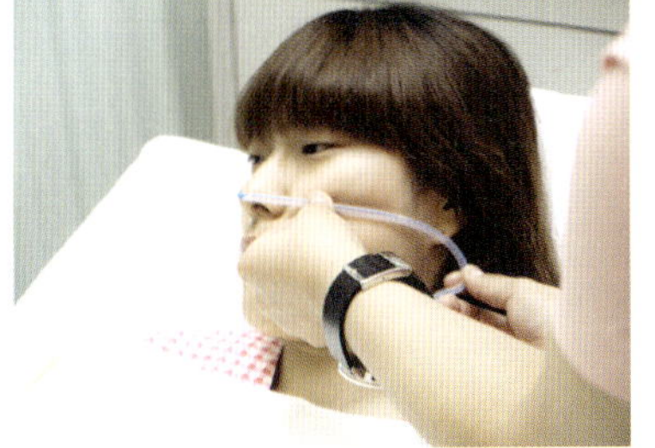

그림 11–2. 코끝에서 귓불까지 길이

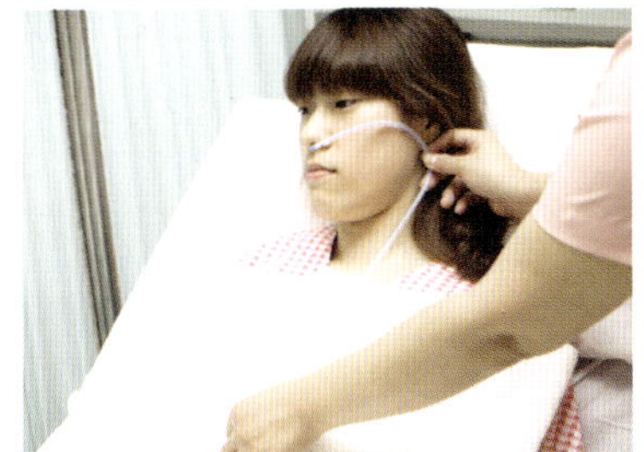

그림 11–3. 귓불에서 칼돌기(검상돌기)까지 길이

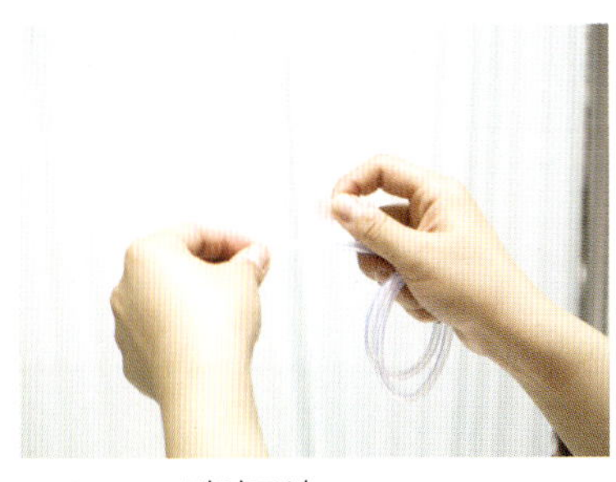

그림 11–4. 길이표시

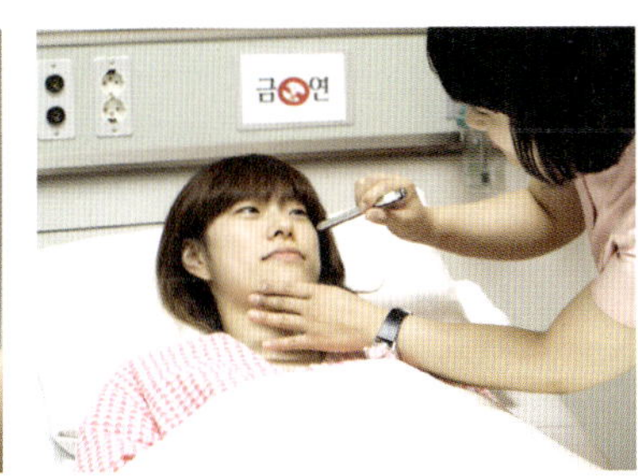

그림 11–5. 콧구멍(비공)확인

절차	이론적 근거
11. 환의와 침구를 보호하기 위해 수건을 턱 밑 가슴에 펴놓는다.	
12. 시중에서 판매되는 고정 테이프나 반창고를 10cm 정도 잘라 놓고 아래쪽 부분은 둘로 가른다.	• 삽입 후 영양관을 고정하기 위해 사용한다.
13. 거즈에 수용성 윤활제를 덜어 놓는다.	
14. 장갑을 착용한다.	

절차	이론적 근거
15. 관의 끝 약 10~20cm까지 거즈에 미리 준비한 수용성 윤활제를 바른다(그림 11-6).	• 수용성 윤활제는 점막과 관의 마찰을 감소시키며, 간혹 기도 내로 들어가더라도 폐렴으로 합병될 위험이 적다.

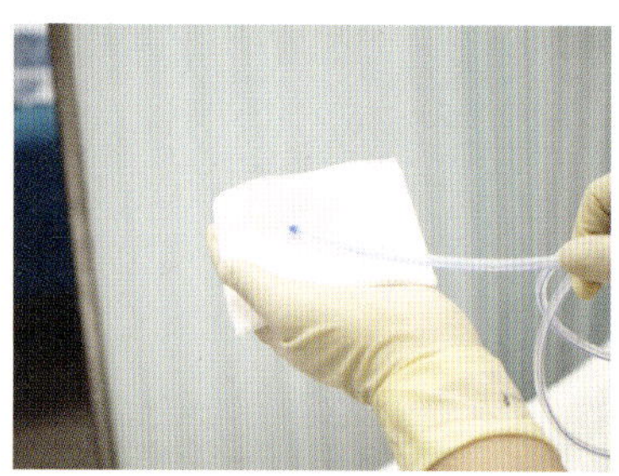
그림 11-6. 윤활제 바르기

절차	이론적 근거
16. 코위관을 코안(비강)화면을 따라서 삽입하는데, 이때 관이 코안(비강) 상방향으로 향하지 않게 한다. 대상자의 고개를 약간 들게 하며 천천히 후하방으로 넣어 비인두의 후방으로 삽입한다(그림 11-7). 이때 대상자에게 구강호흡을 하도록 한다.	• 신체의 해부학적 구조를 따라 관을 통과시켜야 쉽게 삽입된다(그림 11-8).

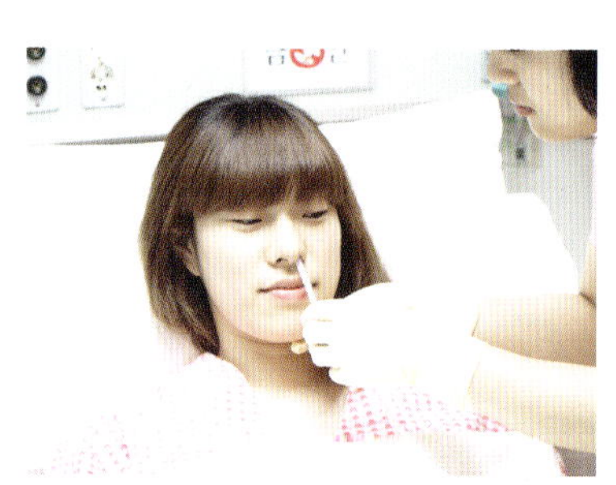
그림 11-7. 코 통과 후 고개 듦

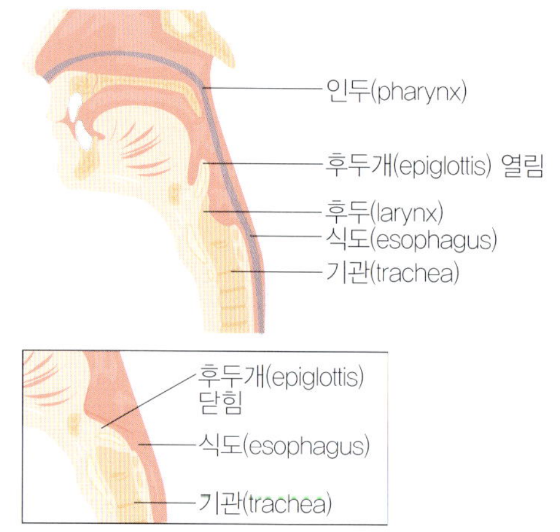

그림 11-8. 비인두의 단면도

절차	이론적 근거
17. 관이 비인두 연접부의 굴곡을 지나서 13~15cm가량 들어가면 환자가 목에 이물감을 호소한다. 이때 삽입을 중단하고 심호흡을 3~4회 시킨 후 대상자의 목을 굴곡하여 흉부를 향해 숙이게 한다.	• 성문을 닫히게 하여 관이 기도로 들어가는 것을 방지한다.
18. 대상자에게 빨대로 물을 먹도록 하여 삼키는 동작을 하게 하고(그림 11-9), 대상자가 삼킬 때마다 관을 밀어 넣는다. 이때 대상자가 구역질을 하면 잠깐 쉬게 하고 입으로 짧은 호흡을 하게 한다.	• 너무 강하게 밀어 넣으면 점막에 손상을 초래한다. 물을 삼킬 때 후두개가 기관을 폐쇄시키고, 관은 식도 쪽으로 삽입된다(그림 11-10).

절차	이론적 근거
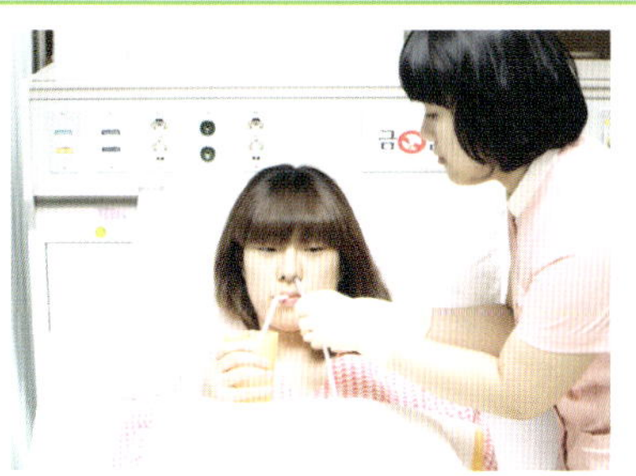 그림 11-9. 물삼킴	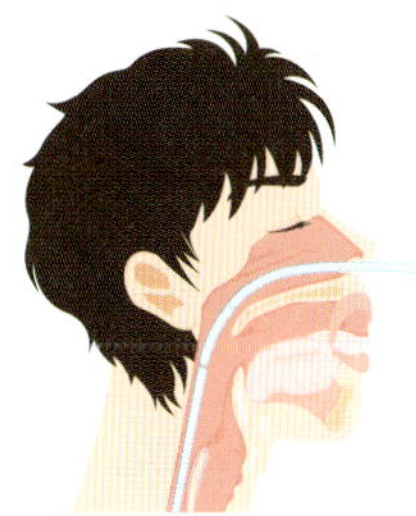 그림 11-10. 튜브가 삽입되는 모습
19. 대상자에게 청색증, 구역질, 기침, 호흡곤란이 있는지 관찰한다. 계속해서 구역질을 하면 입 안에서 위관이 꼬였는지 펜라이트로 확인한다.	• 관이 기도에 들어갔을 경우, 이러한 증상이 나타날 수 있다.
20. 표시된 부위까지 삽입이 되면 관이 호흡기 쪽으로 들어가지 않았는지 튜브 위치를 확인해 본다.	
a. 50mL 주사기로 10~20mL의 공기를 주입하고 나서 위 내용물을 흡인한 후 pH 시험지 위에 내용물을 떨어뜨려 산도를 확인한다(그림 11-11). 또한 공복상태에서 흡인된 위액은 무색 또는 초록빛을 띤 맑은 액체이다. 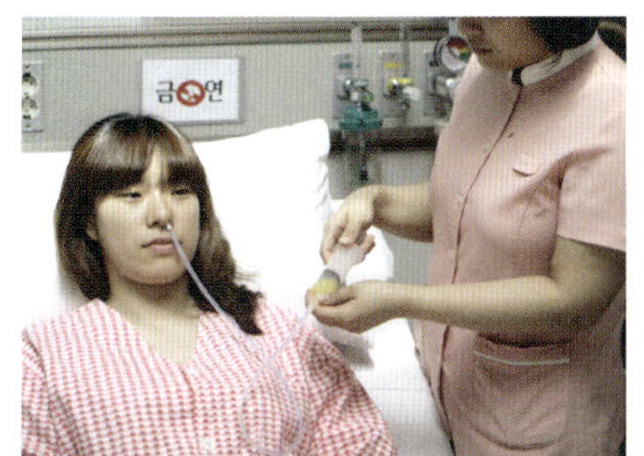 그림 11-11. 위 내용물을 흡인하기	• 흡인 전에 공기를 넣으면 위액을 흡인하기가 쉽다. 위액은 강산이므로 위 내의 pH는 1~5이고 폐 쪽이나 소장으로 삽입된 경우, pH는 6~7 정도이다.
b. 대상자의 왼쪽 상복부에 청진기를 대고 주사기로 10~20mL의 공기를 위관을 통해 주입하면서 '쉭'하는 공기주입 소리를 청진한다(그림 11-12). 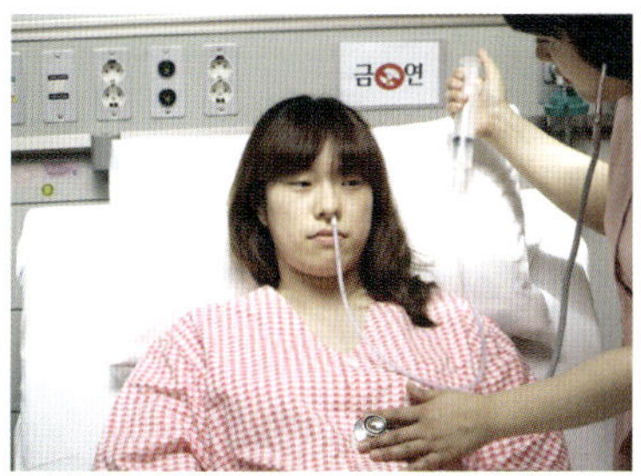 그림 11-12. 공기주입 후 청진하기	

절차	이론적 근거
c. 코위관의 위치는 X-ray로 확인하는 것이 가장 정확하므로 최초 영양액 주입 전 X-ray로 코위관의 위치를 확인하는 것이 권고된다.	
21. 관의 위치를 확인한 후에 관 끝을 조절기로 막아준다.	• 위 내로 공기가 들어가지 않도록 하기 위함이다.
22. 장갑을 벗는다.	
23. 영양관이 흔들리거나 빠지지 않도록 비강 위쪽에 고정테이프나 반창고로 고정시킨다. 갈라지지 않은 쪽은 콧등에 붙이고 갈라진 쪽은 관에 붙인다(그림 11-13). 또는 시중에 상품으로 판매되는 테이프를 이용한다(그림 11-14). 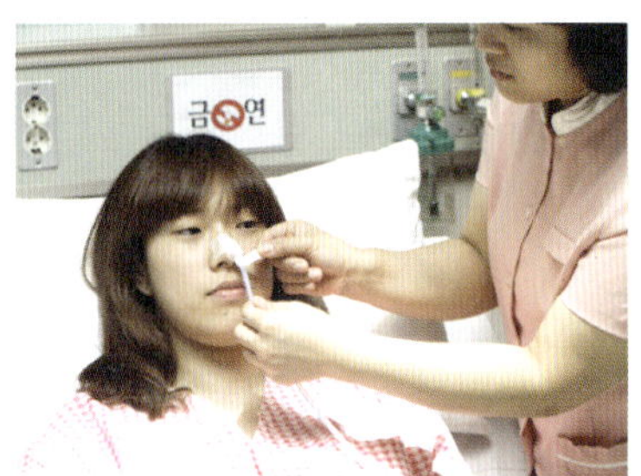 그림 11-13. 반창고 붙이기 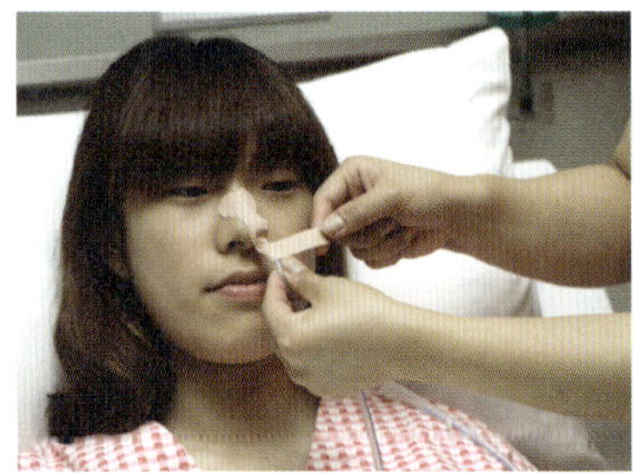 그림 11-14. 고정테이프 붙이기	
24. 분비물과 가스를 제거할 때에는 코위관 끝에 또다른 관을 연결하여 빈병에 꽂아 배액하거나 간헐적 흡인기에 연결한다.	
25. 관의 끝을 클립이나 테이프로 환의에 고정하여 빠지는 것을 막는다.	
26. 사용한 물품을 정리한다.	
27. 물과 비누로 40~60초 동안 손위생을 실시한다(또는 알코올이 첨가된 손소독제를 사용하여 20초 이상 손소독을 실시).	
28. 관을 삽입한 날짜와 시간, 관의 종류와 굵기, 위 내용물의 흡인량과 색깔, 대상자의 반응 등을 기록한다.	

유의사항

- 관을 가지고 있는 대상자는 구강간호와 코안(비강)간호를 자주 한다.
- 관을 제거할 때는 먼저 대상자에게 반좌위자세를 취하게 하고, 가슴 위에 수건을 펴놓은 후 관을 클램프로 잠근다. 대상자가 숨을 깊이 들이마시고 멈춘 상태에서 한 번에 중간 속도로 관을 제거한다.
- 관 제거 후에는 구강과 코안(비강)간호를 시행하고, 관 제거시간, 대상자의 반응, 배출액의 양상 등을 기록한다.

2) 위관영양

위관영양(gastric gavage feeding)은 비위관을 통하여 위 내에 영양물을 직접 공급하는 방법으로, 무의식 또는 반무의식 상태, 삼킴곤란(연하곤란), 구강수술 등의 경우 실시한다.

유 형

간헐적 집중식(intermittent bolus) 영양공급
- 1회에 250~500mL의 영양액을 10~15분에 걸쳐 주입하는 방법으로 환자의 상태에 따라 1일 4~6회 주입한다.

간헐적 점적식(intermittent drip) 영양공급
- 영양백이나 영양주입 펌프를 이용해 1회 100~300mL를 30~60분에 걸쳐 1일 3~6회 주입한다.

지속적 점적식(continuous drip) 영양공급
- 영양주입 펌프로 12~24시간에 걸쳐 주입한다. 주입속도는 10~30mL/hr로 시작하고 8~12시간마다 10~25mL/hr씩 증가시켜 1주일 내에 목표 주입속도에 도달하도록 한다.

경피 내시경하 위루관(Percutaneous Endoscopic Gastrostomy tube : PEG tube)을 이용한 영양공급
- 구강섭취가 불가능하나 위장관 기능이 정상인 경우, 장기간(4~6주 이상) 경장영양이 필요한 경우에 경피 내시경하 위루관(PEG tube)을 통해 영양액을 주입한다.

목 적

- 충분한 양의 음식과 수분을 섭취할 수 없을 때 비위관을 사용하여 적절하게 영양을 공급한다.

준비물

- 처방된 위관영양용액, 쟁반(tray), 관장용 주사기(50cc), 영양액 주입용기와 세트, 청진기, 미지근한 물, 곡반, 수건, 수액걸대, 주입펌프(infusion pump), 손소독제, 간호기록지

방 법

절차	이론적 근거
1. 물과 비누로 40~60초 동안 손위생을 실시한다(또는 알코올이 첨가된 손소독제를 사용하여 20초 이상 손소독을 실시).	• 미생물의 전파를 방지한다.

절차	이론적 근거
2. 처방된 유동식과 물의 양, 시간을 확인한 후 필요한 물품을 준비하고 영양액을 체온 정도의 온도로 데운다. 영양액의 실온 노출시간은 4시간을 넘지 않도록 하며, 제조회사의 권고를 따르도록 한다. 영양액은 개봉 즉시 냉장보관하고, 24 시간 이내 사용되지 않는다면 폐기한다.	• 상품화 된 영양액 사용 시에는 유효기간을 확인한다.
3. 대상자에게 간호사 자신을 소개한다.	
4. 손소독제로 손위생을 실시한다.	• 대상자와의 신체접촉 전 미생물의 전파를 방지한다.
5. 대상자의 이름, 등록번호, 생년월일 중 두 가지를 개방형으로 묻고 대답을 들은 후 대상자의 입원팔찌와 대조하여 대상자(이름, 등록번호)가 정확한지 확인하며 환자리스트(또는 처방지)와도 대조하여 대상자를 재확인한다.	• 안전한 간호를 위해 대상자를 정확히 확인하기 위함이다.
6. 목적과 절차를 설명한다.	• 대상자의 협조를 구하기 위함이다.
7. 대상자를 30~45° 정도 앉은 자세를 취하게 한다(일어나지 못하면 오른쪽으로 눕힌다).	• 기도흡인을 줄이고 중력에 의해 영양액이 위 내로 들어가게 한다.
8. 손소독제로 손위생을 실시한다.	
9. 위관의 위치를 확인한다.	
10. 펜라이트로 코안(비강)상태를 사정하고 콧구멍(비공)을 교대로 막으면서 코안(비강)의 공기흐름을 확인한다(그림 11-5).	• 공기흐름이 좋은 쪽이 관 삽입이 용이하다.
a. 주사기로 위 내용물을 흡인해 본다. 흡인한 위 내용물은 다시 위 속으로 집어넣는다. 잔류량을 측정하고 기관의 지침에 따라 의사에게 보고한다. 위 내용물을 다시 주입하는 것은 체액과 전해질의 손실을 막기 위함이다.	
b. pH 시험지 위에 내용물을 떨어뜨려 산도를 측정한다.	• pH가 5.5 미만이면 관이 위내에 위치한 것을 의미하며, pH가 6 이상인 경우 기관 분비물을 의미, 즉 관이 잘못 위치한 것으로 간주한다(National Patient Safety Agency, 2005)
c. 대상자의 왼쪽 상복부에 청진기를 대고 주사기로 10~20mL의 공기를 위관을 통해 주입하면서 '쉭'하는 공기주입 소리를 청진한다.	
11. 다음과 같이 위관 영양 유형에 따라 영양공급의 방법을 시행한다.	
12. 물과 비누로 40~60초 동안 손위생을 실시한다(또는 알코올이 첨가된 손소독제를 사용하여 20초 이상 손소독을 실시).	• 미생물의 전파를 방지한다.
13. 수행결과를 간호기록지에 기록한다.	

(1) 간헐적 영양공급(주사기 이용)

방 법

절차	이론적 근거
1~7.까지 위관영양과 동일하다.	
8. 50cc의 주사기를 이용하여 위관영양을 실시한다.	
9. 코위관을 꺾어 쥐고 뚜껑을 연다.	• 위 내로 공기가 유입되지 않게 한다.
10. 50cc 주사기의 내관을 제거하고 외관을 관에 연결한다.	
11. 주사기 외관으로 물을 15~30mL 넣어준 후 관을 열어준다(그림 11-15). 위보다 30cm 이상 올리지 않는다.	
12. 영양액을 주사기에 가득 채우고 주사기가 비워지지 않도록 계속해서 처방된 양을 주입한다(그림 11-16). 주사기를 깔대기로 이용하고 중력에 의해 유동식이 천천히 들어가게 하며 1분에 50~100mL 정도의 영양액이 주입되도록 한다. 영양액을 계속 주입하여 공기가 유입되지 않도록 한다.	
13. 위관 영양이 끝나면 30~60mL의 물로 씻어 낸다(그림 11-15).	• 농축된 영양액으로 인하여 관이 막히는 것을 예방한다.

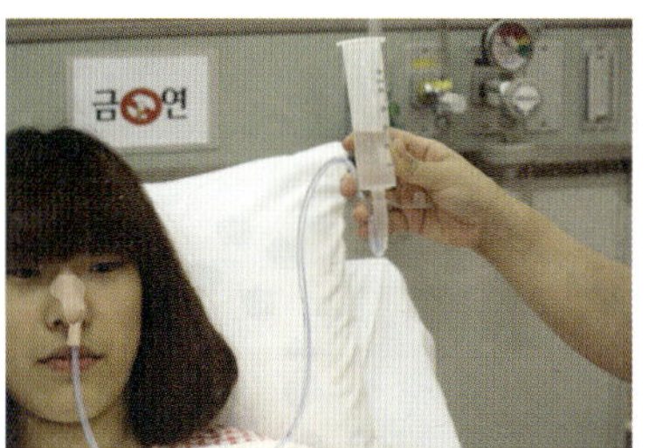

그림 11-15. 물 주입

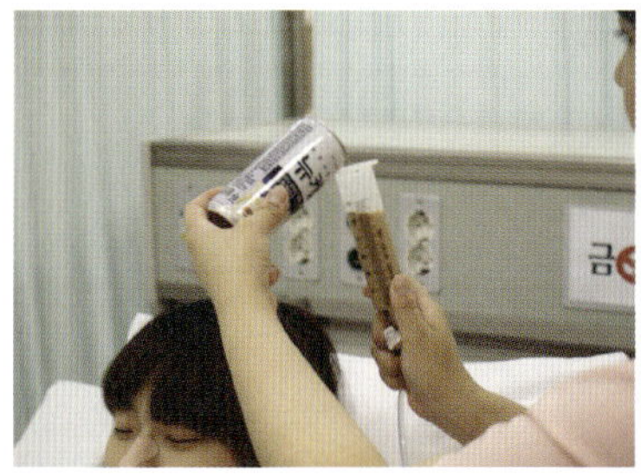
그림 11-16. 시판용 제품을 사용하는 경우

절차	이론적 근거
14. 물이 영양관에 차있는 상태에서 위관을 꺾어 쥐고 주사기를 제거한 후 위관의 마개를 닫는다.	
15. 위관을 다시 제자리에 고정한다.	

절차	이론적 근거
16. 1~2시간 동안 최소한 30° 상체를 올린 자세로 유지하고, 눕지 않도록 한다. 17. 사용한 물품을 정리한다. 18. 물과 비누로 40~60초 동안 손위생을 실시한다(또는 알코올이 첨가된 손소독제를 사용하여 20초 이상 손소독을 실시). 19. 날짜 및 시간, 용액의 양과 형태, 주입시간, 대상자의 반응 등 수행결과를 대상자의 간호기록지에 기록한다.	• 앉은자세(좌위)는 기도 흡인을 막고 소화를 돕는다.

(2) 간헐적 점적식 영양공급(영양백 이용)

방 법

절차	이론적 근거
1~7.까지 위관영양과 동일하다.	
8. 처방된 위관영약액을 담은 용기를 주입세트와 연결한 다음, 점적용기(drip chamber)를 눌러서 영양액이 1/3~1/2 정도 점적용기 안에 채워지도록 하고, 공기를 끝부분까지 제거하고 걸대(pole)에 건다(그림 11-17, 그림 11-18, 그림 17-19).	• 공기주입을 예방한다.
9. 대상자 옷에 고정되어 있는 위관을 푼다.	
10. 영양관을 꺾고 관 마개를 빼고 관에 주사기를 연결하여, 주사기로 위장관 내용물을 흡인해 내어 위관이 제자리에 잘 삽입되었는지 확인한다.	• 관이 영양액으로 인해 막히는 것을 예방하기 위함이다.
11. 흡인해 낸 위장관 내용물이 소화액인 경우는 위장관으로 다시 주입한다. 12. 영양관을 꺾어서 쥐고 주사기를 분리하고 위관마개를 막는다. 13. 주사기 내관을 제거한 뒤, 관을 꺾어 쥔 후 주사기를 연결한다. 14. 주사기 외관에 15~30mL의 미온수를 붓고 꺾어 쥔 관을 풀어 천천히 주입하다가 주사기 끝에 물이 도달했을 때 다시 위관을 꺾어 쥐고 주사기를 제거한다.	

절차	이론적 근거

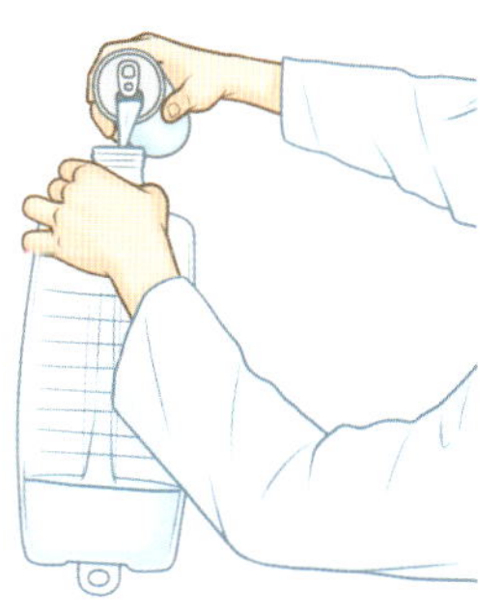

그림 11-17. 점적용기에 영양액 채우기

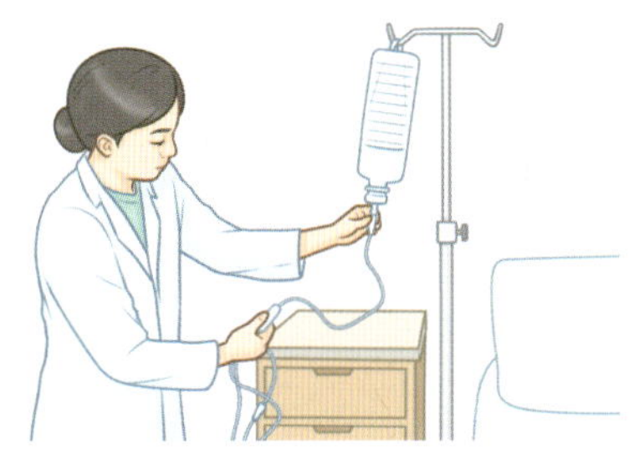

그림 11-18. 영양액을 용기에 넣기

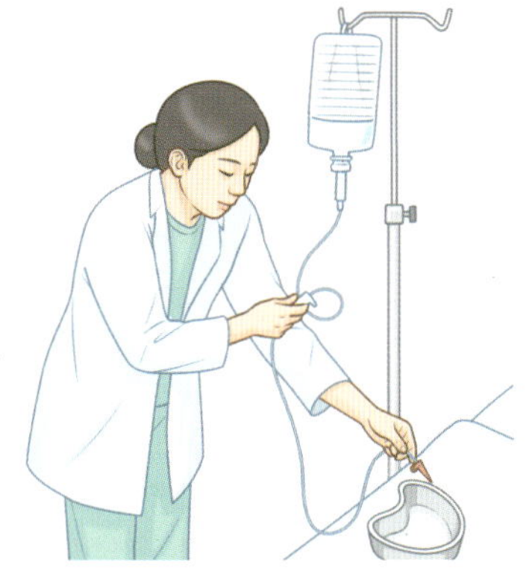

그림 11-19. 영양관에 유동식 채우기

15. 걸대에 걸어둔 처방된 영양액 용기를 관에 연결한 후 꺾어쥔 관을 풀고 용액을 천천히 주입한다(그림 11-20).

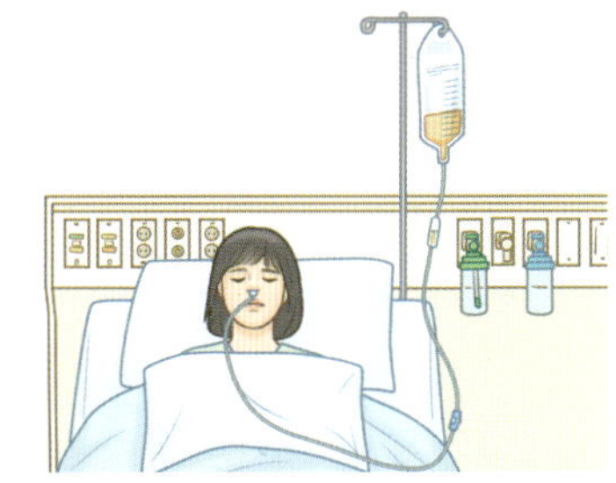

그림 11-20. 점적식으로 유동식 주입하기

절차	이론적 근거
16. 처방된 영양액을 모두 주입하여 용기 끝에 용액이 도달했을 때 관을 꺾어 쥔 후 용기를 제거한다.	
17. 주사기 외관에 관을 연결하고 미온수 30~60mL를 부어 영양액 잔여물을 씻어준다.	
18. 물이 관으로 다 주입되기 직전에 관을 꺾어쥔 후 주사기를 빼고 마개를 막는다.	
19. 영양관을 다시 제자리에 고정한다.	
20. 대상자에게 주입한 후 30~45°의 자세로 30분 이상 자세를 유지하도록 한다.	• 기도흡인을 예방한다.
21. 사용한 물품을 정리한다.	
22. 물과 비누로 40~60초 동안 손위생을 실시한다(또는 알코올이 첨가된 손소독제를 사용하여 20초 이상 손소독을 실시).	• 미생물의 전파를 방지한다.
23. 수행결과를 다음 요소들을 중심으로 대상자의 간호기록지에 기록한다. • 날짜 및 시간 • 영양액의 양과 형태, 주입시간 • 대상자의 반응 • 팽만감, 구토 여부	

(3) 지속적 점적식 영양공급(주입펌프 이용)

방 법

절차	이론적 근거
(간헐적 점적식 영양공급 1~10번 수행 후)	
1. 주입펌프에 의한 지속적인 주입으로 위관영양을 관리한다(그림 11-21). 그림 11-21. 위관영양 주입펌프	• 처방된 영양액을 적어도 8시간 이상 점적시 사용한다. 그러나 세균감염을 예방하기 위해 영양액을 교체하지 않은 채 4~8시간 이상 걸어두지 않는다. • 지속적으로 적은 양을 주입할 때 사용하며 기도흡인의 위험을 줄인다.

절차	이론적 근거
2. 영양액의 종류, 강도, 양, 날짜, 시간, 처음 시작한 간호사 등을 영양액주머니에 표시한다.	
3. 주입펌프를 수액걸대(Ⅳ pole)에 매달고, 주입펌프를 작동시켜 주입속도를 조절한다(그림 11-22). 지속적 점적식 영양공급은 12~24시간에 걸쳐 주입한다. 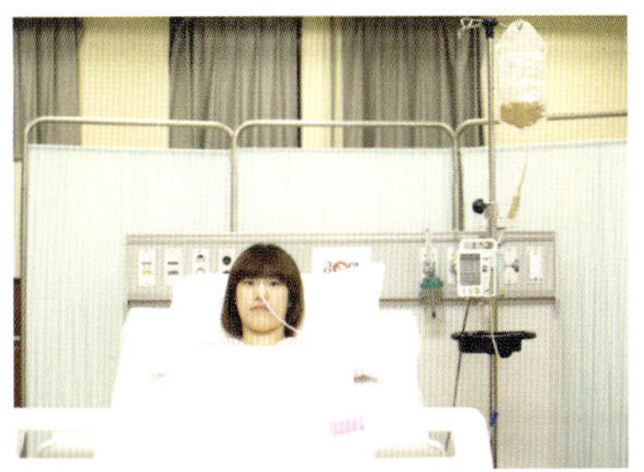 그림 11-22. 펌프활용 주입	
4. 매 4시간마다 위관영양을 중지하고, 50cc 주사기로 흡인해서 잔류량을 조사한 후(그림 11-23), 30mL의 물로 위관을 세척한다. 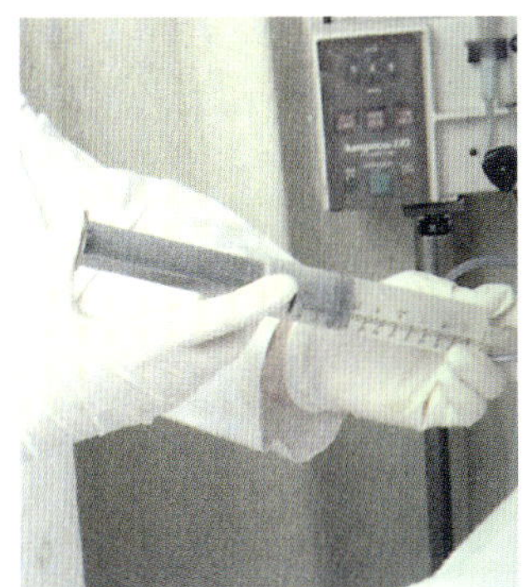 그림 11-23. 위관영양 주입펌프 사용 시 잔류량 확인	• 위관이 막히는 것을 예방하기 위함이다.
5. 매일 영양주입펌프를 약한 세정제나 물기 있는 천으로 깨끗이 닦고 펌프에 영양액이 묻은 즉시 닦아내도록 한다. 이는 펌프 속에 있는 영양액을 제거하고 세균의 성장 위험을 감소시켜서 재사용 하기 위함이다. 경관영양 주입 세트는 24시간마다 교환할 것을 권장한다.	
6. 만일 주입이 지속적일 때는 대상자가 안전한지 확인한다. 복통을 호소하면 영양액이 너무 차거나 너무 빨리 주입되는 것이므로 중단하고, 주치의에게 보고한다.	
7. 물과 비누로 40~60초 동안 손위생을 실시한다(또는 알코올이 첨가된 손소독제를 사용하여 20초 이상 손소독을 실시).	• 미생물의 전파를 방지한다.

절차	이론적 근거
8. 수행결과를 다음 요소들을 중심으로 간호기록지에 기록한다. • 날짜 및 시간 • 영양액의 양과 형태, 주입시간 • 대상자의 반응 • 팽만감, 구토 여부	

3) 경피 내시경하 위루관을 이용한 영양공급

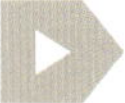

목 적

• 구강섭취가 불가능하나 위장관의 기능이 정상인 대상자를 위해, 4~6주 이상 장기간 장관 영양을 시행해야 하는 경우 경피 내시경하 위루관(Percutaneous Endoscopic Gastrostomy tube, PEG tube)을 통한 영양 공급을 고려한다.

준비물

• 처방된 영양액(실온 정도), 미온수 60~80mL, 50cc 주사기, 영양액 주입용기(feeding bag)와 세트, 곡반, 수건, 수액걸대(IV pole)

방 법

절차	이론적 근거
1. 물과 비누로 40~60초 동안 손위생을 실시한다(또는 알코올이 첨가된 손소독제를 사용하여 20초 이상 손소독을 실시).	
2. 영양공급을 위해 준비한 물품을 가지고 대상자에게 간호사 자신을 소개한다.	
3. 대상자의 이름, 등록번호, 생년월일 중 두 가지를 개방형으로 묻고 대답을 들은 후 대상자의 입원팔찌와 대조하여 대상자(이름, 등록번호)가 정확한지 확인하며 환자리스트(또는 처방지)와도 대조하여 대상자를 재확인한다.	• 안전한 간호를 위해 대상자를 정확히 확인하기 위함이다.
4. 침상머리를 30~40° 정도 올려서 앉은자세(좌위)나 반좌위자세가 되도록 하는데, 이는 상체를 세워서 영양액이 중력에 의해 주입되도록 하며, 영양액의 역류를 방지한다.	
5. 위루관 옆에 수건을 댄다.	
6. 주사기로 위 내용물을 흡인하여 잔류량을 확인하고 다시 넣는다. 잔류량이 200mL 이상일 경우 흡인성 폐렴의 위험이 증가한다. 그러므로 잔류량이 일단 50~100mL 이상인 경우 기관의 지침에 따라 영양공급을 중단한다.	

절차	이론적 근거
7. 위루관에 주사기를 연결하여 물을 15~30mL 주입한다. 물이 잘 들어가지 않으면 위루관이 막힌 것을 의미한다.	
8. 영양액 주입용기에 영양액을 부어 위루관과 연결하고 서서히 주입되도록 조절기를 조절한다. 주입시간은 30분~1시간 정도 소요된다(그림 11-24). 그림 11-24. 위루관으로 유동식 주입	
9. 영양액 주입이 끝난 후 30~60mL의 물을 주입한다. 이때 위루관이 막히지 않도록 유지한다.	
10. 주사기나 영양액 주입용기를 제거하고 뚜껑을 닫는다. 이때 위루관 속으로 공기가 들어가지 않도록 한다.	
11. 영양 공급후 30분 정도 눕지 않도록 교육한다.	• 기도흡인을 예방한다.
12. 사용한 기구는 세척 및 건조 후 재사용한다.	
13. 물과 비누로 40~60초 동안 손위생을 실시한다(또는 알코올이 첨가된 손소독제를 사용하여 20초 이상 손소독을 실시).	• 미생물의 전파를 방지한다.
14. 수행결과를 다음 요소들을 중심으로 대상자의 간호기록지에 기록한다. • 날짜 및 시간 • 용액의 양과 형태, 주입시간 • 대상자의 반응 • 팽만감, 구토 여부	

유의사항

- 위루관의 크기는 보통 12~14Fr.이며, 1회 주입 영양액의 양은 보통 250~350mL 정도로 4~6시간 간격으로 주입한다.
- 영양액을 주입할 때는 30분~ 1시간에 걸쳐서 서서히 중력을 이용하여 점적되도록 한다.
- 영양액을 주입할 때마다 관의 길이를 확인한다(관의 위치가 변할 수 있기 때문이다).
- 위루관 이동으로 폐색되거나 영양액 등이 새어나가게 되면 출혈 및 창상 감염 증가, 복막염 등이 유발될 수 있다.
- 경피 내시경하 위루관의 교체는 대개 6개월 간격을 권장하나, 관리가 잘 된 경우 1년 이상 사용가능하다. 위루관 교체의 가장 흔한 이유는 대상자가 무의식적으로 제거한 경우와 체위변경 등으로 관이 잡아당겨져 빠지는 경우이다.

실습보고서

영 양

년 월 일

학년 : 번호 : 이름 :

1. 수분 섭취배설량에 포함되는 내용을 서술하시오.

a. 수분 섭취량:

b. 수분 배설량:

2. 수분 섭취배설량의 균형상태에 대하여 서술하시오.

3. 불감성 소실(insensible loss)에 대하여 서술하시오.

4. 코위관 삽입 시 삽입할 위관의 길이를 결정하는 NEX 측정법을 서술하시오.

5. 코위관이 제대로 삽입되었는지 확인하는 방법을 열거하시오.

6. 위관영양의 유형에 대하여 서술하시오.

7. 위관영양이 끝난 후 대상자의 상태가 허용하는 한 30분 정도 앉은자세(좌위) 혹은 반좌위자세를 유지하는 이유는 무엇인지 기술하시오.

8. 위관영양을 받는 대상자에게 구강간호가 중요한 이유를 서술하시오.

9. 위관영양으로 올 수 있는 합병증과 그 원인을 서술하시오.

10. 물을 이용하여 위관을 세척하는 이유에 대하여 서술하시오.

11. 위관 제거 시 주의해야 할 점에 대하여 서술하시오.

▣ 상황중심 기본간호학실습

뇌출혈로 수술을 받고, 현재 수술 후 7일째인 남/54세 김OO 환자는 비위관(Levin tube)를 통해 4회/일, 1회 200mL의 경관영양 수행지시가 있다. 김OO 환자에게 영양액주입용기(feeding bag)를 이용하여 간헐적 위관 영양을 공급하시오.

CHAPTER 12
배 설

배설은 인간의 가장 기본적인 생리적 요구 중 하나로서, 주로 비뇨기계와 위장관계를 통해 체내의 노폐물을 제거하는 과정을 의미한다. 간호사는 배설의 요구를 가진 대상자를 돕기 위해 비뇨기계와 위장관계의 해부 및 생리를 이해하고, 다양한 배뇨 및 배설 문제를 가진 대상자를 사정하며, 배설 문제를 돕기 위한 간호를 적용할 수 있어야 한다.

1 배뇨

1) 도뇨

도뇨(urinary catheterization)란 방광으로부터 소변을 배출하거나 방광 내에 용액을 주입할 목적으로 도뇨관(catheter)을 삽입하는 과정을 말한다. 방광의 내부는 무균적(sterile)이나, 유치 도뇨관을 지닌 대상자의 경우 비뇨기계 감염이 흔히 관찰되며, 심지어 단 한 번의 도뇨관 삽입으로도 요로나 방광의 감염이 발생할 수 있다. 그러므로, 도뇨과정의 철저한 무균술의 적용이 가장 중요하다.

(1) 간헐도뇨(단순도뇨, Simple catheterization)

목 적

- 방광 팽만을 즉시 완화시킨다.
- 무균적으로 소변 검체를 수집한다.
- 배뇨 후 잔뇨량을 측정한다.

준비물

- 멸균도뇨세트(소공포, 겸자, 종지 2개, 거즈), 소변 검사 용기, 소독된 수용성 윤활제
- 단순 도뇨관(성인 여성: 6~7Fr., 성인 남성: 7~8Fr.), 멸균장갑, 곡반, 소변기, 소독용액
- 손소독제, 소독 스펀지
- 목욕타월(또는 반홑이불), 방수포(또는 diaper), 사이드 램프(side lamp), 쟁반(tray), 홑이불

방 법

절차	이론적 근거
1. 물과 비누로 40~60초 동안 손위생을 실시한다(또는 알코올이 첨가된 손소독제를 사용하여 20초 이상 손소독을 실시).	• 미생물의 전파를 방지한다.
2. 멸균법으로 멸균도뇨세트를 펴고, 멸균도뇨세트 속에 소독솜, 수용성 윤활제, 도뇨관을 첨가한다.	• 준비실에서 물품을 준비한다.
3. 대상자에게 가서 간호사 자신을 소개한다.	
4. 손소독제로 손위생을 실시한다.	• 대상자와의 신체접촉 전 미생물의 전파를 방지한다.
5. 대상자의 이름, 등록번호, 생년월일 중 두 가지를 개방형으로 묻고 대답을 들은 후 대상자의 입원팔찌와 대조하여 대상자(이름, 등록번호)가 정확한지 확인하며 환자리스트(또는 처방지)와도 대조하여 대상자를 재확인한다.	• 안전한 간호를 위해 대상자를 정확히 확인하기 위함이다.
6. 단순도뇨를 하는 목적과 절차를 설명한다.	
7. 스크린이나 커튼을 쳐서 프라이버시를 유지한다.	• 회음부의 노출은 대상자를 당황하게 한다.
8. 여자 대상자는 두 다리를 약 60cm 벌린 배횡와위, 남자 대상자는 다리를 곧게 뻗은 바로누운자세(앙와위)를 취하도록 돕는다.	
9. 회음부나 남성 생식기를 제외한 신체 부위는 목욕타월(또는 반홑이불)로 덮어준다. 회음부 관찰을 위해 필요시 사이드 램프를 사용한다.	• 불필요한 노출은 대상자를 불안하게 하며 요도구가 긴장되어 도뇨관 삽입이 어렵다.
10. 볼기(둔부) 밑에 방수포를 깔고 도뇨세트를 대상자의 다리 사이에 놓은 후 무균술을 지켜 외부 포장을 연다. 이때 대상자에게 다리를 움직이지 말라고 설명한다.	• 펼친 멸균도뇨세트가 오염되지 않도록 주의시킨다.
11. 곡반을 회음부 가까이 놓는다.	
12. 손소독제로 손위생을 실시하고, 멸균장갑을 착용한다(그림 12-1). 필요하면 검사물 용기를 미리 열어둔다.	

절차	이론적 근거

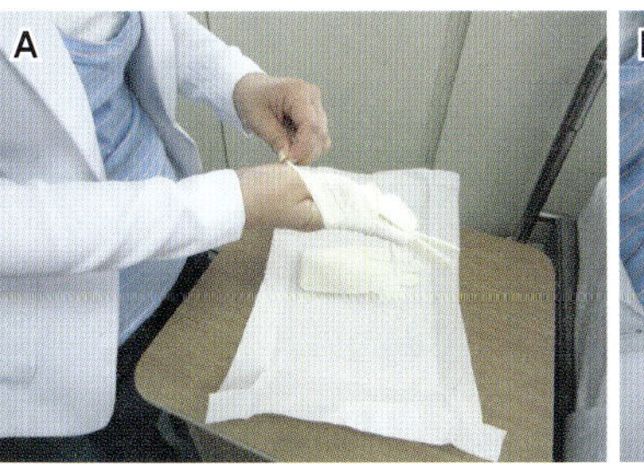

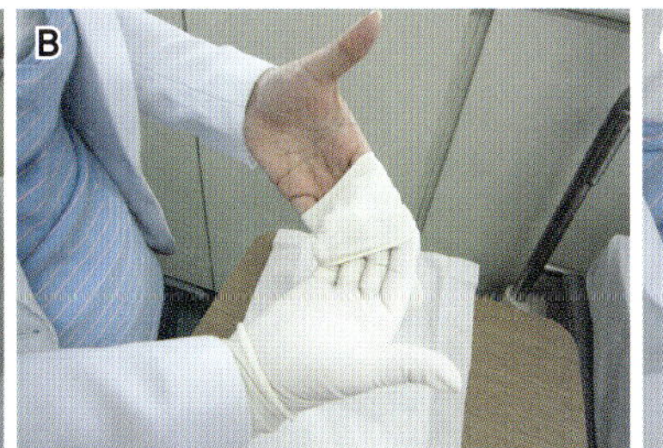

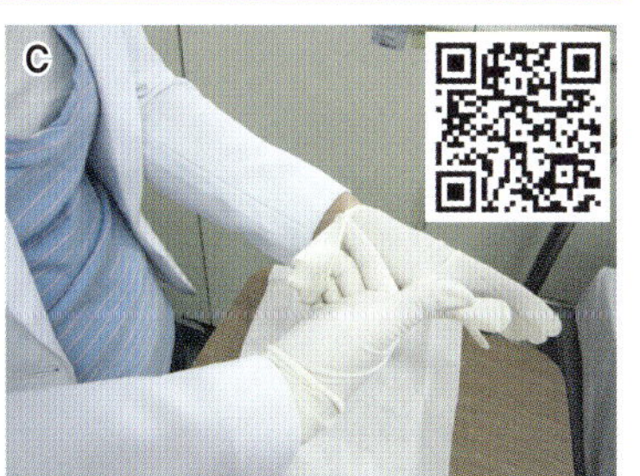

그림 12-1. 개방형 멸균장갑 착용방법

13. 소공포를 회음부에 편다. 남자 대상자는 음경 위에 펴놓는다.
14. 도뇨관의 구멍이 막히지 않도록 주의하면서 수용성 윤활제를 바른다(여자: 5cm, 남자: 약 15cm).
    - 요도 길이: 여자 약 4~6.5cm, 남자 약 20cm
15. 소독솜으로 외음부 주위를 닦을 때 차가운 느낌이 있을 수 있음을 설명한다.
16. 소독솜으로 외음부 주위를 닦는다.

① 여자 대상자인 경우

a. 한 손으로 양쪽의 대음순 및 소음순을 벌린 후, 과정이 종료될 때까지 이 자세를 유지한다(그림 12-2).

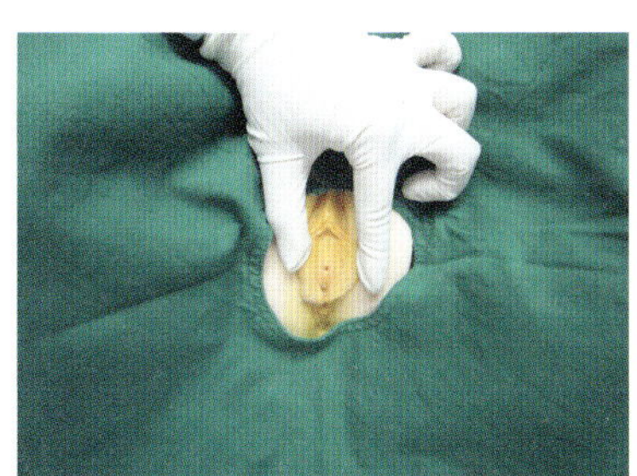

그림 12-2. 여성 요도구의 노출

b. 다른 손으로 겸자를 사용하여 소독솜을 잡고 대음순, 소음순, 요도구 순으로 위에서 아래 방향으로 닦는다. 각 소독솜은 한 동작마다 하나씩 사용한다(그림 12-3).
- 요도구를 잘 보이게 하고, 무균영역과 무균되지 않은 영역을 구분하기 위함이다(여자는 위에서 아래로 한 번에 닦은 후 매번 버린다).

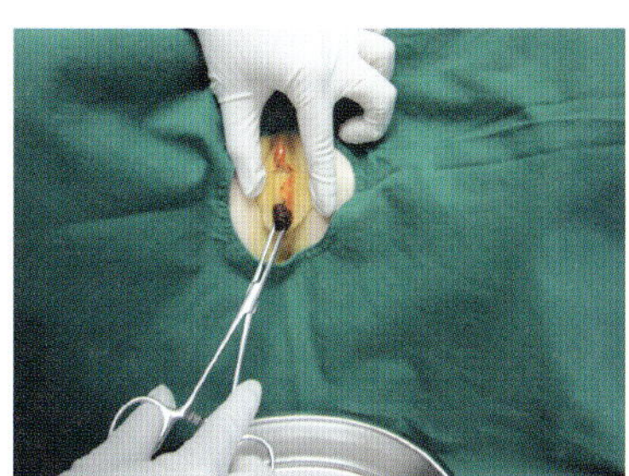

그림 12-3. 요도구 소독

절차	이론적 근거
② 남자 대상자인 경우	
a. 음경을 고환에서 90° 각도로 들어 올리고 포피를 잡아 내린다.	
b. 소독솜으로 요도구 중심부에서 바깥으로 3~4회 둥글게 돌리며 닦아 내린다. 각 소독솜은 한 번만 사용한다.	• 남자는 둥글게 한 바퀴 돌리고 매번 버린다.
17. 단순 도뇨관을 잡고 소변배출구를 곡반으로 받친다.	
18. 대상자에게 구강 호흡을 하게 하거나 또는 입으로 "아" 소리를 내도록 하면서, 도뇨관을 요도 후상방으로 5~8cm(여), 12~18cm(남) 삽입한 다음 소변이 흘러 나오기 시작하면 도뇨관을 2~5cm 정도 더 삽입하여 방광내 소변을 배출한다(그림 12-4). 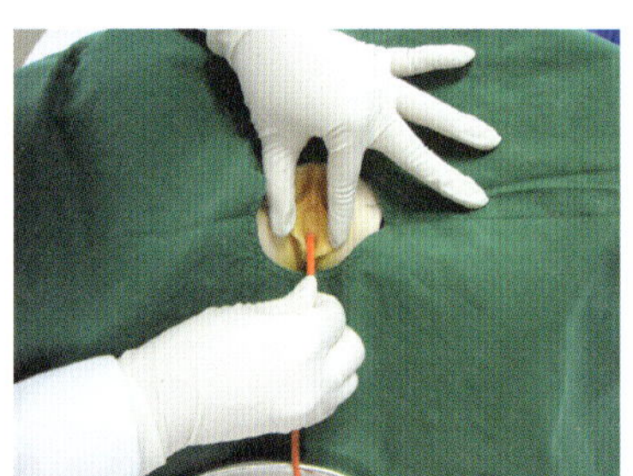 그림 12-4. 도뇨관 삽입	• 구강 호흡 또는 "아" 소리를 내도록 하는 것은 대상자의 배근육(복근)을 이완시키기 위함이다. • 도뇨관의 총 삽입 길이: 여자 7~10cm, 남자 17~22cm 정도
19. 소변 검사물은 첫 소변이 나온 후, 중간 소변으로 수집한다. 이때까지 도뇨관을 안전하게 잡고 있는다(그림 12-5). 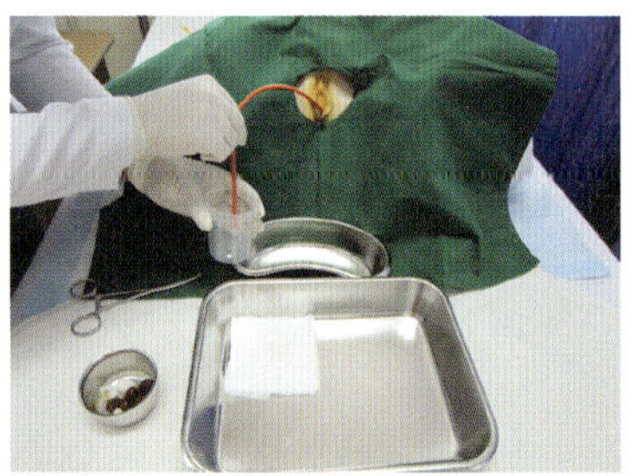 그림 12-5. 소변 검체 채취	
20. 요정체가 있는 경우에는 한 번에 750~1,000mL 이상의 소변이 배출되지 않게 한다. 이때는 20분 동안 조절기로 잠궜다가 다시 배출되게 한다.	• 저혈압을 예방하기 위함이다.
21. 소변이 더 이상 나오지 않으면 도뇨관을 손가락으로 꼭 누르거나, 꺾어쥐고 제거한다. 이때 대상자에게 "도뇨관을 제거할 것입니다. 입으로 숨을 쉬세요."라고 설명한다.	
22. 마른 거즈를 이용하여 회음부 또는 생식기 주변을 두드려 닦아 건조시킨 후, 소공포를 치운다.	

절차	이론적 근거
23. 장갑을 벗고, 손 위생을 실시한다.	
24. 대상자의 체위를 편안하게 해주고 소변량 측정 물품을 정리한다.	
25. 물과 비누로 40~60초 동안 손위생을 실시한다(또는 알코올이 첨가된 손소독제를 사용하여 20초 이상 손소독을 실시).	
26. 간호기록지에 도뇨를 시행한 이유, 사용한 도뇨관의 크기, 도뇨 시기 및 배뇨량, 소변의 특성, 대상자의 반응 등을 기록을 한다.	

유의사항

도뇨관은 절대로 무리하게 삽입하지 않는다. 만약 삽입 시 심한 저항을 느끼거나 잘 안 들어가면 대상자에게 입으로 심호흡을 하게 하여 배근육(복근)을 이완하도록 한다.

(2) 유치도관삽입(indwelling catheterization) 및 유지

목 적

- 소변배출 통로가 폐쇄된 경우 소변을 배출시킨다.
- 지속적으로 소변배출을 한다.
- 시간당 소변 배설량을 측정한다.
- 실금대상자의 피부손상을 예방한다.
- 약물주입이나 지속적 · 간헐적인 방광세척을 한다.
- 수술대상자의 방광손상을 예방하고 수술 부위의 오염을 막는다.
- 핏덩이(blood clot)로 인한 요도 폐쇄를 예방한다.

준비물

- 유치도뇨세트[종지 3개, 소공포, 겸자(Kelly) 1개, 멸균곡반]
- 멸균장갑, 10cc 멸균주사기
- 유치도뇨관(성인여성: 14~16Fr., 성인남성: 16~18Fr.)
- 소독제제, 소독솜
- 멸균증류수 10~30cc, 멸균 수용성 윤활제
- 소변 수집 주머니(urine bag), 이동 겸자(또는 뚜껑달린 이동 겸자)
- 반창고 혹은 도뇨관 고정 장치
- 쟁반(tray), 홑이불, 방수포(또는 diaper), 반홑이불(또는 목욕타월), 사이드램프

방 법

절차	이론적 근거
I. 여자 대상자	
1. 물과 비누로 40~60초 동안 손위생을 실시한다(또는 알코올이 첨가된 손소독제를 사용하여 20초 이상 손소독을 실시).	• 미생물의 전파를 방지한다.
2. 멸균법으로 유치도뇨세트를 펴고, 유치도뇨세트 속 종지에 소독솜, 멸균증류수, 소독된 윤활제를 첨가하고(그림 12-6 A~B), 유치도뇨세트 속에 10 cc 주사기 및 유치도뇨관을 무균적으로 넣고 무균적으로 포를 싼다(그림 12-6 C, 그림 12-7 A~B).	• 준비실에서 물품을 준비한다.
3. 대상자에게 가서 간호사 자신을 소개한다.	
4. 손소독제로 손위생을 실시한다.	• 대상자와의 신체접촉 전 미생물의 전파를 방지한다.
5. 대상자의 이름, 등록번호, 생년월일 중 두 가지를 개방형으로 묻고 대답을 들은 후 대상자의 입원팔찌와 대조하여 대상자(이름, 등록번호)가 정확한지 확인하며 환자리스트(또는 처방지)와도 대조하여 대상자를 재확인한다.	• 안전한 간호를 위해 대상자를 정확히 확인하기 위함이다.
6. 대상자에게 유치도뇨를 하는 목적과 절차를 설명한다.	
7. 스크린이나 커튼을 쳐서 프라이버시를 유지한다.	• 비뇨 생식기계와 관련된 처치나 간호 수행 시, 대상자가 수치심이나 당혹감을 느낄 수 있으므로, 프라이버시를 준수하는 것이 중요하다.

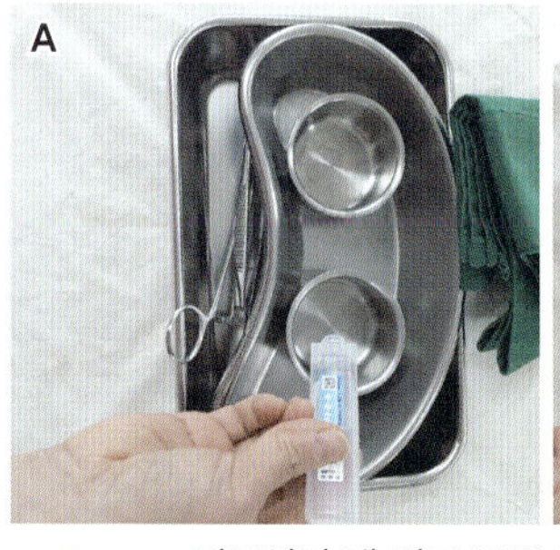
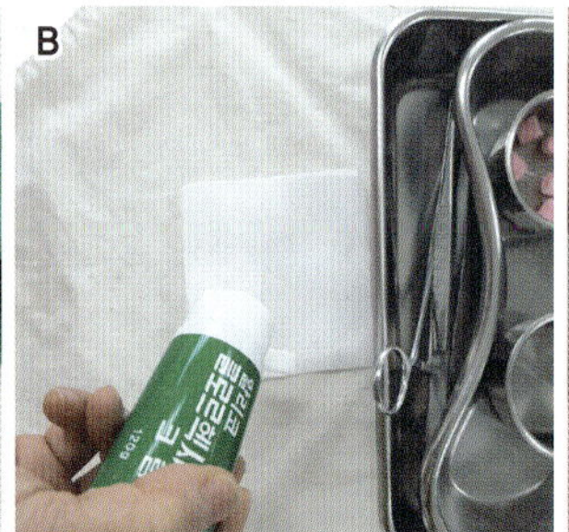
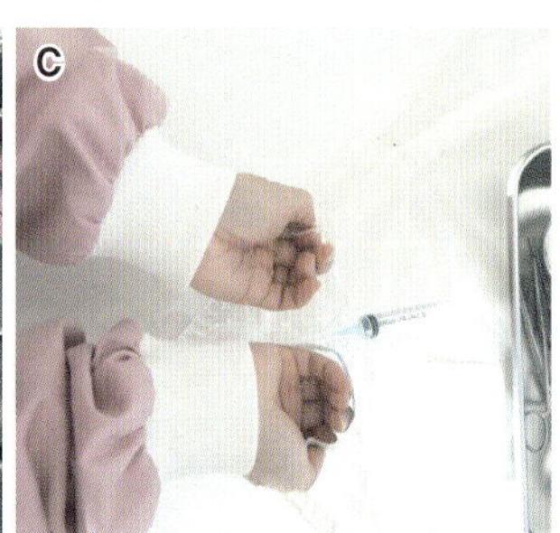

그림 12-6. 멸균영역 내 멸균 물품 첨가하기

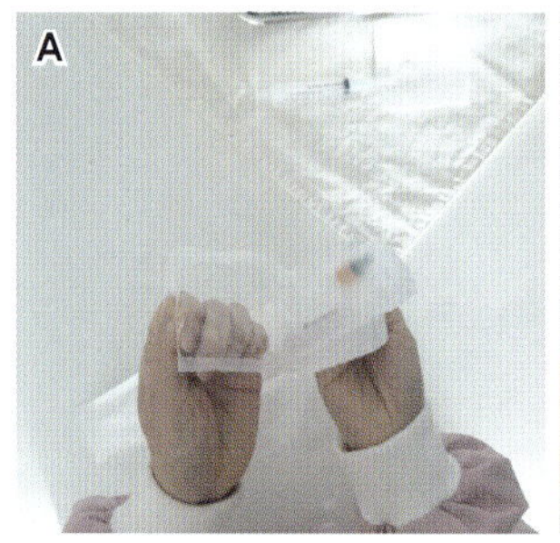
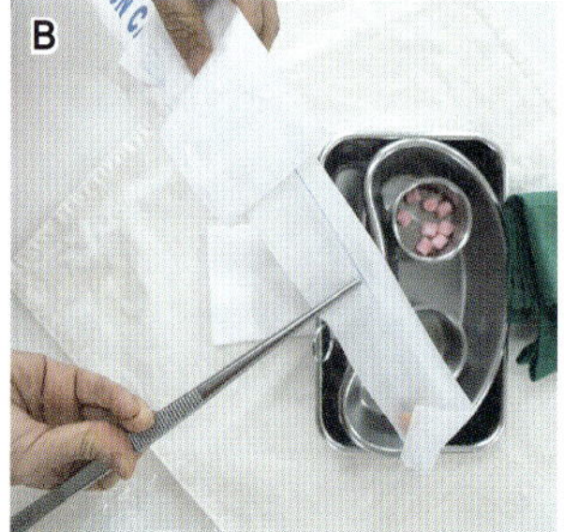

그림 12-7. 유치도뇨관 첨가하기

절차	이론적 근거
8. 대상자가 배횡와위 자세를 취하게 하되, 무릎을 약 60cm 벌리고 양발을 바닥에 두는 자세를 취하게 한다. 이 자세가 불편하면, 대상자는 한 쪽 무릎만 굴곡시키고, 다른 다리는 바닥에 편평하게 둔 채로 두거나, 혹은 양 다리를 가능한 한 넓게 벌리도록 한다. 노인이나 신체 장애를 가진 경우 옆누움자세(측와위)를 취할 수도 있다.	
9. 대상자의 볼기(둔부) 아래에 일회용 방수포를 깐 후, 회음부 이외의 신체부위를 목욕타월(또는 반홑이불)로 덮는다. 필요시 사이드 램프를 이용하여, 회음부위에 조명을 적용한다.	
10. 유치도뇨세트를 대상자의 대퇴부 사이에 두고, 펼쳐 놓는다. 이때 대상자에게 다리를 움직이지 말라고 설명한다.	
11. 소변 수집 주머니 포장을 열고 준비한다.	• 멸균영역을 유지하기 위함이다.
12. 손소독제로 손위생을 실시한다.	• 대상자와의 신체접촉 전 미생물의 전파를 방지한다.
13. 멸균장갑을 착용한다.	• 멸균장갑을 착용하기 전 비멸균 물품을 접촉하는 모든 단계들을 끝내도록 한다.
14. 노출된 회음부 부위를 소공포로 덮어준다.	
15. 유치도뇨관의 속포장을 뜯는다. 주사기에 멸균증류수를 도뇨관에 명시되어 있는 양만큼(5~10mL) 넣어 도뇨관 풍선을 만든다. 정상적으로 부풀어 오르면 증류수는 주사기로 다시 뽑아내고 주사기는 그대로 도뇨관에 꽂아둔다(그림 12-8).	• 유치도뇨관의 불량이나, 풍선이 새는 게 있는지 확인한다.

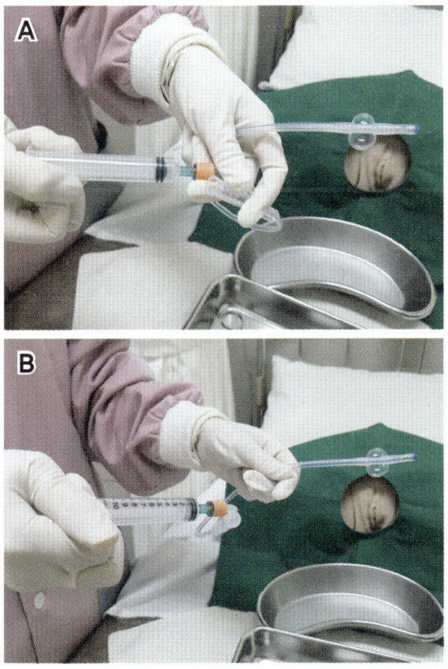

그림 12-8. 도뇨관 풍선 확인하기

절차	이론적 근거
16. 도뇨관의 구멍이 막히지 않도록 주의하면서 수용성 윤활제를 바른다(여자: 5cm, 남자: 15cm)(그림 12-9). 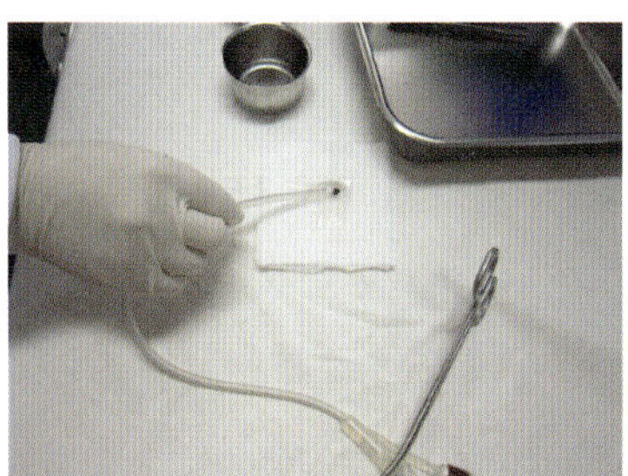 그림 12-9. 삽입 전 준비	• 윤활제는 요도구 삽입 시 저항을 감소시켜 불편감을 완화한다.
17. 도뇨관의 소변이 흘러나오는 출구를 겸자(kelly)로 잠근다.	
18. 한 손의 엄지, 검지, 중지를 사용하여 좌 · 우의 대음순과 소음순을 벌린다. 이 자세를 시술이 완료될 때까지 유지하여 오염을 피하도록 한다.	• 오른손잡이의 경우, 왼손을 사용한다. 이 손은 잠재적으로 오염된 것으로 간주한다.
19. 소독솜으로 대음순, 소음순, 요도구를 닦는다. 치골(위)에서 항문(아래) 방향으로, 한 번에 하나씩 소독솜을 사용한다.	• 덜 오염된 곳에서 더 오염된 곳으로 닦는다. • 소독은 일직선으로 닦고 매번 버려 교차 오염이 되지 않도록 한다.
20. 다른 손으로 도뇨관이 오염되지 않게 겸자와 함께 삽입부위로부터 8cm가량되는 곳을 잡고 요도 후상방으로 5~8cm 삽입한다. 이때 대상자에게 구강 호흡을 하도록 한다(그림 12-10). 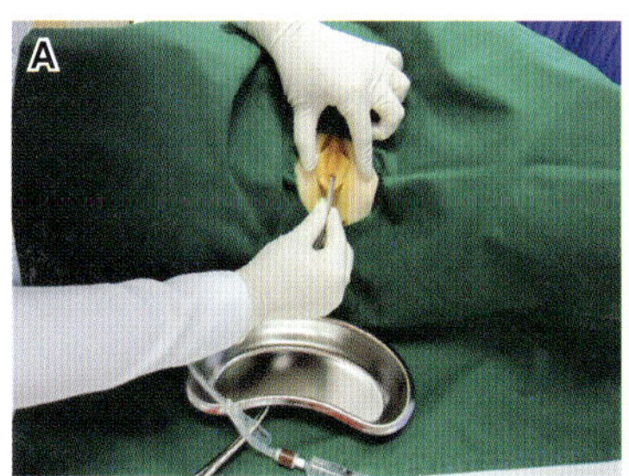 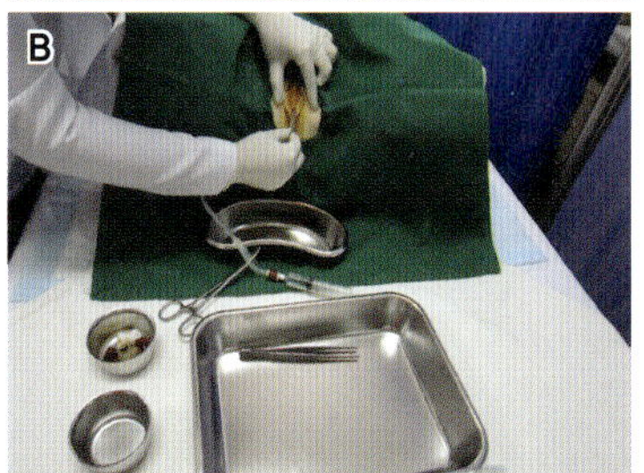 그림 12-10. 도뇨관 삽입(A~B)	
21. 잠가둔 겸자를 풀어 소변이 나오는지 확인한다.	

절차	이론적 근거
22. 소변 수집 주머니 줄에 소변이 흐르면 다시 겸자를 잠그고 2~5cm 더 밀어넣은 후 멸균증류수가 들어있는 주사기를 이용하여 도뇨관 풍선을 부풀린다(그림 12-11). 주사기를 도뇨관에서 제거한다. 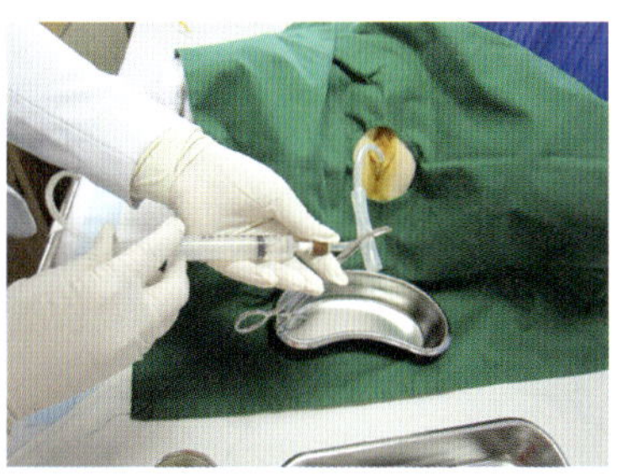 그림 12-11. 도뇨관 풍선 부풀리기	• 만약 도뇨관이 질 안으로 들어간 경우, 일종의 landmark로 간주하고 그대로 둔다. 새로운 멸균 도뇨관을 사용하여 소변이 흘러나올 때까지 요도구 내로 밀어넣는다. 이후, 질 속에 삽입된 도뇨관을 제거한다.
23. 도뇨관을 부드럽게 당겨서 저항감이 느껴지는지 본다.	
24. 소공포를 치우고 장갑도 벗는다.	
25. 손소독제로 손위생을 실시한 후 소변백과 도뇨관을 연결한다.	• 소변백의 하단 조절기는 잠겨 있어야 한다.
26. 도뇨관 출구를 잠가두었던 겸자를 제거한 후 도뇨관이 너무 당겨지지 않을 만큼 여유를 두고, 넓적다리(대퇴) 안쪽에 반창고 혹은 기타 고정 장치를 이용하여 고정한다(그림 12-12). 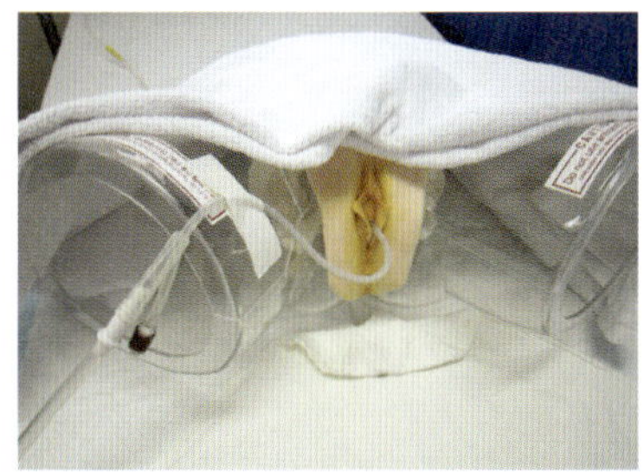 그림 12-12. 대퇴 안쪽에 도뇨관 고정	• 고정이 잘되기 위해서는 반창고 폭 2cm 길이 12cm 정도의 크기를 사용한다.
27. 소변 수집 주머니는 대상자의 방광보다 낮게 병실 바닥보다 높게 위치시킨 후, 침상 틀에 고정한다.	• 소변이 중력에 의해 흘러나오도록 하며, 오염된 바닥에 의한 상행성 감염을 예방하기 위함이다.
28. 소변 수집 주머니의 상단 clamp를 열어준다.	
29. 대상자의 체위를 편안하게 하고, 소변 수집 주머니 관리방법과 주의사항 및 합병증 등을 설명한다.	
30. 물과 비누로 40~60초 동안 손위생을 실시한다(또는 알코올이 첨가된 손 소독제를 사용하여 20초 이상 손소독을 실시한다).	

절차	이론적 근거
31. 수행결과를 기록한다.	• 도뇨관의 크기와 종류, 소변의 특성(배뇨량, 색깔, 냄새, 혼탁도), 도뇨관 풍선에 사용된 증류수의 양, 대상자의 반응, 검사물 수집 여부 등을 기록한다.
II. 남자 대상자	
1~7. 여자 대상자 1~7번과 동일하게 준비	• 비뇨 생식기계와 관련된 처치나 간호 수행 시, 대상자가 수치심이나 당혹감을 느낄 수 있으므로, 프라이버시를 준수하는 것이 중요하다.
8. 대상자의 볼기(둔부) 아래에 일회용 방수포를 깔고, 다리를 신전시킨 바로누운자세(앙와위)를 취하게 한 후 생식기를 노출시킨다.	
9. 유치도뇨세트를 개방한다.	
10. 소공포는 대상자의 생식기 위에 적용한다.	
11~16. 여자 대상자와 동일	
17. 한 손으로 음경을 잡아 고정한다(포경수술을 하지 않은 대상자의 경우, 포피를 잡아 당긴 후, 시술이 종료될 때 원위치 시키도록 한다).	• 오른손잡이의 경우, 왼손을 사용한다. 이 손은 잠재적으로 오염된 것으로 간주한다.
18. 반대쪽 손으로 겸자를 사용하여 소독솜으로 둥글게 닦으면서 요도구 입구를 청결히 한다. 매번 새 소독솜을 사용하도록 한다.	• 교차 오염을 피한다.
19. 음경을 잡고 있는 손으로 음경을 일자가 되게끔 부드럽게 60~90°각도로 들어올린다. 다른 손으로 도뇨관을 집어든 다음, 윤활제가 묻은 도뇨관 끝을 요도구 내로 삽입한다.	• 마취제가 함유된 윤활제를 사용하면, 요도가 부분마취되어 불편감을 감소할 수 있다.
20. 도뇨관을 12~18cm가량 삽입 후, 겸자(Kelly)를 풀어서 소변이 나오는지 확인한다. 소변이 나오지 않으면 더 삽입한다.	• 만약 도뇨관이 방광 내에 도달하지 않고, 풍선을 부풀리면, 요도의 손상이나 혈뇨가 발생할 수 있다.
21. 여자 대상자의 25~29. 반복한다.	

2) 방광세척

목 적

- 방광으로부터 비정상적 성분들(예: 혈괴, 농, 탈락된 점막 조직 등)을 제거한다.
- 비뇨생식기계 수술 후(예: 방광이나 전립선 수술 후) 도뇨관이 막히거나, 도뇨관 교환이 어려운 경우 유치도뇨관의 개방성을 유지한다.
- 처방된 약물을 방광 내로 점적한다.

(1) 개방식 방광세척

준비물

- 멸균 방광세척 세트(종지, 소독솜, 곡반, Asepto 주사기 또는 Toomey 주사기)
- 멀균 세척 용액(실온 상태)
- 일회용 멸균장갑
- 목욕담요
- 일회용 방수포

방 법

절차	이론적 근거
1. 물과 비누로 40~60초 동안 손위생을 실시한다(또는 알코올이 첨가된 손소독제를 사용하여 20초 이상 손소독을 실시).	• 미생물의 전파를 방지한다.
2. 물품을 준비한다.	
3. 손소독제로 손위생을 실시한다.	• 대상자와의 신체접촉 전 미생물의 전파를 방지한다.
4. 대상자의 이름, 등록번호, 생년월일 중 두 가지를 개방형으로 묻고 대답을 들은 후 대상자의 입원팔찌와 대조하여 대상자(이름, 등록번호)가 정확한지 확인하며 환자리스트(또는 처방지)와도 대조하여 대상자를 재확인한다.	• 안전한 간호를 위해 대상자를 정확히 확인하기 위함이다.
5. 침상 주변에 스크린이나, 커튼을 친다. 대상자는 바로누운자세(앙와위)를 취하되, 긴장을 풀도록 격려한다.	• 대상자의 프라이버시를 보장한다.
6. 볼기(둔부)에 일회용 방수포를 깔아둔 후, 회음부(남자의 경우 음경 부위)를 노출시킨다.	• 불필요한 신체 부위의 노출을 최소화하여 대상자의 보온 및 프라이버시를 보장한다.
7. 손소독제로 손위생을 실시한후, 일회용 멸균장갑을 착용한다.	
8. 멸균 방광세척 세트를 연 후, 멸균 용기에 세척액을 부어 주사기에 30~50cc를 채운다(그림 12-13). 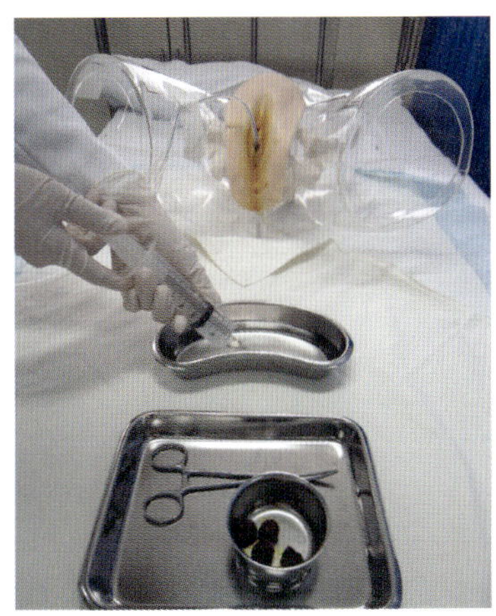 그림 12-13. 세척액 채우기	• 감염의 위험이 높으므로, 철저하게 무균술을 지킨다.

절차	이론적 근거
9. 도뇨관과 소변 수집 주머니 연결 부위를 소독솜으로 닦는다.	• 연결관 외부로부터의 세균의 침입을 막는다.
10. 한 손에 도뇨관의 끝 부분을 잡고 도뇨관과 소변 수집 주머니 줄을 분리한 후 소변 수집관에 뚜껑을 씌운다.	• 도뇨관의 끝 2.5cm 떨어진 부위를 손으로 잡아 도뇨관이 오염되지 않도록 한다.
11. 도뇨관에 주사기의 끝을 연결하여 용액을 천천히 주입한다.	• 용액을 천천히 주입하여 불편감이나 방광 경련의 발생 위험을 감소시킬 수 있다.
12. 주사기를 제거하고 도뇨관을 낮춰 용액이 흘러나오도록 한다. 반복하여 핏덩이(blood clot)나 침전물이 깨끗해질 때까지 세척한다. 용액이 흘러나오지 않으면 자세를 변화시켜 보거나 주사기로 부드럽게 흡인해 본다.	• 용액의 배출은 중력에 의해 이루어지도록 한다.
13. 세척이 끝나면 소변 수집 주머니 끝의 뚜껑을 벗기고 다시 소독한 후 도뇨관에 연결한다.	
14. 도뇨관을 고정하고 대상자를 편안하게 한다.	
15. 물과 비누로 40~60초 동안 손위생을 실시한다(또는 알코올이 첨가된 손 소독제를 사용하여 20초 이상 손소독을 실시한다).	
16. 간호기록지에 대상자의 반응, 시간, 세척에 사용된 용액의 양과 종류, 배액의 색깔 등을 기록한다.	

(2) 지속적 방광세척(continuous bladder irrigation)

준비물

- 3way catheter
- 지속적 방광세척 세트(혹은 세척용액 주머니 및 정맥주입 세트)
- 멸균 세척용액(주로 멸균 생리식염수 용액)
- 소독솜
- 정맥 주입용 걸대(IV pole)
- 일회용 장갑

방 법

절차	이론적 근거
1. 물과 비누로 40~60초 동안 손위생을 실시한다(또는 알코올이 첨가된 손소독제를 사용하여 20초 이상 손소독을 실시).	• 미생물의 전파를 방지한다.
2. 물품을 준비한다.	
3. 대상자에게 간호사 자신을 소개한다.	

절차	이론적 근거
4. 손소독제로 손위생을 실시한다.	• 대상자와의 신체접촉 전 미생물의 전파를 방지한다.
5. 대상자의 이름, 등록번호, 생년월일 중 두 가지를 개방형으로 묻고 대답을 들은 후 대상자의 입원팔찌와 대조하여 대상자(이름, 등록번호)가 정확한지 확인하며 환자리스트(또는 처방지)와도 대조하여 대상자를 재확인한다.	• 안전한 간호를 위해 대상자를 정확히 확인하기 위함이다.
6. 문을 닫거나 커튼을 사용하여 프라이버시를 유지한 후 편안한 자세를 취한다.	
7. 일회용 장갑을 착용한다.	
8. 처방된 세척 용액에 지속방광세척 세트를 연결한 후, 조절기를 풀어서, 튜빙(tubing)에 용액이 채워지게 하고, 조절기를 잠근 다음, 정맥 주입용 걸대에 걸어둔다.	• 튜브 내의 공기를 제거하기 위함이다.
9. 대상자에게 이미 삽입되어 있는 3갈래 도뇨관의 주입구(port)를 소독솜으로 닦고, 세척 세트의 튜브와 연결한다(그림 12-14).	• 연결 부위에 장갑낀 손이 직접 접촉하는 것을 피하도록 한다.
10. 세척 세트의 조절기를 열어 용액의 주입 속도를 조절한다.	• 빠른 속도로 주입될 경우, 불편감이나 복통을 초래할 위험이 있다.
11. 방광으로부터 배출되는 양을 자주 확인하고, 필요에 따라 소변수집 주머니를 비운다.	• 소변 수집 주머니의 하부에 있는 마개를 열어 비우되 오염되지 않도록 주의한다.
12. 물과 비누로 40~60초 동안 손위생을 실시한다(또는 알코올이 첨가된 손 소독제를 사용하여 20초 이상 손소독을 실시한다).	
13. 간호기록지에 실시한 시간, 사용된 세척액의 양, 배출액의 양, 색깔, 농도, 대상자의 반응 등을 기록한다.	

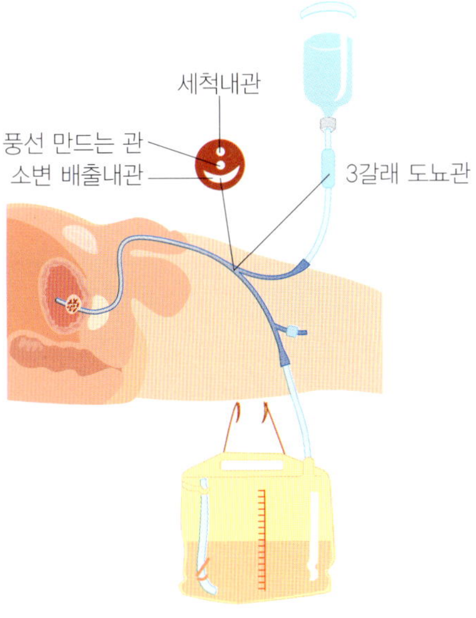

그림 12-14. 방광세척

3) 유치도뇨관 제거법

목 적

• 통증, 불편감, 손상 등을 초래하지 않고 안전하게 도뇨관을 제거한다.

준비물

• 주사기(10cc 혹은 50cc), 일회용 장갑, 부드러운 티슈나 거즈, 곡반

방 법

절차	이론적 근거
1. 물과 비누로 40~60초 동안 손위생을 실시한다(또는 알코올이 첨가된 손소독제를 사용하여 20초 이상 손소독을 실시).	• 미생물의 전파를 방지한다.
2. 물품을 준비한다.	
3. 대상자에게 가서 간호사 자신을 소개한다.	
4. 손소독제로 손위생을 실시한다.	• 대상자와의 신체접촉 전 미생물의 전파를 방지한다.
5. 대상자의 이름, 등록번호, 생년월일 중 두 가지를 개방형으로 묻고 대답을 들은 후 대상자의 입원팔찌와 대조하여 대상자(이름, 등록번호)가 정확한지 확인하며 환자리스트(또는 처방지)와도 대조하여 대상자를 재확인한다.	• 안전한 간호를 위해 대상자를 정확히 확인하기 위함이다.
6. 바로누운자세(앙와위)를 취하게 한 후 회음부(남자인 경우, 음경)를 노출시키고 대퇴나 하복부에 도뇨관을 고정했던 반창고를 떼어낸다.	
7. 손소독제로 손위생을 실시한다.	
8. 일회용 장갑을 착용한다.	• 일회용 장갑을 착용하여 간호사를 보호한다.
9. 주사기를 이용하여 도뇨관의 풍선내 멸균 증류수를 남김없이 흡인한다.	• 도뇨관 삽입 시 주입되었던 멸균증류수를 제거하여 도뇨관 제거 시 요도 손상을 방지한다.
10. 도뇨관을 엄지와 검지로 눌러잡고 조심스럽게 제거한다.	• 제거하는 동안 소변이 흐르지 않게 한다.
11. 부드러운 티슈나 거즈로 회음부(남자인 경우, 음경) 주변을 닦아서 습기를 제거한다.	• 병원의 방침에 따라 별도의 회음부 간호가 요구될 수 있다.
12. 일회용 장갑을 벗는다.	
13. 대상자의 의복과 체위를 바르게 한 후, 침상 주변을 정돈한다.	
14. 물과 비누로 40~60초 동안 손위생을 실시한다(또는 알코올이 첨가된 손소독제를 사용하여 20초 이상 손소독을 실시).	

절차	이론적 근거
15. 간호기록지에 도뇨관 제거 시기, 소변량과 특성, 대상자의 반응 등을 기록한다.	

유의사항

풍선이 완전히 수축되지 않을 경우 요도 손상을 가져오게 된다(생리식염수를 사용할 경우, 풍선내 염분 결정이 남아 풍선이 완전히 제거되지 않을 수 있다).

4) 콘돔 도뇨

콘돔 도뇨관(condom catheter)은 음경을 씌우는 콘돔 모양의 라텍스로 만들어진 소변 배설 장치(그림 12-15)로서, 방광 조절 능력이 없는 남자 대상자에게 쉽게 적용할 수 있다(그림 12-16).

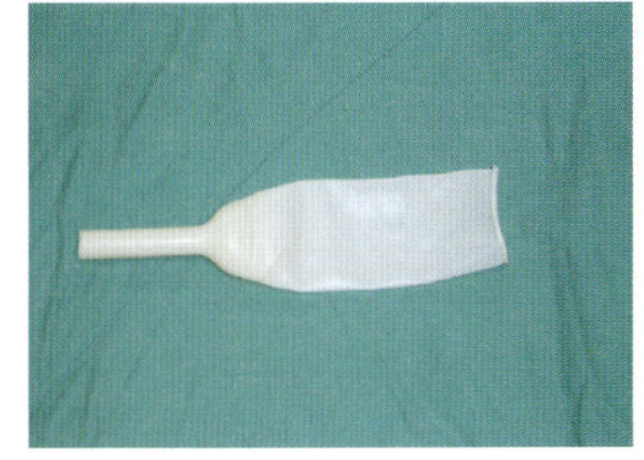
그림 12-15. 콘돔 도뇨관

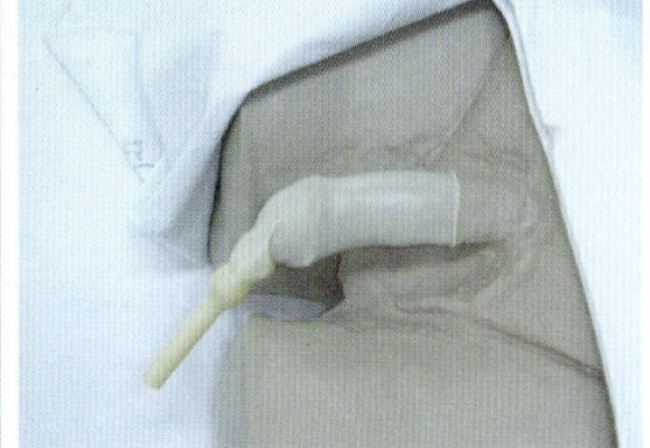
그림 12-16. 콘돔 도뇨관 부착

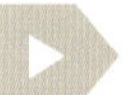

목 적

- 요실금 대상자의 소변을 수집한다.
- 실금에 따른 당혹감 없이 자유롭게 신체활동을 할 수 있다.
- 요실금으로 인한 피부자극을 줄인다.

준비물

- 콘돔 도뇨관 및 접착띠, 소변 수집 주머니(연결관 포함) 혹은 다리 부착 주머니와 끈, 피부준비 물품(비누, 물, 대야), 수건, 목욕담요, 일회용 장갑, 가위

방 법

절차	이론적 근거
1. 물과 비누로 40~60초 동안 손위생을 실시한다(또는 알코올이 첨가된 손소독제를 사용하여 20초 이상 손소독을 실시).	• 미생물의 전파를 방지한다.
2. 물품을 준비한다.	

절차	이론적 근거
3. 대상자에게 간호사 자신을 소개한다.	
4. 손소독제로 손위생을 실시한다.	• 대상자와의 신체접촉 전 미생물의 전파를 방지한다.
5. 대상자의 이름, 등록번호, 생년월일 중 두 가지를 개방형으로 묻고 대답을 들은 후 대상자의 입원팔찌와 대조하여 대상자(이름, 등록번호)가 정확한지 확인하며 환자리스트(또는 처방지)와도 대조하여 대상자를 재확인한다.	• 안전한 간호를 위해 대상자를 정확히 확인하기 위함이다.
6. 문을 닫거나 커튼을 이용하여 프라이버시를 유지한다.	
7. 대상자는 바로누운자세(앙와위)로 누워 목욕담요로 몸통과 하지를 덮고 음경만 노출되게 한다.	• 불필요한 노출을 없게 하여 대상자를 편안하게 한다.
8. 소변 수집 주머니와 연결튜브를 준비한다. 조절기를 잠그고 소변 수집 주머니를 침상 측면에 부착한다. 기동성이 있는 대상자의 경우 한 쪽 다리에 소변 수집 주머니를 부착한다(그림 12-17). 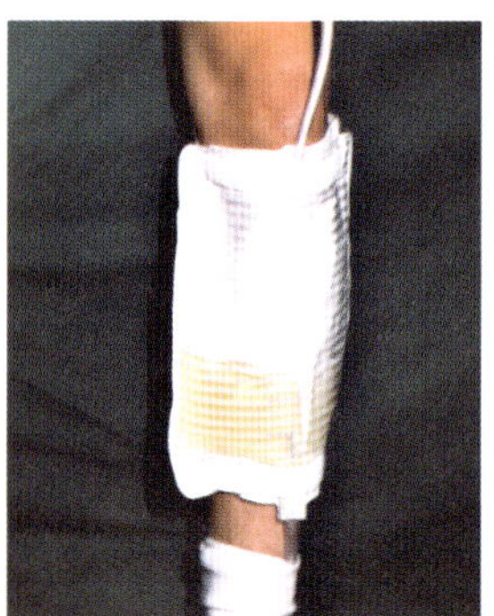 그림 12-17. 다리 부착용 소변 수집 주머니	• 콘돔 도뇨관을 씌운 후에 쉽게 연결하기 위함이다. 침대난간을 움직일 때 튜빙이 눌리거나 꼬이지 않도록 주의한다.
9. 일회용 장갑을 착용한 후, 따뜻한 물과 비누를 사용하여 음경을 깨끗이 닦고 말린다. 필요시 음경 주변을 면도할 수 있다.	• 도뇨관 부착 전, 음경에 있는 모든 분비물이나 이물질로 인한 피부자극을 줄이기 위함이다.
10. 한 손으로 음경을 잡고, 다른 손으로 음경에 도뇨관을 씌운다. 이때 귀두와 콘돔 도뇨관 사이에 2.5~5cm 정도의 여유를 둔다.	• 배뇨 시 귀두에 자극을 줄이고, 소변이 쉽게 흐르도록 하기 위함이다.
11. 일회용 장갑을 벗는다.	

절차	이론적 근거
12. 접착띠나 반창고를 콘돔에만 부착하여 너무 조이지 않게 음경을 돌려 감는다(그림 12-18). 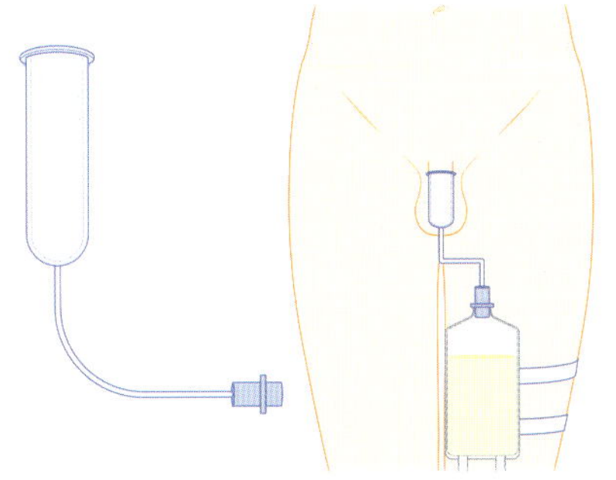 그림 12-18. 콘돔도뇨관 착용법	• 혈액순환을 방해하지 않아야 한다. 만약, 반창고로 인해 피부에 상처가 생길 시 완전히 치유될 때까지 콘돔 도뇨관 사용을 중단하여야 한다.
13. 도뇨관의 끝과 요 수집 주머니의 튜브를 연결한다.	• 콘돔이나 배액관이 꼬이지 않는지 확인한다.
14. 대상자의 체위를 바르게 한 후, 침상 주변을 정돈한다.	• 소변의 흐름을 방해하지 않기 위함이다.
15. 손을 씻은 후, 대상자의 반응, 소변의 색깔, 소변량 등을 기록한다. 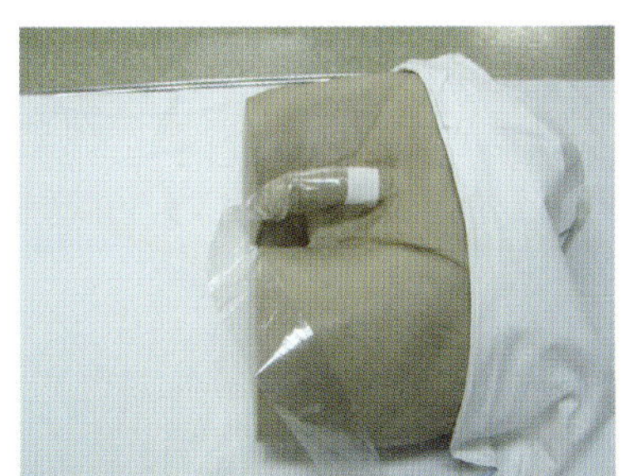 그림 12-19. Kismo 부착	

유의사항

- 콘돔 도뇨관은 매일 교환하는 것을 원칙으로 하며, 적어도 2일에 한 번 교환해야 한다.
- 소변은 피부 자극제로 작용하므로, 도뇨관 주변으로 소변이 새어 나오지 않아야 한다. 콘돔을 씌우기 전후, 음경을 청결히 한다. 피부 보호 크림은 콘돔이 벗겨지게 할 수 있으므로 바르지 않아야 한다.
- 키스모(Kismo drain): 유치도뇨관이나 콘돔 카테터 대신 길고 좁은 비닐 튜브를 음경 위에 씌워 반창고로 고정하여 사용한다. 반창고의 압박과 비닐 튜빙으로 인한 피부손상이 생기지 않도록 자주 관찰한다(그림 12-19).

5) 치골위방광절제 도뇨법(suprapublic catheterization)

치골위방광절제 도뇨관(suprapublic catheter = SP관)은 병동 치료실이나 병실에서 치골결합 위의 배(복부)에 절개를 통해 국소마취 후 삽입되거나, 혹은 전신 마취중 수술실에서 삽입되는 것으로, 유치도뇨관에 비해 감염 발생 위험이 적으며, 도뇨관에 의한 불편감이 상대적으로 적다. 유치도뇨관을 적용하기 어려운 대상자에게 주로 처방된다.

목 적

- 치골위방광절제 도뇨관과 관련된 감염을 예방한다.
- 치골위방광절제 도뇨관의 개방성을 유지한다.
- 치골위방광절제 도뇨관에 드레싱을 적용한다.

준비물

- 일회용 장갑, 멸균장갑, 멸균 드레싱 세트(4×4 거즈, Y형 거즈, 겸자, 0.5% 클로르헥시딘 및 70% 알코올 솜), 반창고, 폐쇄적 배액체계(소변 수집 주머니)와 연결된 유치도뇨관

방 법

절차	이론적 근거
1. 물과 비누로 40~60초 동안 손위생을 실시한다(또는 알코올이 첨가된 손소독제를 사용하여 20초 이상 손소독을 실시).	• 미생물의 전파를 방지한다.
2. 물품을 준비한다.	
3. 대상자에게 가서 간호사 자신을 소개한다.	
4. 손소독제로 손위생을 실시한다.	• 대상자와의 신체접촉 전 미생물의 전파를 방지한다.
5. 대상자의 이름, 등록번호, 생년월일 중 두 가지를 개방형으로 묻고 대답을 들은 후 대상자의 입원팔찌와 대조하여 대상자(이름, 등록번호)가 정확한지 확인하며 환자리스트(또는 처방지)와도 대조하여 대상자를 재확인한다.	• 안전한 간호를 위해 대상자를 정확히 확인하기 위함이다.
6. 커튼을 치거나 병실 문을 닫아서 대상자의 프라이버시를 유지한다.	
7. 하복부를 노출시켜 치골상부 도뇨관이 드러나게 한다(그림 12-20).	

절차	이론적 근거
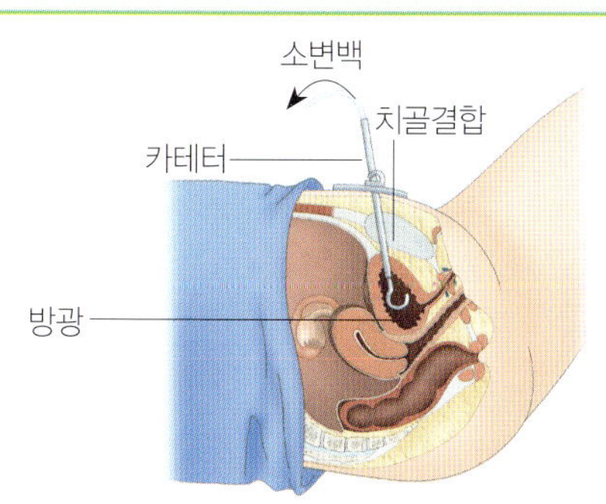 그림 12-20. 치골위방광절제 도뇨관	
8. 일회용 장갑을 착용한 후, 오래된 드레싱을 제거하여 수거함에 버린다. 일회용 장갑을 벗는다.	• 더러워진 거즈와 그 거즈를 만진 장갑은 오염된 것으로 간주한다.
9. 드레싱 세트를 연 후, 멸균장갑을 착용한다.	
10. 도뇨관의 개방성 및 삽입 부위를 관찰한다. • 첫 24시간: 매 시간마다 확인하고 시간당 소변량은 30mL 이상이어야 한다. • 48시간: 매 8시간마다 확인한다. • 72시간: 도뇨관을 개방할 때 확인한다.	• 치골위방광절제 도뇨법의 가장 흔한 부작용은 침전물이나 핏덩이(blood clot)로 인한 도뇨관 폐색이다.
11. 한 손으로 겸자를 이용하여 소독솜으로 도뇨관 삽입 부위를 닦는다. 삽입 부위에서 시작하여 도뇨관 주위에 원을 그리며 (약 5cm 정도) 밖을 향해 점점 크게 닦는다. 다른 손으로 도뇨관을 계속 잡고 있는다.	
12. 거즈를 이용하여 물기를 제거하고 건조시킨다.	
13. 도뇨관 주위에 Y형 거즈를 대고 반창고로 드레싱을 고정시킨다.	• 유치도뇨관 삽입 시와 같이 도뇨관이 당기지 않도록 고정한다.
14. 소변 수집 주머니와 도뇨관 연결 부위를 확인한다.	• 도뇨관과 소변 수집 주머니는 중력에 의해 배액되는 폐쇄 체계로 유지되어야 한다.
15. 장갑을 벗고, 침상 주변을 정리한다.	
16. 손을 씻은 후 대상자의 반응, 드레싱 적용 방법, 삽입 부위의 상태, 소변의 특성 등을 기록한다.	

유의사항

도뇨관이 빠진 경우 삽입부위를 멸균거즈로 막고, 출혈이 있으면 압박을 가한 후 환자의 상태를 살피고 주치의에게 즉시 보고한다.

2 배변

1) 관장

관장은 항문을 통해 골창자(직장) 및 결장 내에 용액을 주입하여, 장내 내용물의 배출을 돕는 과정이다. 관장은 대개 변비치료, 진단검사 전 장을 비우거나, 관장이 필요한 수술 전에 시행된다.

(1) 글리세린 관장(cleansing enema)

글리세린과 미온수(1:1)를 섞은 용액을 10~15분간 장내에 정체시킨 후, 장의 연동운동을 자극함으로써 장내 내용물이 배출되도록 하는 방법이다.

목 적

- 수술 중 변 배출을 예방한다.
- 일부 진단적 검사(예: X-ray 검사, 내시경 검사-결장경 검사)를 위해 장을 비운다.
- 변비나 장폐색을 완화한다.

준비물

- 관장액(글리세린)(그림 12-21), 미지근한 수돗물(37.7~40.5℃), 50cc 주사기나 관장용 주사기, 카테터(10Fr.)나 골창자(직장)튜브(22~24Fr.), 윤활제, 검온계, 일회용 장갑, 휴지, 손소독제, 목욕타월(또는 반홑이불), 방수포(또는 piaper), 변기(필요시) 등
- 홑이불
- 쟁반(tray)
- 소독포
- 간호기록지
- 대량관장의 경우: 관장용 주머니(enema bag), 처방된 관장용액, 정맥 주입용 걸대 등

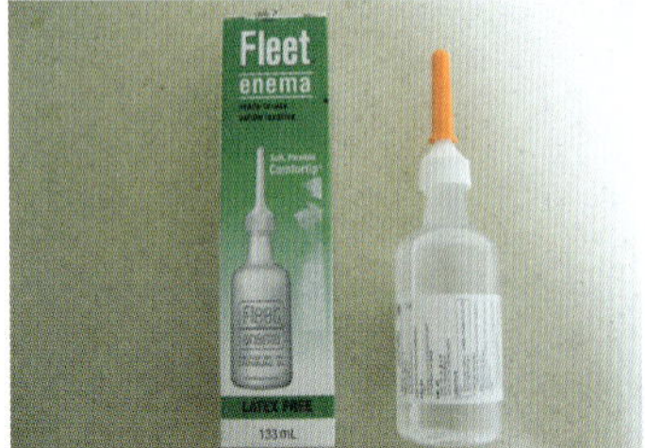

그림 12-21. 처방된 약물이나 상품

방 법

절차	이론적 근거
1. 물과 비누로 40~60초 동안 손위생을 실시한다(또는 알코올이 첨가된 손 소독제를 사용하여 20초 이상 손소독을 실시한다).	• 미생물의 전파를 방지한다.

절차	이론적 근거
a. 멸균카테터 포장을 10cm가량 열어 관장용 주사기에 연결한다. b. 소독포를 펼쳐 놓고, 일회용 장갑을 착용한 후 관장용 주사기의 내관을 빼어 소독포에 올려 놓는다. c. 관장용 주사기 외관을 들고 카테터를 꺾어 쥐고 주사기 외관을 물과 글리세린을 1：1 비율로 넣어서 혼합한다. d. 관장용 주사기 내관을 꽂고 꺾어진 도관(카테터)을 풀어서 주사기와 도관(카테터)의 공기를 제거한다. e. 도관(카테터)이나 골창자(직장)튜브 끝 10~15cm 부위에 윤활제를 바른 후 장갑을 벗는다.	• 준비실에서 물품을 준비한다.
2. 대상자에게 가서 간호사 자신을 소개한다.	
3. 손소독제로 손위생을 실시한다.	• 대상자와의 신체접촉 전 미생물의 전파를 방지한다.
4. 대상자의 이름, 등록번호, 생년월일 중 두 가지를 개방형으로 묻고 대답을 들은 후 대상자의 입원팔찌와 대조하여 대상자(이름, 등록번호)가 정확한지 확인하며 환자리스트(또는 처방지)와도 대조하여 대상자를 재확인한다.	• 안전한 간호를 위해 대상자를 정확히 확인하기 위함이다.
5. 대상자에게 관장의 목적 및 절차를 설명한다.	
6. 커튼을 이용하여 프라이버시를 유지한다.	
7. 대상자를 오른쪽 무릎을 구부린 왼쪽 옆누움자세(측와위) 혹은 반엎드린자세(심즈자세)를 취하게 한다(대상자의 볼기(둔부)가 간호사쪽을 향하도록 한다).	• 중력에 의해 S상 결장이나 골창자(직장) 내에 용액이 잘 들어갈 수 있는 자세이다.
8. 대상자의 볼기(둔부)와 항문만 노출시킨 뒤, 다른 신체 부위는 목욕 타월로 가려주고 방수포를 볼기(둔부) 위치에 깐다.	• 불필요한 노출을 줄이고 보온하며, 침상바닥이 오염되는 것을 방지하기 위함이다.
9. 일회용 장갑을 착용한다.	
10. 위쪽 볼기(둔부)를 들어 올려 항문을 노출시킨다. 대상자에게 천천히 구강호흡을 하도록 하면서, 도관(카테터)을 배꼽을 향한 각도로 천천히 삽입한다. 성인의 경우 7~10cm를 삽입한다(그림 12-22).	• 구강호흡은 외항문조임근의 이완을 돕는다. • 배꼽 방향으로 골창자(직장)관이 삽입되면, 골창자(직장)의 굴곡을 따라 관이 자연스럽게 진입할 수 있다.

절차	이론적 근거
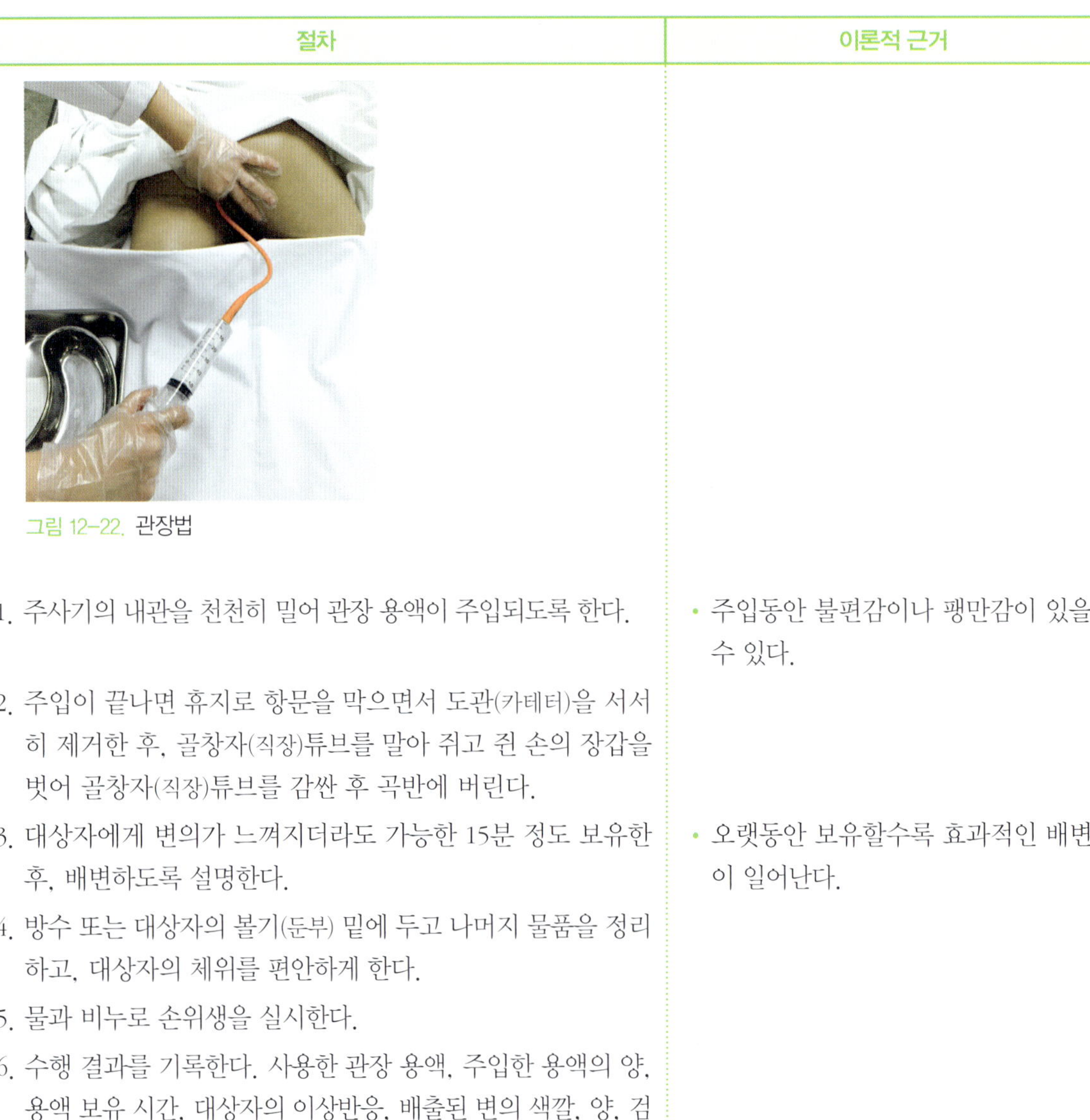 그림 12-22. 관장법	
11. 주사기의 내관을 천천히 밀어 관장 용액이 주입되도록 한다.	• 주입동안 불편감이나 팽만감이 있을 수 있다.
12. 주입이 끝나면 휴지로 항문을 막으면서 도관(카테터)을 서서히 제거한 후, 골창자(직장)튜브를 말아 쥐고 쥔 손의 장갑을 벗어 골창자(직장)튜브를 감싼 후 곡반에 버린다.	
13. 대상자에게 변의가 느껴지더라도 가능한 15분 정도 보유한 후, 배변하도록 설명한다.	• 오랫동안 보유할수록 효과적인 배변이 일어난다.
14. 방수 또는 대상자의 볼기(둔부) 밑에 두고 나머지 물품을 정리하고, 대상자의 체위를 편안하게 한다.	
15. 물과 비누로 손위생을 실시한다.	
16. 수행 결과를 기록한다. 사용한 관장 용액, 주입한 용액의 양, 용액 보유 시간, 대상자의 이상반응, 배출된 변의 색깔, 양, 검사물, 복부 팽만의 감소 여부 등을 기록한다.	

(2) 정체관장(retention enema)

목 적

- 대변 내의 K^+(Potassium) 배설을 증진시켜 혈청 K^+ 수치를 감소시킴

준비물

- 미온수 200cc(37.7~43.3℃), tray, 거즈, 휴지, 일회용 장갑, 방수포, 골창자(직장)관, 관장용 통과줄, 수용성 윤활제, 반시트, 처방약(kalimate 30g), 이동식 변기

방 법

절차	이론적 근거
1. 물과 비누로 40~60초 동안 손위생을 실시한다(또는 알코올이 첨가된 손소독제를 사용하여 20초 이상 손소독을 실시).	• 미생물의 전파를 방지한다.
2. 물품을 준비한다.	• 용액의 주입을 용이하게 하기 위하여 처방액을 충분히 용해시켜 준비한다. • 체온보다 약간 높게 하는 것이 장의 연장운동을 최대한으로 자극할 수 있고 안전하다. – 관장액의 온도: 성인 43.3℃ 이하 소아 37.7℃ • 준비실에서 물품을 준비한다.
3. 대상자에게 가서 간호사 자신을 소개한다.	
4. 손소독제로 손위생을 실시한다.	• 대상자와의 신체접촉 전 미생물의 전파를 방지한다.
5. 대상자의 이름, 등록번호, 생년월일 중 두 가지를 개방형으로 묻고 대답을 들은 후 대상자의 입원팔찌와 대조하여 대상자(이름, 등록번호)가 정확한지 확인하며 환자리스트(또는 처방지)와도 대조하여 대상자를 재확인한다.	• 안전한 간호를 위해 대상자를 정확히 확인하기 위함이다.
6. 목적과 방법에 대해 설명한다.	• 환자의 불안을 감소시키고 협조를 얻기 위함이다.
7. 커튼을 이용하여 프라이버시를 유지한다.	• 사생활(privacy)을 지켜주기 위함이다.
8. 방수포와 반시트를 볼기(둔부) 밑에 깔고 시트를 덮어준다.	
9. 대상자는 왼쪽 옆누움자세(측와위)를 취한 후 오른쪽 다리를 90°로 굴절시킨다.	• 왼쪽 옆누움자세(측와위)를 취하면 S상결장이 골창자(직장)보다 낮아져 S상결장과 하행결장으로 중력에 의한 용액 주입이 용이하다. 오른쪽 다리를 굴절시키면 항문을 충분히 노출시킬 수 있다.
10. 일회용 장갑을 착용하고 골창자(직장)관에 관장액을 통과시킨 후 조절기를 잠근다.	• 장내에 공기가 들어가는 것을 막는다.
11. 골창자(직장)관 끝에 성인은 5cm 정도 윤활제를 바른다.	• 골창자(직장)관은 항문점막에 손상 없이 주입할 수 있도록 5~10cm 정도 수용성 윤활제를 묻혀서 사용해야 한다.
12. 환자의 볼기(둔부)를 노출시킨다.	

절차	이론적 근거
13. 환자에게 입을 벌려 "아~" 하는 소리로 숨을 내쉬게 하면서 골창자(직장)관을 항문에서 배꼽을 향하여 삽입한다.	• 심호흡은 조임근을 이완시키며 배꼽을 향하여 넣는 것은 골창자(직장)의 길이에 따라 골창자(직장)관이 들어갈 수 있도록 해준다. *골창자(직장)관 삽입길이 – 성인: 7~10cm – 소아: 5~7.5cm – 영아: 2.5~3.7cm
14. 성인은 관장통의 높이를 골창자(직장)보다 30~40cm 정도 높이 든다.	• 이 높이에서의 압력이 골창자(직장)에 손상을 주지 않는다.
15. 조절기를 열어 관장액을 10~15분 정도로 서서히 주입하면서 환자를 관찰한다.	• 용액의 주입속도가 빠르면 원하는 용액이 모두 주입되기 전에 결장을 수축시켜 통증을 일으키고 장내 용액의 보유를 힘들게 한다.
16. 관장액이 조금 남은 상태에서 조절기를 잠근다.	• 결장으로 공기가 들어가 불편감을 초래하는 것을 예방한다.
17. 휴지로 항문을 막으면서 골창자(직장)관을 서서히 뺀다.	• 휴지로 환자의 항문을 눌러주는 것은 항문의 조임근 조절을 유지하게 한다.
18. 30분 이상 참도록 환자에게 설명하면서 변기를 받쳐주거나 화장실을 이용하도록 한다.	• 관장의 효과를 높이기 위함이다.
19. 물품을 정리하고 손을 씻는다.	• 미생물의 전파를 줄이기 위함이다.
20. 대변 상태를 관찰한다.	
21. 환자를 편안하게 해주고 침상정리를 해준다.	
22. 손을 씻고 관장내용(배설물의 상태, 양, 색깔, 환자 반응)을 기록한다.	

(3) 수지배출법(finger enema)

목 적

- 대변매복(fecal impaction)으로 인한 통증과 불편감을 줄인다.
- 정상 배변을 할 수 있다.

준비물

- 장갑, 휴지, 변기, 윤활제, 방수포, 손소독제, tray, 반시트, 필요시(대야, 수건)

방 법

절차	이론적 근거
1. 물과 비누로 40~60초 동안 손위생을 실시한다(또는 알코올이 첨가된 손 소독제를 사용하여 20초 이상 손소독을 실시한다).	• 미생물의 전파를 방지한다.
2. 대상자에게 가서 간호사 자신을 소개한다.	
3. 손소독제로 손위생을 실시한다.	• 대상자와의 신체접촉 전 미생물의 전파를 방지한다.
4. 대상자의 이름, 등록번호, 생년월일 중 두 가지를 개방형으로 묻고 대답을 들은 후 대상자의 입원팔찌와 대조하여 대상자(이름, 등록번호)가 정확한지 확인하며 환자리스트(또는 처방지)와도 대조하여 대상자를 재확인한다.	• 안전한 간호를 위해 대상자를 정확히 확인하기 위함이다.
5. 대상자에게 수지배출법의 목적 및 절차를 설명한다.	• 정보제공으로 불안감소와 절차에 따른 대상자의 참여를 격려할 수 있다.
6. 문을 닫거나 커튼을 사용하여 가려준다.	
7. 항문만 노출시킨 왼쪽 옆누움자세(측와위)나 반엎드린자세(심즈자세)를 취하게 한다.	• 곧창자(직장)와 S상 결장의 자연스러운 굴곡을 유지하여 곧창자(직장) 점막의 자극과 상처를 줄일 수 있다.
8. 대상자의 볼기(둔부) 위치에 방수포를 깔고, 시트를 덮어준다.	
9. 간호사 손이 닿는 범위 내에 변기와 휴지를 준비해 둔다.	
10. 손소독제로 손 위생을 실시한 후 장갑을 착용한다.	
11. 검지와 중지에 윤활제를 충분히 바른 후, 대상자에게 천천히 심호흡을 하도록 하며 검지를 배꼽 방향으로 부드럽게 삽입한 후 중지도 삽입한다.	• 곧창자(직장)의 굴곡을 자연스럽게 따라갈 수 있다.
12. 곧창자(직장) 점막에 상처가 생기지 않도록 하면서 변의 덩어리를 잘게 부순 후 제거한다. 가능한 한 많은 변을 제거한다.	
13. 필요하면 변기를 받쳐주고, 대상자의 항문과 회음부 주위를 깨끗이 씻고 건조시킨다.	• 곧창자(직장)의 자극은 변의를 일으킬 수 있기 때문이다.
14. 장갑을 벗는다.	
15. 대변의 특징을 관찰한 후 사용한 물품을 정리한다.	
16. 물과 비누로 40~60초 동안 손위생을 실시한다(또는 알코올이 첨가된 손소독제를 사용하여 20초 이상 손소독을 실시).	
17. 변의 특성, 시행한 시간, 대상자의 반응, 관장이나 좌약 사용 등의 부가적 절차 등을 기록한다.	

유의사항

곧창자(직장) 내 부교감신경성 미주신경 자극은 심박수 감소, 창백, 발한 등을 유발할 수 있다.

실습보고서

배 설

년 월 일

학년 : 번호 : 이름 :

1. 도뇨의 종류를 나열하고 그에 따른 목적을 비교하시오.

2. 간헐도뇨를 실시하고자 할 때 대상자 사정에 필요한 항목을 서술하시오.

3. 도뇨관을 삽입한 후 기록해야 할 사항을 서술하시오.

4. 유치도뇨관을 삽입하고 있는 대상자의 간호를 서술하시오.

5. 유치도뇨관 제거 후 대상자에게서 관찰되어야 할 사항은 무엇인지 서술하시오.

6. 방광세척을 실시하는 목적을 서술하시오.

7. 콘돔 카테터를 사용하고 있는 대상자에게서 평가되어야 할 사항은 무엇인지 서술하시오.

8. 콘돔 카테터를 고정할 때 카테터와 귀두에 여유를 두어야 한다. 그 이유를 설명하시오.

9. 청결간헐도뇨법은 어떤 경우에 실시할 수 있는지 설명하시오.

10. 관장용액을 주입하는 동안 사정해야 할 요소를 열거하시오.

11. 관장용액의 종류를 설명하시오.

12. 성인에게 골창자(직장)관 삽입 시 적절한 삽입 길이를 설명하시오.

CHAPTER

13 산소화

호흡은 생명 유지에 필수적이다. 호흡과 순환은 밀접한 관계가 있으며, 조직에 필요한 산소를 운반하고 대사의 결과물인 탄산가스를 제거하는 역할을 한다. 체내의 세포는 산소 결핍에 민감하여, 이러한 상태가 장기간 지속될 경우 사망을 초래하거나 영구적인 조직 손상을 일으킬 수 있다. 따라서 적절한 산소 공급을 위해 호흡 장애의 원인을 제거하고 호흡 기능을 증진시켜 정상 호흡 기능을 유지해야 한다.

1 산소요법

산소요법(Oxygen therapy)은 호흡장애가 있거나 저산소증이 발생할 가능성이 있는 대상자에게 가장 필요한 치료법이다. 이 치료법은 매우 흔하게 사용되지만, 동시에 위험이 따르므로 대상자의 건강 회복을 위해 안전하고 적절한 산소 흡입을 제공한다.

목 적

- 폐포내 산소분압을 증가시켜 저산소혈증(hypoxemia)을 개선하기 위함이다.
- 동맥혈중 산소분압을 80～100mmHg로 유지하기 위함이다.
- 산소를 안전하고 효과적인 방법으로 주입하기 위함이다.

준비물

- '금연' 표시판, 산소 유량계/습윤병, Wall O_2 또는 이동용 산소발생기, 산소흡입기구(비강캐뉼라, 단순 안면마스크, 부분 재호흡마스크, 비재호흡 마스크, 벤츄리 마스크), 가습용기(humidifier), 멸균증류수, 손소독제

표 13-1 산소주입 체제

종류	주입속도와 FiO_2	장점	단점
비강캐뉼라 (nasal cannula)	1~5L/분 24~40%	• 먹고 말할 수 있다. • 안전하고 간편하다. • 쉽게 적용한다. • 저농도의 산소 공급 시 효과적이다.	• 비강 폐쇄 시 사용할 수 없다. • 6L/분 이상 공급 시 두통이나 비강점막이 건조해진다. • 쉽게 빠질 수 있다. • 피부가 자극, 손상될 수 있다. • 환자가 의식이 명료하고 협조적이어야 한다. • 대상자의 호흡으로 정확하게 FiO_2를 유지할 수 없다.
단순 안면마스크 (simple face mask)	5~10L/분 40~60%	• 고농도의 산소를 효과적으로 공급한다. • 코, 입의 점막이 건조해지지 않는다.	• 마스크가 피부를 자극한다. • 먹고 말하는 것을 방해한다. • 40% 이하의 산소는 공급할 수 없다. • 장기요법 시 비실용적이다.
부분재호흡 마스크 (partial rebreathing mask)	6~10L/분 70~90%	• 산소보유백을 통하여 환자가 날숨(호기)한 공기 중 1/3의 공기를 산소와 함께 재호흡하게 되어 FiO_2를 증가시킨다. • 쉽게 산소를 주입한다. • 점막이 건조해지지 않는다.	• 들숨(흡기) 동안에는 절대로 주머니의 공기를 빼지 않는다. • 마스크가 피부를 자극한다. • 먹고 말하는 것을 방해한다. • 주머니를 비틀면 안 된다.
비재호흡 마스크 (nonrebreathing mask)	6~15L/분 60~100%	• 일방향밸브가 부착되어 있어 날숨(호기) 시 공기가 밖으로 배출되고, 실내공기가 마스크로 들어올 수 없으며, 날숨(호기)산소가 산소보유백으로 들어갈 수 없어 가장 높은 FiO_2를 공급할 수 있다. • 점막이 건조해지지 않는다.	• 꽉 조임이 어렵고 불편하다. • 피부를 자극한다. • 주머니가 항상 부풀어져 있어야 한다.
벤츄리 마스크 (Venturi mask)	4~12L/분 24~60%	• 정확한 FiO_2로 산소를 공급할 수 있다. • 짧은 시간 내에 일정한 농도의 산소공급을 할 수 있다.	• 마스크가 피부를 자극한다. • 먹고 말하는 것을 방해한다.

1) 산소 흡입 종류

(1) 비강캐뉼라(nasal cannula)

방 법

절차	이론적 근거
1. 물과 비누로 40~60초 동안 손위생을 실시한다(또는 알코올이 첨가된 손소독제를 사용하여 20초 이상 손소독을 실시).	• 미생물의 전파를 방지한다.
2. 처방을 확인한 후 산소요법을 위해 필요한 물품을 준비한다.	
3. 준비한 물품을 가지고 대상자에게 간호사 자신을 소개한다.	

절차	이론적 근거
4. 손소독제로 손위생을 실시한다.	• 대상자와의 신체접촉 전 미생물의 전파를 방지한다.
5. 대상자의 이름, 등록번호, 생년월일 중 두 가지를 개방형으로 묻고 대답을 들은 후 대상자의 입원팔찌와 대조하여 대상자(이름, 등록번호)가 정확한지 확인하며 환자리스트(또는 처방지)와 대조하여 대상자를 재확인한다.	• 안전한 간호를 위해 대상자를 정확히 확인하기 위함이다.
6. 대상자에게 산소 흡입의 목적과 절차를 설명한다.	
7. 대상자를 가능하면 반좌위자세를 취해준다.	• 폐확장을 돕기 위함이다.
8. 습윤병에 멸균 증류수를 정해진 눈금까지 채운 후 증류수 마개를 닫는다(그림 13-1, 그림 13-2). 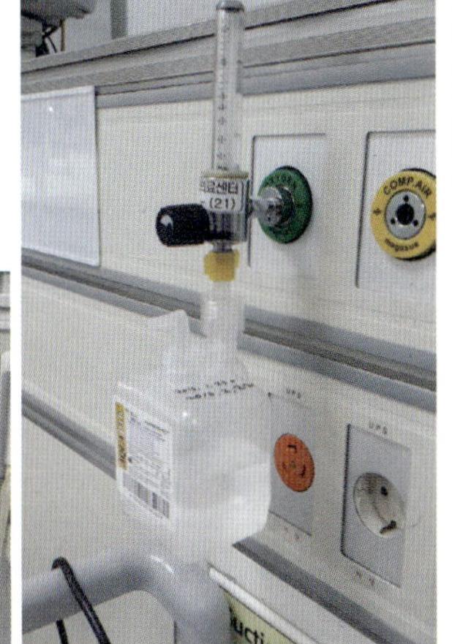 그림 13-1. 산소조절계와 가습용기 그림 13-2. 아쿠아팩	• 가습은 점막이 건조되는 것을 막고 자극을 감소시켜 준다.
9. 산소유량계를 Wall O_2나 이동용 산소발생기와 연결한다.	
10. 습윤병에 있는 산소장치 출구와 비강캐뉼라를 연결한다.	
11. 대상자에게 연결하기 전에 유량계를 열어 비강캐뉼라에서 산소가 나오는지 확인한 후 유량계를 잠근다.	
12. 대상자 비공의 폐색 여부를 확인한다.	
13. 캐뉼라 끝부분을 대상자의 양쪽 비강에 삽입하고 귀 뒤에 걸친 후 턱 밑에서 길이를 조절한다(그림 13-3). 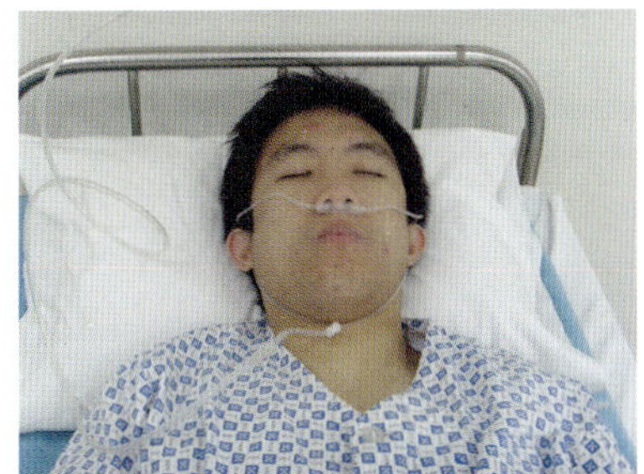 그림 13-3. 비강캐뉼라	• 팁의 길이는 2.5cm 이하이어야 하며 양쪽 코에 잘 맞아야 한다.

절차	이론적 근거
14. 유량계를 열어 처방된 산소 흡입량을 눈높이에서 조절한다(유량기 내 Ball의 중심을 눈금에 일치시킨다).	• 대기 중 산소는 20%의 농도를 유지하며, 보통 산소 1L = FiO_2 4%의 산소 농도를 상승시킨다. 즉 산소 1L = FiO_2 24%, 2L = FiO_2 28%, 3L = FiO_2 32%를 유지하게 된다. 보통 1~5L/분으로 24~44% 산소농도를 유지시킨다.
15. 대상자에게 가능하면 입을 다물고 코를 통해 호흡하도록 설명한다.	
16. 대상자를 편안하게 해준 후 산소 사용에 따른 화재 위험성과 피부손상(코, 귀 등 접촉부위) 등을 설명하고 필요시 '금연' 표시판을 걸어준다.	• 안전수칙 – 대상자나 방문객에게 산소 사용 시 흡연의 위험에 대해 설명한다. – 전기도구를 사용할 때에는 스파크가 발생하지 않도록 주의한다. – 기름, 알코올, 에테르 등 폭발성이 있는 물질을 대상자 가까운 곳에서 사용하지 않도록 한다.
17. 물과 비누로 40~60초 동안 손위생을 실시한다(또는 알코올이 첨가된 손소독제를 사용하여 20초 이상 손소독을 실시).	
18. 수행결과를 대상자의 간호기록지에 기록한다. 1) 산소주입시간 2) 산소주입량 3) 호흡양상 4) 대상자의 반응	• 대상자의 호흡수, 호흡양상, 산소포화도 등을 사정하여 산소요법의 효과를 평가한다.
19. 추후 간호 a. 정기적으로 비강캐뉼라 삽입상태와 귀뒤쪽 피부상태를 사정한다.	

(2) 단순 안면마스크(simple face mask)

방 법

절차	이론적 근거
1~9.까지 비강캐뉼라와 동일하다.	
10. 단순 안면마스크를 튜브와 연결하여 습윤병에 있는 산소장치 출구와 연결 후 처방된 농도의 산소를 제공한다.	• 단순 안면마스크는 대상자에게 단시간 고농도 산소 주입 시 사용한다.

절차	이론적 근거
11. 마스크는 대상자의 입과 코를 덮도록 하고, 고정 끈은 환자 머리에 맞게 조정하여 편안함을 주되, 너무 꽉 조이지 않는다(그림 13-4). 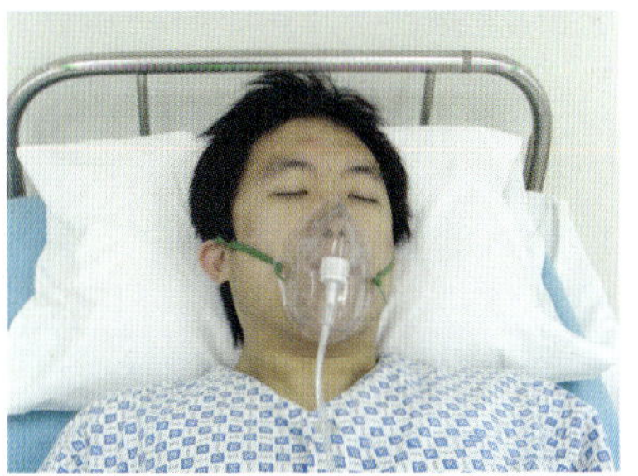 그림 13-4. 단순 안면마스크	• 마스크가 얼굴에 잘 밀착되었는지 확인한다. 보통 5~10L/분으로 40~60%의 산소농도를 유지시킨다.
12. 편안한지 관찰하고 마스크 가장자리로 산소가 새지 않는지 확인한다.	• 마스크 주위 피부간호와 순환을 돕고 산소농도를 유지하기 위함이다.
13. 대상자를 편안하게 해준 후 산소사용에 따른 화재 위험성 등을 설명한다.	• 안전수칙 – 대상자나 방문객에게 산소 사용 시 흡연의 위험에 대해 설명한다. – 전기도구를 사용할 때에는 스파크가 발생하지 않도록 주의한다. – 기름, 알코올, 에테르 등 폭발성이 있는 물질을 대상자 가까운 곳에서 사용하지 않도록 한다.
14. 물과 비누로 40~60초 동안 손위생을 실시한다(또는 알코올이 첨가된 손소독제를 사용하여 20초 이상 손소독을 실시).	• 미생물의 전파를 방지한다.
15. 수행한 결과를 기록한다. 1) 산소주입 시작시간 2) 산소주입량 3) 호흡양상 4) 대상자의 반응	
16. 추후 간호 a. 정기적으로 마스크를 풀어, 피부를 건조시키고 피부상태를 사정한다. b. 대상자가 밀실공포증(claustrophobia) 등 불안이 있는지 사정한다. c. 식사 후나 구토의 위험이 있는 대상자는 옆누움자세(측와위)를 취한다.	

(3) 벤츄리 마스크(Venturi mask)

방 법

절차	이론적 근거
1~9.까지 비강캐뉼라와 동일	
10. 벤츄리 마스크를 산소장치 출구와 연결한다.	• 벤츄리 마스크는 H. A. F. O. E. (High Air Flow with Oxygen Enrichment)의 원리를 응용하여 많은 산소와 실내공기를 합하여 정확한 농도의 산소를 주입하는 것이다.
11. 마스크를 대상자 코, 입, 턱 아래까지 덮어씌우고 산소 농도를 조절한다(그림 13-5, 표 13-2).	• 자동조절기를 사용하며 24, 28, 31, 35, 40, 50% 농도의 종류가 있다.

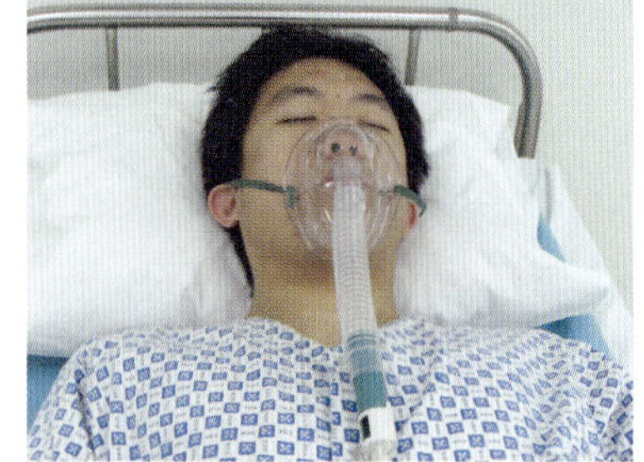

그림 13-5. 벤츄리 마스크

표 13-2 벤츄리 마스크와 산소 농도의 유출량

Piece color	FiO_2 setting	Minimal O_2 flow rate(L/min)
흰색	50%	15L
	40%	12L
	35%	9L
초록색	30%	6L
	28%	6L
	26%	3L
	24%	3L
파란색	24%	4L
노란색	28%	4L
흰색	31%	6L
초록색	35%	8L
분홍색	40%	8L
주황색	50%	10L

절차	이론적 근거
12. 대상자를 편안하게 해준 후 산소사용에 따른 화재 위험성 등을 설명한다.	• 안전수칙 – 대상자나 방문객에게 산소 사용 시 흡연의 위험에 대해 설명한다. – 전기도구를 사용할 때에는 스파크가 발생하지 않도록 주의한다. – 기름, 알코올, 에테르 등 폭발성이 있는 물질을 대상자 가까운 곳에서 사용하지 않도록 한다.
13. 물과 비누로 40~60초 동안 손위생을 실시한다(또는 알코올이 첨가된 손소독제를 사용하여 20초 이상 손소독을 실시).	• 미생물의 전파를 방지한다.
14. 수행한 결과를 기록한다. 1) 산소주입 시작시간 2) 산소주입량 3) 호흡양상 4) 대상자의 반응	
15. 추후 간호 대상자 상태와 귀뒤쪽 피부상태를 자주 사정한다.	

(4) 부분재호흡 마스크(partial rebreathing mask)

방 법

절차	이론적 근거
1~9.까지 비강캐뉼라와 동일	
10. 부분재호흡 마스크(partial rebreathing mask)를 준비하여 산소장치 출구에 연결한다(그림 13-6). 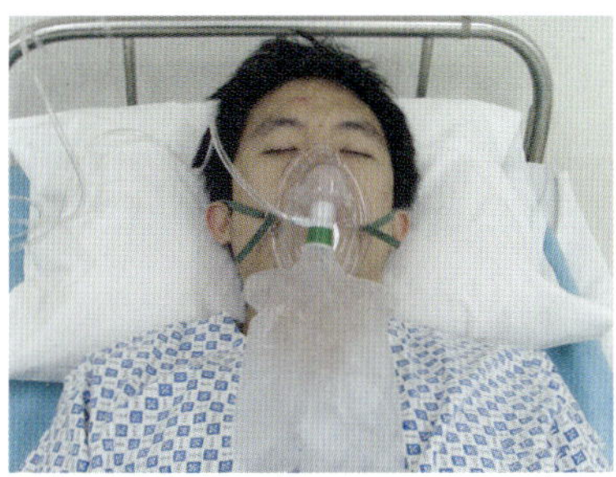 그림 13-6. 부분 재호흡마스크	• 효과적으로 높은 산소 농도를 주입하기 위함이다.
11. 마스크를 대상자 코, 입, 턱 아래까지 씌우고 산소 농도를 조절한다.	

개인위생 안전 활동과 운동 영양 배설 산소화 부록

절차	이론적 근거
12. 고정시키는 끈을 머리나 목뒤로 묶어 마스크를 고정시킨다.	
13. 저장주머니(reservoir bag)가 꼬이거나 완전히 수축되지 않게 관찰한다.	
14. 대상자를 편안하게 해준 후 산소사용에 따른 화재 위험성 등을 설명한다.	• 안전수칙 – 대상자나 방문객에게 산소 사용 시 흡연의 위험에 대해 설명한다. – 전기도구를 사용할 때에는 스파크가 발생하지 않도록 주의한다. – 기름, 알코올, 에테르 등 폭발성이 있는 물질을 대상자 가까운 곳에서 사용하지 않도록 한다.
15. 물과 비누로 40~60초 동안 손위생을 실시한다(또는 알코올이 첨가된 손소독제를 사용하여 20초 이상 손소독을 실시).	• 미생물의 전파를 방지한다.
16. 수행한 결과를 기록한다. 1) 산소주입 시작시간 2) 산소주입량 3) 호흡양상 4) 대상자의 반응	
17. 대상자 상태와 귀뒤쪽 피부 상태를 자주 사정한다.	

(5) 비재호흡 마스크(non-rebreathing mask)

방 법

절차	이론적 근거
1~9.까지 비강캐뉼라와 동일	
10. 비재호흡 마스크(non-rebreathing mask)를 준비하여 산소장치 출구에 연결한다(그림 13-7).	• 삽관하지 않은 대상자들을 위해 가능한 고농도의 산소를 주입할 수 있다.

절차	이론적 근거
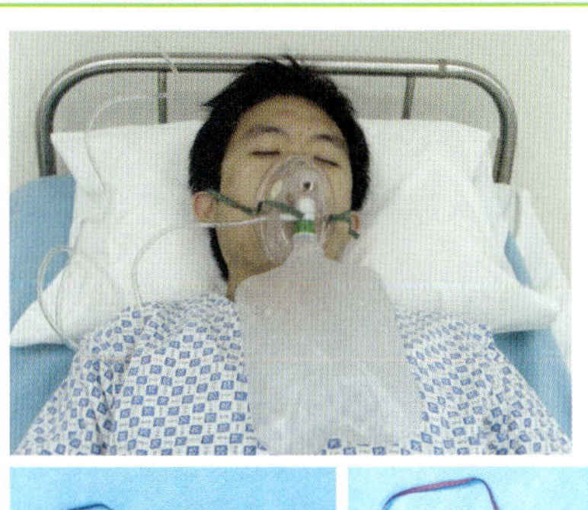 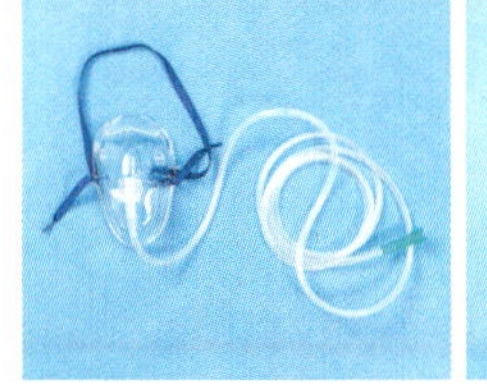 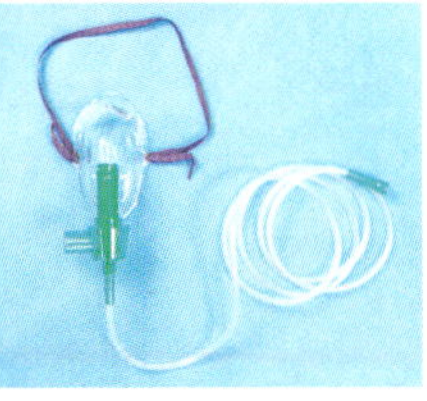 그림 13-7. 비재호흡 마스크	• 부분재호흡 마스크와 비재호흡 마스크 차이점: 비재호흡 마스크에는 부분재호흡 마스크에는 없는 2개의 일방향 판막(one-way valve)이 존재한다.
11. 마스크를 대상자 코, 입, 턱 아래까지 씌우고 산소 농도를 조절한다.	• 저장주머니는 마스크로 들어오는 산소로 계속 채워져서 환자에게 주입된다. • 날숨(호기)된 공기는 대상자가 다시 흡입하지 못하도록 마스크에 난 구멍을 통해 배출된다.
12. 고정시키는 끈을 머리뒤로 묶어 마스크를 고정시킨다.	
13. 저장주머니가 완전히 수축되지 않는지 관찰한다.	
14. 대상자를 편안하게 해준 후 산소사용에 따른 화재 위험성 등을 설명한다.	• 안전수칙 – 대상자나 방문객에게 산소 사용 시 흡연의 위험에 대해 설명한다. – 전기도구를 사용할 때에는 스파크가 발생하지 않도록 주의한다. – 기름, 알코올, 에테르 등 폭발성이 있는 물질을 대상자 가까운 곳에서 사용하지 않도록 한다.
15. 물과 비누로 40~60초 동안 손위생을 실시한다(또는 알코올이 첨가된 손소독제를 사용하여 20초 이상 손소독을 실시).	• 미생물의 전파를 방지한다.
16. 수행한 결과를 기록한다. 1) 산소주입 시작시간 2) 산소주입량 3) 호흡양상 4) 대상자의 반응	
17. 대상자 상태와 귀뒤쪽 피부 상태를 자주 사정한다.	

(6) 산소텐트(oxygen tent)

방 법

절차	이론적 근거
1. 물과 비누로 40~60초 동안 손위생을 실시한다(또는 알코올이 첨가된 손소독제를 사용하여 20초 이상 손소독을 실시).	• 미생물의 전파를 방지한다.
2. 처방을 확인한 후 산소텐트(oxygen tent)와 특수한 호출기를 준비한다(그림 13-8).	
3. 준비한 물품을 가지고 대상자에게 간호사 자신을 소개한다.	
4. 대상자의 이름, 등록번호, 생년월일 중 두 가지를 개방형으로 묻고 대답을 들은 후 대상자의 입원팔찌와 대조하여 대상자(이름, 등록번호)가 정확한지 확인하며 환자리스트(또는 처방지)와도 대조하여 대상자를 재확인한다.	• 안전한 간호를 위해 대상자를 정확히 확인하기 위함이다.
5. 목적과 절차를 설명한다.	
6. 편안한지 관찰하고 가장자리로 산소가 새지 않는지 확인한다. 그림 13-8. 산소텐트	• 산소가 새지 않게 침대와 텐트를 밀착시키기 위함이다. • 침상 머리쪽 면은 침요 밑으로 텐트를 밀어 넣는다. 대상자의 몸쪽은 반홑이불을 길게 접어 대상자의 몸 위로 텐트를 가로지르게 한 후, 반홑이불을 눌러 고정한다. 반홑이불의 양 끝은 침요 밑으로 밀어 넣는다(그림 13-8).
7. 처방된 산소 주입량을 조절한다.	• 보통 4~8L/분으로 주입하면 30~50% 산소농도를 유지한다.
8. 물과 비누로 40~60초 동안 손위생을 실시한다(또는 알코올이 첨가된 손소독제를 사용하여 20초 이상 손소독을 실시).	• 미생물의 전파를 방지한다.
9. 수행한 결과를 기록한다.	
10. 추후 간호	
a. 한 번에 여러 가지 간호를 수행할 수 있도록 계획하고, 텐트를 목까지 밀어 올려 간호 중에도 산소흡입이 가능하도록 한다.	• 가능한 한 텐트를 자주 열지 않도록 한다.
b. 매시간 대상자 상태와 텐트 내의 온도, 습도, 산소 주입량 등을 확인한다.	• 필요시 텐트 내에 가습기를 틀어 준다.
c. 4시간마다 텐트 내의 산소농도를 측정한다.	• 정확한 산소농도 유지가 어려워 주로 소아 대상자에게 사용된다. • 소아 대상자에게는 40% 이하의 산소농도를 유지시켜야 한다.

2) 환기 증진 방법 및 기구

(1) 심호흡

준비물

- 상체를 90°로 바르게 세울 수 있는 병원 침대나 등받이 의자, 자세나 절개한 부위를 지지할 수 있는 베개

방 법

절차	이론적 근거
1. 물과 비누로 40~60초 동안 손위생을 실시한다(또는 알코올이 첨가된 손소독제를 사용하여 20초 이상 손소독을 실시).	• 미생물의 전파를 방지한다.
2. 대상자에게 간호사 자신을 소개한다.	
3. 대상자의 이름, 등록번호, 생년월일 중 두 가지를 개방형으로 묻고 대답을 들은 후 대상자의 입원팔찌와 대조하여 대상자(이름, 등록번호)가 정확한지 확인하며 환자리스트(또는 처방지)와도 대조하여 대상자를 재확인한다.	• 안전한 간호를 위해 대상자를 정확히 확인하기 위함이다.
4. 대상자에게 심호흡의 목적과 절차를 설명한다.	
5. 필요시 프라이버시를 제공한다.	
6. 머리와 어깨를 곧게 세우고 무릎을 약간 구부리는 것을 도와주어, 가능한 침대에 똑바로 앉을 수 있게 도와준다.	• 이 자세는 최대한 폐 확장을 증진시킨다.
5. 대상자의 하부 복장뼈(흉골)의 측면 양쪽에 시술자의 손바닥을 댄다(그림 13-9). 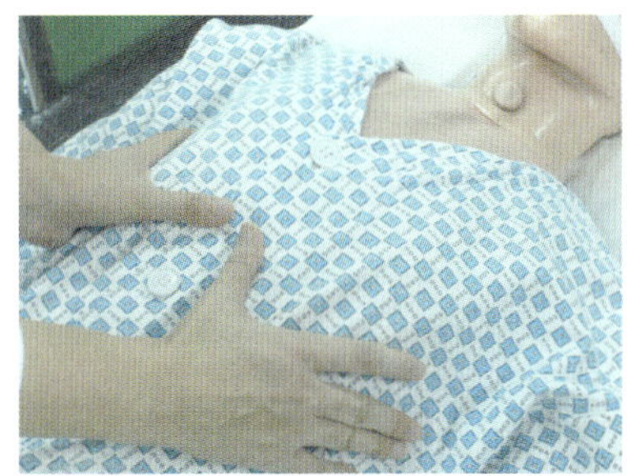 그림 13-9. 하부 복장뼈(흉골)의 측면 양쪽	• 이 자세는 심호흡을 지지하면서 호흡의 깊이를 평가할 수 있다.
6. 코로 천천히 호흡하도록 유도하여 대상자의 폐를 확장시키고, 이를 통해 시술자의 엄지손가락 사이가 최대한 벌어지도록 하여 효과적인 호흡을 격려한다.	
7. 흡입은 3~5초 동안 유지하도록 하며, 천천히 입을 통해 내쉬도록 한다.	

절차	이론적 근거
8. 대상자에게 맨 끝의 늑골까지 움직일 수 있도록 매번 깊게 호흡하도록 한다.	
9. 심호흡에 대한 대상자의 반응을 확인한다(복부와 흉부 수술한 대상자는 이 심호흡을 매시간 시행하여야 하며, 적어도 시간당 5회씩 시행한다).	
10. 물과 비누로 40~60초 동안 손위생을 실시한다(또는 알코올이 첨가된 손소독제를 사용하여 20초 이상 손소독을 실시).	• 미생물의 전파를 방지한다.
11. 수행한 결과를 기록한다.	

(2) 기침

준비물

- 상체를 90°로 바르게 세울 수 있는 병원 침대나 등받이 의자
- 자세나 절개한 부위를 지지할 수 있는 베개
- 가래 제거를 위한 휴지 또는 곡반

방 법

절차	이론적 근거
1. 물과 비누로 40~60초 동안 손위생을 실시한다(또는 알코올이 첨가된 손소독제를 사용하여 20초 이상 손소독을 실시).	• 미생물의 전파를 방지한다.
2. 처방이 있다면 시술 전에 투약을 한다.	
3. 대상자에게 간호사 자신을 소개한다.	
4. 대상자의 이름, 등록번호, 생년월일 중 두 가지를 개방형으로 묻고 대답을 들은 후 대상자의 입원팔찌와 대조하여 대상자(이름, 등록번호)가 정확한지 확인하며 환자리스트(또는 처방지)와도 대조하여 대상자를 재확인한다.	• 안전한 간호를 위해 대상자를 정확히 확인하기 위함이다.
5. 대상자에게 기침의 목적과 절차를 설명한다.	
6. 필요시 프라이버시를 제공한다.	
7. 상체를 올린 자세에서 상체를 약간 앞으로 숙이도록 한다.	• 이 자세는 더욱 효과적으로 기침을 하도록 도와준다.
8. 코를 통해 2~3회 천천히 깊은 호흡을 하도록 하고, 날숨(호기)은 입으로 천천히 내쉬도록 한다.	
9. 깊게 숨을 들이쉰 후, 몇 초 동안 호흡을 참도록 하여, 상체를 앞으로 구부리면서 복부, 허벅지, 둔부의 근육을 사용하여 재빨리 기침을 하도록 한다.	• 이 자세는 더욱 힘있고, 효과적인 기침을 증진시킨다.

절차	이론적 근거
10. 입술 호흡을 통하여 내쉬는 날숨(호기) 초기(들숨(흡기) 말기는 안 됨)에 기침을 하도록 한다.	• 이것은 질환으로 허탈된 기도(숨길)에 높은 흡입압을 이용하여 세기관지로부터 가래의 배출을 용이하게 한다.
11. 손바닥으로 절개 부위를 지지한다. 또는 절개된 부위에 단단한 베개를 놓는다(그림 13-10). 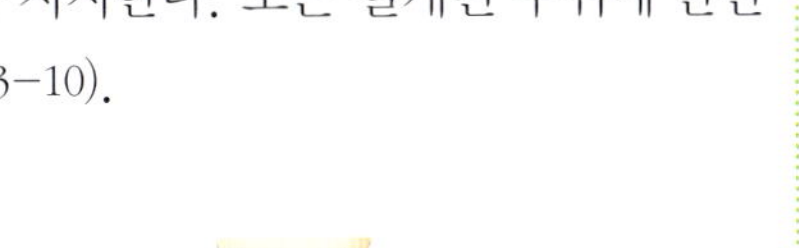 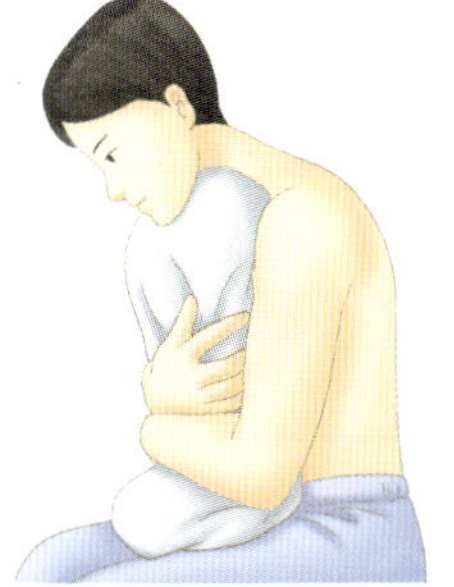 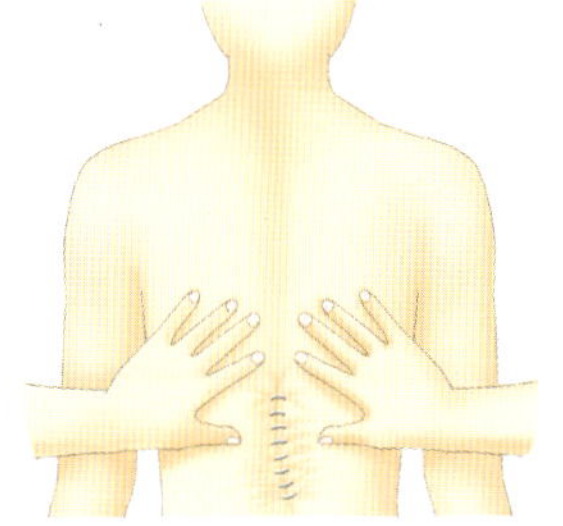 그림 13-10. 절개부위 지지	• 이것은 절개 부위의 긴장을 예방하며, 효과적인 기침을 하게 한다.
12. 기침 시 가래가 있다면, 더욱 자주 심호흡과 기침을 하도록 한다. 기침의 필요성을 설명하고 휴지나 곡반을 손 가까이에 둔다.	• 기도(숨길)에 축적된 가래는 세균의 성장을 증가시키고 환기를 저해한다.
13. 휴지와 곡반을 정리한다.	• 미생물의 전파를 방지한다.
14. 물과 비누로 40~60초 동안 손위생을 실시한다(또는 알코올이 첨가된 손소독제를 사용하여 20초 이상 손소독을 실시).	
15. 수행한 결과를 기록한다.	

유의사항

- 눈, 귀, 뇌 혹은 목 수술을 한 환자에게는 심호흡은 허용되나, 기침은 금기이다.

(3) 가로막(횡격막) 호흡

목 적

• 배(복부) 근육을 사용하는 심호흡 방법을 배우기 위함이다.

방 법

절차	이론적 근거
1~6.까지 (2)의 1~6과 동일하다.	
7. 대상자의 양 손바닥을 앞쪽 늑골 하연에 두고 세 번째 손가락 끝이 서로 가볍게 닿도록 한다(그림 13-11). 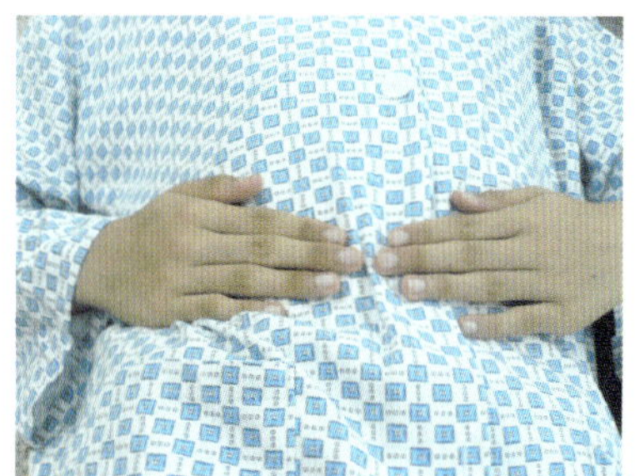 그림 13-11. 늑골 하연에 놓인 대상자의 손	• 손의 위치는 가로막(횡격막)이 내려가고 흉부와 폐가 확장될 때 복부의 움직임을 느낄 수 있게 한다.
8. 코를 통해 천천히 호흡하면서 배 위에 놓인 대상자의 손이 최대한 위로 올라오도록 호흡하게 하면서 들숨(흡기) 동안 대상자의 세 번째 손가락들이 서로 벌어지는 것을 느끼도록 한다.	
9. 폐포 개방을 유지하기 위해 3~5초 동안 숨을 들이마신 상태를 유지하도록 한다.	
10. 대상자에게 늑골 하연에 있는 손으로 약간의 압력을 주면서 입으로 천천히 내쉬도록 한다.	
11. 이런 단계를 1분 시행 후 2분 휴식의 형태로 반복한다.	
12. 낮 동안 여러 번 연습하여 나중에는 이 호흡법으로 자연스럽게 호흡이 이루어지도록 한다.	
13. 물과 비누로 40~60초 동안 손위생을 실시한다(또는 알코올이 첨가된 손소독제를 사용하여 20초 이상 손소독을 실시).	• 미생물의 전파를 방지한다.
14. 수행한 결과를 기록한다.	

유의사항

• 만성폐쇄성폐질환 환자는 얕고 빠르게 힘든 호흡을 하는 경향이 있다. 이 운동은 호흡수를 줄이고 일회 호흡량을 늘리면서 기능성잔기용량을 줄이는 데 도움을 줄 수 있다.

(4) 강화 폐활량계

준비물

- 상체를 90°로 바르게 세울 수 있는 병원 침대나 등받이 의자
- 절개한 부위를 지지할 수 있는 베개
- 유속식 및 용량식 강화 폐활량계(incentive spirometer)
- 보관용주머니

방 법

절차	이론적 근거
1. 물과 비누로 40~60초 동안 손위생을 실시한다(또는 알코올이 첨가된 손소독제를 사용하여 20초 이상 손소독을 실시).	• 미생물의 전파를 방지한다.
2. 필요한 물품을 준비한다.	
3. 준비한 물품을 가지고 대상자에게 간호사 자신을 소개한다.	
4. 대상자의 이름, 등록번호, 생년월일 중 두 가지를 개방형으로 묻고 대답을 들은 후 대상자의 입원팔찌와 대조하여 대상자(이름, 등록번호)가 정확한지 확인하며 환자리스트(또는 처방지)와도 대조하여 대상자를 재확인한다.	• 안전한 간호를 위해 대상자를 정확히 확인하기 위함이다.
5. 대상자에게 강화 폐활량계의 목적과 절차를 설명한다.	
6. 대상자의 호흡기 상태(양측 흉벽 움직임의 대칭성, 호흡수, 호흡깊이, 가래생성, 폐음)를 사정한다.	• 감소된 흉벽 움직임, 비정상 폐음, 호흡수 증가, 가래 증가는 유발폐활량측정 사용이 필요함을 의미한다.
7. 대상자의 상체를 세운다[가능하다면 앉은자세(좌위)를 취한다].	
8. 만약 수술 전 처치가 시행되지 않았다면, 대상자의 들숨(흡기)용적을 결정하기 위해 유발폐활량측정 지침서를 사용하여 목표를 설정한다.	
9. 기구를 대상자의 정면에 놓고 튜브의 끝이 열려 있도록 한다.	
10. 유발폐활량측정은 여러 유형이 있는데(그림 13-12, 그림 13-13) 적합한 흡기량에 도달되면 불이 켜지거나 작은 공을 띄우게 되어 대상자 스스로 연습할 수 있음을 설명한다.	• 이것은 폐활량계의 효과를 평가하기 위함이다.

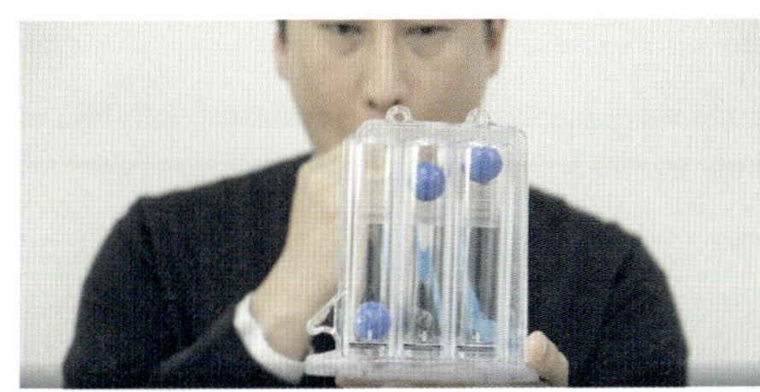

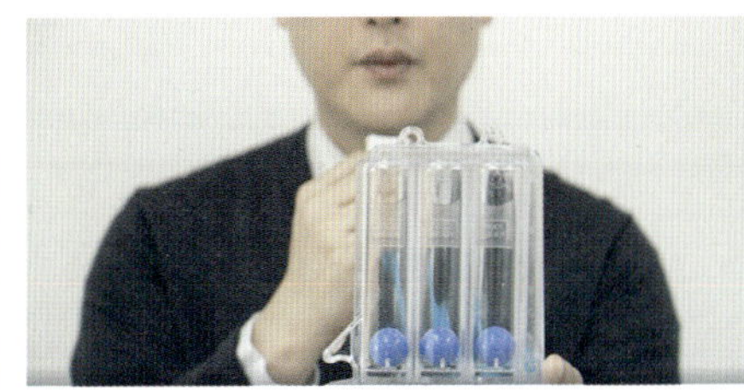

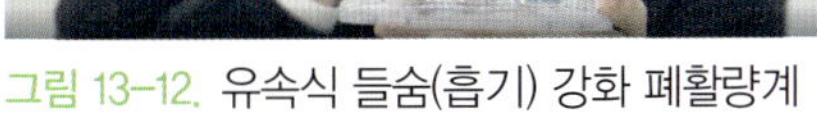
그림 13-12. 유속식 들숨(흡기) 강화 폐활량계

절차	이론적 근거
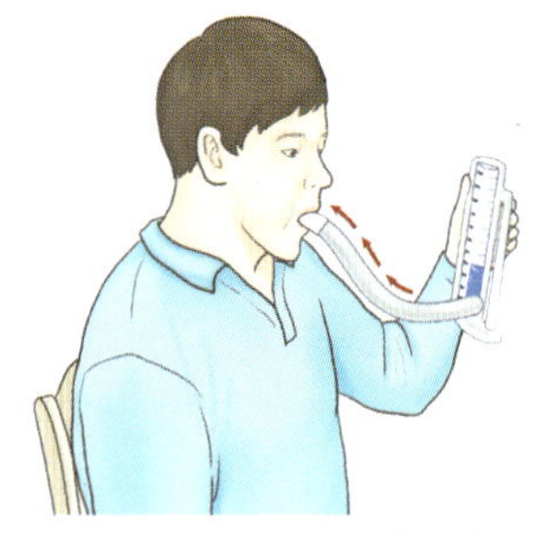 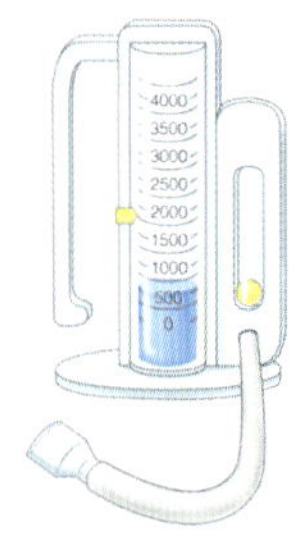 그림 13-13. 용량식 들숨(흡기) 강화 폐활량계	
11. 대상자에게 입에 마우스피스(mouth piece)를 꽉 물도록 하고 숨을 들이마시도록 한다.	• 대상자는 들숨(흡기)을 위해 적절하게 기구의 옆 측면에 있는 유량지표를 볼 수 있다.
12. 천천히 깊게 호흡하는 것이 빠른 호흡보다 훨씬 효과적임을 설명한다.	
13. 마우스피스를 입에 단단히 물고 천천히 들이쉬고 적어도 3초간 호흡을 멈추도록 한다.	• 호흡을 참는 것은 폐포의 확장을 최대한 유지하게 한다.
14. 마우스피스를 제거하고 입술 호흡으로 천천히 숨을 내쉬도록 한다. 몇 번 반복하고 기침한다.	
15. 매 시간 강화 폐활량계를 5~10회 사용하도록 권유하며, 목표 폐활량에 도달할 때까지 반복 시행하도록 격려한다	
16. 사용한 물품을 정리한다.	• 미생물의 전파를 방지한다.
17. 물과 비누로 40~60초 동안 손위생을 실시한다(또는 알코올이 첨가된 손소독제를 사용하여 20초 이상 손소독을 실시).	
18. 수행한 결과를 기록한다.	

유의사항

- 통증이 있는 경우에는 강화 폐활량계 사용 전에 통증을 조절한다.
- 수술한 후에는 심호흡 시 수술부위를 지지하고 기구를 사용하도록 한다.
- 대상자가 기침 시 효과적으로 가래를 배출할 수 없다면 흡인해 준다.
- 대상자에게 가래의 양, 색깔, 점도의 변화는 간호사에게 알리도록 한다.

2 흉부물리요법

흉부물리요법(chest physiotherapy)은 폐 분비물을 쉽게 배출할 수 있도록 하기 위한 것으로 타진, 진동, 체위배액 등이 있다.

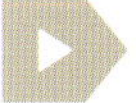

목 적

• 폐로부터 분비물을 제거한다.

1) 타진

준비물

• 여분의 베개, 타진기구(필요시), 청진기, 휴지, 가래 수거통, 곡반, 구강간호용품(칫솔이나 거즈, 치약, 또는 입헹굼 액)

방 법

절차	이론적 근거
1. 물과 비누로 40~60초 동안 손위생을 실시한다(또는 알코올이 첨가된 손소독제를 사용하여 20초 이상 손소독을 실시).	• 미생물의 전파를 방지한다.
2. 대상자에게 간호사 자신을 소개한다.	
3. 대상자의 이름, 등록번호, 생년월일 중 두 가지를 개방형으로 묻고 대답을 들은 후 대상자의 입원팔찌와 대조하여 대상자(이름, 등록번호)가 정확한지 확인하며 환자리스트(또는 처방지)와도 대조하여 대상자를 재확인한다.	• 안전한 간호를 위해 대상자를 정확히 확인하기 위함이다.
4. 대상자에게 목적과 절차를 설명한다.	
5. 타진하기 전에 호흡음을 청진한다.	
6. 가운이나 목욕수건을 이용하여 타진(percussion)할 부위를 덮는다.	• 타진 부위를 보호하기 위함이다.
7. 손을 컵모양으로 만들고 손목을 이완시켜 편안하게 한다. 리듬 있게 구부렸다 펴면서 손목으로 가볍게 친다(그림 13-14). 타진기구를 사용하기도 한다.	• 이 동작은 가래를 떼어내고 체위배액과 기침을 더욱 손쉽게 한다.

절차	이론적 근거
그림 13-14. 타진 시 사용하는 손의 모양	
8. 동작에 따라 속이 텅빈 소리(hollow sound)를 들으면서 손을 계속적으로 두드린다.	
9. 한 부위를 여러 번 30~60초 정도 두드려 분비물 배출을 유도한다.	• 분비물이 많은 대상자는 전체적으로 3~5분 동안 두드린다.
10. 척추 혹은 견갑골과 같은 뼈 돌출 부위는 두드리지 않는다.	• 뼈 부위 타진은 불편함을 야기할 수 있다.
11. 폐 부위를 타진한 후에 기침을 하도록 권장한다.	
12. 호흡음의 변화를 확인하기 위해 모든 폐 부위를 청진한다.	
13. 물과 비누로 40~60초 동안 손위생을 실시한다(또는 알코올이 첨가된 손소독제를 사용하여 20초 이상 손소독을 실시).	• 미생물의 전파를 방지한다.
14. 폐 호흡음, 배출된 가래의 특성 및 양, 특이 증상을 기록한다.	

2) 진동

준비물

• 전기 진동기(필요시), 베개, 휴지, 가래 수거통, 목욕수건이나 가운

방 법

절차	이론적 근거
1. 각 자세에서 타진에 이어 진동(vibration)을 수행한다.	
2. 가운이나 목욕수건으로 진동할 부위를 덮는다.	
3. 진동할 부위에 손바닥을 올려놓고, 다른 손을 그 위에 놓는다(그림 13-15). 시술자의 팔과 어깨를 곧게 펴고 손목과 손가락 부위에 힘을 준다. 전기 진동기를 사용할 수도 있다(그림 13-16).	

절차	이론적 근거
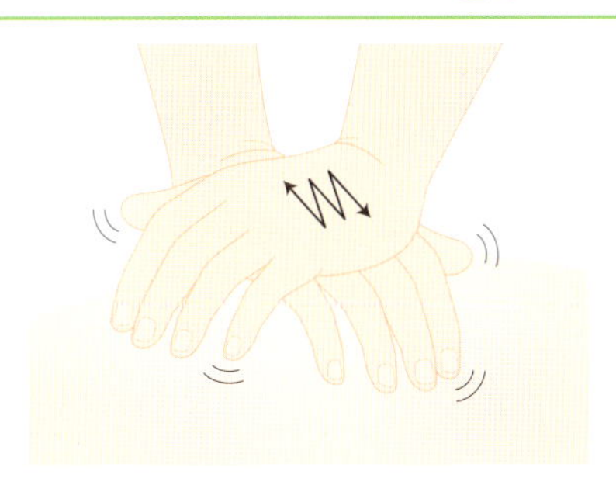 그림 13-15. 진동기법	
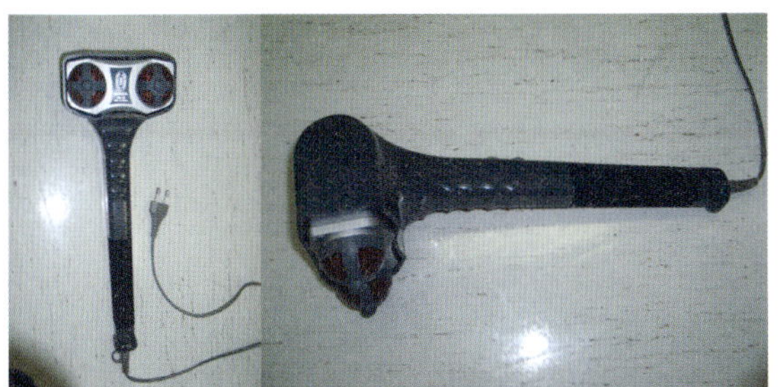 그림 13-16. 전기 진동기	
4. 코를 통해 숨을 들이마시도록 하고, 깊게 천천히 입술을 붙이고 날숨(호기)을 하도록 한다.	
5. 대상자가 입술을 통해 숨을 내쉴 때, 간호사는 팔과 어깨에 힘을 뺀 상태에서 흉부를 진동시킨다.	• 이것은 흡입하는 공기의 속도와 흐름을 증가시키고, 세기관지에서 가래를 움직이기 쉽게 한다.
6. 날숨(호기) 동안에 한 부위를 계속 진동시킨다.	
7. 3~5분 동안 실시하고 대상자가 자세를 변화시키기 전에 기침을 하도록 유도한다.	
8. 호흡음의 변화를 확인하기 위해 흉부를 청진한다.	
9. 물과 비누로 40~60초 동안 손위생을 실시한다(또는 알코올이 첨가된 손소독제를 사용하여 20초 이상 손소독을 실시).	• 미생물의 전파를 방지한다.
10. 맥박의 특성 및 비율, 폐 호흡음, 배출된 가래의 특성 및 양, 특이 증상을 기록한다.	

3) 체위배액

준비물

• 각도가 조절되는 침대, 여분의 베개, 청진기, 휴지, 가래 수거통, 곡반, 구강간호용품(칫솔이나 거즈, 치약, 또는 입헹굼 액)

방 법

절차	이론적 근거
1. 물과 비누로 40~60초 동안 손위생을 실시한다(또는 알코올이 첨가된 손소독제를 사용하여 20초 이상 손소독을 실시).	• 미생물의 전파를 방지한다.
2. 대상자에게 간호사 자신을 소개한다.	
3. 대상자의 이름, 등록번호, 생년월일 중 두 가지를 개방형으로 묻고 대답을 들은 후 대상자의 입원팔찌와 대조하여 대상자(이름, 등록번호)가 정확한지 확인하며 환자리스트(또는 처방지)와도 대조하여 대상자를 재확인한다.	• 안전한 간호를 위해 대상자를 정확히 확인하기 위함이다.
4. 대상자에게 체위배액의 목적과 절차를 설명한다.	
5. 대상자의 옷을 느슨하게 한다.	
6. 체위 배액에 대한 의사의 처방을 확인하면서 영향을 받은 폐 분절의 위치를 확인한다.	
7. 시행 전에 폐음을 타진해본다.	
8. 폐엽으로부터 배액을 증진시키기 위해 대상자가 적당한 자세를 취하도록 한다(그림 13-17).	• 중력을 이용하여 폐 분비물을 배출하기 위함이다.
9. 15분 동안 자세를 유지한다고 대상자에게 설명한다.	• 각 부위에서의 배액을 위한 시간을 주기 위함이다.
10. 15분간 자세를 취하고 타진 및 진동을 같이 수행한 후 앉은 자세에서 기침과 함께 가래를 뱉어내는 방법을 교육한다.	• 중심기도로 이동된 분비물이 기침을 통해 제거된다.
11. 필요시 대상자를 잠시 쉬게 한다.	• 대상자를 잠시 쉴 수 있도록 하여 피로를 줄인다.
12. 대상자가 구강을 헹구어 내도록 도와준다.	• 안위감을 증진시키기 위함이다.
13. 가래검사 지시가 있으면 검사실로 검체물(가래)을 보낸다.	
14. 대상자의 상태를 관찰한다.	
15. 호흡음을 듣기 위해 흉부를 청진한다.	• 치료효과를 사정하기 위함이다.
16. 물과 비누로 40~60초 동안 손위생을 실시한다(또는 알코올이 첨가된 손소독제를 사용하여 20초 이상 손소독을 실시).	• 미생물의 전파를 방지한다.
17. 수행한 결과를 기록한다.	

절차	이론적 근거

	폐 구역	자세
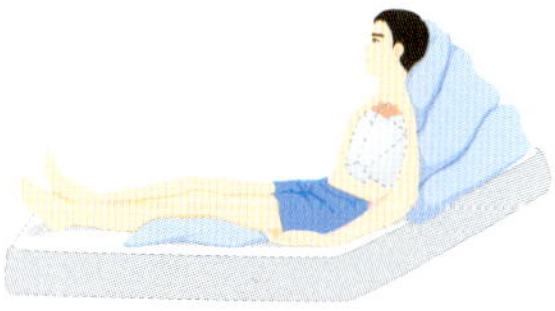	좌우 폐첨의 전상엽 기관지 (left and right upper lobe anterior apical bronchi)	고파울러위
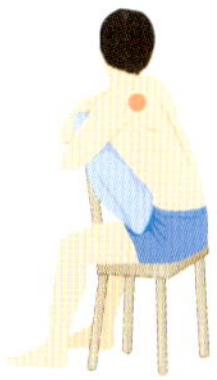	좌우 폐첨의 후상엽 기관지 (left and right upper lobe posterior apical bronchi)	의자에서 베개를 이용하여 배(복부)를 기대어 앉는 체위
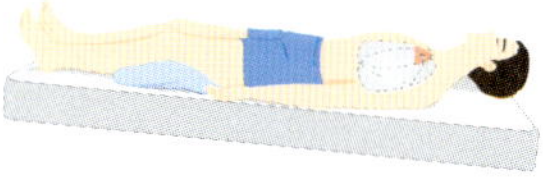	좌우 전상엽 기관지 (left and right anterior upper lobe bronchi)	트렌델렌부르크자세에서 바로누운자세(앙와위) 체위
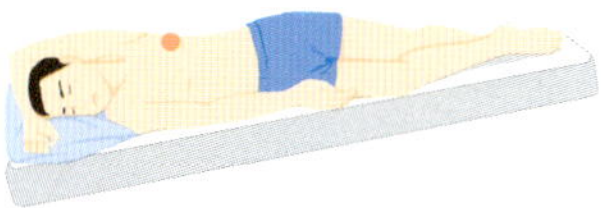	좌상엽 설치 부위 기관지 (left upper lobe lingular bronchus)	트렌델렌부르크자세에서 우측으로 누운 체위
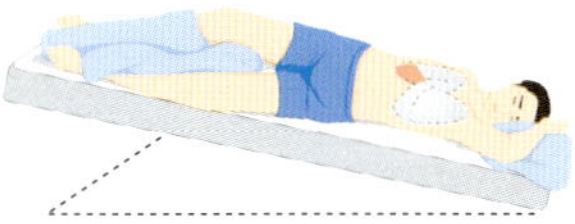	좌우 전하엽 기관지 (left and right anterior lower lobe bronchi)	트렌델렌부르크자세에서 좌측으로 누운 체위
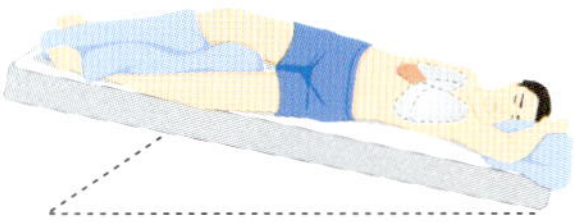	좌우 전하엽 기관지 (left and right anterior lower lobe bronchi)	트렌델렌부르크자세에서 좌측으로 누운 체위
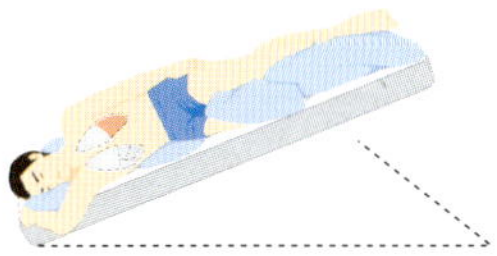	좌하엽 측부 기관지 (left lower lobe lateral bronchus)	트렌델렌부르크자세에서 우측으로 누운 체위
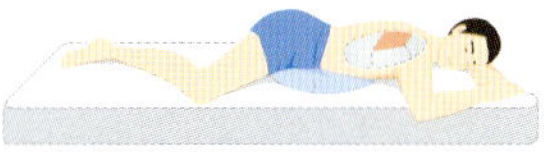	우측의 좌하부엽 상부기관지 (right and left lower lobe superior bronchi)	배(복부)아래에 베개를 넣고 엎드린 자세(복와위) 체위

그림 13-17. 폐엽 위치에 따른 체위배액을 위한 자세

유의사항

- 식후에 바로 시행할 경우 구역질 또는 구토를 일으키므로 식사 전과 수면 시간 전에 체위 배액에 대한 계획을 세우며, 체위 배액은 보통 2~4회/일 시행한다.
- 기도(숨길) 확장제는 효과적인 배액을 도와주므로 치료 시작 전에 투약을 한다(의사처방 확인).
- 대상자가 질병에 따라 취할 수 있는 체위와 취할 수 없는 체위를 파악한다.
- 피로, 어지러움, 빈맥(빠른맥), 호흡곤란, 가슴통증(흉통)이 있는지 자주 관찰한다. 이는 체위 배액 시 나타날 수 있는 증상들이다.
- 체위배액 중 예기치 않은 문제가 생기면 중단하고 보고한다.
- 대상자의 반응, 분비물의 양과 특성을 기록한다.

3 흡인

흡인(suction)은 코안(비강), 구강, 기관의 3가지 경로를 통해 카테터를 삽입하여, 흡인기를 사용하여 인두나 기관에 있는 분비물을 제거하고 기도(숨길) 개방을 유지하는 절차이다.

목 적

- 기도분비물을 제거하여 기도개방을 유지한다.
- 분비물로 인한 감염이나 무기폐 등을 방지한다.
- 가스교환을 증진한다.
- 점막을 자극시켜 기침을 촉진한다.
- 검사용 가래 검체 채취 시에 시행한다.

준비물

- 이동식 또는 벽(wall) 흡인기, 흡인병, 멸균된 흡인세트 또는 일회용 세트, 멸균된 카테터, 멸균장갑, 수건, 멸균된 생리식염수, 검사물 용기, 마스크와 보호안경(필요시), 산소주입 물품 및 ambu bag(필요시)

1) 입인두 및 코인두 기도유지기 흡인

방 법

절차	이론적 근거
1. 물과 비누로 40~60초 동안 손위생을 실시한다(또는 알코올이 첨가된 손소독제를 사용하여 20초 이상 손소독을 실시). 2. 필요한 물품을 준비한다.	• 미생물의 전파를 방지한다.

절차	이론적 근거
3. 준비한 물품을 가지고 가서 대상자에게 간호사 자신을 소개한다.	
4. 대상자의 이름, 등록번호, 생년월일 중 두 가지를 개방형으로 묻고 대답을 들은 후 대상자의 입원팔찌와 대조하여 대상자(이름, 등록번호)가 정확한지 확인하며 환자리스트(또는 처방지)와도 대조하여 대상자를 재확인한다.	• 안전한 간호를 위해 대상자를 정확히 확인하기 위함이다.
5. 대상자에게 목적과 절차를 설명한다(가능하면 식사 전에 흡인을 실시하여 음식물의 기도 흡인(aspiration)을 예방).	
6. 흡인압을 점검한다(그림 13-18). 그림 13-18. 흡인압력계	• 흡인압력은 성인에서 110~150mmHg 정도 사용한다(아동은 95~100mmHg 정도). 연령에 따라 안전한 음압을 제공해주며 지나친 음압은 기흉(공기가슴증, pneumothorax)을 일으킬 수 있다.
7. 흡인 시 체위는 의식 있는 대상자의 경우 반좌위자세를 하고, 무의식 대상자는 옆누움자세(측와위)로 환자의 얼굴을 마주본다.	• 이 체위는 안위를 돕고 접근하기가 용이하며, 대상자가 혀를 앞으로 내밀 수 있고 위 분비물이 폐로 흡인되는 것을 방지한다.
8. 흡인을 시작하기 전에 흡인하고자 하는 위치로 분비물이 이동할 수 있도록 흉부물리요법을 시행한다.	
9. 수건을 대상자의 가슴 위에 덮는다.	
10. 필요에 따라 흡인 전 과산소화(hyper oxygenation)를 실시한다.	• 흡인의 부작용인 기도 허탈(collapse)로 인해 저산소혈증을 가중시켜 심부정맥이나 무기폐의 우려가 있다. 필요시 앰부백으로 100% 산소를 주입한다.
11. 멸균된 컵에 멸균된 용액을 따른다. 또는 흡인용 멸균 생리식염수를 준비하여 개봉해둔다.	
12. 카테터의 개봉부위를 약간 개봉하여 카테터와 흡인병이 연결되는 압력 조절구 쪽을 노출하여 흡인 라인과 연결한다.	
13. 물과 비누로 40~60초 동안 손위생을 실시한다(또는 알코올이 첨가된 손소독제를 사용하여 20초 이상 손소독을 실시).	• 미생물의 전파를 방지한다.
14. 멸균장갑을 착용한다.	

절차	이론적 근거
15. 흡인기를 켠 다음 흡인관을 들고 카테터 끝을 생리식염수에 넣어 윤활시키고, 조절구멍(thumb port)을 엄지손으로 눌러보아 식염수를 한 번 통과시킨다.	• 흡인압 점검과 생리식염수로 카테터의 바깥면을 윤활시켜 점막자극을 줄이기 위함이다.
16. 구강인두 흡인(oropharyngeal suction)이 필요한 경우 구강인두관를 삽입하고 인두까지 카테터를 부드럽게 밀어넣는다. 카테터로 인두를 자극하면 구토 반사가 일어나므로 질식에 유의해야 한다.	• 대상자가 협조를 하기 어려운 경우 구강인두관을 이용하여 주입해야 하고 구강 뒤에 있는 분비물 제거에 주로 이용한다. • 구강인두 흡인 시 삽입 길이: • 약 13cm(성인)(입에서 하악각까지 길이) • 비강인두 흡인 시 삽입 길이: • 약 16cm(성인)(코끝에서 하악각까지 길이)
17. 비강흡인(nasal suction)은 비강바닥을 따라서 부드럽게 주입하거나 비강인두관을 통해 주입하여 인두에 도달하게 한다(그림 13-19). 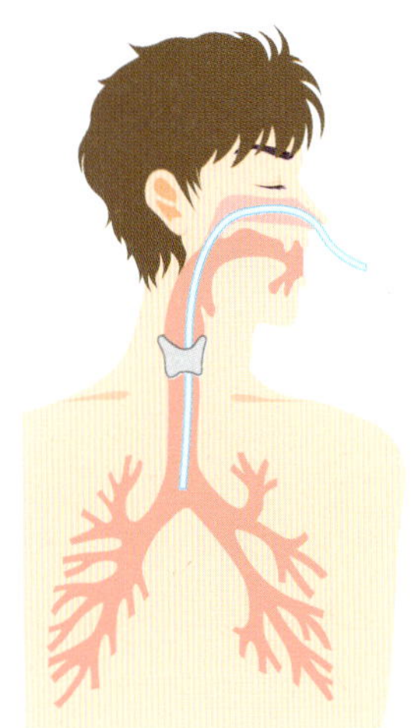 그림 13-19. 코인두 흡인 시 카테터 삽입	
18. 카테터를 주입하는 동안은 흡인을 하지 않는다.	• 카테터를 넣는 동안 흡인하면 저산소혈증 및 기도허탈의 가능성을 증가시킨다.
19. 카테터를 손끝으로 돌리면서 흡인하고 빼도록 한다.	• 점막의 한 군데만 흡인하는 것을 피하게 된다.
20. 카테터를 주입하여 흡인하는 전체 시간은 10~15초 이상 초과하지 않는다.	• 10~15초 이상일 경우 조직 내 산소량을 감소시켜 저산소증을 유발시킨다.
21. 흡인한 카테터는 생리식염수를 다시 통과시키고, 재흡인이 필요하다면 20~30초 후 시행한다.	• 반복되는 흡인은 대상자를 피곤하게 하고 혈액내 산소량을 감소시키며, 분비물 증진을 자극할 수 있다.

절차	이론적 근거
22. 분비물 흡인이 끝났으면 사용한 물품은 기관의 지침에 따라 폐기한다.	
23. 대상자의 호흡음을 사정한다.	• 흡인의 효과를 사정하기 위해 호흡양상을 사정한다.
24. 사용한 물품을 정리한다.	• 미생물의 전파를 방지한다.
25. 물과 비누로 40~60초 동안 손위생을 실시한다(또는 알코올이 첨가된 손소독제를 사용하여 20초 이상 손소독을 실시).	
26. 수행 결과를 간호기록지에 기록한다. 1) 날짜와 시간 2) 분비물의 특성, 양 3) 흡인전후 대상자의 호흡양상과 반응	

유의사항

• 흡인은 저산소혈증과 무기폐의 우려가 있고 카테터로 인한 미주신경 자극으로 심부정맥, 심실빈맥, 심실세동, 심정지 등이 초래될 수 있다.

2) 기관내 흡인(endotracheal suction)

방 법

절차	이론적 근거
1~5.까지 1)의 1~5와 동일하다.	
6. 대상자에게 기관내 흡인의 목적과 절차를 설명한다(가능하면 식사 전에 흡인을 실시한다).	• 식사 전 흡인 실시로 흡인을 예방하도록 한다.
7. 손소독제로 손위생을실시한다.	• 미생물의 전파를 방지한다.
8. 흡인압을 점검한다.	• 성인: 110~150mmHg, 아동: 95~100 mmHg
9. 흡인 시 체위는 의식 있는 대상자의 경우 반좌위자세로 하고, 무의식 대상자는 옆누움자세(측와위)에서 간호사와 얼굴을 마주보도록 한다.	• 이 체위는 안위를 돕고 접근하기가 용이하며, 대상자가 혀를 앞으로 내밀 수 있고 위 분비물이 폐로 흡인되는 것을 방지한다.
10. 수건을 대상자의 가슴 위에 덮는다.	
11. 무균용기가 들어있는 세트를 열어 용기에 일회용 생리식염수를 따른다. 또는 흡인용 멸균 생리식염수를 준비한다.	• 멸균상태를 유지하기 위함이다.

절차	이론적 근거
12. 카테터의 개봉부위를 약간 개봉한 후, 카테터와 흡인병이 연결되는 압력 조절구 쪽을 노출하여 흡인 라인과 연결한다.	
13. 손소독제로 손위생을 실시한다.	
14. 필요에 따라 흡인 전 과환기를 실시한 후 양손에 멸균장갑을 착용한다.	
15. 흡인 라인을 잡을 손은 흡인기를 켠 다음 흡인 라인을 들고, 흡인을 할 손으로 포장지 바깥쪽이 닿지 않도록 주의하며 카테터를 꺼낸다.	
16. 삽입할 카테터의 길이를 정한 후 끝을 생리식염수로 윤활시키고, 흡인 라인을 잡은 손의 엄지손가락으로 연결관을 눌러서 식염수가 잘 통과하는지 확인한다.	• 흡인압 점검과 생리식염수로 카테터의 바깥면을 윤활하여 점막자극을 줄이기 위함이다.
17. 연결을 누르고 있던 엄지손가락을 떼고 나서 인공기도를 통해 카테터를 부드럽게 삽입한다(그림 13-20). 그림 13-20. 기관내관	
18. 연결관을 막고 카테터를 잡은 손 엄지와 검지로 카테터를 부드럽게 회전시키면서 위로 뺀다(분비물 양상과 대상자의 저산소 상태 등을 살피면서 10~15초를 넘지 않도록 신속히 흡인한다).	• 10~15초 이상일 경우 조직 내 산소량을 감소시켜 저산소증을 유발시킨다.
19. 흡인을 한 카테터는 무균용기에 있는 생리식염수를 다시 통과시킨다(분비물이 통과할 때 분비물의 양상을 관찰한다).	
20. 분비물이 제거될 때까지 3~4회 같은 방법으로 흡인을 하되 20~30초 간격을 유지한다.	• 반복되는 흡인은 대상자를 피곤하게 하고, 혈액내 산소량을 감소시키며, 분비물 증진을 자극할 수 있다.
21. 흡인이 끝나면 장갑을 벗고, 흡인기를 끈 다음 물품을 정리한다.	
22. 물과 비누로 40~60초 동안 손위생을 실시한다(또는 알코올이 첨가된 손소독제를 사용하여 20초 이상 손소독을 실시).	• 미생물의 전파를 방지한다.
23. 수행결과를 간호기록지에 기록한다. 1) 날짜와 시간 2) 분비물의 특성, 양 3) 흡인 전후 대상자의 호흡양상과 반응	

3) 기관절개관 흡인(tracheostomy suction)

방 법

절차	이론적 근거
1~5까지 1)의 1~5와 동일하다.	
6. 대상자에게 기관절개관 흡인의 목적과 절차를 설명한다.	
7. 손소독제로 손위생을 실시한다.	• 미생물의 전파를 방지한다.
8. 흡인압을 점검한다.	• 성인: 110~150mmHg • 아동: 95~100mmHg
9. 흡인 시 체위는 의식 있는 대상자의 경우 반좌위자세로 하고, 무의식 대상자는 옆누움자세(측와위)에서 간호사와 얼굴을 마주보도록 한다.	• 이 체위는 안위를 돕고 접근하기가 용이하며, 대상자가 혀를 앞으로 내밀 수 있고 위 분비물이 폐로 흡인되는 것을 방지한다.
10. 수건을 대상자의 가슴 위에 덮는다.	
11. 무균용기가 들어 있는 세트를 열어 용기에 일회용 생리식염수를 따른다.	• 멸균상태를 유지하기 위함이다.
12. 카테터의 개봉부위를 약간 개봉한 후, 카테터와 흡인병이 연결되는 압력 조절구 쪽을 노출하여 흡인 라인과 연결한다.	
13. 손소독제로 손위생을 실시한다.	• 미생물의 전파를 방지한다.
14. 흡인을 하기 전에 흉부물리요법으로 분비물이 기관으로 이동할 수 있도록 한다.	• 분비물이 기관으로 이동해 있으면 효과적으로 흡인할 수 있다.
15. 흡인을 시작하기 전에 인공호흡기의 산소공급기전 및 앰부백을 이용하여 100% 산소로 30~60초간 과산소화 해준다. 앰부백 환기를 도와줄 보조자가 있으면 더욱 안전하게 흡인을 할 수 있다.	• 과도 환기와 함께 과산소화되어 있어야 흡인 동안 기도허탈의 위험과 저산소증 발생을 예방할 수 있다.
16. 멸균장갑을 착용한다.	• 미생물의 전파를 최소화하기 위함이다.
17. 흡인 라인을 잡을 손은 흡인기를 켠 다음 흡인 라인을 들고, 흡인을 할 손으로 포장지 바깥쪽이 닿지 않도록 주의하며 카테터를 꺼낸다.	
18. 삽입할 카테터의 길이를 정한 후 끝을 생리식염수로 윤활시키고, 흡인 라인을 잡은 손의 엄지손가락으로 연결관을 눌러서 식염수가 잘 통과하는지 확인한다.	• 흡인압 점검과 생리식염수로 카테터의 바깥면을 윤활하여 점막자극을 줄이기 위함이다.
19. 연결관을 누르고 있던 엄지손가락을 떼고 나서 기관절개관에 카테터를 부드럽게 재빨리 넣되, 저항감이 있거나 대상자가 기침을 할 때까지 삽입한다(그림 13-21). 이후 1cm 정도 뒤로 당긴 후 조절구멍을 막아 흡인을 작동시킨다.	

절차	이론적 근거
그림 13-21. 기관절개관 흡인	
20. 연결관을 막고 카테터를 잡은 손 엄지와 검지로 카테터를 부드럽게 회전시키면서 위로 뺀다(분비물 양상과 대상자의 저산소 상태 등을 살피면서 10~15초를 넘지 않도록 신속히 흡인한다).	• 10~15초 이상일 경우 조직 내 산소량을 감소시켜 저산소증을 유발시킨다.
21. 흡인 후 다시 심호흡을 하게 하거나, 인공호흡기의 산소공급기전 및 앰부백을 이용하여 산소를 충분히 공급한다. 대상자의 호흡이 있는 경우 호흡에 맞추어 시행한다.	• 저산소증 발생을 예방한다. 필요하면 심전도모니터를 하면서 시행한다.
22. 흡인을 한 카테터는 멸균용기에 있는 생리식염수를 다시 통과시킨다(분비물이 통과할 때 분비물의 양상을 관찰한다).	
23. 분비물이 제거될 때까지 3~4회 같은 방법으로 흡인을 하되 20~30초 간격을 유지한다.	• 반복되는 흡인은 대상자를 피곤하게 하고, 혈액내 산소량을 감소시키며, 분비물 증진을 자극할 수 있다.
24. 흡인이 끝나면 장갑을 벗고, 흡인기를 끈 다음 물품을 정리한다.	
25. 물과 비누로 40~60초 동안 손위생을 실시한다(또는 알코올이 첨가된 손소독제를 사용하여 20초 이상 손소독을 실시).	• 미생물의 전파를 방지한다.
26. 수행결과를 간호기록지에 기록한다. 1) 날짜와 시간 2) 분비물의 특성, 양 3) 흡인 전후 대상자의 호흡양상과 반응	

4 기관절개관 관리

목 적

- 기관절개(tracheostomy) 부위의 감염을 방지하고 기노(숨길)를 유지하기 위함이다.

준비물

- 기관절개관 드레싱 세트(kelly, 종지 3개: 소독솜, 과산화수소+생리식염수, 생리식염수), 기관절개관용 흡인 튜브 또는 5–6Fr. 흡인 카테터, 기관절개관 모형(내관과 분리되는 관을 가진), 기관절개관 고정 끈, 멸균 생리식염수, 과산화수소수, 멸균장갑, 곡반, 방수포, Y 거즈, 멸균 4x4 거즈, 소독솜, 겸자, 쟁반(tray), 흡인기/흡인 카테터, 산소주입기, 소독된 긴 면봉 3~5개, Ambu-bag, 손소독제, 수건 혹은 방수포, 가위, 간호기록지

방 법

절차	이론적 근거
1. 물과 비누로 40~60초 동안 손위생을 실시한다(또는 알코올이 첨가된 손소독제를 사용하여 20초 이상 손소독을 실시).	• 미생물의 전파를 방지한다.
2. 멸균된 드레싱 세트에 소독된 내관을 넣는다.	
3. 소독솜과 Y-거즈 등 소독할 물품을 드레싱 세트 안에 넣고 필요한 물품을 준비한다.	
4. 준비한 물품을 가지고 대상자에게 간호사 자신을 소개한다.	
5. 대상자의 이름, 등록번호, 생년월일 중 두 가지를 개방형으로 묻고 대답을 들은 후 대상자의 입원팔찌와 대조하여 대상자(이름, 등록번호)가 정확한지 확인하며 환자리스트(또는 처방지)와도 대조하여 대상자를 재확인한다.	• 안전한 간호를 위해 대상자를 정확히 확인하기 위함이다.
6. 대상자에게 기관절개관 관리의 목적과 절차를 설명한다.	
7. 대상자의 자세를 편하게 해주고 대상자 가슴 위에 방수포를 깐다.	• 대상자 옷의 오염을 줄인다.
8. 손소독제로 손위생을 실시한다.	• 미생물의 전파를 방지한다.
9. 드레싱 세트를 멸균적으로 열고 멸균장갑을 착용한다.	
10. 분비물을 제거하기 위해 기관내 흡인을 실시한다.	• 내관을 제거하는 동안 외관이 막히지 않도록 분비물을 제거한다.
11. 한 손으로 외관을 잡고 다른 손으로 잠금장치를 풀어 내관만 조심스럽게 뺀다(내관 주변의 분비물의 양, 색, 냄새 등의 특성을 확인한다).	
12. 외관에 있는 분비물을 흡인한다.	• 흡인절차는 앞의 기도관 흡인을 참조한다.
13. 외관 밑에 있는 사용한 Y-거즈를 제거한다.	

절차	이론적 근거
14. 손소독제로 손위생을 실시한다.	
15. 멸균장갑을 새로 바꿔 착용한다.	
16. 한 손으로 소독된 내관의 끝을 잡고 삽입한 후 빠지지 않게 잠금장치를 확인한다(그림 13-22). 그림 13-22. 내관 재삽입	• 잠그지 않으면 기침할 때 빠져 나올 수 있다.
17. 섭자를 이용하여 기관절개관 주위와 피부를 소독솜으로 절개부위에서 바깥쪽으로 닦는다. 소독솜은 한 번에 1개씩 사용한다(그림 13-23). 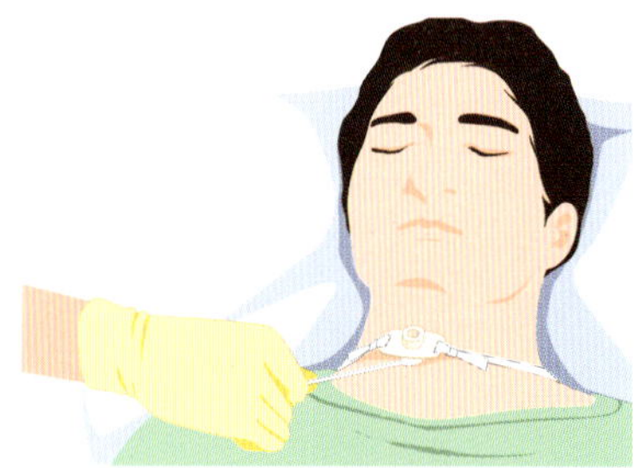 그림 13-23. 절개관 주위 소독	• 개구부에서 바깥쪽으로 닦아내어 개구부를 닦아준다. 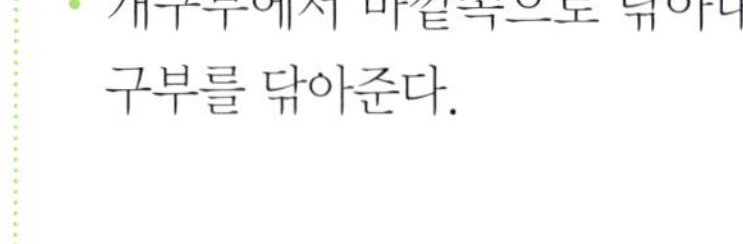
18. 습기가 남아 있는 기관절개 부위를 멸균된 마른 거즈로 가볍게 두드리며 습기를 제거하고, Y-거즈를 Y자가 거꾸로 되도록 아래에서 위로 멸균적으로 끼운다(그림 13-24). 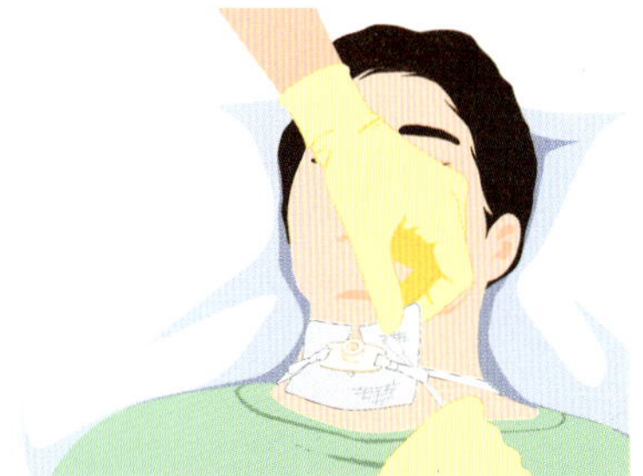 그림 13-24. Y-거즈 끼우기	• 미생물의 성장과 피부박리를 예방하기 위해 건조시킨다. • 분비물 흡수를 위해 거즈를 끼운다.
19. 장갑을 벗고 손소독제로 손위생을 실시한다.	

절차	이론적 근거
20. 기관절개관이 빠지지 않도록 손으로 잡은 후 다른 손으로 기존의 끈을 조심스럽게 가위로 잘라 제거한다(가위의 끝이 대상자 쪽으로 향하지 않도록 한다).	
21. 기관절개관이 빠지지 않도록 손으로 잡은 후 고정구에 새 끈을 넣어 목을 두른 후 고정한다(그림 13-25). 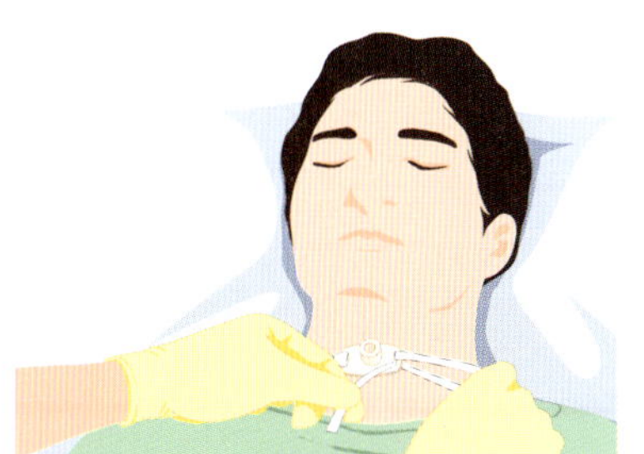 그림 13-25. 기관절개관 끈 고정	• 외관이 빠지지 않게 끈을 목 뒤로 단단히 묶는다.
22. 사용한 물품을 정리한다.	
23. 내관을 소독용액(과산화수소수:생리식염수 1:2)에 담가 놓는다.	• 소독용액에 담가두어 내관의 분비물이 쉽게 제거될 수 있도록 한다.
24. 멸균된 세척솔이나 긴 면봉을 이용하여 과산화수소수에 담겨 있는 내관을 깨끗이 닦는다(그림 13-26). 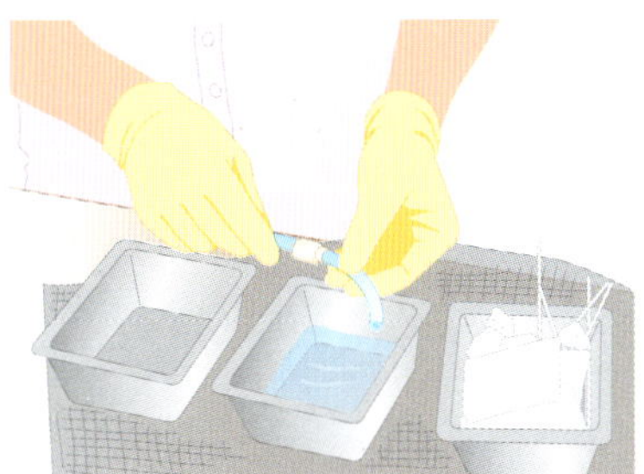 그림 13-26. 내관 세척	• 끈끈하거나 건조된 분비물을 제거하기 위해 솔로 닦는다.
25. 내관을 생리식염수로 헹구고, 물기가 마르도록 마른 거즈로 내관의 물기를 닦거나 말려 놓는다.	• 분비물을 제거하기 위함이다.
26. 물과 비누로 40~60초 동안 손위생을 실시한다(또는 알코올이 첨가된 손소독제를 사용하여 20초 이상 손소독을 실시).	• 미생물의 전파를 방지한다.
27. 수행결과를 간호기록지에 기록한다. 1) 날짜와 시간 2) 기관절개 부위 상태 3) 분비물의 양, 색, 냄새, 점도 4) 대상자의 호흡양상과 반응	• 건조시킨 내관은 멸균 과정을 거친 후 재사용할 수 있다.

유의사항

- 캐뉼라를 막고 숨쉬는 연습을 하여 기관절개관 제거에 대비하도록 한다.
- 자신이 캐뉼라를 막고 몇 마디 말을 할 수 있도록 연습시킨다.
- 드레싱 교환은 1일 1회 이상 시행하며, 필요시 젖을 때마다 교환한다.
- 분비물이 딱지가 되어 붙어있는 경우, 멸균 생리식염수에 적신 솜을 몇 분 동안 그 자리에 얹어 놓는다. 그 후 다시 솜으로 닦아내어 분비물 딱지를 제거한다.
- 기관절개관 고정용 끈 교환방법은 다음과 같다(그림 13-27).

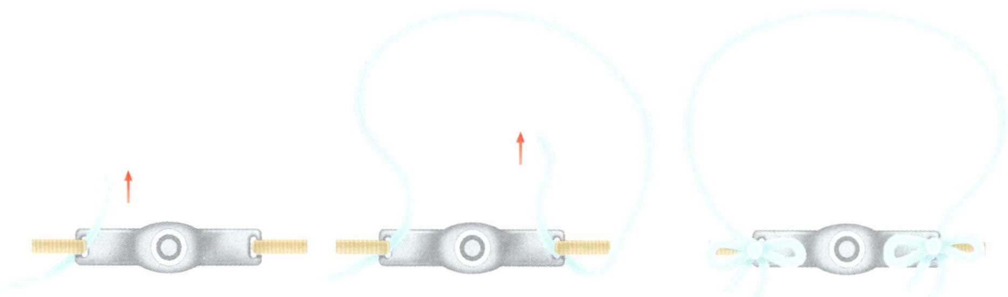

그림 13-27. 기관절개관 고정끈 교환방법(A~C)

  a. 기관절개관 고정용 끈을 새 것으로 준비한다.
  b. 기관절개관의 고정구에 넣어 대상자의 목을 한 바퀴 돌아오도록 한다.
  c. 이 끈이 반대편 고정구를 통과하도록 하여 뒤로 다시 돌아 처음 시작한 쪽까지 오도록 한다.
  d. 양끝을 가볍게 당기어 고정끈을 손가락 2개 정도가 들어갈 정도로 고정하여 기관절개관으로부터 2cm 되는 곳에 단단히 매듭을 만든다.
     근거 : 기관절개관 끝에 매듭을 지으면 분비물이 딱지가 되어 앉는다. 매듭이 경추 부위에 오면 대상자에게 불편감을 준다.
- 처음 기관 절개술 후 경로가 형성될 때까지 48~72시간 동안은 새로운 기관절개관(silastic 혹은 silicon의 경우)으로 교환하지 않는다.
- 그 이후에는 캐뉼라 내의 가피 및 분비물의 응고 정도에 따라 7일 간격으로 교환한다.
- 풍선(balloon) 관리(공기 주입 및 제거 시)
  a. 인공호흡기를 사용하거나 기관절개관이 제 위치에 놓이게 하기 위하여, 또는 흡인을 방지하기 위하여 커프를 부풀리는 경우에는 기관벽의 손상을 방지하기 위해 흡인 시 2~3시간 간격에 한 번씩 커프를 이완시킨다.
  b. 공기를 주입한 경우는 기관벽에 압력이 가지 않도록 하며 주입한 공기의 양을 기록한다.
  c. 커프의 과도한 팽창은 기관부종이나 괴사를 유발하므로 커프 압력을 측정하고 14~20mmHg 정도를 유지한다.

실습보고서

산소화

년 월 일

학년 : 번호 : 이름 :

1. 산소 흡입에서 나타나는 일반적인 합병증을 열거하고 각 방법에 따른 장 · 단점을 서술하시오.

1) 비강캐뉼라

2) 단순산소 마스크

3) 부분재호흡 마스크

4) 비재호흡 마스크

5) 벤츄리 마스크

2. 환기 및 호흡 증진의 종류와 각 방법을 간단히 서술하시오.

3. 체위 배액을 실시하기 위해 대상자에게 필요한 준비에 대해 서술하시오.

4. 기도 흡인 시 주의해야 할 사항 등을 열거하시오.

1) 시간 및 빈도

2) 삽입 길이

3) 흡인방법

4) 무균적 관리적인 면

5) 흡인압

6) 합병증

5. 기관절개 간호 시 유의점에 대하여 서술하시오.

1) 기관절개관 흡인 간호

2) 기관절개 부위 간호

3) 기관절개 대상자 재활 간호

부록

핵심간호술 평가항목

번호	핵심간호술 항목	권장난이도
01	활력징후 측정*	하
02	경구투약*	하
03	근육주사*	중
04	피하주사(간이 혈당검사 포함)*	중
05	피내주사(전완의 내측면)*	상
06	정맥수액 주입(Infusion pump 또는 syringe pump 사용 포함)*	상
07	수혈요법*	상
08	간헐적 위관영양*	중
09	단순도뇨(Straight catheterization)*	중
10	유치도뇨(Indwelling catheterization)*	상
11	배출관장*	중
12	말초산소포화도(Pulse oximeter) 측정과 심전도 모니터(EKG monitor) 적용*	하
13	비강캐뉼라를 이용한 산소요법*	하
14	흡인(Suction)	상
15	기본 심폐소생술 및 제세동기 적용*	중
16	통증관리	중
17	욕창관리 및 낙상예방간호#	하
18	배액관 관리(JP 또는 Hemovac)#	중

*출처: 한국간호교육평가원(2017)

#출처: 한국기본간호학회 정책연구보고서(2023) 수정, 보완

01 활력징후 측정

1. 성취 목표

- 체온, 맥박, 호흡, 혈압을 정확하게 설명할 수 있다.
- 체온, 맥박, 호흡, 혈압을 정확하게 측정할 수 있다
- 체온, 맥박, 호흡, 혈압의 측정결과를 정확하게 기록할 수 있다.

2. 선행지식

- 체온, 맥박, 호흡, 혈압의 정상범위
- 체온, 맥박, 호흡, 혈압에 영향을 미치는 요인

3. 준비물품

- 초침이 있는 시계
- 아네로이드 혈압계
- 소독솜
- 전자 체온계/고막 체온계(일회용 탐침 덮개)
- 청진기(교육용 청진기 준비)
- 손소독제, 간호기록지, 투약트레이

4. 사례

사례 1 양측 외이도염 및 중이염으로 외래를 통해 입원한 나기본(M/23)님을 병실로 안내한 후 입원기록을 위해 활력징후 측정을 수행하려고 한다.

사례 2 교통사고로 이틀 전 입원한 나기본(F/28)님은 오른쪽 대퇴골절로 수술이 예정되어 있다. 담당 간호사는 8시간마다 활력징후 처방을 확인하여 수행하려고 한다.

5. 절차

1) 액와 체온, 맥박과 호흡, 혈압

순서	수행항목	잘함 3	보통 2	부족 1
1	물과 비누로 40~60초 동안 손위생을 실시한다(또는 알코올이 첨가된 손소독제를 사용하여 20초 이상 손소독을 실시).			
2	필요한 물품을 준비하고, 작동 여부를 확인한다(청진기, 체온계, 혈압계).			
3	준비한 물품을 가지고 가서 대상자에게 간호사 자신을 소개한다.			
4	손소독제로 손위생을 실시한다.			
5*	대상자의 이름, 등록번호, 생년월일 중 두 가지를 개방형으로 묻고 대답을 들은 후 대상자의 입원팔찌와 대조하여 대상자(이름, 등록번호)가 정확한지 확인하여 환자리스트(또는 처방지)와도 대조하여 대상자를 재확인한다.			
6	대상자에게 체온, 맥박, 호흡, 혈압을 측정하는 목적과 절차를 설명한다.			
7*	전자체온계를 꺼내어 끝부분을 소독솜으로 닦은 후 겨드랑이 중앙에 삽입하여 체온계가 빠지지 않도록 지지한다.			
8	대상자에게 체온이 측정(체온계 화면에 나타난 글자가 더 이상 깜박이지 않거나 "삐~" 소리 등 해당 전자체온계의 작동방법 적용)될 때 까지 체온계가 유지되도록 설명한다.			
9	대상자의 팔을 편한 자세로 놓고, 대상자의 이불을 내려 가슴이 보이도록 한다.			
10*	손가락으로 요골동맥을 찾아서 그 위에 놓고, 맥박 부위를 확인한 후, 맥박을 측정한다. [처음 입원 시] 1분간 맥박수를 측정한다. [입원 중 규칙적임을 확인한 후] 30초 동안 맥박수를 측정한 후 2배를 한다.			
11	맥박을 측정한 후 동맥에 손을 그대로 댄 채로 호흡을 측정한다. [처음 입원 시] 1분간 호흡수를 측정한다. [입원 중] 30초 동안 호흡수를 측정한 후 2배를 한다.			
12	체온이 측정되면 체온계를 빼고, 소독솜으로 닦은 후 체온계의 전원을 끄고 용기에 넣는다.			
13	측정한 맥박과 호흡, 체온을 메모한다.			
14	대상자가 편안한 자세를 취하게 한 후, 대상자의 팔을 심장과 같은 높이로 놓고 팔을 노출시킨다.			
15*	팔오금 상완동맥 2~3cm 위에, 커프의 bulb에 연결된 줄이 상완동맥과 평행이 되게 놓이도록 하고 손가락 하나가 들어갈 정도의 여유를 주고 감는다.			
16*	손가락으로 상완동맥을 찾아 그 위에 청진기를 대고, 움직이지 않게 손으로 고정한다.			

순서	수행항목	잘함 3	보통 2	부족 1
[참고] 처음(initial) 혈압 측정인 경우 다음의 사항을 15번 후에 먼저 시행한다. 1. 한 손으로 혈압계의 조절 밸브를 잠그고 압력 밸브를 눌러 커프에 공기를 넣고, 다른 손의 손가락을 상완동맥 또는 요골동맥 위에 올려놓는다. 2. 상완동맥 또는 요골동맥을 촉지하여 맥박이 소실되는 지점에서 혈압계의 눈금을 30mmHg 정도 더 올린다. 3. 조절 밸브를 천천히 열어 눈금을 1초에 2mmHg의 속도로 내리면서 상완동맥이나 요골동맥에서의 맥박이 다시 촉지되는 지점의 눈금을 읽어서 기억한다. 4. 커프의 공기를 완전히 뺀 후 최소한 15초 동안 기다린다.				
17*	혈압계의 조절 밸브를 잠그고 압력 bulb를 눌러 혈압계의 눈금이 160~200mmHg까지 올라가게 공기를 넣는다.			
[참고] 처음(initial) 측정인 경우, 다음의 사항을 시행한다. 혈압계의 조절 밸브를 잠그고 압력 bulb를 눌러 혈압계의 눈금이 상완동맥이나 요골동맥에서의 맥박이 다시 촉지 되었던 지점의 눈금을 기억하여 눈금보다 30mmHg 더 올라가게 혈압계의 눈금을 올린다.				
18*	조절 밸브를 천천히 열어 1초에 2mmHg씩 눈금을 내리면서 처음 소리가 들리는 지점의 눈금을 읽어서 기억한다.			
19*	조절 밸브를 완전히 열어 차츰 커프에서 공기를 빼면서 소리가 없어지는 지점의 눈금을 읽어서 기억한다.			
20	조절 밸브를 완전히 열어 커프에서 공기를 완전히 뺀 후 커프를 풀어, 혈압계를 정리한다.			
21	대상자의 환의를 정리한다.			
22	측정한 혈압을 메모한다.			
23	청진기의 귀꽂이(ear piece)와 판막(diaphragm)을 소독솜으로 닦는다.			
24	물과 비누로 손위생을 실시한다.			
25	간호기록지에 호흡, 체온, 맥박, 혈압측정치를 기록한다.			
점수				

* 체온을 고막으로 측정하는 경우 다음 절차로 체온, 맥박, 호흡을 측정함.

2) 고막체온

순서	수행항목	잘함 3	보통 2	부족 1
1	필요한 물품을 준비하고 작동 여부를 확인한다.			
2	준비한 물품을 가지고 대상자에게 가서 간호사 자신을 소개한다.			
3	물과 비누로 40~60초 동안 손위생을 실시한다(또는 알코올이 첨가된 손소독제를 사용하 여 20초 이상 손소독을 실시).			
4*	팔오금 상완동맥 2~3cm 위에, 커프의 bulb에 연결된 줄이 상완동맥과 평행이 되게 놓이도록 하고 손가락 하나가 들어갈 정도의 여유를 주고 감는다.			
5	대상자에게 체온을 측정하는 목적과 절차를 설명한다.			
6	용기에서 탐침 덮개를 꺼낸 후 탐침 덮개를 고막체온계에 덮는다.			
7*	대상자의 머리를 한 쪽으로 돌려 체온을 측정할 귀를 노출시킨 후 귓바퀴를(성인의 귓바퀴는 후상방으로, 소아는 후하방으로) 당긴 다음 탐침을 부드럽게 외이도로 삽입하여 체온을 측정한다.			
8	탐침 덮개를 제거 한 후 체온을 메모한다.			
9	물과 비누로 손위생을 실시한다(또는 알코올이 첨가된 손소독제를 사용하여 20초 이상 손소독을 실시).			
10	간호기록지에 체온을 기록한다.			
점수				

※ 맥박과 혈압 측정은 위의 절차와 동일함.

02 경구투약

1. 성취 목표

- 경구투약의 기본원칙을 설명할 수 있다.
- 경구투약을 준비할 수 있다.
- 경구투약에 적절한 체위를 취하고 투약할 수 있다.
- 경구 투약 수행 후 기록할 수 있다.

2. 선행지식

- 투약의 기본 원칙
- 대상자의 경구투약 가능 여부 사정방법
- 경구 투약 시 유의사항

3. 준비물품

- 투약카드(또는 컴퓨터 출력물)
- 물, 물컵(필요시 빨대)
- 투약기록지, 간호기록지
- 투약 컵 또는 약 봉지
- 투약카트 또는 투약트레이
- 휴지(또는 종이타월)
- 손소독제
- 코프시럽 약병(실제 먹을 수 있는 것으로 준비)

4. 사례

사례 1 만성 위염으로 입원한 나기본(M/42)님에게 다음과 같은 처방을 확인하여 수행하려고 한다.

처방) Famotid450ine 20mg/1T PO QD

5. 절차

순서	수행항목	잘함 3	보통 2	부족 1
1	물과 비누로 손위생을 실시한다(또는 알코올이 첨가된 손소독제를 사용하여 20초 이상 손소독을 실시).			
2*	투약카트에서 대상자의 약물이 들어 있는 약포지를 꺼내어 투약처방(투약카드 또는 컴퓨터 출력물 등)과 투약원칙(5 rights; 대상자 등록번호, 대상자명, 약명, 용량, 투여경로, 시간)을 확인한다.			
3	필요한 물품을 준비한다.			
4	준비한 물품을 가지고 대상자에게 가서 간호사 자신을 소개한다.			
5	손소독제로 손위생을 실시한다.			
6*	대상자의 이름, 등록번호, 생년월일 중 두 가지를 개방형으로 묻고 대답을 들은 후 대상자의 입원팔찌와 대조하여 대상자(이름, 등록번호)가 정확한지 확인하여 환자리스트(또는 처방지)와도 대조하여 대상자를 재확인한다.			
7*	약물 투여 목적과 작용 및 유의사항을 설명한 다음 약물에 대한 의문사항이 있으면 질문하도록 한다.			
8*	앉거나 파울러위를 취하도록 하되 앉는 것이 금기라면 측위를 취하도록 돕는다.			
9	흘리지 않도록 휴지나 타월을 대준다.			
10*	구강건조로 연하곤란이 있는지 확인하기 위해 침을 삼켜보거나 물을 한 모금 마셔보도록 한다.			
11	알약은 한꺼번에 복용하지 말고, 한 번에 한 알씩 복용하도록 돕는다. 알약 복용 후에 물약을 복용하도록 한다.			
12	약물을 다 삼킬 때까지 대상자 옆에 있으면서, 약물복용 여부를 확인하기가 어려우면 대상자에게 말을 시켜보거나 입을 벌려보도록 한다.			
13	투약 후에는 대상자가 편안한 체위를 취하도록 도와준다.			
14	물과 비누로 손위생을 실시한다(또는 알코올이 첨가된 손소독제를 사용하여 20초 이상 손소독을 실시함).			
15	수행 결과를 간호기록지와 투약기록지에 기록한다. 1) 5 rights(대상자명, 약명, 용량, 투약경로, 투약시간) 2) 필요시 투약목적, 환자의 반응, 투약 못한 이유			
점수				

03 근육주사

1. 성취 목표

- 근육주사의 목적과 절차를 설명할 수 있다.
- 근육주사 약물을 정확하게 준비할 수 있다.
- 근육주사 부위를 정확히 선정하여 근육주사를 수행할 수 있다.
- 근육주사 수행 후 기록할 수 있다.

2. 선행지식

- 투약의 기본 원칙
- 무균술
- 근육주사 부위
- 근육주사 시 주의사항과 합병증

3. 준비물품

- 근육주사용 둔부모형
- 일회용 멸균 주사기(바늘 포함) 규격별(2~5cc) 2개씩
- 약품(Diclofenac 4mg)라벨이 붙은 앰플 2개
  - 시나리오에 따라 주사부위 및 약품이 달라짐
- 손상성폐기물 전용용기, 일반 의료폐기물 전용용기
- 투약카드(또는 컴퓨터 출력물)
- 소독솜, 손소독제
- 투약카트 또는 투약트레이
- 투약기록지, 간호기록지

4. 사례

사례 1 교통사고로 입원한 나기본(F/28)님이 오른쪽 대퇴골절로 통증을 호소하여 담당 의사에게 보고 후 다음과 같은 처방을 확인하여 수행하려고 한다.

처방) Tramadol 50mg/1ⓐ IM stat

5. 절차

순서	수행항목	잘함 3	보통 2	부족 1
1	물과 비누로 손위생을 실시한다(또는 알코올이 첨가된 손소독제를 사용하여 20초 이상 손소독을 실시).			
2*	투약처방(투약카드 또는 컴퓨터 출력물 등)과 투약원칙(5 rights; 대상자 등록번호, 대상자명, 약명, 용량, 투여경로, 시간)을 확인한다.			
3*	근육주사에 필요한 약물을 정확한 용량 및 방법으로 주사기에 준비한다.			
4	필요한 물품을 준비한다.			
5	준비한 물품을 가지고 대상자에게 가서 간호사 자신을 소개한다.			
6	손소독제로 손위생을 실시한다.			
7*	대상자의 이름, 등록번호, 생년월일 중 두 가지를 개방형으로 묻고 대답을 들은 후 대상자의 입원팔찌와 대조하여 대상자(이름, 등록번호)가 정확한지 확인하여 환자리스트(또는 처방지)와도 대조하여 대상자를 재확인한다.			
8	약물의 투여 목적과 작용 및 유의사항에 대해 설명한 다음 의문사항이 있으면 질문하도록 한다.			
9	커튼(스크린)으로 대상자의 사생활을 보호해 준다.			
10*	대상자의 상태와 약물 용량에 따라 적합한 주사부위를 정한 후 적절한 체위를 취하도록 하고 주사부위를 노출시킨 다음 주사부위를 선정한다(사례에 따라 ①~④ 중 선택하여 수행). ① **둔부의 배면 부위**: 엎드려 누운 자세에서 엄지발가락을 안쪽으로 모으고 둔부를 노출시킨 다음 대전자와 후상장골극을 연결한 사선의 상외측이나 장골능에서 5cm 아래, 또는 둔부를 4등분한 상외측부위를 주사부위로 선정한다. ② **둔부의 복면 부위**: 왼쪽 측위로 누워 오른쪽 무릎을 구부린 자세에서 둔부를 노출시킨 다음 간호사는 왼손의 손바닥을 대상자의 오른쪽 대전자 위에, 집게손가락은 전상장골극(anterior superior iliac spine)위에 올려놓고 가운데 손가락은 장골능을 따라 V자로 벌려서 주사 부위를 선정한다. ③ **대퇴 부위**: 앉거나 누운 자세에서 대퇴 부위를 노출시킨 다음 외측광근을 3등분한 가운데 부분, 또는 대퇴직근 부위를 주사 부위로 선정한다. ④ **삼각근 중앙 부위**: 앉거나 선 자세 또는 측위에서 어깨를 노출시킨 다음 상박의 외측, 견봉돌기에서 5cm 아래 부위를 주사부위로 선정한다.			
11	손소독제로 손위생을 실시한다.			
12	선정된 부위를 소독솜으로 안쪽에서 바깥쪽으로 직경 5~8cm 정도 둥글게 닦아낸 후 소독약이 마르면 투약카드를 보고 약을 확인한 후 한 손으로 주사기를 집어 올려 주사바늘 뚜껑을 제거한다.			
13*	주사바늘을 90°로 유지한 다음 주사기로 선정된 주사부위 근육을 재빨리 찌른다.			

순서	수행항목	잘함 3	보통 2	부족 1
14*	피부를 잡았던 손의 엄지와 집게손가락으로 주사기 하단부를 잡고, 주사기를 잡았던 손으로는 주사기의 내관을 살짝 뒤로 당겨 혈액이 나오지 않으면 주사기 내관을 당겨보던 손의 엄지손가락으로 내관을 밀어서 약물을 천천히 주입한다. (만약 주사기에 혈액이 보인다면 주사기를 빼내어 버린 다음 주사 준비를 처음부터 다시 해야 한다.)			
15	약물 주입이 끝나면 소독솜으로 주사부위를 누르면서 주사바늘 삽입할 때와 같은 각도로 주사기를 재빨리 빼서 투약트레이에 놓고, 소독솜을 댄 채로 주사 부위를 마사지 한다. (주사바늘 제거 후 출혈이 있을 때는 주사 부위를 1~2분 정도 압박한다.)			
16	소독솜을 투약트레이에 놓고 환의를 입힌 후 대상자의 자세를 편안하게 해준다.			
17	주사 후의 기대효과에 대해 설명한다.			
18	커튼(스크린)을 걷는다.			
19	사용한 물품을 정리한다. (주사바늘은 뚜껑을 되씌우지 않은 채 손상성폐기물 전용용기에 버리고, 사용했던 소독솜과 주사기는 일반 의료폐기물 전용용기에 버린다.)			
20	물과 비누로 손위생을 실시한다(또는 알코올이 첨가된 손소독제를 사용하여 20초 이상 손소독을 실시).			
21	수행 결과를 간호기록지, 투약기록지에 기록한다. 1) 5 rights(대상자명, 약명, 용량, 투약경로, 투약시간) 2) 필요시 투약목적, 대상자의 반응, 투약 사유 또는 못한 이유			
	점수			

04 피하주사(간이 혈당검사 포함)

1. 성취 목표

- 피하주사의 목적과 절차를 설명할 수 있다.
- 혈당 검사와 피하주사에 필요한 물품과 약물을 정확하게 준비할 수 있다.
- 피하주사부위를 정확하게 선정하여 피하주사를 수행할 수 있다.
- 피하주사 수행 후 기록하고 인슐린을 투여한 경우 적절한 후 처치를 할 수 있다.

2. 선행지식

- 투약의 기본 원칙
- 무균술
- 피하주사 부위
- 간이 혈당측정기 사용 및 관리법
- 혈당검사결과 판정과 비정상 혈당의 증상과 대처법

3. 준비물품

- 투약카드(또는 컴퓨터 출력물)
- 인슐린 주사기
- 피하주사 모형
- 채혈침(lancet)
- 피하주사 부위 순환 그림
- 장갑(필요시)
- 투약카트 또는 투약트레이
- 혈당기록지
- 일반 의료폐기물 전용용기
- 주사용 인슐린
- 간이 혈당측정기
- 채혈기(penlet)
- 소독솜, 손소독제
- 피하주사 부위 순환 그림
- 검사지(strip)
- 투약기록지, 간호기록지
- 손상성폐기물 전용용기

4. 사례

사례 1 당뇨병 환자인 나기본(F/72)님은 최근 혈당조절이 안 되는 이유로 입원 중이다. 나기본님의 담당 간호사는 식전 혈당측정과 다음과 같은 RI Schedule 처방을 확인하여 수행하려고 한다.

Blood sugar(mg/dL)	dose scale
≤ 150	0
151~200	4
201~250	8
251~300	10
301~350	12
〉351	16

5. 절차

순서	수행항목	잘함 3	보통 2	부족 1
	간이 혈당측정			
1	물과 비누로 손위생을 실시한다(또는 알코올이 첨가된 손소독제를 사용하여 20초 이상 손소독을 실시).			
2	필요한 물품을 준비한다.			
3	준비한 물품을 가지고 대상자에게 가서 간호사 자신을 소개한다.			
4	손소독제로 손위생을 실시한다.			
5*	대상자의 이름을 개방형으로 질문하여 대상자를 확인하고, 입원팔찌와 환자리스트(또는 처방지)를 대조하여 대상자(이름, 등록번호)를 확인한다.			
6	대상자에게 혈당측정목적과 절차에 대해 설명한다.			
7	대상자의 손가락 끝을 채혈하기 적절한지 확인한 다음 소독솜으로 닦아 말린다.			
8	채혈기에 채혈침을 끼워 대상자의 피부 상태에 맞도록 삽입깊이를 조절한다.			
9	검사지를 꺼내 혈당측정기를 준비한다. (기계에 따라 시행 - 전원작동, 검사지 삽입한다.)			
10	손가락 끝부분의 측면에 채혈기를 놓고 채혈침이 피부를 순간적으로 천자하도록 버튼을 누른다.			
11	천자 부위는 혈액이 자연스럽게 흘러나오게 한 다음 혈액방울을 검사지에 묻히고 천자 부위는 소독솜으로 눌러준다.			
12	혈당측정기의 모니터에 나온 수치를 확인하고 메모한 후 대상자에게 설명해 준다.			
13	사용한 물품을 정리한다. (채혈침은 손상성폐기물 전용용기에 버리고, 사용했던 소독솜과 혈액이 묻은 검사지는 일반 의료폐기물 전용용기에 버린다.)			
14	손소독제로 손위생을 실시한다.			
15	혈당 기록지에 혈당 측정치를 기록한다.			

순서	수행항목	잘함 3	보통 2	부족 1
	피하 주사			
16*	혈당 측정치에 따라 R-I Scale에 따른 투약할 인슐린 양을 확정한 후, 투약카드를 준비한다.			
17	손소독제로 손위생을 실시한다.			
18*	투약처방(투약카드 또는 컴퓨터 출력물 등)과 투약원칙rights; 대상자 등록번호, 대상자명, 약명, 용량, 투여경로, 시간)을 확인하여 정확한 양의 인슐린을 주사기에 준비한다.			
19	필요한 물품을 준비한다.			
20	손소독제로 손위생을 실시한다.			
21*	대상자의 이름, 등록번호, 생년월일 중 두 가지를 개방형으로 묻고 대답을 들은 후 대상자의 입원팔찌와 대조하여 대상자(이름, 등록번호)가 정확한지 확인하여 환자리스트(또는 처방지)와도 대조하여 대상자를 재확인한다.			
22	준비된 약물의 투여목적과 작용 및 유의사항에 대해 설명한다.			
23*	인슐린 주사 부위 기록지(그림표)를 보고 주사 부위를 선택한 후 대상자에게 편안한 자세를 취하도록 한다. (주사 부위에 타박상, 부종, 경결, 민감성, 변색 등이 있는지 사정한 다음 이전 주사 부위를 확인하고 이번에 교대로 주사해야 할 주사 부위를 확인한다.)			
24	손소독제로 손위생을 실시한다.			
25	주사 놓을 부위를 소독솜으로 안에서 바깥쪽으로 직경 5~8cm 정도 둥글게 닦는다.			
26*	주사 바늘 뚜껑을 제거하고, 주사기를 잡지 않은 손으로 주사부위 주변의 피부를 팽팽하게 잡고, 주사바늘을 45~90°로 빠르면서도 정확하게 삽입한 후 약물을 주입한다.			
27*	주사바늘을 재빨리 뺀 후 주사기는 투약트레이에 넣고, 주사기를 빼낸 부위는 소독솜으로 살짝 눌러주되 주사부위는 마사지하지 않는다.			
28	인슐린 주사부위 기록지(그림표)에 주사시행 사항을 기록한다(날짜, 시간, 서명).			
29	사용한 물품을 정리한다. (주사바늘은 뚜껑을 되씌우지 않은 채 손상성폐기물 전용용기에 버리고, 사용했던 소독솜과 주사기는 일반 의료폐기물 전용용기에 버린다.)			
30	물과 비누로 손위생을 실시한다(또는 알코올이 첨가된 손소독제를 사용하여 20초 이상 손소독을 실시한다).			
31	수행 결과를 간호기록지와 투약기록지에 기록한다. 1) 5 rights(대상자명, 약명, 용량, 투약경로, 투약시간) 2) 필요시 투약목적, 대상자의 반응, 투약 못한 이유, 혈당측정결과, 인슐린 투여량			
	점수			

05 피내주사(전완의 내측면)

1. 성취 목표

- 피내주사의 목적과 절차를 설명할 수 있다.
- 피부반응 검사에 필요한 용액과 필요한 물품을 준비할 수 있다.
- 피내주사를 정확히 수행할 수 있다.
- 피내주사 결과를 판독하고 기록할 수 있다.

2. 선행지식

- 투약의 기본 원칙
- 무균술
- 피내주사 부위
- 피내주사 결과 판독법

3. 준비물품

- 투약카드(또는 컴퓨터 출력물)
- 5mL 주사기
- 피내 주사용 모형
- 주사용 증류수(혹은 생리식염수) 앰플
- 투약기록지
- 일반 의료폐기물 전용용기
- 1mL 주사기 2개
- 소독솜
- 주사용 바이알
- 투약카트 또는 투약트레이
- 손상성폐기물 전용용기
- 손소독제

4. 사례

사례 1 나기본(M/52)님은 혈액검사상 염증지표(WBC 13,000μL, ESR 38mm/hr, CRP 2.3mg/dL)들이 상승하여 다음과 같이 처방을 확인하여 수행하려고 한다.

처방) Ceftriaxone 1.0g/1ⓥ IV BID remark) AST

5. 절차

순서	수행항목	잘함 3	보통 2	부족 1
1	물과 비누로 손위생을 실시한다(또는 알코올이 첨가된 손소독제를 사용하여 20초 이상 손소독을 실시).			
2*	투약처방(투약카드 또는 컴퓨터 출력물 등)과 투약원칙(5 rights; 대상자 등록번호, 대상자명, 약명, 용량, 투여경로, 시간)을 확인한다.			
3	주사기로 주사용 증류수 5mL를 앰플에서 빼낸다.			
4	약물이 든 바이알의 고무마개를 소독솜으로 닦는다. (바이알에 1g의 약물이 들어있는 경우를 기준으로 한다.)			
5*	바이알에 증류수 또는 생리식염수 5mL를 멸균적으로 주입한다(1,000mg/5mL).			
[참고] 200mg/mL, 0.5g/V–2.5mL, 1g/V–5mL, 2g/V–10mL mix				
6	바이알에 들어 있는 분말이 완전히 녹을 때까지 기포가 생기지 않게 조심스럽게 바이알을 흔든다.			
7	바이알의 고무마개를 소독 솜으로 다시 닦는다.			
8*	1mL 주사기로 바이알에서 0.1mL의 약물을 빼내 총량 1mL로 희석한다(20mg/mL).			
9*	주사기 약물 중 0.9mL는 버리고 나머지 0.1mL를 다시 총량 1mL로 희석한다(2mg/mL).			
10	필요한 물품을 준비한다.			
11	준비한 물품을 가지고 대상자에게 가서 간호사 자신을 소개한다.			
12	손소독제로 손위생을 실시한다.			
13*	대상자의 이름, 등록번호, 생년월일 중 두 가지를 개방형으로 묻고 대답을 들은 후 대상자의 입원팔찌와 대조하여 대상자(이름, 등록번호)가 정확한지 확인하여 환자리스트(또는 처방지)와도 대조하여 대상자를 재확인한다.			
14	대상자에게 피내주사의 목적과 절차에 대해 설명한다.			
15*	적절한 피내주사 부위를 선택한다(전완의 내측면).			
16	대상자의 팔을 침대나 침상 밑 탁자(over-bed table) 위에 바로 펴서 얹은 다음 편안한 자세로 있게 한다.			
17	손소독제로 손위생을 실시한다.			
18	주사 놓을 부위를 소독솜으로 안에서 바깥쪽으로 직경 5~8cm 정도 둥글게 닦은 다음 소독액이 마를 때까지 잠시 기다린다.			
19	한 손으로 주사부위 위쪽 또는 아래쪽으로 2~3cm 떨어진 부위의 피부를 팽팽하게 잡아 당긴다.			
20*	다른 손으로 주사바늘의 사면이 위로 오도록 하여 주사기가 피부와 10~15°의 각도를 유지하도록 잡은 다음 표피 아래 진피층에 주사바늘의 사면이 들어갈 때까지 피내에 삽입한다.			

순서	수행항목	잘함 3	보통 2	부족 1
21*	주사바늘의 사면이 피내로 삽입되고 나면 피부를 잡아당겼던 손으로 주사기의 밀대를 밀어 피부에 직경이 약 5~6mm(0.05mL) 정도의 낭포가 생길 때까지 약물을 서서히 주입한다.			
22	주사바늘을 빼낸 후 주사바늘이 빠져나온 부위로 약물이 나와 물기가 생긴 경우는 마른 소독솜으로 살짝 닦아낸다.			
[참고] 1mL 주사기에 생리식염수를 준비하여 위의 주사 부위의 3~4cm 떨어진 옆 또는 반대쪽 팔의 대칭 부위에 같은 양을 대조액으로 (0.02~0.05mL) 피내주사하여 음성 대조군을 만들어 비교하는 절차가 있으나 여기서는 생략됨				
23*	작은 낭포의 둘레를 볼펜으로 동그랗게 표시한 다음, 주사약명과 투여시간을 적고 주사 부위는 마사지 하지 않는다.			
24*	사용한 물품을 정리한다. (주사바늘은 뚜껑을 되씌우지 않은 채 손상성폐기물 전용용기에 버리고, 사용했던 소독솜과 주사기는 일반 의료폐기물 전용용기에 버린다.)			
25	물과 비누로 손위생을 실시한다(또는 알코올이 첨가된 손소독제를 사용하여 20초 이상 손소독을 실시).			
26*	15분 후에 주사 부위의 피부반응 결과를 판독한다.			
27	다음의 사항을 간호기록지에 기록한다. 1) 5 rights(대상자명, 약명, 용량, 투약경로, 투약시간) 2) 피부반응결과: 양성 혹은 음성 3) 필요시 투약목적, 대상자의 반응, 투약 못한 이유			
	점수			

06 정맥수액 주입(infusion pump 또는 syringe pump 사용 포함)

1. 성취 목표

- 정맥수액 주입의 목적과 절차를 설명할 수 있다.
- 정맥수액 주입에 필요한 약물과 물품을 준비할 수 있다.
- 정맥주사 부위를 선정하여 혈관 카테터를 삽입하고 수액연결, 수액주입을 수행할 수 있다.
- 정맥수액 주입 용량과 속도를 조절할 수 있다(infusion pump 혹은 syringe pump 사용)
- 정맥수액 주입(infusion pump 혹은 syringe pump) 후 수행결과를 기록할 수 있다.

2. 선행지식

- 투약의 기본 원칙
- 무균술
- 말초정맥주사 부위
- 정맥주사 주의사항과 합병증
- 수액 용량 계산 및 수액 주입 속도 조절
- infusion pump 혹은 syringe pump 종류와 사용방법

3. 준비물품

- 정맥주사 팔 모형
- 수액백, 수액백 부착용 라벨
- 22~24G 혈관 카테터(Angio catheter)
- 지혈대(Tourniquet)
- 소독솜 또는 포비돈 스틱
- 곡반
- 투약카트 또는 투약트레이
- 의료폐기물 전용용기(일반, 손상성)
- 투약카드(또는 컴퓨터 출력물)
- 수액세트(일반수액세트 또는 pump용)
- 수액걸대(Ⅳ pole)
- 투명필름드레싱(Tegaderm® 또는 고정용 반창고), 네임펜
- 손소독제
- infusion pump 혹은 syringe pump, 3way
- 투약기록지, 간호기록지

4. 사례

사례 1 나기본(F/33)님은 뇌출혈로 신경외과 병동에 입원 후 치료 중인 환자로 최근 식욕부진으로 인해 다음과 같은 처방을 확인하여 수행하려고 한다.

처방) 5DS 1,000mL/1ⓟ IV QD
re) 60cc/hr via Infusion pump

사례 2 나기본(F/33)님은 뇌동맥류로 신경외과 병동에 입원하여 ABR 중인 환자로 다음과 같은 처방을 확인하여 수행하려고 한다.

처방) NS 1,000mL/1ⓟ IV QD
Nimodipine 10mg/50mL IV QD
re) 5cc/hr via syringe pump

5. 절차

번호	수행항목	잘함 3	보통 2	부족 1
1	물과 비누로 40~60초 동안 손위생을 실시한다(또는 알코올이 첨가된 손 소독제를 사용하여 20초 이상 손소독을 실시).			
2	투약처방(투약카트 또는 컴퓨터 출력물 등)과 투약원칙(5 right; 대상자 등록번호, 대상자명, 약명, 용량, 투여경로, 시간 등)을 확인한다.			
3	투약처방을 보고 수액의 유효일자, 이물질 유무 등을 확인한 후, 정확한 수액, 수액주입에 필요한 물품(Infusion pump 또는 Syringe pump)을 준비한다.			
4	수액백에 날짜, 등록번호, 대상자 이름, 수액명, 용량, 주입속도 등이 적혀 있는 라벨을 붙인다.			
5	수액백의 고무마개를 소독솜으로 닦은 후 수액세트의 조절기를 잠근 후 수액세트를 꽂아 점적통(chamber)의 1/2 정도를 수액으로 채운다.			
6	수액백을 높이 들고 올리거나 수액걸대에 걸고 수액을 통과시켜 튜브의 공기를 빼낸 다음 조절기를 잠근다(Syringe pump를 이용하는 경우 수액세트 끝에 3way를 연결한다).			
7	필요한 물품을 준비한다.			
8	준비한 물품을 가지고 대상자에게 가서 간호사 자신을 소개한다.			
9	손소독제로 손위생을 실시한다.			
10	대상자의 이름, 등록번호, 생년월일 중 두 가지를 개방형으로 묻고 대답을 들은 후 대상자의 입원팔찌와 대조하여 대상자(이름, 등록번호)가 정확한지 확인하여 환자리스트(또는 처방지)와도 대조하여 대상자를 재확인한다.			
11	투약의 목적과 약물의 효과, 주의사항, 방법을 설명한다.			

번호	수행항목	잘함 3	보통 2	부족 1
12	수액걸이(IV Pole)에 Infusion pump 또는 Syringe pump를 안전하게 고정한 후 플러그를 꽂아 전원을 연결한다.			
13	침상 옆의 수액 걸이에 수액백을 걸고 수액세트의 끝을 대상자에 주사할 부위 가까이에 둔다			
14	대상자에게 편안한 자세를 취하도록 하고 팔을 심장보다 낮게 위치하도록 한 다음 정맥의 상태를 확인한다.			
15	정맥 상태가 양호한 부위 보다 12~15cm 위쪽을 지혈대로 묶어 삽입할 카테터의 길이보다 정맥이 곧고 길게 두드러진 부위를 주사부위로 선정한다.			
16	손소독제로 손위생을 실시한다.			
17	천자할 정맥을 정하고 나면 손 소독제로 주사부위를 안에서 밖으로 5~8cm 정도 둥글게 닦는다.			
18	정맥 천자할 부위의 위쪽이나 아래쪽으로 2~3cm 떨어진 부분의 피부를 한 손 엄지손가락으로 팽팽히 잡아당긴 다음 다른 손으로 카테터의 사면이 위로 오도록 잡고 15°~30°로 혈류방향을 따라 카테터를 정맥 내로 삽입한다.			
19	카테터 내로 혈액이 역류되면 카테터의 중심부를 잡고 카테터의 삽입각도를 약간 낮추면서 카테터를 혈관으로 진입시키면서 카테터 길이만큼 탐침을 조금씩 빼낸다.			
20	카테터가 완전히 삽입된 후 카테터를 잡지 않은 손으로 지혈대를 푼다.			
21	한 손으로 혈관 내로 삽입된 카테터의 끝 부위를 눌러주면서 다른 손으로 탐침을 재빨리 제거한다.			
22	탐침을 제거한 후 바로 수액세트의 튜브를 카테터의 중심부와 연결하여 혈액이 카테터를 통해 흘러내리지 않도록 한다.			
23	한 손으로 카테터 부분을 고정하듯 잡으면서 다른 손으로는 수액세트의 조절기를 풀어 수액주입여부와 정맥천자 부위에 부종, 통증 등의 침윤 증상이 있는지 관찰한다.			
24	카테터에서 손을 떼어도 카테터 삽입부분이 꺾이지 않도록 수액 주입관을 안정적 위치에 놓은 후 반창고나 투명드레싱으로 카테터 삽입부위를 고정한다.			
25	처방에 따라 Infusion pump 또는 Syringe pump를 이용하여 주입속도를 조절한다. **Infusion pump(정맥주입펌프)의 사용**: 1) ~ 4)			
	1) Infusion pump의 전원스위치를 켜고 문을 연다.			
	2) 수액세트의 수동조절기를 수액백과 정맥주입펌프 사이에 위치하도록 한 상태에서 펌프 내부의 지정된 위치에 수액세트의 튜브줄을 직선으로 팽팽하게 고정한다.			
	3) 문을 닫고 처방된 시간당 주입량과 전체주입량을 입력한다.			
	4) 수액세트의 수동조절기를 완전히 열은 후 시작 단추를 누른다.			
	Syringe pump 사용: 1) ~ 4)			
	1) 약물이 든 주시기에 연장튜브(Extension tube)을 연결하고, 공기를 제거한 후 3way에 연결한다.			

번호	수행항목	잘함 3	보통 2	부족 1
25	2) Syringe pump의 전원스위치를 켠 후 clamp를 위로 당겨 옆으로 돌린다.			
	3) 약물이 든 주사기를 silk와 hook에 정확하게 장착한다.			
	4) 처방에 따라 시간당 주입량을 맞추고 시작단추를 누른다.			
26	고정용 반창고나 드레싱에 카테터 삽입 날짜와 시간, 카테터의 크기를 기입한다.			
27	대상자가 편안한 자세를 취하도록 돕는다.			
28	사용한 물품을 정리한다(주사바늘은 뚜껑을 되씌우지 않은 채 손상성폐기물 전용용기에 버리고, 사용했던 소독솜과 주사기는 일반 의료폐기물 전용용기에 버린다).			
29	물과 비누로 손위생을 실시한다(또는 알코올이 첨가된 손 소독제를 사용하여 20초 이상 손소독을 실시한다).			
30	수행 결과를 대상자의 간호기록지에 기록한다. 1) 5 right(대상자명, 약명, 용량, 투약경로, 투약시간) 2) 필요시 투약목적, 환자의 반응, 투약 못한 이유			
점 수				

07 수혈요법

1. 성취 목표

- 수혈의 목적과 절차를 설명할 수 있다.
- 수혈에 필요한 물품을 준비할 수 있다.
- 혈액제제를 연결하고, 주입 속도에 맞추어 주입할 수 있다.
- 수혈 부작용으로 인한 대상자 상태를 확인할 수 있다.
- 수혈 전 · 중 · 후 수행결과를 기록할 수 있다.

2. 선행지식

- 혈액제제의 종류와 적응증
- 수혈 전 확인사항(혈액형 검사 등)
- 수혈 중 유의사항(주입 속도 조절 등)
- 수혈 후 부작용의 종류와 간호

3. 준비물품

- 정맥주사 팔 모형
- 혈액 제제 백
- 혈액형 표시판
- 수액걸대(Ⅳ pole)
- 소독솜
- 청결장갑
- 청진기, 혈압계, 전자/고막체온계
- 간호기록지
- 수혈동의서, 혈액 불출 확인서, 수혈 혈액 교차확인지
- 혈액 정보가 부착된 라벨지
- 혈액 종류에 따른 수혈세트
- 3-way stopcock
- 투약카트 또는 투약트레이
- 곡반
- 손소독제
- 의료폐기물 전용용기(일반, 손상성)

4. 사례

사례 1 나기본(M/62)님은 급성 위장출혈로 응급실에 내원하였다. 혈액 검사 상 Hb 7.2g/dL, Hct 32% 확인되어 다음과 같은 처방을 확인하여 수행하려고 한다.

처방) Packed RBC 2ⓟ IV

5. 절차

번호	수행항목	잘함 3	보통 2	부족 1
1	수혈 처방을 확인한 후 수혈동의서를 확인한다.			
2*	혈액은행에서 수령해 온 혈액을 의료인 2인이 직접 적십자 혈액원 스티커와 후면의 본원 혈액부착스티커에 기재된 대상자 이름, 성별, 나이, 등록번호, 혈액제제, 혈액고유번호, 혈액형, irradiation 유무, 교차검사 결과, 유통기한, 혈액의 상태(공기방울, 혼탁도, 색깔 이상 등)를 확인하고 확인란에 서명한다.			
3	물과 비누로 손위생을 실시한다(또는 알코올이 첨가된 손소독제를 사용하여 20초 이상 손소독을 실시).			
4	필요한 물품을 준비한다.			
5	준비한 물품을 가지고 대상자에게 가서 간호사 자신을 소개한다.			
6	손소독제로 손위생을 실시한다.			
7*	대상자의 이름, 등록번호, 생년월일 중 두 가지를 개방형으로 묻고 대답을 들은 후 대상자의 입원팔찌와 대조하여 대상자(이름, 등록번호)가 정확한지 확인하여 환자리스트(또는 처방지)와도 대조하여 대상자를 재확인한다.			
8	대상자에게 과거 수혈경험과 부작용 경험 유무를 확인하고, 수혈의 목적, 부작용을 설명한다.			
9*	수혈 전 활력징후 측정과 피부상태 관찰, 가려움증과 같은 대상자 상태를 확인한다.			
10	손소독제로 손위생을 실시한다.			
11	일회용 장갑을 착용한다.			
12	수혈세트를 꺼내어 조절기(clamp)를 완전히 잠근다.			
13*	삽입침을 혈액백에 정확하게 삽입하여 수혈세트와 혈액백을 연결한다.			
14*	drip chamber에 2/3~3/4 이상 혈액을 채운 후, 수혈세트의 조절기를 열고 공기를 완전히 제거한다.			
15*	생리식염수 주입 line에 있는 3-way stopcock의 보호덮개를 열고 소독솜으로 연결부위를 소독한 후 수혈세트를 연결한다.			
16*	3-way의 조절기를 돌려서 혈액제제가 주입되도록 하고, 다른 수액이 주입되지 않도록 한다.			
17	수혈세트 조절기(clamp)를 열어서 수혈을 시작하고 잘 들어가는지, 팔이 붓지 않는지를 확인한다.			
18*	첫 15분 동안 15~20gtts/분으로 주입속도를 맞춘다.			
19	일회용 장갑을 벗는다.			

번호	수행항목	잘함 3	보통 2	부족 1
20*	수혈 직후 15분간 주의 깊게 관찰하고, 다음사항을 대상자에게 설명한다. 1) 주사부위에 부종, 통증이 있거나, 혈액이 잘 들어가지 않거나, 오심/구토, 피부 가려움, 발적, 발열, 오한이 생기면 바로 이야기 할 것 2) 혈액제재에 따른 주입시간 3) 수혈 시작 후 15분에 활력징후를 측정할 것			
21	물과 비누로 손위생을 실시한다(또는 알코올이 첨가된 손소독제를 사용하여 20초 이상 손소독을 실시).			
22	물과 비누로 손위생을 실시한다.			
23	수행 결과를 간호기록지에 기록한다. 1) 혈액제제의 종류, 혈액형, irradiation 유무, 수혈 양, 혈액 주입 시작 시간과 주입 속도 2) 수혈 전 · 중 · 후 활력징후 3) 수혈 부작용 발생 유무			
	점수			

08 간헐적 위관영양

1. 성취 목표

- 간헐적 위관영양의 목적과 절차를 설명할 수 있다.
- 간헐적 위관영양액과 물품을 준비할 수 있다.
- 간헐적 위관영양을 정확하게 수행할 수 있다.
- 간헐적 위관영양 수행을 정확하게 기록할 수 있다.

2. 선행지식

- 내과적 무균술
- 위관영양의 적응증
- 위관영양 시 체위와 영양액 투여 시 주의사항
- 위관 영양 부작용의 종류와 간호

3. 준비물품

- 처방된 위관영양액
- 물
- 위 모형이 있는 인형
- 관장용 주사기(50mL), 영양액 주입 용기와 세트
- 투약트레이, 곡반(폐기물 용도)
- 손소독제, 간호기록지

4. 사례

사례 1 나기본(M/70)님은 뇌경색으로 신경과 병동에 입원 중인 환자이다. 연하곤란으로 인해 비위관을 삽입하고 있으며 다음과 같이 처방을 확인하여 수행하려고 한다.

처방) 경관식 200mL QID via L-tube feeding

5. 절차

순서	수행항목	잘함 3	보통 2	부족 1
1	물과 비누로 손위생을 실시한다(또는 알코올이 첨가된 손소독제를 사용하여 20초 이상 손소독을 실시).			
2	처방된 위관영양액을 포함하여 필요한 물품을 준비한다.			
3	처방된 위관영양액을 체온 정도의 온도로 데운다.			
4	준비한 물품을 가지고 대상자에게 가서 간호사 자신을 소개한다.			
5	손소독제로 손위생을 실시한다.			
6*	대상자의 이름, 등록번호, 생년월일 중 두 가지를 개방형으로 묻고 대답을 들은 후 대상자의 입원팔찌와 대조하여 대상자(이름, 등록번호)가 정확한지 확인하여 환자리스트(또는 처방지)와도 대조하여 대상자를 재확인한다.			
7	대상자에게 위관영양을 하는 목적과 절차를 설명한다.			
8	금기가 아닌 경우 대상자를 30~45° 정도 앉은 자세를 취하게 한다(일어나지 못하면 오른쪽으로 눕힌다).			
9	손소독제로 손위생을 실시한다.			
10	대상자의 옷에 고정되어 있는 위관을 풀고, 꺾은 후 마개를 빼고 위관에 소량의 공기가 든 주사기를 연결한다.			
11*	꺾어 쥔 위관을 풀고 위관을 위벽에서 분리하기 위해 공기를 주입한 후 주사기로 위 내용물을 흡인하고, 내용물이 소화액인 경우에는 위로 다시 주입한다.			
[참고] 흡인해 낸 위 내용물이 200~250mL 미만이면 위로 다시 주입하고, 250mL 이상으로 소화가 안 된 채 나오면 영양공급을 하지 않고 의사에게 알림				
12	위관을 꺾어서 쥐고 주사기를 분리하고 위관 마개를 막는다.			
13	처방된 위관영양액을 담은 용기를 주입세트와 연결한 다음 공기를 끝부분까지 제거하고 걸대(pole대)에 건다.			
14	주사기 내관을 제거한 뒤 위관을 꺾어 쥔 후 위관 마개를 열고 위관에 주사기를 연결한다.			
15*	실온의 물 15~30mL 정도를 주사기에 붓고 꺾어 쥔 위관을 풀어 천천히 주입하다가 주사기 끝에 물이 도달했을 때 다시 위관을 꺾어 쥐고 주사기를 제거한다.			
16*	걸대에 걸어둔 처방된 위관영양액 용기를 위관에 연결한 후 꺾어 쥔 위관을 풀고 용액을 천천히 주입한다.			
[참고] 1분에 50mL 이하의 속도로 주입				
17	처방된 위관영양액을 모두 주입하여 용기 끝에 용액이 도달 했을 때 위관을 꺾어 쥔 후 용기를 제거한다.			
18*	내관을 뺀 주사기를 위관에 연결하고 실온의 물 30~60mL를 주사기에 부어 위관을 씻어준다.			

순서	수행항목	잘함 3	보통 2	부족 1
19	물이 위관으로 다 주입되기 직전에 위관을 꺾어 쥔 후 주사기를 빼고 위관 마개를 막은 후 위관을 다시 제자리에 고정한다.			
20*	대상자에게 구토를 예방하기 위해 앉아 있어야 함을 설명하고 현재의 자세(30~45° 앉은 자세)를 30분 이상 유지하도록 한다.			
21	사용한 물품을 정리한다.			
22	물과 비누로 손위생을 실시한다(또는 알코올이 첨가된 손소독제를 사용하여 20초 이상 손소독을 실시).			
23	수행결과를 간호기록지에 기록한다. 1) 날짜 및 시간 2) 용액의 양과 형태, 주입시간 3) 대상자의 반응 4) 대상자의 팽만감이나 구토증 5) 대상자의 자세			
점 수				

09 단순도뇨(Straight catheterization)

1. 성취 목표

- 단순도뇨의 목적과 절차를 설명할 수 있다.
- 단순도뇨에 필요한 물품을 준비할 수 있다.
- 단순도뇨를 정확하게 수행할 수 있다.
- 단순도뇨 수행을 정확하게 기록할 수 있다.

2. 선행지식

- 무균술
- 요도와 방광의 해부생리와 기능
- 단순도뇨의 목적과 적응증

3. 준비물품

- 도뇨세트(forcep, 마른거즈, 종지, 공포)
- 멸균장갑, 일회용 장갑, 거즈
- 윤활제(멸균)
- 방수포(일회용) 또는 고무포와 반홑이불
- 소변기
- 손소독제, 간호기록지
- 단순 도뇨관(5~10fr, 각 2개)
- 소독솜, 이동감자
- 투약트레이, 곡반
- (필요시) 홑이불
- 도뇨 모형

4. 사례

사례 1 나기본(M/70)님은 뇌경색으로 신경과 병동에 입원 중인 환자로 하복부팽만이 관찰되어 문진한 결과 8시간동안 소변을 보지 못했다고 한다. 담당 의사에게 보고 후 단순도뇨 처방을 확인하여 수행하려고 한다.

5. 절차

순서	수행항목	잘함 3	보통 2	부족 1
1	물과 비누로 손위생을 실시한다(또는 알코올이 첨가된 손소독제를 사용하여 20초 이상 손소독을 실시).			
2*	필요한 물품을 준비한다.			
	1) 도뇨세트를 투약트레이 위에 놓고 무균적으로 편다.			
	2) 도뇨세트의 종지에 소독솜을 넣고, 멸균 윤활제를 세트 내에 짜 넣는다.			
	3) 적당한 크기의 도뇨관을 무균적으로 세트 속에 넣은 후 세트를 무균적으로 싼다.			
[참고] 여자: 6~7Fr. 남자: 7~8Fr.				
3	준비한 물품을 가지고 대상자에게 가서 간호사 자신을 소개한다.			
4	손소독제로 손위생을 실시한다.			
5*	대상자의 이름, 등록번호, 생년월일 중 두 가지를 개방형으로 묻고 대답을 들은 후 대상자의 입원팔찌와 대조하여 대상자(이름, 등록번호)가 정확한지 확인하여 환자리스트(또는 처방지)와도 대조하여 대상자를 재확인한다.			
6	대상자에게 단순도뇨를 하는 목적과 절차를 설명한다.			
7	커튼(스크린)으로 대상자의 사생활을 보호해 주고, 똑바로 눕도록 한 후 침구(이불 또는 홑이불)를 덮어준다.			
8	방수포(또는 고무포와 반홑이불)를 대상자 둔부 밑에 깐다.			
9	대상자의 하의를 벗기고 무릎을 굽힌 후 60cm 가량 다리를 벌려 배횡와위(dorsal recumbent position)를 취하도록 도와준다.			
[참고] 남자는 똑바로 눕게 하고 회음부만 노출				
10	복부 위로 침구(또는 홑이불) 끝을 접어 올려서 회음부를 노출시키고 대상자에게 다리를 움직이지 말라고 설명한다.			
11	세트가 있는 투약트레이와 곡반을 대상자 다리 사이에 놓고 준비한 세트를 연다.			
12	손소독제로 손위생을 실시한다.			
13	멸균장갑을 무균적으로 착용한다.			
14	멸균장갑 낀 손이 오염되지 않게 외음부의 노출된 부위를 공포(hole towel)로 덮어 준다.			
15	도뇨관 끝(5cm)에 윤활제를 바르고, 소독솜으로 외음부 주위를 닦을 때 찬 느낌이 있을 수 있음을 설명한다.			
16	소독솜으로 외음부 주위를 닦는다. (한 번 닦을 때 마다 새 솜을 사용하고 닦은 솜은 세트바깥포에 놓는다.)			
17	한 손의 엄지와 검지로 음순을 벌려서 요도를 노출시킨다.			
18	다른 손으로 양편 대음순을 위에서 아래로 닦는다.			

순서	수행항목	잘함 3	보통 2	부족 1
19	양편 소음순을 위에서 아래로 닦는다.			
20	요도를 위에서 아래로 닦는다.			
[참고] 남자의 경우 1) 한 손의 엄지와 검지로 음경을 잡고 포피(Preputium)를 잡아당긴다. 2) 요도를 소독솜으로 닦고 버린다. 3) 요도구 바깥쪽으로 둥글게 닦고 버린다.				
21	도뇨관을 삽입할 때까지 음순을 한 손으로 벌리고 있는다.			
22	도뇨관을 삽입함을 대상자에게 설명하고 긴장을 풀도록 유도한다.			
23*	다른 손으로 도뇨관이 오염되지 않게 잘 감아쥐고 요도 후상방으로 5~8cm 삽입한다.			
[참고] 남자: 12~18cm 삽입				
24	소변이 흘러나오기 시작하면 도뇨관을 2~4cm 가량 더 삽입하여 소변이 곡반 속으로 흘러나오게 한다.			
25	소변이 더 이상 흘러나오지 않게 되면 도뇨관을 천천히 돌리면서 빼어 세트에 넣고, 마른 거즈로 요도구와 그 주위를 닦는다.			
26	공포(hole towel)를 치우고 장갑을 벗는다.			
27	손소독제로 손위생을 실시한다.			
28	대상자를 편안하게 해주고 일회용 장갑을 착용한 후 소변기에 곡반의 소변을 담아 양을 측정한다.			
29	사용한 물품을 정리한다.			
30	물과 비누로 손위생을 실시한다(또는 알코올이 첨가된 손소독제를 사용하여 20초 이상 손소독을 실시).			
31	수행결과를 대상자의 간호기록지에 기록한다. 1) 시간과 날짜 2) 절차를 시행한 이유 3) 사용한 도뇨관의 크기 4) 소변의 양과 색깔			
점수				

10 유치도뇨(Indwelling catheterization)

1. 성취 목표

- 유치도뇨의 목적과 절차를 설명할 수 있다.
- 유치도뇨에 필요한 물품을 준비할 수 있다.
- 유치도뇨를 정확하게 수행할 수 있다.
- 유치도뇨 수행을 정확하게 기록할 수 있다.

2. 선행지식

- 무균술
- 요도와 방광의 해부생리와 기능
- 유치도뇨의 목적과 적응증

3. 준비물품

- 유치도뇨세트(종지 3개, forcep, 겸자(kelly), 공포(hole towel))
- 유치도뇨관(14~18Fr.)
- 소독솜, 멸균증류수, 이동감자
- (필요시) 홑이불
- 방수포(일회용) 또는 고무포와 반홑이불
- 도뇨 모형
- 간호기록지
- 멸균장갑, 10mL 멸균 주사기
- 윤활제(멸균), 반창고
- 투약트레이, 곡반
- 소변수집주머니(urine bag)
- 손소독제
- 스크린 또는 커튼

4. 사례

사례 1 나기본(F/52)님은 위암 수술이 예정되어 있다. 수술 전 처치로 유치도뇨관 삽입 처방을 확인하여 수행하려고 한다.

5. 절차

1) 유치도뇨

순서	수행항목	잘함 3	보통 2	부족 1
1	물과 비누로 손위생을 실시한다(또는 알코올이 첨가된 손소독제를 사용하여 20초 이상 손소독을 실시).			
2*	필요한 물품을 준비한다			
	1) 유치도뇨세트를 투약트레이 위에 놓고 무균적으로 편다.			
	2) 도뇨세트의 종지에 소독솜을 넣고, 멸균윤활제를 세트 내에 짜 넣는다.			
	3) 나머지 종지 속에 멸균 증류수와 멸균 주사기를 무균적으로 넣는다.			
	4) 적당한 크기의 도뇨관을 무균적으로 세트 속에 넣은 후 세트를 무균적으로 싼다.			
[참고] 여자: 14~16Fr. 남자: 16~18Fr.				
3	준비한 물품을 가지고 대상자에게 가서 간호사 자신을 소개한다.			
4	손소독제로 손위생을 실시한다.			
5*	대상자의 이름, 등록번호, 생년월일 중 두 가지를 개방형으로 묻고 대답을 들은 후 대상자의 입원팔찌와 대조하여 대상자(이름, 등록번호)가 정확한지 확인하여 환자리스트(또는 처방지)와도 대조하여 대상자를 재확인한다.			
6	대상자에게 유치도뇨를 하는 목적과 절차를 설명한다.			
7	커튼(스크린)으로 대상자의 사생활을 보호해 주고, 똑바로 눕도록 한 후 침구(이불 또는 홑이불)를 덮어준다.			
8	방수포(또는 고무포와 반홑이불)를 대상자 둔부 밑에 깐다.			
9	대상자의 하의를 벗기고 무릎을 굽힌 후 60cm 가량 다리를 벌려 배횡와위(dorsal recumbent position)를 취하도록 도와준다.			
[참고] 남자는 똑바로 눕게 하고 회음부만 노출				
10	복부 위로 침구(또는 홑이불) 끝을 접어 올려서 회음부를 노출시키고 대상자에게 다리를 움직이지 말라고 설명한다.			
11	세트가 있는 투약트레이와 곡반을 대상자 다리 사이에 놓고 준비한 세트를 연다.			
12	손소독제로 손위생을 실시한다.			
13*	멸균장갑을 무균적으로 착용한다.			
14*	멸균장갑 낀 손이 오염되지 않게 외음부의 노출된 부위를 공포(hole towel)로 덮어 준다.			
15	주사기에 도뇨관에 표시된 정확한 양의 증류수를 준비한다.			
16	도뇨관의 풍선주입구(balloon lumen)에 주사기에 있는 증류수를 주입하여 도뇨관 풍선의 팽창 여부를 확인하고, 다시 주사기 속으로 빼낸다.			

순서	수행항목	잘함 3	보통 2	부족 1
17	도뇨관 끝(5cm)에 윤활제를 바르고, 소독솜으로 외음부 주위를 닦을 때 찬 느낌이 있을 수 있음을 설명한다.			
18*	도뇨관의 소변이 흘러나오는 출구를 겸자로 잠근다.			
19*	소독솜으로 외음부 주위를 닦는다. (한 번 닦을 때 마다 새 솜을 사용하고 닦은 솜은 세트바깥포에 놓는다.)			
20	한 손의 엄지와 검지로 음순을 벌려서 요도를 노출시킨다.			
21	다른 손으로 양편 대음순을 위에서 아래로 닦는다.			
22	양편 소음순을 위에서 아래로 닦는다.			
23	요도를 위에서 아래로 닦는다.			
24	도뇨관을 삽입할 때까지 음순을 한 손으로 벌리고 있는다.			
[참고] 남자의 경우 1) 왼손의 엄지와 검지로 음경을 잡고 포피(Preputium)를 잡아당긴다. 2) 요도를 소독솜으로 닦고 버린다. 3) 요도구 바깥쪽으로 둥글게 닦고 버린다.				
25	도뇨관을 삽입함을 대상자에게 설명하고 긴장을 풀도록 유도한다.			
26*	다른 손으로 도뇨관이 오염되지 않게 겸자와 함께 삽입부위로부터 8cm가량 되는 곳을 잘 감아쥐고 요도 후상방으로 5~8cm 삽입한다.			
[참고] 남자: 12~18cm 삽입				
27*	카테터 끝을 곡반에 대고 잠가둔 겸자를 풀어 소변이 나오는지 확인한다.			
28*	소변이 흘러나오면 다시 겸자를 잠그고 도뇨관을 2~4cm가량 더 삽입한 후 음순을 벌리고 있던 손을 뗀다.			
29*	도뇨관의 풍선 주입구(balloon lumen)에 연결된 주사기에 들어 있는 증류수를 주입한 후 주사기를 제거한다.			
30	도뇨관을 부드럽게 잡아당겨 카테터가 안전하게 방광 안에 있는지 확인한다.			
31	공포(hole towel)를 치우고 장갑을 벗는다.			
32	손소독제로 손위생을 실시한다.			
33	소변주머니 하단의 조절기(clamp)가 잠겨 있는지 확인한 후 소변 수집 주머니를 도뇨관과 연결한다.			
34	도뇨관의 소변 나오는 출구를 잠가 두었던 겸자를 제거한 후 도뇨관을 반창고로 대퇴에 고정시킨다.			
[참고] 남자: 하복부				
35*	소변 수집 주머니 상단의 조절기(clamp)가 열려있어 소변이 잘 나오는지 확인하고, 소변 수집주머니를 침상아래 부분에 고정하되 바닥에 닿지 않도록 한다.			

순서	수행항목	잘함 3	보통 2	부족 1
36	대상자에게 현재의 체위와 삽입한 도뇨관이 편안한지를 묻고 소변 수집 주머니 관리 방법에 대해 설명한다.			
37	사용한 물품을 정리한다.			
38	물과 비누로 손위생을 실시한다(또는 알코올이 첨가된 손소독제를 사용하여 20초 이상 손소독을 실시).			
	수행 결과를 간호기록지에 기록한다. 1) 시간과 날짜 2) 유치도뇨를 시행한 이유 3) 사용한 도뇨관의 크기 및 종류(유형) 4) 소변의 배출 여부와 양, 색깔 등			
점 수				

2) 유치도뇨 제거

순서	평 가 내 용	잘함 3	보통 2	부족 1
1	물과 비누로 손위생을 실시한다(또는 알코올이 첨가된 손소독제를 사용하여 20초 이상 손소독을 실시한다).			
2	환자에게 유치 도뇨관 제거에 대해 설명한 후 스크린을 친다.			
3	목욕담요를 덮고 윗침구를 발치로 내린 후 부채꼴로 접고 방수포를 깐다.			
4	체위를 배횡와위를 취하도록 돕고, 다리포로 발과 다리의 노출을 막는다.			
5	준비물품을 놓고, 안전핀을 제거한다.			
6	반창고를 떼어내고 clamp로 유치 도뇨관을 막는다. 소변 bag의 clamp를 잠근다.			
7	일회용 장갑을 낀 후, 주사기로 공기를 제거한다.			
8	요도괄약근을 이완시키면서 도뇨관을 제거한다.			
9	마른 소독솜이나 거즈로 닦아주고 물품을 정리한다.			
10	주위를 정돈하고 기록한다.			
11	물과 비누로 손위생을 실시한다(또는 알코올이 첨가된 손소독제를 사용하여 20초 이상 손소독을 실시한다).			
점 수				

11 배출관장

1. 성취 목표

- 배출관장의 목적과 절차를 설명할 수 있다.
- 배출관장에 필요한 물품을 준비할 수 있다.
- 배출관장을 정확하게 수행할 수 있다.
- 배출관장 수행을 정확하게 기록할 수 있다.

2. 선행지식

- 내과적 무균술
- 관장의 목적과 적응증
- 관장의 종류

3. 준비물품

- 관장액(글리세린)
- 50mL 주사기나 관장용 주사기
- 방수포(일회용) 또는 고무포와 반홑이불
- 투약트레이, 곡반
- 관장 모형
- 손소독제, 간호기록지
- 온수 (37.7~40.5℃)
- 카테터(10Fr.)나 직장튜브(14~20Fr.)
- 윤활제, 홑이불
- 검온계
- 휴지, 일회용 장갑
- 대변기(필요시)

4. 사례

사례 1 나기본(M/50)님은 전신 다발성 골절 및 뇌출혈로 수술 후 중환자실에서 치료중인 환자이다. 복부통증을 호소하여 확인한 결과, 현재 5일째 배변을 못하고 있음이 발견되어 담당 의사에게 보고 후 다음과 같은 처방을 확인하여 수행하려고 한다.

처방) glycerin enema 50cc

5. 절차

순서	수행항목	잘함 3	보통 2	부족 1
1	물과 비누로 손위생을 실시한다(또는 알코올이 첨가된 손소독제를 사용하여 20초 이상 손소독을 실시).			
2	필요한 물품을 준비한다.			
3	일회용 장갑을 착용한 후, 주사기 내관을 빼고 주사기 앞부분을 손으로 막은 상태에서 글리세린과 온수를 1:1로 부어 관장액을 준비한다.			
4	주사기 내관을 꽂고 공기를 뺀 다음 카테터나 직장튜브의 끝부분을 개봉하여 주사기를 연결하고 공기를 빼준다.			
5	카테터나 직장튜브 끝 10~15cm 부위에 윤활제를 바른 후 장갑을 벗는다.			
6	준비한 물품을 가지고 대상자에게 간호사 자신을 소개한다.			
7	손소독제로 손위생을 실시한다.			
8*	대상자의 이름, 등록번호, 생년월일 중 두 가지를 개방형으로 묻고 대답을 들은 후 대상자의 입원팔찌와 대조하여 대상자(이름, 등록번호)가 정확한지 확인하여 환자리스트(또는 처방지)와도 대조하여 대상자를 재확인한다.			
9	대상자에게 관장의 목적과 절차를 설명한다.			
10	커튼(스크린)으로 대상자의 사생활을 보호해 주고 홑이불을 덮어준다.			
11	대상자의 둔부가 간호사 쪽을 향하도록 하여 Sims position 또는 측위를 취하게 하고, 둔부 밑에 방수포(또는 고무포와 반홑이불)를 깐다.			
12*	대상자의 둔부를 노출시키고 항문이 보이도록 사이를 벌리고 긴장을 풀도록 유도한다.			
13	일회용 장갑을 착용한다.			
14*	카테터나 직장튜브 끝을 대상자의 배꼽을 향하도록 해서 5~10cm 정도 삽입한다.			
15	카테터나 직장튜브 위치를 고정하고 용액을 천천히 주입한다.			
16	관장액이 주입되는 동안 불편함이 있을 수 있으며, 주입 후 팽만감을 느끼는 것은 정상임을 설명한다.			
17	관장액을 전부 주입한 후 휴지로 항문을 막으면서 카테터나 직장튜브를 항문에서 빼낸다.			
18	직장튜브를 말아 쥐고, 쥔 손의 장갑을 벗어 직장튜브를 감싼 후 곡반에 놓는다.			
19	휴지로 항문을 막아주고 나머지 장갑을 벗는다.			
20*	대상자에게 참을 수 있을 만큼 대변을 참은 후(10~15분 정도) 화장실에 가야 함을 설명한다.			
21	대상자에게 대변을 본 후 그 결과를 알려야 함을 설명한다.			
22	대변을 본 후 적어도 한 시간 동안 둔부 밑에 방수포(또는 고무포와 반홑이불)를 그대로 둔다.			
23	대상자를 편안하게 해주고 사용한 물품을 정리한다.			

순서	수행항목	잘함 3	보통 2	부족 1
24	물과 비누로 손위생을 실시한다(또는 알코올이 첨가된 손소독제를 사용하여 20초 이상 손소독을 실시).			
25	수행 결과를 간호기록지에 기록한다. 1) 관장의 종류 2) 관장 용액 및 주입한 양 3) 관장절차에 대한 대상자의 이상반응 4) 대상자의 관장 결과(대변양, 대변양상)			
점수				

12 말초산소포화도(Pulse oximeter) 측정과 심전도 모니터(EKG monitor) 적용

1. 성취 목표

- 말초산소포화도 측정과 심전도 모니터 적용의 목적과 절차를 설명할 수 있다.
- 말초산소포화도 측정기와 심전도 모니터링을 위한 물품을 준비할 수 있다.
- 말초산소포화도를 측정하고 가시할 수 있다.
- 심전도 모니터를 적용하고 감시할 수 있다.

2. 선행지식

- 산소포화도측정의 목적과 정상범위
- 심전도 모니터 측정의 목적과 결과의 해석
- 말초산소포화도 측정과 심전도 모니터 적용방법

3. 준비물품

- 전신 또는 상부 마네킹
- EKG monitor, electrode
- 간호기록지
- Pulse oximeter, oxy-sensor
- 손소독제, 소독솜
- 곡반

4. 사례

사례 1 나기본(M/52)님은 관상동맥 우회술 수술 후 흉부외과 중환자실로 전동되었다. 다음과 같이 수술 후 처방을 확인하여 수행하려고 한다.

처방) Continuous EKG & SPO_2 monitoring

5. 절차

번호	수행항목	잘함 3	보통 2	부족 1
1	물과 비누로 손위생을 실시한다(또는 알코올이 첨가된 손소독제를 사용하여 20초 이상 손소독을 실시).			
2	필요한 물품을 준비한다.			
3	준비한 물품을 가지고 대상자에게 가서 간호사 자신을 소개한다.			
4	손소독제로 손위생을 실시한다.			
5*	대상자의 이름, 등록번호, 생년월일 중 두 가지를 개방형으로 묻고 대답을 들은 후 대상자의 입원팔찌와 대조하여 대상자(이름, 등록번호)가 정확한지 확인하여 환자리스트(또는 처방지)와도 대조하여 대상자를 재확인한다.			
	산소포화도 측정			
6	대상자에게 산소포화도 측정의 목적과 절차에 대해 설명한다.			
7	산소포화도 측정기계를 켜고 센서에 불이 들어오는지 확인한다.			
8	손톱상태를 확인한 후, 센서를 손가락에 부착하여 고정한다(매니큐어가 있는 경우 지운다).			
9	대상자에게 주의점을 설명한다. 1) 혈액 순환(perfusion)을 잘 측정할 수 있도록 팔을 많이 움직이지 말 것 2) 강한 외부 빛이 센서에 비치지 않도록 할 것 3) 손가락이 아프거나 습기 차면 보고할 것			
10*	산소포화도를 확인한 후 경고음을 설정하고, 대상자에게 경고음이 울리면 간호사에게 알리도록 설명한다.			
11	측정 기계의 줄이 당기지 않도록 정리한다.			
	심전도 측정			
12	심전도 모니터링의 목적 및 절차에 대해 설명한다.			
13	대상자의 가슴을 노출 시키고, 전극 부착 위치의 피부 상태를 확인하여 땀이나 이물질이 있는 경우 제거한다.			
14	전극을 준비한다. 1) 대상자에게 붙일 전극(electrode)과 전선(lead wires)을 연결한다. 2) 전극 뒷부분의 비닐을 제거한다.			
15*	준비된 전극을 각각 정확한 위치에 부착하고 잘 고정되었는지 확인하다. (이때 젤 패드는 누르지 않는다). ※ 위치 1) 오른쪽 팔(RA) 전극: 오른쪽 쇄골 아래 2) 왼쪽 팔(LA) 전극: 왼쪽 쇄골 아래 3) 왼쪽 다리(LL) 전극: 왼쪽 5번째 늑간 중심 액와선			
16*	심전도 lead II를 설정하고 리듬, 심박동수(HR)를 확인한 후 경고음을 설정한다.			
17	대상자에게 경고음이 울리면 간호사가 확인할 것이라고 설명한다.			

번호	수행항목	잘함 3	보통 2	부족 1
18	사용한 물품을 정리한다.			
19	물과 비누로 손위생을 실시한다(또는 알코올이 첨가된 손소독제를 사용하여 20초 이상 손소독을 실시).			
20	수행 결과를 간호기록지에 기록한다. 1) 산소포화도 2) 심박동수(HR) 3) EKG 결과			
점수				

13 비강캐뉼라를 이용한 산소요법

1. 성취 목표

- 산소요법의 적용의 목적과 절차를 설명할 수 있다.
- 비강 캐뉼라를 이용한 산소요법 수행에 필요한 물품을 준비할 수 있다.
- 정확한 절차에 따라 산소요법을 수행할 수 있다.
- 산소 요법 수행 후 기록할 수 있다.

2. 선행지식

- 산소요법의 적응증과 방법
- 산소투입 방법 별 산소 투여량
- FiO_2의 정의

3. 준비물품

- 비강 캐뉼라
- 산소유량계/습윤병
- 간호기록지, 손소독제
- Wall O_2
- 멸균증류수

4. 사례

사례 1 나기본(M/82)님은 8년 전부터 기관지 천식으로 외래 통원 치료 받고 있으며, 최근 호흡곤란과 천명음이 관찰되어 응급실에 내원하였다. 산소포화도(SPO_2) 82% 측정되어 담당 의사에게 보고 후 다음과 같은 처방을 확인하여 수행하려고 한다.

처방) O_2 2L/min via nasal cannula

5. 절차

번호	수행항목	잘함 3	보통 2	부족 1
1	물과 비누로 손위생을 실시한다(또는 알코올이 첨가된 손소독제를 사용하여 20초 이상 손소독을 실시).			
2	처방을 확인한 후 필요한 물품을 준비한다.			
3	준비한 물품을 가지고 대상자에게 가서 간호사 자신을 소개한다.			
4	손소독제로 손위생을 실시한다.			
5*	대상자의 이름, 등록번호, 생년월일 중 두 가지를 개방형으로 묻고 대답을 들은 후 대상자의 입원팔찌와 대조하여 대상자(이름, 등록번호)가 정확한지 확인하여 환자리스트(또는 처방지)와도 대조하여 대상자를 재확인한다.			
6	대상자에게 산소요법의 목적과 절차를 설명한다.			
7	대상자에게 가능하면 반좌위를 취해준다.			
8	습윤병에 증류수를 정해진 눈금까지 채운 후 증류수 마개를 닫는다.			
9	유량계와 습윤병을 연결한 후 Wall O_2 벽에 산소유량계를 꽂는다.			
10	습윤병에 있는 산소장치 출구와 비강 캐뉼라를 연결한다.			
11*	대상자에게 연결하기 전에 비강 캐뉼라를 통해 산소가 나오는지 확인한 후 유량계를 잠근다.			
12*	대상자 비공의 폐색 여부를 확인한다.			
13*	캐뉼라 끝부분을 대상자의 양쪽 비강에 삽입하고 귀 뒤에 걸친 후 턱 밑에서 길이를 조절한다.			
[참고] 장기적 사용 시 패딩 적용 예) COPD, asthma 환자 등				
14*	유량계를 열어 처방된 산소 흡입량을 눈높이에서 조절한다(유량기 내 Ball의 중심을 눈금에 일치시킨다).			
15	대상자에게 가능하면 입을 다물고 코를 통해 호흡하도록 설명한다.			
16	대상자를 편안하게 해준 후 산소사용에 따른 화재 위험성과 피부손상(코, 귀 등 접촉부위) 등을 설명한다.			
17	물과 비누로 손위생을 실시한다(또는 알코올이 첨가된 손소독제를 사용하여 20초 이상 손소독을 실시).			
18	수행 결과를 간호기록지에 기록한다. 1) 산소주입 시작시간 2) 산소주입량 3) 호흡양상 4) 대상자의 반응			
	점수			

개인위생 안전 활동과 운동 영양 배설 산소화 부록

14 흡인(suction)

1. 성취 목표

- 흡인의 목적과 절차를 설명할 수 있다.
- 흡인 시 필요한 물품을 준비할 수 있다.
- 흡인을 수행할 수 있다.
- 흡인 수행결과를 기록할 수 있다.

2. 선행지식

- 흡인 시 부위(구강, 비강, 기관)에 따른 적절한 흡인관 삽입 길이
- 무균법
- 적절한 흡인 압력과 흡인 시간
- 흡인 시 유의할 점

3. 준비물품

[구강 또는 비강]

- 전신 또는 상반신 모형
- 흡인용 튜브카테터
- Airway(구강용 또는 비강용)

[기관]

- 기관삽관 모형
- 산소유량계/습윤병(필요시)
- Ambu bag(필요시), PVC O_2 line(필요시), T-piece(필요시)
- 흡인 카테터(PVC) 또는 흡인용 튜브카테터

[공통]

- 흡인기(Wall 또는 portable), Suction line
- 일회용 멸균 위생장갑
- 일회용 멸균 생리식염수(흡인용) 또는 무균용기가 들어 있는 흡인 세트
- 곡반
- 손소독제
- 간호기록지
- 의료폐기물 전용용기(일반)

4. 사례

사례 1 나기본(M/21)님은 오토바이 사고로 인한 뇌출혈로 응급수술 후 중환자실에서 치료받고 있는 환자이다. 기관내관을 통해 호흡 중으로 사정 시 그르렁거리는 소리가 들리고 산소포화도가 89%로 확인되어 흡인을 수행하려고 한다.

사례 2 나기본(M/21)님은 오토바이 사고로 인한 뇌출혈로 응급수술 후 중환자실에서 치료받고 있는 환자이다. 최근 기관절개관으로 교체하여 호흡 유지 중으로 사정 시 그르렁거리는 소리가 들리고 산소포화도가 88%로 확인되어 흡인을 수행하려고 한다.

사례 3 나기본(M/21)님은 오토바이 사고로 인한 뇌출혈로 응급수술 후 중환자실에서 치료받고 있는 환자이다. 최근 기관내관 제거 후 산소마스크를 이용하여 호흡 유지 중으로 입안에 가래를 물고 있는 모습이 관찰되며, 그르렁거리는 소리가 들리고 산소포화도가 90%로 확인되어 흡인을 수행하려고 한다.

5. 절차

NO	수행항목	잘함 3	보통 2	부족 1
1	물과 비누로 40~60초 동안 손위생을 실시한다(또는 알코올이 첨가된 손소독제를 사용하여 20초 이상 손소독을 실시한다).			
2	필요한 물품을 준비한다.			
3	준비한 물품을 가지고 대상자에게 가서 간호사 자신을 소개한다.			
4	손소독제로 손위생을 실시한다.			
5*	대상자의 이름, 등록번호, 생년월일 중 두 가지를 개방형으로 묻고 대답을 들은 후 대상자의 입원팔찌와 대조하여 대상자(이름, 등록번호)가 정확한지 확인하여 환자리스트(또는 처방지)와도 대조하여 대상자를 재확인한다.			
6	대상자에게 흡인의 목적과 절차를 설명한다. (가능하면 식사 전에 흡인을 실시하여 aspiration을 예방하도록 한다).			
7	흡인압을 점검한다.			
[참고] 성인: 110~150mmHg, 아동: 95~100mmHg				
8	흡인 시 체위는 의식 있는 대상자의 경우 반좌위로 하고, 무의식 대상자는 측위에서 간호사와 얼굴을 마주보도록 한다.			
9	필요시 기도유지기(Airway)를 삽입한다. 기도유지기는 혀와 아랫입술이 말리지 않도록 부드럽게 삽입한다. 치아 손상에 유의한다.			
10	일회용 흡인용 멸균생리식염수의 뚜껑을 개봉한다.			
11	카테터 포장지의 윗부분을 약간 개봉한 후, 카테터와 흡인병이 연결되는 압력 조절구 쪽을 노출하여 흡인 line과 연결한다.			

NO	수행항목	잘함 3	보통 2	부족 1
12	환자의 산소포화도를 확인하며 필요하면 과환기를 실시한다.			
13	손소독제로 손위생을 실시한다.			
14	양손에 멸균장갑을 낀다.			
15	흡인 line을 잡을 손으로 흡인기를 켠 다음 흡인 line을 들고, 흡인을 할 손으로 포장지 바깥쪽이 닿지 않도록 주의하며 카테터를 꺼낸다.			
16	삽입할 카테터의 길이를 정한 후 끝을 생리식염수로 윤활 시키고, 흡인 line을 잡은 손의 엄지손가락으로 연결관을 눌러보아 식염수가 잘 통과하는지 확인한다. 1) 구강인두 흡인 시: 약 13cm(입에서 하악각까지) 2) 비강인두 흡인 시: 약 16cm(코끝에서 하악각까지) 3) 기관절개관 흡인 시: 약 8～10cm 4) 기관내관 흡인 시: 기관내관 삽입길이			
17	연결관을 누르고 있던 엄지손가락을 떼고 나서 삽입 부위에 카테터를 부드럽게 삽입한다.			
18	연결관을 막고 카테터를 잡은 손 엄지와 검지로 카테터를 부드럽게 회전시키면서 위로 뺀다(분비물 양상과 대상자의 저산소 상태 등을 살피면서 10～15초를 넘지 않도록 신속히 흡인한다).			
19	흡인을 한 카테터는 무균용기(또는 일회용 멸균 생리식염수)에 있는 생리식염수를 다시 통과시킨다(분비물이 통과할 때 분비물의 양상을 관찰).			
20	분비물이 제거될 때까지 3～4회 같은 방법으로 흡인을 시행하되 20～30초 간격을 유지한다.			
21	흡인이 끝나면 장갑을 벗고, 흡인기를 끈 다음 사용한 물품을 정리한다.			
22	물과 비누로 손위생을 실시한다(또는 알코올이 첨가된 손소독제를 사용하여 20초 이상 손소독을 실시).			
23	수행 결과를 간호기록지에 기록한다. 1) 날짜와 시간 2) 분비물의 특성, 양 3) 흡인 전후 대상자의 호흡양상과 반응			
점수				

15 기본 심폐소생술 및 제세동기 적용

1. 성취 목표

- 심폐소생술의 목적과 절차를 설명할 수 있다.
- 제세동기를 준비할 수 있다.
- 심폐소생술을 정확하게 수행하고 제세동기를 올바로 작동할 수 있다.
- 기본 심폐소생술과 제세동 후 기록할 수 있다.

2. 선행지식

- 심폐소생술의 기본 원리와 적응증
- 심폐소생술 시 주의사항
- 제세동기 사용의 목적과 적응증
- 제세동기 사용 시 주의사항

3. 준비물품

- 대상자 모니터가 가능한 심폐소생술 모형(압박상태만 체크할 수 있는 모형)
  - 자동 제세동기(Automatic External Defibrillator, AED)
  - mouth shield 또는 face mask
- 소독제

4. 사례

사례 1 나기본(F/27) 간호사는 근무 후 퇴근하던 중 가슴을 움켜쥐고 쓰러지는 중년의 남성 행인을 발견하였다.

5. 절차

번호	수행항목	잘함 3	보통 2	부족 1
1	환자를 발견하면 양쪽어깨를 가볍게 흔들며 환자의 의식을 확인한다.			
2	반응이 없음이 확인되면, 즉시 한 사람을 지정하여 도움을 요청하고, 또 다른 사람을 지정하여 자동 제세동기를 가져오라고 지시한다.			
3	경동맥을 10초 이내로 촉지 하여 맥박을 확인하며, 동시에 호흡 유무를 확인한다.			
4*	경동맥 맥박이 없는 경우, 바로 흉부압박을 시작한다. 1) 흉부 압박 위치는 흉골 하부 1/2 지점임을 확인한다.			
	2) 압박지점에 한쪽 손꿈치를 대고 다른 한 손을 그 위에 포개어 깍지를 낀 자세로 손을 놓는다.			
	3) 팔꿈치를 곧게 펴고 환자의 가슴과 수직이 되도록 압박하고, 체중이 실리도록 하여 5cm 깊이로 압박한다(소아는 4~5cm).			
	4) 흉부압박은 분당 100~120회의 속도로 30회를 압박한다. 압박한 후에는 가슴이 최대로 이완되어 혈류가 심장으로 충분히 채워지도록 하면서 속도를 유지한다.			
5*	머리기울임–턱 들어올리기(head–tilt chin–lift) 자세로 기도를 확보한다(경추손상 시 턱 밀어올리기 jaw thrust).			
6	가슴 상승이 눈으로 확인될 정도의 일회 호흡량으로 1초 동안 불어넣어 인공호흡을 2회 실시한다.			
7	자동 제세동기가 도착하면 전원을 켠다.			
8*	환자의 가슴을 노출시켜 패드 부착부위에 땀이나 기타 이물질이 있으면 제거한 후, 흉골(sternum) 패드는 흉골의 우측 쇄골 아래에, 심첨(apex) 패드는 좌측 유두 아래의 액와중앙선(mid–axillary line)에 부착하고 심전도를 분석한다.			
9*	제세동 해야 함이 확인되면 충전한 후 환자에게서 모두 떨어지도록 주위 사람들에게 지시한 다음, 깜빡이는 버튼을 눌러 제세동을 실시한다.			
10	제세동이 완료되면 바로 4~9번 과정(흉부압박과 호흡을 30 : 2의 비율로 시행)을 5cycle(2분) 반복한다.			
11	호흡과 맥박을 확인한 후 제세동기를 사용하여 심전도 리듬을 분석한다.			
12	심전도 분석 결과에 따라 12~13번 과정을 반복한다.			
13	심폐소생술팀이 도착하면 정확한 상황을 인계한다.			
14	물과 비누로 손위생을 실시한다.			
	점수			

16 통증

1. 성취 목표

- 통증관리에 필요한 물품을 준비할 수 있다.
- 통증관리의 목적과 절차를 설명할 수 있다.
- 통증을 사정, 수행 및 평가할 수 있다.
- 통증관리 결과를 기록할 수 있다.

2. 선행지식

- 통증의 기전과 종류
- 통증에 영향을 미치는 요인
- 통증사정 방법(통증 평가도구 사용 등)
- 통증 중재(약물, 비약물)
- 통증관리를 위한 약물치료의 부작용(Ⅳ, PCA 등)

3. 준비물품

- 통증관리 약물 및 장비(PO, IM 또는 Ⅳ, PCA 등)
- 통증사정도구
- 간호기록지
- 통증 중재 방법에 따른 물품
- 손소독제
- 의료폐기물 전용용기(일반, 손상성)

4. 사례

사례 1 나기본(F/52)님은 위암 수술 후 #POD1이다. 수술 후 통증관리를 위해 자가통증조절기로 마약성진통제가 주입 중이며 통증사정을 수행하려고 한다.

5. 절차

번호	수행항목	잘함 3	보통 2	부족 1
1	물과 비누로 40~60초 동안 손위생을 실시한다(또는 알코올이 첨가된 손소독제를 사용하여 20초 이상 손소독을 실시).			
2	필요한 물품을 준비한다.			
3	준비한 물품을 가지고 대상자에게 간호사 자신을 소개한다.			
4	손소독제로 손위생을 실시한다.			
5	대상자의 이름, 등록번호, 생년월일 중 두 가지를 개방형으로 묻고 대답을 들은 후 대상자의 입원팔찌와 대조하여 대상자(이름, 등록번호)가 정확한지 확인하여 환자리스트(또는 처방지)와도 대조하여 대상자를 재확인한다.			
6	통증사정도구[시각적 사상척도(Visual Analogue Scale, VAS), 얼굴표정도구(FACES) 등]를 이용하여 통증을 사정한다.			
7	대상자에게 IV PCA적용의 목적과 절차에 대해 설명한다.			
8	IV PCA 적용부위의 피부상태(부종, 발적, 통증, 침윤이나 폐색의 징후 등)를 확인한다.			
9	IV PCA의 주입펌프에 달린 버튼을 누르면 정해진 용량이 주입됨을 설명한다.			
10	정해진 용량이 투여된 후 일정기간(보통 10~15분간) 버튼을 눌러도 진통제가 투여되지 않음을 설명한다.			
11	오심이나 구토, 어지럼증 등의 부작용이 나타날 수 있음을 설명한다.			
12	부작용이 있으면 즉시 간호사에게 알리도록 교육한다.			
13	사용한 물품을 정리한다.			
14	물과 비누로 손위생을 실시한다(또는 알코올이 첨가된 손소독제를 사용하여 20초 이상 손소독을 실시).			
15	수행결과를 간호기록지에 기록한다. 1) 사정내용(통증사정 점수) 2) 부작용 3) 교육 내용			
점수				

17 욕창관리 및 낙상예방간호

1. 성취 목표

- 욕창관리 및 낙상예방간호에 필요한 물품을 준비할 수 있다.
- 욕창관리 및 낙상예방간호의 목적과 절차를 설명할 수 있다.
- 욕창 및 낙상의 위험요인을 사정할 수 있다.
- 욕창 및 낙상 위험요인에 따른 예방간호를 수행할 수 있다.
- 욕창예방간호 및 낙상예방간호의 수행결과를 기록할 수 있다.

2. 선행지식

- 피부의 기능과 해부생리
- 욕창발생의 원리와 욕창단계
- 낙상의 위험요인과 사정 방법
- 드레싱의 종류와 사용 방법
- 신체보호대의 종류와 사용 방법
- 욕창관리 및 낙상예방간호

3. 준비물품

[공통]

- 침대(보조난간), 대상자 이름표
- 간호기록지
- 손소독제

[낙상예방간호]

- 낙상위험도 사정도구
- 낙상주의 표지판과 안내문
- 낙상주의 팔찌
- 낙상예방 교육지침
- 신체 보호대(필요시)

[욕창관리]

- 욕창모형(필요시)
- 욕창위험도 사정도구
- 펜라이트(필요시)
- 욕창 예방용 보조물품(공기침요, 베개 등)
- 욕창예방 교육지침

4. 사례

사례 1 나기본(F/70) 님은 폐렴의심 증상으로 입원하였다. 오른쪽 편마비로 지팡이보행을 하고 있고 대부분의 시간을 침상에서 지내는 것으로 사정되었다. 환자의 침상 위에는 "낙상주의" 표지판이 붙어 있다. 이 환자의 욕창 및 낙상예방을 위해 교육을 수행하려고 한다.

5. 절차

1) 욕창위험사정

번호	수행항목	잘함 3	보통 2	부족 1
1	물과 비누로 40~60초 동안 손위생을 실시한다(또는 알코올이 첨가된 손소독제를 사용하여 20초 이상 손소독을 실시).			
2	필요한 물품을 준비한다.			
3	준비한 물품을 가지고 대상자에게 간호사 자신을 소개한다.			
4	손소독제로 손위생을 실시한다.			
5	대상자의 이름, 등록번호, 생년월일 중 두 가지를 개방형으로 묻고 대답을 들은 후 대상자의 입원팔찌와 대조하여 대상자(이름, 등록번호)가 정확한지 확인하여 환자리스트(또는 처방지)와도 대조하여 대상자를 재확인한다.			
6. 욕창위험도 평가(Braden scale)				
6-1	감각을 확인한다(압력과 관련된 불편함에 대하여 반응하는 능력).			
6-2	피부가 습기에 노출된 정도를 확인한다.			
6-3	신체활동, 보행 등 활동 정도를 확인한다.			
6-4	체위를 변경하고 조절하는 능력을 확인한다.			
6-5	음식 섭취 등 영양을 확인한다.			
6-6	침상 위 이불에 의한 마찰과 엇밀림을 확인한다.			
6. 욕창위험도 평가(Norton scale)				
6-1	전반적인 신체상태를 확인한다.			
6-2	정신(의식)상태를 확인한다.			
6-3	보행 시 활동정도를 확인한다.			
6-4	기동성 제한 정도를 확인한다.			
6-5	실금 유무와 정도를 확인한다.			
7	대상자에게 불편감이 있는지 확인한다.			
8	사용한 물품을 정리한다.			

번호	수행항목	잘함 3	보통 2	부족 1
9	물과 비누로 손위생을 실시한다(또는 알코올이 첨가된 손소독제를 사용하여 20초 이상 손소독을 실시).			
10	수행 결과를 간호기록지에 기록한다. 1) 사정내용(욕창위험도 평기점수) 2) 수행내용			
점수				

2) 낙상위험사정

번호	수행항목	잘함 3	보통 2	부족 1
1	물과 비누로 40~60초 동안 손위생을 실시한다(또는 알코올이 첨가된 손소독제를 사용하여 20초 이상 손소독을 실시).			
2	필요한 물품을 준비한다.			
3	준비한 물품을 가지고 대상자에게 간호사 자신을 소개한다.			
4	손소독제로 손위생을 실시한다.			
5	대상자의 이름, 등록번호, 생년월일 중 두 가지를 개방형으로 묻고 대답을 들은 후 대상자의 입원팔찌와 대조하여 대상자(이름, 등록번호)가 정확한지 확인하여 환자리스트(또는 처방지)와도 대조하여 대상자를 재확인한다.			
6. 낙상위험도 평가(Morse Fall Scale, MFS)				
6-1	낙상 경험 여부를 확인한다.			
6-2	낙상으로 인한 이차적 진단 여부를 확인한다.			
6-3	보행 보조기구를 확인한다.			
6-4	정맥수액요법이나 헤파린 록을 확인한다.			
6-5	걸음걸이를 확인한다.			
6-6	의식상태를 확인한다.			
6. 낙상위험도 평가(Bobath Memorial Hospital Fall Risk Assessment Scale, BMFRAS)				
6-1	나이를 확인한다.			
6-2	낙상 과거력을 확인한다.			
6-3	활동수준을 확인한다.			
6-4	의식상태를 확인한다.			
6-5	의사소통 장애를 확인한다.			
6-6	기타 위험요인을 확인한다.			
6-7	관련질환을 확인한다.			

번호	수행항목	잘함 3	보통 2	부족 1
6-8	약물복용을 확인한다.			
7	낙상예방을 위한 대상자 질문에 대한 응답 및 교육을 실시한다. (필요시) 낙상주의 안내문을 제공하고 팔찌 부착.			
8	대상자에게 불편감이 있는지 확인한다.			
9	사용한 물품을 정리한다.			
10	물과 비누로 손위생을 실시한다(또는 알코올이 첨가된 손소독제를 사용하여 20초 이상 손소독을 실시).			
11	수행 결과를 간호기록지에 기록한다. 1) 사정내용(낙상위험도 평가점수) 2) 수행내용 3) 교육내용			
점수				

18 배액관 관리(JP 또는 Hemovac)

1. 성취 목표

- 배액관 관리의 목적과 절차를 설명할 수 있다.
- 배액관 관리에 필요한 물품을 준비할 수 있다.
- 배액관 관리를 수행할 수 있다.
- 배액관 관리 수행결과를 기록할 수 있다.

2. 선행지식

- 배액관 삽입의 목적
- 배액관 종류에 따른 관리 방법
- 배액관 삽입 후 합병증

3. 준비물품

- 상반신 모형 또는 전신 모형
- 투약트레이, 곡반
- 배액 측정용기
- 일회용 장갑
- 간호기록지
- 소독솜
- 배액관(JP drain, Hemovac)
- 겸자(Kelly, 필요시), 반창고
- 손소독제
- 의료폐기물 전용용기(일반)

4. 사례

사례 1 나기본(M/58) 님은 담석증으로 복강경 담낭 절제술을 받고 JP drain을 삽입한 채 #POD 2이다. 담당 간호사는 배설량 체크를 위해 배액관을 비우고 삽입 부위 사정을 수행하려고 한다.

5. 절차

번호	수행항목	잘함 3	보통 2	부족 1
1	물과 비누로 40~60초 동안 손위생을 실시한다(또는 알코올이 첨가된 손소독제를 사용하여 20초 이상 손소독을 실시).			
2	필요한 물품을 준비한다.			
3	준비한 물품을 가지고 대상자에게 가서 간호사 자신을 소개한다.			
4	대상자의 이름, 등록번호, 생년월일 중 두 가지를 개방형으로 묵도 대답을 들은 후 대상자의 입원팔찌와 대조하여 대상자(이름, 등록번호)가 정확한지 확인하며 환자리스트(또는 처방지)와도 대조하여 대상자를 재확인한다.			
5	대상자에게 배액관 관리의 목적과 절차에 대해 설명한다.			
6	커튼 또는 스크린으로 대상자의 사생활을 보호한다.			
7	손소독제로 손 위생을 시행한다.			
8	일회용 장갑을 착용한다.			
9	배액기능을 점검한다. (배액이 잘 되고 있는지, 배액관이 꼬이거나 접혀 있지 않은 지, 덩어리기거나 막힌 부분이 없는지를 확인한다.)			
10	배액관 삽입 부위를 점검한다. [배액관 삽입부위의 드레싱 상태(clean, oozing, bleeding 등)와 감염 여부(국소적 열감, 발적, 통증, 부종, 체온상승 등)를 확인한다.]			
11	흡인백을 안전하게 잡고 소독솜으로 배출구 부위를 닦은 후 클램프(clamp)로 흡인관을 잠그고 뚜껑을 연다.			
12	흡인백을 들어 눈금 있는 용기에 분비물을 붓는다.			
13	소독솜으로 배출구와 뚜껑을 닦고 사용한 소독솜은 곡반에 버린다.			
14	흡인백을 완전히 눌러 음압이 유지된 상태에서 닫는다. 1) JP의 경우 한 손으로 흡인백의 세로축을 따라 좌우로 흡인백을 완전히 압축하고 다른 손으로 마개를 닫는다. 2) Homovac의 경우 흡인백이 완전히 압축될 때까지 누른 상태에서 마개를 닫는다.			
15	흡인관의 클램프를 열어 배액여부를 확인한다.			
16	배액 용기에 수집된 배액물의 양상(양, 색깔, 점도, 냄새, 혈액포함여부, 투명도 등)을 확인한다.			
17	장갑을 벗어 의료폐기물 통에 버린 후 손위생을 시행한다.			
18	배액관이 꼬이거나 당겨지지 않고 흡인용기가 상처 부위보다 아래에 위치하도록 고정한다.			
19	대상자를 편안하게 해준 후 배액관 관리방법을 교육한다(개방성 유지, 마개의 잠금과 음압 상태 유지 등).			
20	손소독제로 손 위생을 시행한다.			

번호	수행항목	잘함 3	보통 2	부족 1
21	일회용 장갑을 착용한 다음 사용한 물품을 정리하고 배액물을 오물 처리실로 가져가 오물배출구(clinical sink)에 버린다.			
22	장갑을 벗는다.			
23	물과 비누로 40~60초 동안 손위생을 실시한다(또는 알코올이 첨가된 손소독제를 사용하여 20초 이상 손소독을 실시).			
24	수행결과를 간호기록지에 기록한다. 1) 배액관 부위 드레싱 상태 2) 배액물의 양상(양, 색깔, 점도, 냄새, 혈액 포함 여부, 투명도 등) 3) 교육내용			
점수				

참고문헌

강경자, 송미순(2010). 관상동맥질환자를 위한 동기증진 교육 · 상담 프로그램의 건강행위변화에 미치는 효과. 임상간호 연구, 16(2), 5-16.

강영미, 황원주, 최지선(2018). 한방간호 개념분석, International Journal of Nursing Knowledge, doi: 10.1111/2047-3095.12195.

강지연, 이은남, 박은영, 이영옥, 이미미(2013). 중환자실 환자의 억제대 적용에 대한 가족의 정서적 반응. 성인간호학회지, 25(2), 148-156.

강현숙, 임난영, 오세영, 김원옥, 김종임 외(2014). 근거기반 기본간호학(상, 하). 파주. 수문사.

강혜선, 구미옥(2012). 혈당조절 양호, 불충분, 불량군 간의 자가간호행위, 당뇨관련 스트레스, 스트레스 대처의 비교, 기본 간호학회지, 19(2), 168-178.

강희영, 나송숙, 김윤경(2010). 정유를 이용한 구강간호가 호스피스 대상자의 구강상태에 미치는 효과. 대한간호학회지, 40(4). 473-481.

공주, 강지연(2012). 간호학생을 위한 웹기반 VRE감염관리 교육프로그램의 개발 및 효과. 기본간호학회지, 19(1). 122- 133.

권미경, 방경숙(2011). 임신 중 스트레스, 우울과 모-태아 애착 및 태아 체중의 상관관계, 대한간호학회지, 41(2), 276-283.

김경아, 이명하, 김현경, 정석희(2013). 요부운동 프로그램이 경막외신경차단술을 받은 만성요통 환자의 통증, 일상생활 제한 및 우울감소에 미치는 효과. 성인간호학회지, 25(4), 454-463.

김경자 등(2012). 간호사의 조직 의사소통 만족과 환자안전에 대한 태도와의 관계. 간호행정학회지, 18(2), 213-221.

김경희, 권미경, 김남선, 이규은, 정명아, 이근연, 전은미(2013). 협심증 환자의 나이트레이트 정맥투여시 두통 완화를 위한 밸런스테이핑요법의 효과. 임상간호연구, 19(3), 468- 478.

김미영 등(2012). 세 가지 구강 간호 방법에 따른 수술 후 환자의 갈증 정도 및 구강상태 비교, 한국간호교육학회지, 18(3), 403-412.

김계옥(2012). 심정지후 증후군 환자의 저체온요법 적용을 위한 근거중심 간호실무 가이드라인 개발. 연세대학교 간호대 학원 석사학위논문.

김상립, 김영경(2011) 귀마개 적용이 수술 소음으로 인한 불쾌감 및 불안에 미치는 효과, 임상간호연구, 17(3), 319-328.

김선애, 김종임, 김현주, 정영희, 황경옥, 송향영 (2014). 수중 운동 프로그램이 도시주변부 여성의 체력, 체구성과 보행특성에 미치는 영향. 근관절건강학회지, 21(2), 97-105.

김선애, 김종임, 박선영, 민신홍(2012). 암 극복 베하스운동 프로그램이 유방절제술 환자의 어깨 외회전, 암 대처와 집단응집력에 미치는 효과. 근관절건강학회지, 19(3), 319-328.

김수옥, 김유정(2012). 맞춤형 실버로빅 운동이 요양시설 노인의 일상생활 수행능력, 무력감, 자아존중감에 미치는 효과. 노인간호학회지, 14(1), 50-57.

김애경, 이영신, 김현정(2013). 간호사의 보완대체요법 수용 과정에 관한 연구: 근거이론접근. 대한간호학회지, 43(5), 669-680.

김영중, 김희승, 장윤영(2011). 중환자실 간호사의 간호행위 전 · 후 손씻기 수행률 비교. 기본간호학회지, 18(2). 195- 200.

김영진, 송현경, 이미애(2011). 간호사가 지각하는 전문직 자아 개념, 수간호사의 리더십과 간호사 업무수행능력 간의 관계, 간호행정학회지, 17(1), 96-105.

김영희, 이미경, 이승자, 조명숙, 황문숙(2011). 가정간호 노인대상자의 처방약물복용 실태 및 복용 이행도 영향 요인. 지역사회간호학회지, 22(3), 290-301.

김영희, 한진숙(2011). 여성 노인입원환자의 연령에 따른 수면장애 요인과 수면양상. 기본간호학회지, 12(10), 186-194.

김원옥, 김종임, 이숙희, 장옥자, 서길희 외(2015). 근거기반 기본간호중재. 파주. 수문사.

김윤숙, 최스미(2013). 종합병원 입원환자의 낙상위험요인 및 낙상위험도 평가. 성인간호학회지, 25(1), 74-82.

김은경, 이순영, 엄미란(2013). 간호사의 DICS 행동유형과 투약오류. 간호행정학회지, 19(1), 28-38.

김종임, 손행미, 김선애, 송영신, 김선경(2017). 골관절염 환자를 위한 지역사회기반 수중운동 프로그램 참여 경험. 근관절건강학회지, 24(1), 1-13.

김종임, 원효진, 김선애, 이지현(2016). 베하스운동 프로그램이 노인의 친밀성, 자아존중감, 운동지속의도에 미치는 효과. 근관절건강학회지, 23(3), 206-213.

김지수, 이영란, 김남숙(2012). 보호자에 대한 구조화된 정맥주시관리 간호중재가 영유아의 정맥주사유지에 미치는 영향. Child Health Nursing Research, 18(3), 135-142.

김지은(2011). 요양병원 간호사의 노인변비 간호지식과 간호활동에 관한 연구, 인하대학교 대학원 일반대학원, 석사학위논문.

김진, 강희영(2011). EMLA 크림이 ampicillin sodium 항생제 피내반응검사에 미치는 효과. 기본간호학회지, 18(1), 46-53.

노국희(2011). 노인에게 적용된 국내 간호중재 연구의 분석적 고찰. 노인간호학회지 13(1), 1-10.

노주희(2013). 부인암 여성과 배우자를 위한 PLISSIT 모델 성건강증진 프로그램의 효과. 대한간호학회지, 43(5), 681-689.

민혜진, 오희영(2011). 여대생의 골다공증 지식, 건강신념, 건강행위에 관한 연구. 지역사회간호학회지, 22(2), 111-120.

박성희, 강창범, 장선영, 김보연(2013). 임신 및 출산여성의 요실금 및 대변실금 예방을 위한 케겔운동의 효과: 체계적 문헌 고찰. 대한간호학회지, 43(3), 420-430.

박승미, 최정실(2013). 성별에 따른 고교생의 인유두종 바이러스 백신 접종실태와 관련 건강신념 및 지식의 차이. 기초간호자연과학회지,15(1), 24-32.

박지선, 홍경자, 방경숙(2013). 어머니의 노래 들려주기 중재가 저출생체중아의 생리적 반응과 행동상태에 미치는 효과. 아동간호학회지, 19(3), 198-206.

백지은(2012). 심정지 후 저체온 요법 간호 프로토콜 개발. 연세대학교 간호대학원 석사학위논문.

변숙진, 강지연(2013). 중환자실 환자의 입실시 반코마이신내성 장구균 집락의 위험요인과 임상적 결과. 한국간호과학회지, 43(2). 287-295.

서영미(2010). 일 지역 고혈압 환자의 약물치료 이행의 영향요인. 지역사회간호학회지 21(1), 82-91.

손희정, 소위영, 박혜미, 이상미, 백효진, 성동준(2011). 노년기 여성을 위한 보건소 운동프로그램이 체중, 신체질량지수, 일부 체력 요소 및 혈압에 미치는 효과. 한국보건간호학회지, 25(1), 17-27.

신경림, 김미영, 강윤희, 정덕유, 임지연, 권유림(2012). 노인요양병원 욕창 위험군 노인의 욕창발생 관련 요인. 한국노년학회지, 32(1), 115-127.

신경아, 이은숙(2011). 의사소통 훈련 집단프로그램이 간호대학생의 대인 의사소통과 인간관계에 미치는 효과. 한국간호교육학회지, 17(2), 149-158.

신동순, 김성림, 장인숙, 김영지, 한주환, 김은영, 도나령, 송영신(2017), 뇌손상 환자의 재활단계 변비발생과 영향요인, 기본간호학회지 24(3),200-207.

심강희, 황문숙(2013). 자가혈당 측정결과기반 당뇨교육 프로그램이 제2형 당뇨병환자의 혈당조절에 미치는 효과. 한국간호교육학회지, 19(2), 127-136.

엄지연, 정덕유(2013). 욕창의 예방적 중재 효과에 대한 체계적 고찰. 한국노년학회지, 33(1), 21-37.

오복자, 김영현(2012). 영적 중재의 신체적, 심리적, 영적 효과크기에 대한 메타 분석. 대한간호학회지, 42(6), 833-842.

유경원, 민순, 하윤주 (2011). 스텝박스 운동프로그램이 노년기 남녀의 심혈관 및 생리적 지수에 미치는 영향. 기초간호자연과학회지, 13(3), 291-297.

윤숙희, 김병수, 김세영(2013). 한국형 노인요양시설 환자안전문화 측정도구 개발 및 평가. 대한간호학회지, 43(3), 379-388.

이선미, 윤선영, 권수련(2013). 군병원 간호장교의 법적 관점에서의 간호기록 작성법에 대한 지식수준. 군진간호연구, 31(2), 118-128.

이선희, 김순희(2016). 간호대학생의 기관절개관 관리에 대한 지식, 술기 및 지각된 수행 정도와의 관계. 한국데이터정보과학회지, 27(2), 463-475.

이성옥, 이선미, 김종림, 이정숙(2013). 특성화고 학생들의 학교생활스트레스, 자아존중감, 건강증진 행위간의 관계. 보건의료산업학회지, 7(2), 11-21.

이영은, 박정숙, 최은정(2013). 여고생의 자궁경부암 지식 인유두종바이러스 예방접종 관련 건강신념 및 접종실태. 한국모자보건학회지, 17(1), 27-37.

이은실, 박정숙(2013). 부인암 환자의 생존단계별 건강증진행위, 외상 후 성장 및 삶의 질 비교. 성인간호학회지, 25(3), 312-321.

이은영, 김수현(2014). 기관 내 흡인 유형이 인공호흡기 대상자의 폐기능과 저산소혈증에 미치는 효과. 대한간호학회지, 44(2), 149-158.

이은자, 김복순, 사인혜, 문경은, 김정화(2011). 향기요법이 혈액투석환자의 수면장애, 수면 만족도, 피로에 미치는 효과. 성인간호학회지, 23(6), 615-623.

이정미, 김나현(2011). 인공호흡기 적용 환자의 수면양상과 수면장애 요인. 임상간호연구, 17(3), 421-432

이현정, 박현애(2011). 눈 질환의 퇴원 후 증상관리를 위한 전화상담 알고리즘 개발, 간호행정학회지, 17(3), 336-348.

이혜순(2011). 여성 노인입원환자의 연령에 따른 수면장애 요인과 수면양상. 기본간호학회지, 18(2), 186-194.

임난영, 김경희, 김종임, 송경애, 이연주, 전영숙, 홍영혜(2012). 보완대체요법. 파주. 수문사.

전병재(1972). 자아개념 이론에 관한 고찰. 인문과학, 29, 103-127.

정삼출, 정덕유(2011). 암전문병원 간호사의 비판적 사고성향, 임상의사결정능력, 직무만족도에 관한 연구. 간호행정학회지, 17(4), 443-450.

정유미, 이은화, 방연주, 황선영, 전윤경, 김영아, 김명자(2012). ICNP 기반의 군병원 전자간호기록 시스템 개발. 군진간호연구, 30(2), 1-15.

정현철, 전미양(2009). 유리앰플 주사제 개봉방법이 유리조각 혼입 및 약물오염에 미치는 영향. 기본간호학회지, 16(2), 207-213.

조귀래, 최정실(2010). 중환자실 간호사의 표준주의에 대한 지식과 이행도. 기본간호학회지, 17(1), 73-81.

조용애, 김미경, 조명숙, 남은영(2013). 간호사의 의료인간 의사소통에 대한 조사연구. 임상간호연구, 19(1), 20-32.

조은혜, 황선영(2011). 일대일 퇴원교육이 만성폐쇄성 폐질환자의 증상경험 및 자가간호수행에 미치는 효과. 성인간호학회지, 23(6), 595-604.

주가을, 송경애(2012). 폐동맥관을 부착하고 있는 심장수술 환자에 대한 비침습적 체온측정 방법의 정확도, 정밀도 및 발열감별 타당도. 대한간호학회지, 42(3), 424-433.

최도영(2011). 중화상환자에서 전신마취 시 Heated Breathing Circuit 사용이 중심 체온유지에 미치는 영향. 한림대학교 대학원 석사학위논문.

최선주, 권말숙, 김선화, 김현미, 정양숙, 조금이(2013). 표준화환자를 활용한 건강사정 실습교육이 간호학생의 간호수행능력, 의사소통능력 및 학습만족에 미치는 효과. 한국간호교육학회지, 19(1), 97-105.

최정실, 연정화(2012). 회음부 간호 시 클로르헥시딘과 생리식염수 적용에 따른 유치도뇨관 관련 요로감염 발생률 비교. 기본간호학회지, 19(2), 223-232.

하종보, 소재구(2010). 노인전문병원의 실내색채가 환자 건강에 미치는 영향 연구, 한국공간디자인학회논문집, 5(1).

한국영양학회, 한국인 영양섭취기준 1차 개정판, 2010.

한미숙, 이강이(2012). 등 마사지가 위암 수술 환자의 통증 정도, 상태불안 및 수면의 질에 미치는 효과. 대한종양간호학회, 12(1), 69-76.

홍은영, 강영미 (2017). 한국 청소년의 성별에 따른 성행위 차이. Journal of Pediatric Nursing, 37, e16-e22.

홍은영, 강영실, 하영미(2013). 폐경 전.후기 중년 여교사의 건강증진 행위에 영향을 미치는 요인. 한국직업건강간호학회지, 22(1), 66-74.

황지인(2011). 간호기록을 이용한 한방 간호실무에서의 간호문제에 대한 조사연구. 동서간호학연구지, 17(1), 66-70.

American Holistic Nurses Association(2010). http://www.ahna.org.

Davies WR(2008). Mindful meditation : healing burnout in critical care nursing. Holist Nurs Pract. 22(1) : 32-36.

Enzlin, P., Mathieu, C., Van Den Bruel, A., et al.(2003). Prevalence and predictors of sexual dysfunction in patients with type I diabetes. Diabetes Care, 26(2), 409-414.

Frankowski, B. L.(2004). Sexual orientation and adolescents. Pediatrics, 113(6), 1827-1832.

French SD, Cameron M, Walker BF, Reggars JW, & Esterman AJ (2006). Superficial heat or cold for low back pain (Review). Cochrane Database of Systematic Review, Issue 1.

Green, R.(2005). Gender identity disorders. In Sadock, B. J., & Sadock, V. A.(Eds.), Kaplan and Sadock's comprehensive textbook of psychology . Philadelphia: Lippincott Williams & Wilkins.

Ho, J., Taylor, Cabalag, D.M., Ugoni, A., Yeoh, M.(2010). Factors that impact on emergency department patient compliance with antibiotic regimens. Emerg Med J, 27(11), 815-820.

Jolley, S.(2002). Taking a sexual history: The role of the nurse. Nursing Times, 98(18), 39-41.

Kirby, D.(2002). Antecedents of adolescent initiation of sex, contraceptive use, and pregnacy. American Journal of Health Behavior, 26(6), 473-485.

Kozier, B. & Erb, G.(2007). Fundamentals of nursing(8th ed.). Prentice Hall.

Kozier, Babara; Erb, Glenora; Berman, Audrey J.; Snyder, Shirlee(2004). Fundamentals of nursing: Concepts, process and practice(7th ed.). Prentice Hall.

Lazarus, R. S.(2000). Toward better research on stress and coping. American Psychologist, 55(6), 665-73.

Lazarus, R. S.(1999). Stress and emotion, a new synthesis. Springer-Verlag, Berlin.

Lee, M. S. and Jang H.(2005). Two case reports of the acute effects of Qi therapy (external Qigong) on symptons of cancer : short report. Complementary Therapies in Clinical Practice, 11(3), 211~213.

Lee, M. S., Pittler M. H., & Ernst, E.(2007). External Qigong for pain conditions : A systematic review of randomized clinial trials. The Jounnal of Pain, 8(11), 827-831.

Lee, M. S., Pittler MH and Ernst E.(2009). Internal gigong for pain conditions: A systematic review. The Jounnal of Pain, 10(11), 1121~1127el4.

Lillberg, K., Verkasalo, P. K., Kaprio, J., et al.(2003). Stressful life events and risk of breast cancer in 10,808 women; a Cohort study. American Journal of Epidemiology, 157(5), 415-423.

Lloyd, C. E., Smith, J., & Weinger, K.(2005). Stress and diabetes: A review of the links. Diabetes Spectrum, 18(2), 121-127.

Marino Carper, T.L., Negy, C., Tantleff-Dunn, S.(2010). Relations among media influence, body image, eating concerns, and sexual orientation in men:A preliminary investigation. Body image, 7(4), 301-309.

Mehta, N. M., & Duggan, C. P.(2009). Nutritional deficiencies during critical illness. Pediatric Clinics of North America, 56(5), 1143-1160.

Mehta, N. M., & Duggan, C. P.(2009). Nutritional deficiencies during critical illness. Pediatric Clinics of North America, 56(5), 1143-1160.

Merrian-Webster(2010). http://www.merriam-webster.com/ dictionary/identity

Mick, J. & Cohen, M. Z.(2003). Sexuality and cancer: A better approach to nursing assessment of patient's sexuality concerns. Hematology Oncology News and Issues, 2(10), 30-31.

Motzer, S. A. & Hertig, V.(2004). Stress, stress response, and health. Nursing Clinics of North America, 39, 1-17.

NANDA International(2007). NANDA-I Nursing diagnosis: Definitions & classification 2007-2008. Philadelphia: NANDA International.

National Center for Complementary and Alternative Medicine(2005). Get the facts: What is complementary and alternative medicine. www.nccam.nih.gov

National Pressure Ulcer Advisory Panel(NPUAP) &European Pressure Ulcer Advisory Panel (2009). Pressure ulcer treatment recommendations. In: Preventi on and treatment of pressure ulcers: clinical practice guideline. Washington (DC), NPUAP, 51-120.

Nielsen, N. R., Kristensen, T. S., Schnohr, P., et al.(2008). Perceived stress and cause-specific mortality among men and women: Results from a prospective Cohort study. American Journal of Epidemiology, 168(5), 481-491.

Palmer, S.(2003). Stress management and prevention programmes. In R. Wolfe, W Dryden, S. Strawbridge(Eds). Handbook of counselling psychology (pp. 536-551). London: Sage.

Palmer, S., Cooper, C. & Thomas, K.(2003). Creating a balance: Managing stress. London: The British Library. Parsons T(1964). Social Structure and Personality. The Free Press of Glencoe(Macmillan).

Pender, N. J.(1996). Health promotion in nursing practice(3rd ed.). Conneticut: Appleton & Lange.

Perry • Potter(2014). Clinical nursing skill and techniques(8th ed.). Elsevier Mosby.

Potter • Perry(2012). Fundamentals of nursing. 8th Edition, Elsevier Mosby.

Pullmann, H., Allik, J.(2008). Relations of academic and general self-esteem to school achievement. Personality and Individual Differences, 45(6), 559-564.

Rad, A.Z., Nasir, R.(2010). Burnout and Career Self Concept among Teachers in Mashhad, Iran. Social and Behavioral Sciences, 7, 464-469.

Ruth F. Craven and Constance J. Hirnle(2007). Human Health and Function, 5th ed., Lippincott Williams & Wilkins, 176-180.

Sandra, F. Smith, Donna J. Duell, Barbara C. Martin(2008). Clinical nursing skill(7th ed.). NJ: Pearson.

Simpson, E, Courtney M.(2002). Critical thinking in nursing education: Literature review. International Journal of Nursing Practice, 8, 89-98.

Smith, C.O., Douglas W, D., Emilie, L., Smith, P., Dumas, J., Prinz, R.J.(2009). A Developmental Perspective of the Relationship of Racial? Ethnic Identity to Self-Construct, Achievement, and Behavior in African American Children. Cultural Diversity and Ethnic Minority Psychology, 15(2),

145-157.

Tiggemann, M.(2004). Body image across the adult life span : stability and change. Body Image, 1(1), 29-41.

Torres, S. J., & Nowson, C. A.(2007). Relationship between stress, eating behavior, and obesity. Nutrition , 23, 887-894.

Tsai, Y. F.(2004). Nurse's facilitators and barriers for taking a sexual history in Taiwan. Nursing Research, 17, 257-264.

Walker, C., Anand, K. J. S., & Plotsky, P. M.(2001). Development of the hypothalamic-pituitary-adrenal axis and the stress response. In B. S. McEwen & H. M. Goodman(Eds.). Handbook of physioloy, section 7: The endocrine system(pp. 237-270). New York: Oxford University Press, Inc.

Wallhagen, M. I., Strawbridge, W. J., & Shema, S. J.(2001). Comparative impact of hearing and vision impairment on subsequent functioning. Journal of American Geriatric Society, 49, 1086-1092.

Wilcox, I., & Semsarian, C.(2009). Obstructive sleep apnea: A respiratory syndrome with protean cardiovascular manifestations. Journal of the American College of Cardiology, 54(19), 1810-1812.

Wilkinson, J. M.(2001). Nursing process in action: A critical thinking approach. New York: Adison-Wesley Nursing.

Wu, L., Norman, I.J.(2006). An investigation of job satisfaction, organizational commitment and role conflict and ambiguity in a sample of Chinese undergraduate nursing students. Nurse Education Today, 26(4), 304-314.

Yee, A. H., & Rabinstein, A. A.(2010). Neurologic presentations of acid-base imbalance, electrolyte abnormalities, and endocrine emergencies. Neurologic Clinics, 28(1), 1-16.

Young, A., Shalwitz, J., Pollock, M., & Simmons, M.(2003). Sexual health: An adolescent provider toolkit . San Fransisco, CA; Adolescent Health Working Group.

사이트

http://www.koreanurse.or.kr

http://weekly.chosun.com

EBP 기본간호실무

인　　쇄 | 2025년 2월 24일
발　　행 | 2025년 3월 4일

저　　자 | 송영신 · 강영미 · 강희영 · 권명진 · 권연숙 · 김묘경 · 김서인 · 김선애 · 김세영 · 김영숙 · 김지영 · 김혜영 · 박선아 · 박세연 · 백설향 · 서가원 · 신용순 · 신현경 · 오은영 · 유혜순 · 임영숙 · 장애경 · 전미경 외 공저

발 행 인 | 회장 박철용 · 대표 박세원
발 행 처 | 수문사
주　　소 | 경기도 파주시 직지길 522
전　　화 | 031-955-7700(代)
팩　　스 | 031-955-7715
이 메 일 | soomoonsa@hanmail.net
홈페이지 | www.soomoonsa.co.kr
출판등록 | 1978년 1월 5일 제406-2009-000042호

ISBN 978-89-304-5457-5 93510

정 가 47,000원

※ 표지이미지 출처 : Getty Images Bank